■中央高校教育教学改革教材建设专项经费资助

人类疾病实验模型

制作方法教程

王德贵　白德成　主　编

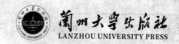

兰州大学出版社
LANZHOU UNIVERSITY PRESS

图书在版编目（ＣＩＰ）数据

人类疾病实验模型制作方法教程 ／ 王德贵，白德成
主编． —— 兰州：兰州大学出版社，2017.10
ISBN 978-7-311-05255-3

Ⅰ．①人… Ⅱ．①王… ②白… Ⅲ．①疾病—实验动
物—模型—教材 Ⅳ．①R36-33

中国版本图书馆CIP数据核字(2017)第262903号

策划编辑　宋　婷
责任编辑　郝可伟　宋　婷
封面设计　郇　海

书　　名	人类疾病实验模型制作方法教程	
作　　者	王德贵　白德成　主编	
出版发行	兰州大学出版社　（地址：兰州市天水南路222号　730000）	
电　　话	0931-8912613(总编办公室)　0931-8617156(营销中心)	
	0931-8914298(读者服务部)	
网　　址	http://www.onbook.com.cn	
电子信箱	press@lzu.edu.cn	
印　　刷	甘肃北辰印务有限公司	
开　　本	787 mm×1092 mm　1/16	
印　　张	28.75	
字　　数	637千	
版　　次	2017年10月第1版	
印　　次	2017年10月第1次印刷	
书　　号	ISBN 978-7-311-05255-3	
定　　价	58.00元	

（图书若有破损、缺页、掉页可随时与本社联系）

前 言

　　人类任何疾病的发生、发展及病程、疗效和预后等似乎都受到遗传背景和环境因素的影响。人类疾病最有效的研究策略是直接针对患者的临床研究。但由于这一策略受疾病的异质性（同一临床症状有不同病因）、个体差异（如治疗效果因人而异）和难以回溯性研究发生、发展史（如发病以前的事件或经历）等问题的限制，并遵照医学伦理学要求，医学研究和新药、新疗法不能直接应用于人体，必须通过动物实验阐明其安全性和必要性的安全评价，因此，最佳的研究策略是创建人类疾病的动物模型。人类疾病的动物模型可严格地控制病因、遗传背景、环境因子等，也可跟踪性研究动物模型病症的发生、发展、治疗反应和结局等。

　　人类疾病动物模型具有相似性、普遍适用性、典型性、特殊性、可发展性、可重复性和可靠性等优点，在医学发展中起着重要作用，但亦有简单化、不确定、指标模糊及物种差异等不足之处，影响着医学研究的准确性。现有人类疾病实验动物模型有4000余种，加上利用现代生物学技术制作的动物模型则种类更多。然而真正能够保存下来并得到广泛应用的动物模型不足二分之一。本书在减少编入数量的同时，力求模型的质量，以成熟（再现性、专一性好）、实用（材料等易获得）、简捷（易操作）、先进（现代生物学技术）为精选标准，共计编入模型1000余种，包括整体动物模型（实验动物模型、非实验动物模型）、离体实验模型（组织和细胞模型）。在以实验动物模型为主的前提下，广泛收集、筛选了中医动物模型和离体实验模型，更注重现代生物学基因技术动物模型，如诱发性、转基因和基因敲除模型、细胞模型等，求得疾病种类和实验技术方法的全面性。每个模型均以五项内容编写，即原理、方法、结果、应用、参考文献，力求文字精炼易懂。每个模型编入相关参考文献1～2条，附录中编入实验动物生理、生化正常指标，便于查询和对照使用。

　　本书命名为"人类疾病实验模型制作方法教程"，是在总结目前国内外人类疾病动物模型的建立和使用现状及符合我国实际情况的人类疾病动物模型的选择和技术操作规范的基础上，从常用的实验动物种类选择动物模型的制作方法和比较医学的意义入手，集整体动物模型、中医证候模型、转基因模型、离体实验模型等为一体，全面反映了制作疾病模型所需的对象以及不同对象所采用方法的不同和所得结果的异同。因此，以往的教材名称多为"人类疾病实验动物制作方法"，本书命名为"人类疾病实验模型制作方法教程"，以"实验模型"涵盖整体动物模型（包括实验动物模型、非实验动物模型）和离体实验模型（包括组织模型、细胞模型和模拟模型）。

　　人类疾病实验模型制作方法具有实践性和应用性强之特点，不仅适用于医药学各学科发展和多元化岗位工作的需求，也为医学院校优化与完善医学高等教育制度、促进医学高等教育研究内容的拓展以及方法的创新，针对当前存在的现实问题及时调整医学生培养模式，为教育改革实践提供借鉴和参考。医学院校开设本门课程，可为医学、药学、预防医学研究建立具有人类疾病模拟表现的实验对象和相关材料；提升学生综合素质及创新能力，建立人类疾病的病因、发病机制、防治技术密切结合的临床思维，并贯穿于实验病理学和实验药理学的基本研究方法之中；充分吸取借鉴人类疾病实验模型的理论和方法，并与现代科技发展成果密切结合，有利于建立跨学科思维，为转化医学研究提供思路和方向；也为科研工作者在创建新的动物模型或选择与使用动物模型过程中提供可行性路线和操作方案。

　　本书能通过整体和离体疾病模型再现人类疾病，有助于更方便、更有效地认识人类疾病的发生发展规律，适应于医学研究生、本科生、专科生学习，符合学生的智力水平和接受能力，有助于培养德才兼备的、具有较强的专业基础知识、较强的务实工作能力、可持续发展的学习和适应能力的专业性高素质人才，也是临床医学和生物医学科学研究必备的参考书。

　　鉴于时间和编者学识所限，书中难免有不妥之处，敬请读者指出，以便再版时修订。

编者

2017年5月

目　录

第一篇　人类疾病动物模型

第二篇　人类疾病细胞模型

附录　常用实验动物生物学数据

第一篇

人类疾病动物模型

第一章　概述

第一节　人类疾病动物模型的定义

人类疾病动物模型是生物医学研究中建立的具有人类疾病模拟性表现的动物实验对象和材料，即能够把人类疾病在特定动物身上复制出来，以反映疾病的发生和发展全过程，并能模拟人类疾病的某些功能、代谢、结构、行为、症状等特征。

第二节　人类疾病动物模型的意义

一、作为"人类替身"，替代人体进行实验

实验动物可以作为人类的替代者，在人为设计的特定实验条件下进行反复实验研究，克服了在人类疾病研究中遇到的道德伦理和法律限制。

二、复制少见或罕见的疾病模型

复制平时不易见到的疾病，如放射病、毒气中毒、烈性传染病、战伤等疾病，根据实验目的、要求，可在实验室随时复制，供研究需要。

三、复制发病率低、潜伏期长、病程长的疾病模型

人类疾病具有各种特征，如发病率低的免疫性疾病、代谢性疾病、内分泌疾病和血液病等；发生、发展速度缓慢，潜伏期长，病程也长的肿瘤、慢性气管炎、肺心病、遗传病、动脉粥样硬化、类风湿关节炎等疾病。有的疾病发生发展缓慢，短的几年，长的十几年甚至几十年，有的疾病要隔代或者几代才显性发病，一个医学研究者很难进行两代或几代人的观察研究。应用人类疾病动物模型来研究就克服了以上的不足，动物生命周期比较短，在短时间内可以进行两代或几代的观察研究。

四、控制实验条件、克服干扰因素，增加实验方法和材料的可比性

临床上许多疾病是十分复杂的。一个疾病，可因病人年龄、性别、体质、遗传及社会因素的不同而表现不同、发展及预后不同；一种疾病，可因几种不同的疾病并存而表现、发展及预后不同。用动物复制疾病模型，可控制其品种、品系、性别、年龄、体重、健康状态以及生活环境条件，以克服各种干扰因素，获得更加准确的实验结果；也可因单一因素变换或增加干预因素，增加方法学上的可比性；也可对某一疾病进行群体性复制，获得大量的定性材料；也可以通过喂饲一定剂量的药物等方法，限制可变因素，取得条件一致的动物疾病防治资料。

五、以简化的实验操作认识复杂的疾病本质

实验动物体型小，有利于实验者的日常管理和实验操作。作为人类疾病的"缩影"，便于实验人员简化操作、采集样品、分析结果。也可按实验进度分批次处死动物、收集样品，以便更好地了解疾病发生发展的过程。更重要的是能够细微观察环境或遗传因素条件变化对疾病发生发展的影响。也可类比研究同一病因或疾病在不同机体（个体或种属）上引起的各种机能和形态损害，从而更有利于解释人类疾病的病理变化、全面地认识疾病的本质。这对全面地认识复杂疾病的本质有重要意义。

第三节　人类疾病动物模型设计要求

动物毕竟不是人体，没有任何一种动物模型能全面复制出人类疾病的所有表现。模型实验只是一种外延法的间接研究，只可能在局部或几个方面与人类疾病相似。因此，模型实验结论的正确性是相对的，最终还必须在人体上得到验证。复制过程中一旦出现与人类疾病不同的情况，必须分析其差异的性质和程度，找出相平行的共同点，正确评估其价值。如果复制出现率不高，无专一性（一种方法可复制多种模型），也会降低该模型的价值。因此，成功的动物疾病模型常常依赖于最初周密的设计。

一、相似性

动物模型与人类疾病的相似性，是模型具有实用价值的基础。尽可能近似人类疾病，并有与人类疾病相似病理变化的动物模型，是研究该疾病最好的模型。与人类疾病相同的动物自发性疾病模型有：小型猪自发性冠状动脉粥样硬化、大鼠自发性高血压、犬自发性类风湿关节炎。

与人类疾病完全相同的动物自发性疾病不易多得，往往需要研究人员加以复制，为了尽量做到与人类疾病相似，首先要在动物选择上加以注意，如猪的皮肤结构以及生理代谢与人类皮肤十分相似，很适宜做皮肤烧伤、皮肤疾病等的研究。

另外，在观察指标等方面也应加以周密的设计。也就是说判断动物模型使用价值的大小，要依据动物所表现的病态与人的病理变化相比较的结果，两者越相似，则研究结果越可信。

二、重复性

理想的模型应该是可重复的，也应该是标准化的。为保证动物模型的可重复性，特别要注意以下因素：

1. 标准化实验动物与标准化动物实验设施条件因素。
2. 动物的品种、品系、年龄、性别、体重、健康状况、饲养管理等因素。
3. 实验环境、季节、昼夜节律、应激、消毒灭菌、实验方法及步骤。
4. 试剂和药品的生产厂家、批号、规格、纯度等因素。
5. 给药剂型、剂量、途径和方法等因素。
6. 麻醉、镇静、镇痛及复苏等因素。
7. 仪器型号、灵敏度、精确度、范围值等因素。
8. 实验者操作技术、熟练程度等方面的因素。

三、可靠性

特异性反映某种疾病的主要症状和体征，或该病在功能、代谢、结构等方面的变化，并经过生理、生化、病理等检验得以证实。不宜选用易自发地出现某些相应病变、易产生与复制疾病相混淆的疾病或临床症状的动物。如铅中毒模型选用蒙古沙鼠，不选用大鼠（大鼠本身易患进行性肾病，容易与铅中毒所致的肾病相混淆），因为蒙古沙鼠只有铅中毒时才会出现肾脏病变。

四、适用性和可控性

动物模型的复制，应具有普遍适用性。如骨质疏松症动物模型，可用于研究该病病因、机理、形态结构、生理生化指标、骨生物力学特征等，并能筛选新药、验证药物疗效。

可控性是指能人为控制模型动物疾病发生程度的强弱，又能控制动物模型发生的典型性。在建立模型时，可人为地控制一些条件，突出疾病的主要矛盾。

由于有些动物对某种因素或致病因子的敏感性，影响模型的适用性和可靠性。如选用雌激素复制大鼠和小鼠的终止早期妊娠动物模型，雌激素能终止大鼠和小鼠的早期妊娠，但不能终止人类的妊娠，因此是不适用的；用大鼠和小鼠筛选带有雌激素活性的避孕药物时也会导致错误的结论。又如腹膜炎模型制作：犬腹腔注射粪便滤液很快引起死亡（24小时内死亡率80%），不适用于做实验治疗观察；大鼠和小鼠对革兰阴性细菌具有较高的抵抗力，不易形成腹膜炎，不适用于腹膜炎模型复制。

五、易行性和经济性

1. 动物选择上考虑易行性和经济性原则。如灵长类动物（猴、猩猩、长臂猿等）与人类最近似，复制的人类疾病动物模型相似性好，但因稀缺、珍贵，不易多得。可用小动物（如鼠、兔等）复制出近似人类某些疾病的动物模型。除非不得已或某些疾病的特殊需求，应尽可能避免灵长类动物实验。

2. 尽量选用遗传背景明确、微生物等级可控、模型性状显著且稳定、年龄、性别、体重等可任意选择、价廉而来源方便、便于饲养管理的动物。如小鼠、大鼠、地鼠、豚鼠、兔、犬、羊、鸡、鸽、树鼩等。

3. 模型复制方法、指标检测与观察，也要注意其易行性和经济性。

第四节　人类疾病动物模型应具备的特点

一、可再现性

再现人类疾病的主要症状和体征，或与人类疾病具有相似性。

二、可重复性

同等条件下可重复复制并标准化生产，最好能在两种动物体内复制该病。

三、适用性

背景资料完整、生命周期满足实验需要、体型小、价廉、来源充足、便于运送。

第五节　人类疾病动物模型的分类

一、按产生原因分类

（一）自发性动物模型

实验动物未经任何人工处置，在自然条件下发生或由于基因突变形成的疾病，并通过遗传育种保留下来的动物模型叫自发性动物模型。自发性动物模型以肿瘤和遗传疾病居多，可分为代谢性疾病、分子性疾病和特种蛋白合成异常性疾病等。自发性动物模型有以下特点：

1. 应用价值高。因其疾病在自然条件下发生，排除了人工干扰，疾病的发生、发展与人类疾病很相似。

2.因自然发病率低，发病周期较长，致使来源困难，种类有限。

3.动物饲养条件要求高。

（二）诱发性动物模型

人为使用物理、化学、生物或复合致病因素，造成动物组织、器官或全身一定的损害，出现功能、代谢或形态结构方面类似人类疾病的表现，即为诱发性动物模型。诱发性动物模型又称为实验性动物模型。诱发性动物模型有以下特点：

1.模型由人工干扰形成，因伴有多脏器或多功能损害，与人类疾病的相似性较差。

2.来源容易，可批量应用。

3.标准化饲养条件。

（三）基因工程动物模型

用生物工程技术（转基因、基因敲除、基因替换、基因克隆等），人为改变动物遗传性状的动物模型称为基因工程动物模型。基因工程小鼠，也称遗传工程小鼠。这些转基因、基因敲除、基因替换等小鼠，是研究人类基因功能、人类疾病及新药研究开发的极为重要的模型动物。

（四）同种或异种移植的动物模型

常见于肿瘤动物模型。同种移植是将可移植的肿瘤移植于同系或同种受体动物，异种移植是指将人类肿瘤移植在受体动物身上使其生长发育。前者如Walker-256瘤株原为大鼠乳腺自发的一种癌肉瘤，可将该瘤株注入健康大鼠腹腔用于制备肝癌模型；后者如人鼻咽癌裸鼠移植瘤模型。目前有几种移植方法：组织块移植法、细胞种植法、肾包膜下移植法。

二、按系统范围分类

（一）疾病的基本病理过程动物模型

致病因素在一定条件下作用于动物，造成动物全身性病理损伤，出现功能、代谢和形态结构的某些变化，其中有的变化不是某种疾病所特有的，而是许多疾病都可能发生的。如发热、缺氧、水肿、休克、弥散性血管内凝血、电解质紊乱、酸碱平衡失调等，这些变化称为疾病的基本病理过程，其动物模型叫疾病的基本病理过程动物模型。

（二）系统性疾病动物模型

系统性疾病动物模型包括表现与人类各系统（如：消化、呼吸、心血管、泌尿、神经、血液与造血、内分泌、骨髓等）疾病相应的疾病动物模型，也可按科别分类，如：传染病、妇产科病、儿科病、皮肤科病、五官科病、外科病、寄生虫病、地方病、维生素缺乏病、物理损伤疾病和职业病等动物模型。

（三）抗疾病型动物模型

利用某些动物身上不会发生某种特定疾病的现象，探讨这些动物对该疾病的天然抵抗力，称抗疾病型动物模型。如居于洞庭湖流域的东方田鼠有抵抗血吸虫特性，这种田鼠可用于血吸虫病抗病机制的研究。

（四）生物医学动物模型

利用健康动物生物学特征来提供与人类疾病相似表现的疾病模型称生物医学动物模型。如沙鼠缺乏完整的基底动脉环，左右大脑供血相对独立，因此，可利用沙鼠建立研究脑卒中的理想动物模型；可利用兔胸腔的特殊结构比较方便地研究胸外科手术。

（五）病种性疾病动物模型

病种性疾病动物模型指某一种人类疾病（如癌症、血管梗死、高血压、糖尿病等）的动物模型。各参考文献中这类模型常有很具体的制作方法。

三、动物模型的中医药体系分类

1960年第一例小鼠阳虚动物模型复制成功，经过50多年的努力，中医药动物模型的研究发展迅速，已形成独特而较完整的体系。现已有以下两类：

1. 按中医证候分类，如：阴虚、阳虚、气虚、血虚、脾虚、肾虚、厥脱证等动物模型。

2. 按中药理论分类，如：解表药、清热药、泻下药、祛风湿药、利水渗湿药、温里药、止血药、止咳药、化痰药、平喘药、安神药、平肝息风药、补益药、理气药、活血化瘀药等动物模型。

中医药动物模型不论从"证"或从"药"分类，其评价标准和观察指标十分准确的动物模型并不多，许多动物模型有待进一步完善和改进。

中医药动物模型的理论体系是"辨证论治"；评价标准是"证、病、症"；处置措施是中药、针灸、养生；观察指标是舌、脉、汗、神、色。这些以独特方式建立的中医药动物模型已形成人类疾病动物模型中一个独立的体系，成为中医药研究的重要手段之一。

第六节　人类疾病动物模型的影响因素

一、动物因素

（一）动物种类

不同种属哺乳动物的生命现象存在一定共性，但也存在着许多差异，动物种类选择不当将影响实验结果。如醋酸棉酚（酚）对雄性小鼠生殖功能的作用不敏感，而对大鼠、豚鼠则十分敏感；猪的皮肤及血管与人类相似，首选用于灼伤、烫伤、血管外科等实验。老年病学研究选用寿命短、传代时间短的小鼠。

（二）动物品系

同种但不同品系的动物对致病因素的反应也不一致。如35日龄的DBA/2小鼠100%可发生听源性癫痫发作，而C57BL小鼠根本不出现这种现象。近交系的亚系与原近交系有差异。远交系动物遗传特性和反应性能保持相对稳定，生命力强、繁殖率高、抗病力强、可以大量生产，但个体间的重复性和一致性没有近交系动物好。只有结合实验目的，了解动物的特点和特性才能最有效地解除品系因素对复制模型的影响。

（三）年龄和体重

在一定范围内动物的体重与年龄应是线性关系，特别是标准实验动物，如果体重与年龄不相符应视为不合格实验动物。动物的解剖生理特征和反应性随着年龄而明显变化，一般情况下，动物年龄越大敏感性越低下，年龄越小敏感性越强。如造模时间比较长时应选幼年动物，制备Alloxan糖尿病模型和复制一些老年病动物模型应选用老年动物。

（四）性别因素

同种、同品系但性别不同的动物对某些因素的反应不一致，雌性动物因性周期不同、以及怀孕和哺乳期，对某些因素的反应性也有较大的差别。选择性别时一般选择雄性动物或雌雄各半。有些特殊模型的复制则一定要选择雌性。总之，应该根据实验目的来选择动物的性别。

（五）生理状态和健康因素

动物生理状况不同，对致病因素的反应也不同。如怀孕、哺乳期的动物，对外界致病因素的反应与其他时期不同。动物健康状况不同，对外界因素的反应也不同。如病毒、细菌、寄生虫等感染性疾病。

二、实验技术因素

（一）麻醉药及麻醉深度

根据实验目的和动物的品种、品系选择好麻醉剂和麻醉深度，避免因麻醉带来的影响。不同麻醉药物和麻醉剂量，有不同的药理作用和不良反应。麻醉过深，动物各种反应受到抑制，影响结果的可靠性；麻醉过浅，将造成强烈的疼痛刺激，引起动物全身特别是呼吸、循环、消化系统等功能发生改变，同样会影响造模的准确性。因此，同一实验要使用同一种麻醉药，而且整个实验过程（包括对照组）麻醉深度要始终保持恒定。

（二）手术及其技巧

不同手术部位、路径和损伤范围，对动物机体的影响不同。手术技术熟练与否也会带来不同程度的影响。

（三）实验给药

在造模过程中，要充分考虑药物的选择、剂型与剂量的确定、给药途径、给药次数、给药方法的熟练程度等因素，以避免其对实验结果造成影响。

（四）对照组

设对照的方法很多，如空白对照、实验对照、有效（或标准）对照、配对对照、历史对照、正常值对照等，应根据不同要求设置对照组。常常因忽视或错误应用对照组造成实验失败或得出错误结论。

三、环境因素和营养因素对复制动物模型的影响

（一）实验季节

不同实验季节，动物机体反应性在某些方面有差异。跨季节的动物模型实验时应注意季节差异。如巴比妥钠麻醉导致大鼠春季入睡时间最短，而秋季则最长；又如家兔对放射线敏感性春、夏两季升高，秋、冬两季则降低。

（二）昼夜不同时间的影响

因体温、血糖、基础代谢率、激素分泌等有着昼夜差别，因此，做动物实验时应注意实验中某环节处理的时间点或顺序、采集样本的时间选择等对结果的影响。

（三）营养因素

尽量采用国家标准饲料和符合卫生标准的饮水。

（四）居住、光照、噪声、氨浓度、温度、湿度、气流速度等的影响

1. 如温度变化过快，则动物很难适应。

2. 湿度过高易引起微生物繁殖；湿度过低，灰尘飞扬，易造成动物疾病。

3. 气流速度过快，易导致气温过低；气流速度过慢，则造成氨和硫化氢等有害气体浓度过高。

4. 光照与动物性周期等有密切关系。

5. 噪声使动物紧张、受到刺激，引起动物的行为和生理上的异常反应。

6. 居住密度属于动物的社会因素，过密或过疏都会影响动物与动物之间的关系，居住过密会造成卫生条件差、排泄物过多、氨浓度上升、微生物繁殖过多等。

第七节　建模动物的选择

一、选用与人体结构、功能、代谢及疾病特征相似的动物

在实验可能的条件下，尽量选择功能、代谢、结构及疾病特点与人类相似的实验动物。一般来说，实验动物，进化愈高，其功能、代谢、结构愈复杂，反应愈接近人类。人们利用实验动物某些与人类近似的特性，通过动物实验对人类的疾病、病理生理进行推断和探索，所以掌握实验动物与人的异同点在动物种属的选择上很重要。

（一）结构和功能的相似性

哺乳动物中有许多解剖上的相似点，除体型、比例方面的差异外，身体各功能系统的构成是相似的，因而各生命功能基本过程相似。

（二）时象或年龄状态的相似性

不同种属实验动物的寿命与人类有很大差异，但可与人类在各相应生命阶段或时象上

相互对应。

表1-1　犬与人的年龄对应

犬龄（岁）	1	2	3	4	5	6	7	8	9	10	11	12	13	14	15	16
人龄（岁）	15	24	28	32	36	40	44	46	52	56	60	64	68	72	76	80

（三）群体分布的相似性

以群体为对象的研究中，要选择与人群基因型及表现型分布类型相似的动物种类。与其有相似性的是封闭群或远交群动物（如昆明小鼠、Wistar大鼠、日本大耳白兔等），有一定差异的是近交系动物（如BALB/c小鼠）。

（四）生态或健康状况的相似性

在动物的遗传背景、环境背景及营养已经标准化后，其微生态和健康状况对实验的影响就至关重要。普通级动物、清洁级动物、SPF级动物、无菌动物及悉生动物分别代表着不同的微生态模式并具有不同特点。其中SPF级动物是正常的健康动物，应用这类动物进行研究，能排除疾病或病原体的背景性干扰；而无菌动物、悉生动物则是超常生态模型，仅适用于特殊研究目的。因此，在正常生命过程研究中，找到与人类生态情况相似的替代模型是非常重要的。

（五）疾病特点的相似性

实验动物有许多自发或诱发性疾病能局部或全部地反映与人类类似的疾病过程及特点，可用于研究相关的人类疾病。

（六）操作实感的相似性

外科手术性的操作模型中或教学示教中，体型大的动物比体型小的动物在实感上更接近人类。

二、选用标准化实验动物

标准化实验动物是指遗传背景明确，具有已知菌群，模型性状显著且稳定的动物。选用标准化实验动物可排除因实验动物本身带细菌、带病毒、带寄生虫和潜在疾病对实验结果的影响，也能排除因实验动物杂交致使遗传上不均质，个体差异致使反应不一致带来的影响。

生物医学研究中一般应尽量不选用随意交配所繁殖饲养的杂种动物或在开放条件下繁殖饲养的带细菌、带病毒和带寄生虫的普通动物。根据研究的目的、要求，可选择采用遗传学控制方法培育出来的近交系动物、突变动物、系统杂交动物、无菌动物、无特殊病原体动物和清洁级动物。

三、充分利用动物本身的某些解剖、生理特点

犬有4种典型的神经类型，条件反射灵敏，适宜做高级神经活动研究。

兔是诱发性排卵，适宜做药物对排卵影响的实验。兔胸腔与纵隔独立，不需要做人工呼吸即可做心脏手术。兔颈部交感神经、迷走神经、主动脉减压神经是分别存在的，适合

做内脏神经研究。

大鼠无胆囊，胆总管粗，适宜做胆道插管收集胆汁。

大鼠垂体嵌合在颅底基蝶骨的垂体窝内，比较容易摘除。

小鼠性成熟早，性周期短，动情周期不同阶段阴道黏膜上皮有典型变化，受精时形成的阴栓牢固，明显适宜做计划生育研究。

地鼠的颊囊是缺少组织相容性抗原的免疫学特殊区，可进行组织培养、肿瘤移植、微循环研究等。

四、充分利用不同种系动物存在的某些特殊反应

C57BL小鼠对肾上腺皮质激素的敏感性比DBA及BALB/c小鼠高12倍。DBA小鼠对音响刺激非常敏感，听电铃声后可出现特殊的发作性痉挛，甚至死亡，而C57BL小鼠却根本不会出现这种反应。DBA/2及C3H小鼠对同一种病毒（如Newcastle病毒）的反应和DBA/1小鼠完全不同，前者发生肺炎而后者发生脑炎。DBA小鼠的促性腺激素含量比A系小鼠高1.4倍。A系小鼠肝脏的β葡萄糖酸活性只有C3H小鼠的十几分之一。A系、C3H、津白2号等品系小鼠易患癌症，C57、C58、津白1号等品系不易患癌症。AKR、DBA/2、L615等品系易患白血病。C3H雌鼠乳腺癌自发率达90%，AKR雌性小鼠白血病自发率达90%。

犬、猴、猫对呕吐反应敏感，适宜做呕吐实验；兔、豚鼠对呕吐反应不敏感；大、小鼠无呕吐反应。金黄地鼠、豚鼠对各型钩端螺旋体很敏感，大、小鼠对钩端螺旋体不敏感。s激素能终止大鼠和小鼠的早期妊娠，但不能终止人类的妊娠。因此，在利用大鼠和小鼠筛选带有雌激素活性的药物时，常常会发现这些药物能终止妊娠，似乎可能是有效的避孕药，但一旦用于人类则并不成功。吗啡对家犬、兔、猴、大鼠和人类的主要作用是中枢抑制，而对小鼠和猫的主要作用是兴奋。

兔、鸡、鸽和猴食用高胆固醇、高脂肪饲料一定时间后容易形成动脉粥样硬化病变，适于做动脉粥样硬化实验研究。而小鼠、大鼠和犬不易形成动脉粥样硬化病变。

小鼠具有组织相容性基因（H-2系统）和多种多样的毛色基因，在遗传学、组织移植等研究中有独特用途。

大鼠肝脏的苦弗氏细胞90%有吞噬能力，肝脏的再生能力很强，切除60%～70%的肝叶后，仍有再生能力，适用于肝脏外科实验研究；大鼠对炎症反应敏感，特别是踝关节对炎症反应更敏感，适用于多发性关节炎和化脓性淋巴结炎的研究，也适用于中耳疾病和内耳炎的研究；大鼠又是致畸最敏感的动物。

豚鼠易于致敏，适用于做过敏性实验研究；豚鼠的耳蜗对声波变化十分敏感，适用于做听觉实验研究；豚鼠体内不能合成维生素C，对维生素C缺乏很敏感，可出现坏血症；豚鼠对组胺反应十分敏感，适用于平喘药和抗组胺药的实验研究。

家兔对体温变化十分敏感，适用于发热、解热和检查致热原等实验研究；家兔对射线十分敏感，照射后常发生休克样的特有反应，不适合于做放射病研究（常选用小鼠、大鼠、犬和猴等实验动物进行这方面研究）。

五、选用对刺激敏感、反应明显的动物

1. 复制脑梗死模型常选用蒙古沙鼠。

2. 研究人类弓形虫病常选用猫。

3. 研究动脉粥样硬化常用兔、鸡、鸽、猴、小型猪。

4. 研究放射病时常选用犬、猴、大鼠、小鼠。

5. 研究过敏反应（或变态反应）宜选用豚鼠。

6. 以呕吐为指标的研究选用犬、猫为宜。

7. 机体致热反应、致热原检测应选家兔。

8. 诱发性高血压病理模型选用犬、大鼠、家兔。

9. 研究物质的致癌作用，常选用大鼠、小鼠。

10. 研究气体、蒸气对黏膜的刺激作用选用猫。

11. 研究毒物对皮肤局部作用时选用豚鼠和兔。

12. 研究实质性脏器病时宜选用小鼠。

13. 进行烧伤、烫伤研究最好选用小型猪。

14. 进行凝血作用实验时最好选用鸡。

15. 制备各种免疫血清最好选用新西兰兔。

16. 研究糖尿病时常选用中国地鼠。

第二章　神经系统疾病动物模型

第一节　周围神经系统疾病

一、自身免疫性神经炎

【原理】

用制备的家兔坐骨神经碱性髓鞘蛋白为抗原，注射于大鼠足垫下，诱导免疫性神经炎。

【方法】

1. 实验动物

雄性SD大鼠，体重170～190 g。

2. 抗原制备

健康家兔坐骨神经2 g，剪碎，超声匀浆机制成匀浆，调整浓度为150 g/L，置于-30 ℃冰箱备用。

3. 免疫诱导

大鼠足垫下注射神经匀浆与等量弗氏完全佐剂共0.5 mL。基础免疫后7天，用同样方法及剂量加强免疫1次，连续观察30天。

4. 动物及样品处理

动物观察30天后处死，速取坐骨神经，10%甲醛固定，石蜡切片，片厚6 μm。HE染色。

【结果】

神经纤维和神经外膜大量炎症细胞浸润和脱髓鞘改变。炎症细胞主要是淋巴细胞和巨噬细胞。脱髓鞘改变主要表现为髓鞘呈节段性肿胀和空泡，有的部位可见裸露的轴索存在。

【应用】

适用于自身免疫性神经炎发病机制、神经病理及电生理等研究。探讨药物、激素、细胞因子、针刺等对自身免疫性神经炎的治疗作用。

【参考文献】

1. 王翠蝉，郭玉璜.实验性变态反应性神经炎动物模型的建立和病理特点[J].中华神经精神科杂志，1995，28（4）：202-205.

2. Said G，Hontebeyrie G，Joskowiez M. Nerve lesions induced by macrophage activation[J]. Res immunol，1992，143：589-599.

二、格林-巴利综合征

【原理】

格林-巴利综合征与空肠弯曲菌表面抗原脂多糖有密切关系。利用格林-巴利综合征患者粪便所培养的空肠弯曲菌株，经纯化分离扩大培养，以酚水法提取空肠弯曲菌表面抗原脂多糖。该脂多糖作为抗原，接种于大耳白兔皮下，诱导动物发生类似于格林-巴利综合征的周围神经多灶性脱髓鞘病变。

【方法】

1. 实验动物

健康大耳白兔，体重1.80 kg左右，单笼喂养颗粒饲料和水。

2. 抗原制备

用经医院确诊的格林-巴利综合征患者粪便，培养空肠弯曲菌株PENO：19型，酚水法提取脂多糖，冷冻干燥，-30 ℃保存。

3. 免疫诱导

取肠弯曲菌脂多糖，加等量完全福氏佐剂10 μL，注射于实验兔背部皮下，每周1次，共3～6次，间隔10天重复上述操作1次。对照组使用等量完全福氏佐剂，方法同上。

4. 动物及样品处理

动物于注射20～30天后做如下检查：症状与体征、电生理检查、病理检查、电镜观察。

【结果】

1. 症状与体征

活动减少，四肢瘫痪，而以后肢瘫痪为重；精神萎靡，食欲不振，体重下降等。

2. 电生理检查

腓总神经运动传导速度正常，运动诱发动作电位的波幅明显降低，F波潜伏期正常，有纤颤电位和正尖波。

3. 病理检查

坐骨神经HE染色见轴索肿胀、扭曲，轴索粗细不均、有间断，部分轴索消失，呈严重的轴索变性。锇酸染色见分离单纤维显示严重Wallerian样变性。

4. 电镜检查

轴索膜破坏溶解、出现形态不规则泡样结构。微丝、微管致密或聚集成团，线粒体固缩。髓鞘板层出现灶性松解、分离现象，并波纹状改变。

【应用】

适用于格林-巴利综合征免疫发病机制和临床流行病学研究；体液和细胞免疫共同介导的自身免疫疾病研究；自身抗体、交叉抗体机制研究。

【参考文献】

1. 王强，王虹蚁，张海，等.实验性轴索型格林-巴利综合征动物模型的建立[J]. 中华医学杂志，2000，80（12）：947-949.

2. Yuki N，Yoshino H，Sato S，et al. Acute axonal polyneuropathy associated with anti-GMI antibodies following Campylobacter enteritis[J]. Neurology，1990，40：1900-1902.

三、青霉素G-K致三叉神经痛

【原理】

脑闩下左侧1～2 mm处是三叉神经脊束核尾侧部所在，也是头部痛（温）觉的低级中枢所在，是青霉素引起反应的作用点。已知γ-氨基丁酸（GABA）具有突触前抑制等作用，青霉素可以影响GABA的合成与转运，从而使局部GABA减少而造成三叉神经痛。

【方法】

1. 实验动物

雄性SD大鼠，体重200～250 g。

2. 手术方法

用脱毛剂脱毛，1天后，在戊巴比妥钠（50 mg/kg）腹腔麻醉下手术。切开头颈部皮肤，分离肌肉，暴露环枕间隙硬脑膜，用针置一小孔，将细导管插入到脑闩左下侧1～2 mm处。在此细管上外套1根略粗的塑料管，管径以恰好插入微量注射器为宜。黏合剂固定导管、缝合创口。手术后1～2天，用微量注射器依次缓慢注入不同浓度的青霉素G-K，为使每次注入量一致为3 μL，每次插管前事先量取并记录导管本身容量，实际每次注入量应是3 μL+导管本身容量，每次注射均在1分钟左右完成。

3. 最适宜剂量

本实验的最适宜剂量为3000 IU/kg，用此剂量时，三叉神经痛样反应发生率高，且无严重跳跃、旋转和惊厥等现象发生。自发发作周期随剂量增大而延长，总发作次数随剂量增加而增加。

4. 模型成立的标准

以每次注药后发生尖叫与甩头次数和后肢抓同侧面部的次数之和定为总发作次数，其值高于100次定为模型成立，低于此值为无反应，以第1次出现尖叫或后肢抓同侧面部为开始，以持续3分钟无上述反应为终止，从注药完毕到开始发作的时间为潜伏期。

观察并记录动物反应，用玻璃棒轻触面部找出兴奋反应区。

【结果】

注入青霉素G-K经82±13秒的潜伏期，出现阵发性尖叫和快速闪电样甩头，用后肢抓同侧颜面部，眼闭合。其表现呈逐渐加重，15分钟内达到最严重程度，随后逐渐减弱。发作期间，动物常取弓身、后肢着地、前肢提起靠近颜面部紧抱。高兴奋区基本限于三叉神经分布之面部皮肤，自发反应消失后，用玻璃棒触动可重新触发面部高兴奋区。

【应用】

用于疼痛机理及镇痛药物研究。

【参考文献】

钱忠明，孙小进，何志娟.脑闩下蛛网膜下腔注射微量青霉素G-K引起大白鼠三叉神经痛样反应[J].中国病理生理杂志，1986，2（2）：120-121.

四、福尔马林致疼痛

【原理】

福尔马林致疼痛属伤害性反应，其中短暂的早期反应相当于急性疼痛，是直接对伤害性感受器的刺激所致，不同浓度福尔马林引起的早期反应没有质的区别。迟反应相当于慢性疼痛，与早反应不同，它是继发的炎症反应，也可能与早反应中的中枢作用参与有关。损伤细胞释放组胺、激肽、5-HT、前列腺素等介质参与炎症反应，并刺激伤害性感受器引起疼痛。

【方法】

1. 实验动物

Wistar 大鼠，体重 200～250 g。实验前动物在实验笼内至少适应 2 小时，可自由采食和饮水。

2. 注射方法

用微量注射器分别取 0.2%、1%、5% 的福尔马林（F）溶液各 5 μL，分别注射到大鼠的右爪背皮下。

3. 动物观察

注射后即出现舔爪反应。舔爪反应记录：记录大鼠舔爪所需的时间，并以每 5 分钟为一时间段，连续记录 60 分钟。

【结果】

稀福尔马林致痛可分为两种反应，即早反应和迟反应，时间分别在注射后 0～0.5 分钟和 25～35 分钟之间，致痛的浓度阈值为 0.2%，仅引起大鼠产生早反应，福尔马林引起的痛反应，随其浓度的增加而加重。

【应用】

适用于研究急性疼痛和慢性疼痛，并且稳定可靠。福尔马林早期反应的注射浓度为 0.2%，研究迟反应用 1% 或以上浓度较为适宜。

【参考文献】

邬力祥，鄢建勤.曲马多在福尔马林致痛反应中的作用[J].湖南医科大学学报，1993，18（2）：149-151.

五、坐骨神经长断缺损修复

【原理】

手术切除坐骨神经长段一部分，造成坐骨神经长段缺损，并采用桥接管进行桥接，制作成坐骨神经长段缺损修复模型。

【造模方法】

1. 实验动物

成年清洁级SD大鼠，雌雄不限，体重200～250 g。

2. 梭形双通道乳胶管的制作

医用乳胶管，以中轴左右对称，其外径2 mm，内径1.8 mm，两支管的直线长度为10 mm，与纵轴线的切线角成140°。

3. 手术方法

戊巴比妥钠30 mg/kg腹腔注射麻醉。动物侧卧位，剃毛、消毒后，取股后斜切口，暴露并游离坐骨神经，在梨状肌出口下方5 mm处将坐骨神经切除约8 mm，造成10 mm缺损，用消毒好的梭形双通道乳胶管桥接缺损段，用0-0无损伤缝线，将远、近断端神经干周径180°两相对位置与桥接管缝合固定。神经断端套入桥接管内，并距两支管的分叉处约1 mm。

【应用】

通过研制新型的梭形双通道桥接管建立坐骨神经长段缺损修复的理想实验研究模型，利用各种神经营养因子、免疫抑制剂、细胞外基质成分调节周围神经再生，并评估该模型的科学性及可行性。

【参考文献】

1. 李强，伍亚民，李民，等.梭形双通道桥接管的研制及其桥接大鼠坐骨神经缺损的研究[J].中华创伤杂志，2004，20（4）：230-233.

2. Shao Y，Ma H H，Wu Y M，et al. Effect of nerve growth factor on changes of myelin basic protein and functional repair of peripheral nerve following sciatic nerve injury in rat[J]. Chin J Traumatol，2002，5：237-240.

第二节　脊髓损伤

一、脊髓损伤模型制作

（一）脊髓撞击法

【原理】

重物坠落致脊髓损伤的方法，即用一定质量的锤沿一套管垂直落下、精确打击特定脊髓节段而致伤。

【方法】

1. 实验动物

成年雌性SD大鼠，体重200～250 g。

2. 手术方法

戊巴比妥钠30 mg/kg腹腔注射麻醉。俯卧位固定、胸背部剃毛备皮，常规消毒，后背部正中切口，切开皮肤和皮下组织，分离两侧椎旁肌肉，用直蚊式有齿血管钳轻轻咬除T_{10}棘突和两侧椎板至关节突，充分暴露硬脊膜，长约5 mm，T_9和T_{11}棘突分别用蚊式血管钳钳住并向两侧牵拉以固定脊髓，以T_{10}相应区域为损伤区，后正中血管为中心，用自制改良的Allen装置制备脊髓急性挫伤，损伤力度为25势能克厘米力（10 g×25 cm）。冲洗创口，3-0号线逐层缝合。对照组同法暴露脊髓，但不损伤脊髓。

【应用】

此模型比较接近人类脊髓损伤的病理生理特点及变化规律。适用于研究脊髓损伤后的病理生理机制，观察其行为学变化和病理改变，研究脊髓损伤后的中枢神经再生。

【参考文献】

1. 祖波，尹宗生，张辉. 急性脊髓挫伤性模型的制备及观察[J]. 第四军医大学学报，2007，28（14）：1264-1267.

2. Basso D M，Beattie M S，Bresnahan J C. Graded histological and co-comotor outcomes after spinal cord contusion using the NYU weight drop device versus transsection[J]. Exp Neural，1996，139：244-256.

（二）脊髓压迫法

【原理】

采用动脉夹、球囊、重物或带旋转螺钉的压板造成脊髓压迫损伤，从而造成脊髓组织及其血供产生损伤。

【方法】

1. 实验动物

4月龄Wistar大鼠，体重250～350 g，雌雄不限。

2. 手术方法

动物用10 g/L戊巴比妥钠（40 mg/kg）腹腔注射麻醉，常规消毒、铺巾，后正中线切口。切除T_9棘突和部分椎板，暴露硬膜，用显微外科血管钳修成直径约2.5 mm圆孔，安装自制的压迫装置。

有以下几种：

（1）旋转螺钉压迫法

该压迫装置为1块10 mm×6 mm的有机玻璃平板，中心有1个直径为2 mm的螺孔，四角各有1个直径1 mm的圆孔，内置1个螺距0.4 mm、长10 mm、直径2 mm的不锈钢螺钉。在棘间韧带和竖脊肌肌腹上穿线打结固定，然后将线穿入平板四周的小孔，打结固定压迫装置，初次不造成椎管侵占，缝合皮肤。手术中严格无菌操作，手术后应用青霉素5

天预防感染。以后每隔10～15天背部切开约5 mm小口，显露螺丝，将螺丝旋入约0.1～0.3 mm，共5～6次。第90天摄X射线侧位片，根据椎管侵占率进行分级，然后处死动物取材。

（2）囊性压迫法

用一连接导管的小囊置于椎管内，然后向小囊内充气或水，造成脊髓压迫损伤。由于气囊或水囊在椎管内滚动，这两种方法对动物脊髓造成的压迫程度不均匀。

（3）动脉瘤夹夹持法

用动脉瘤夹夹持脊髓，通过控制夹持力的大小和持续时间制成不同损伤程度的动物模型。夹持压迫可以模拟脊柱移位造成的脊髓损伤，且能保持硬脊膜结构完整，揭示神经功能损伤与压迫时间的关系。

【应用】

用于慢性压迫性脊髓损伤的病因、病理学研究及临床新的治疗方法及提高临床治疗效果的探索研究。

【参考文献】

1. 孔抗美，齐伟力，周强，等. 慢性渐进分级压迫大鼠脊髓损伤动物模型的研制[J]. 中医正骨，2005，17（11）：14-15.

2. Tralov I M，Kinger H. Spinal cord compression studies[J]. Arch Neuropsychiatry，1954，70：813-819.

（三）脊髓缺血及再灌注法

【原理】

用血管结扎、灼闭、夹闭、栓塞等不同的方法，造成脊髓缺血损伤。

【方法】

1. 实验动物

成年大白兔，体重2.0～2.5 kg。兔脊髓血管呈明显节段性分布，侧支循环较差，易致缺血，且缺血后病理变化较一致，重复性好，并发症较少。

2. 手术方法

手术前家兔禁食8 h，自由饮水。以40 mg/kg氯胺酮注射液与1.6 mg/kg氟哌利多注射液混合，肌内注射于后肢外侧肌肉丰厚处，3～5分钟后，家兔即可固定、手术。切口处再以2%利多卡因注射液5 mL局麻。

方法1：在兔肾动脉上方夹闭腹主动脉造成脊髓缺血及再灌注损伤。

方法2：应用明胶海绵或碘油栓塞双侧供应胸椎的肋间动脉，造成神经变性、坏死、液化，但此模型一致性较差。

方法3：利用孟加拉玫瑰红激光束直接照射脊髓造成脊髓缺血损伤。

方法4：直接灼闭脊髓动脉，造成局部缺血。

【应用】

适用于脊髓的缺血及再灌注研究。肾动脉上方夹闭腹主动脉，脊髓缺血及再灌注损伤，易观察前角运动神经元损伤为主的运动障碍。明胶海绵或碘油栓塞双侧供应胸椎的肋间动脉，易观察神经变性、坏死、液化等病理变化。孟加拉玫瑰红激光束直接照射致脊髓缺血损伤，易光镜和电镜观察脊髓组织细胞病变与缺血病变。

【参考文献】

1. 胡玉红.一种新的家兔麻醉方法[J]. 中国实验动物学杂志，2001，11（3）：183.

2. Chavlco M，Kalincakave K. Blood flow and electrocytes in spinal cord ischemia[J]. Exp neurol，1991，112：299-303.

（四）脊髓爆震伤法

【原理】

采用纸壳黑索金雷管作为爆源，引爆后可直接造成动物脊髓爆震伤。

【方法】

1. 实验动物

成年大白兔，体重2.0～2.5 kg。

2. 动物麻醉

40 mg/kg氯胺酮注射液与1.6 mg/kg氟哌利多注射液混合肌内注射于后肢外侧肌肉丰厚处，3～5分钟后即可固定、实验。

3. 爆炸装置

爆炸源为对单质环三亚甲基三硝胺(简称RDX，化学名称为Cyclo methylenetrinitramine)，用RDX制成纸壳圆柱状雷管，装药量0.7 g。

4. 实验方法

动物俯卧位，四肢固定于致伤板，背部胸椎平肩胛下角线平面剃毛备皮约6 cm×6 cm，以厚1 cm橡胶板覆盖保护，致伤部位中央保留直径4 cm圆孔。将爆炸装置水平悬于致伤部位圆孔正上方，距离皮肤4 cm，电击引爆。

5. 爆距选择

4 cm为实验标准爆距，可造成家兔脊髓爆震性损伤，经救治护理可长时间存活，符合实验设计要求。2 cm爆距可致动物全部死亡。8 cm爆距仅见致伤处局部烧伤，家兔双侧后肢感觉、运动无异常。

6. 爆炸参数

爆距为4 cm时，冲击波压强和正压作用时间以50.4 MPa为宜。2、8 cm时，冲击波压强和正压作用时间分别为93.4、33.5 MPa，冲击波压力峰值随爆距增大而急剧减小。

7. 爆炸参数测定

取上述爆源，将感应器垂直放于爆源下方，分别测定爆距为2、4、8 cm时冲击波的压力峰值及作用时间（压力数据测试分析系统、电触引爆装置由中国兵器工业204研究所提供）。

【应用】

用于建立可控性脊髓爆震伤模型。其方法简单、安全、有效，适用于实验室条件下的爆震伤研究。有以下特点：1.爆源装药量少、爆炸时间短、能量大；可控性、重复性好，爆距可调节，动物成活率高；可排除弹片因素，单纯分析冲击波的致伤效应。

【参考文献】

1.马云青，罗卓荆，王建灵，等.一种可控性脊髓爆震伤模型的建立[J].中华实验外科杂志，2007，24（1）：104-105.

2.于杰，罗卓荆，张雪非，等.脊髓爆震伤后早期脊髓前角运动神经元的形态学变化[J].第四军医大学学报，2006，27（6）：838-840.

（五）脊髓切割和吸除法

【原理】

利用切割法，致脊髓横断或半横断；用吸除法，直接造成脊髓完全或非完全的横断性缺损。

【方法】

1.实验动物

成年大白兔，体重2.0～2.5 kg。

2.麻醉及手术方法

40 mg/kg氯胺酮注射液与1.6 mg/kg氟哌利多注射液混合肌内注射于后肢外侧肌肉丰厚处，3～5分钟后即可固定、手术。后背部正中切口，切开皮肤和皮下组织，分离两侧椎旁肌肉，用直蚊式有齿血管钳轻轻咬除T_{10}棘突和两侧椎板至关节突，充分暴露硬脊膜。纵行切开硬脊膜，暴露脊髓。

方法1：用虹膜刀片或显微剪横断或半横断脊髓。

方法2：直接切除一段脊髓或切开后用玻璃针吸出已损毁的脊髓组织，或负压吸除部分脊髓。

【应用】

用于建立脊髓横断或半横断损伤模型及完全或非完全的横断性缺损损伤模型。适用于放置移植物或药物等进行再生性实验研究。但此法所获得的模型与临床相关性差，重复性低，难以保证模型动物的一致性。由于硬脊膜的破裂，大量外来成分进入脊髓损伤部位，破坏了该部位的微环境，且动物护理较难，死亡率非常高，较难得到批量数据。

【参考文献】

1. Basso D M, Beattie M S, Bresnahan J C. Graded histological and locomotor outcomes after spinal cord confusion using the NYU weight-drop device versus transaction[J]. Exp Neurol, 1996, 139: 244-256.

2. Bavetta S, Hamlyn P J, Bumstock G, et al. The effects of FK506 on dorsal column axons following spinal cord injury in adult rats: neuroprotection and local regeneration[J]. Exp Neurol, 1999, 1585: 382-393.

（六）肿瘤压迫法

【原理】

将肿瘤细胞种植到大鼠椎体前，慢性压迫脊髓，模拟肿瘤等占位性病变。

【方法】

1. 实验动物

成年大白兔，体重2.0～2.5 kg。

2. 麻醉及手术方法

40 mg/kg氯胺酮注射液与1.6 mg/kg氟哌利多注射液混合肌内注射于后肢外侧肌肉丰厚处，3～5分钟后即可固定、手术。后背部正中切口，切开皮肤和皮下组织，分离两侧椎旁肌肉，将肿瘤细胞W256种植到大鼠椎体前，肿瘤细胞通过椎间孔扩散，进入硬膜外腔，生长，压迫脊髓，肿瘤细胞种植后，平均16天后，大鼠双后肢产生瘫痪。

【应用】

慢性压迫脊髓以模拟出血、水肿或肿瘤等占位性病变。

【参考文献】

Ushioy A，Posner U，Posner J B，et al. Experimental spinal cord compression by epidural neoplasma[J]. Neurology，1997，5：422-429.

（七）光化学诱导法

【原理】

利用光增敏剂，在相应波长光照射下，光与光增敏剂发生反应，使局部自由基大量堆积，损伤脊髓血管内皮细胞，进而引发血栓，导致缺血性损伤和水肿。

【方法】

1. 实验动物

成年大白兔，体重2.0～2.5 kg。

2. 制备方法

静脉注射光增敏剂二碘曙红（孟加拉玫瑰红）或四碘荧光素二钠（藻红B），然后分别以氩离子灯或氙弧灯产生的514.5 nm激光或560 nm绿光照射脊柱部位。由此而制得光化学诱导型脊髓损伤（photochemically induced，PCI）模型。该法能保持硬脊膜的完整性，甚至不必切开皮肤，因为激光足以穿透脊背表面，但应注意防止光的热效能对脊髓的直接灼伤。

【应用】

用于脊髓缺血性损伤机制及其恢复研究。

【参考文献】

1. Watson B D，Prado R，Dietrich W D，et al. Photochemically induced spinal cord injury in the rat[J]. Brain Res，1986，367：296-312.

2. Cameron T，Prado R，Watson B D，et al. Photochemically induced cystic lesion in the rat spinal cord. Behavioral and morphotological analysis[J]. Exp Neurol，1990，109：214-223.

（八）牵拉损伤法

【原理】

向侧方牵拉脊髓，实现水平方向上的脊髓牵拉损伤。选用不同的牵拉比率可制备不同程度的牵拉性脊髓损伤。

【方法】

1. 实验动物

Wistar大鼠，体重250～350 g，雌雄不限。

2. 手术方法

动物用10 g/L戊巴比妥钠（40 mg/kg）腹腔注射麻醉，常规消毒、铺巾，后正中线切口。切除T_9棘突和部分椎板，切开硬膜，暴露脊髓，用牵开器由侧方牵拉脊髓，实现水平方向上的脊髓牵拉损伤。精确控制牵拉比率，实现牵拉损伤的可重复性。

【应用】

此模型模拟了临床治疗中脊髓损伤的致伤条件和受伤机制。

【参考文献】

1. 周子强，李佛保，陈裕光. 脊髓牵拉性损伤动物模型的建立[J]. 中国脊柱脊髓杂志，2000，10：269-273.

2. Adamson J，Zappulla R A，Fraser A，et al. Effects of selective spinal cord lesions on the spinal motor evoked potential（MEP）in the rat[J]. Electroencephalog and Clin Neurophysiol，1989，74：469-480.

二、脊髓损伤动物模型的评价方法

动物脊髓损伤后的神经功能评定主要有神经电生理评价、运动功能评价和组织形态学评价，脊髓损伤程度的评价应把三者结合起来确定。

（一）神经电生理评价

1. 体感诱发电位

体感诱发电位（简称SEP）是常见的感觉诱发电位之一，是当感觉器官、感觉神经或感觉传导途径上任何一点受刺激时，在中枢神经系统引导出的电位。它在一定程度上反映了特异性躯体感觉传入通路、脑干网状结构及大脑皮层的机能状态。SEP主要用脉冲电流诱发技术对刺激的性质、强度、持续时间、频率等参量加以控制，可使记录和分析方法标准化，并可对记录结果做定性和定量分析，故SEP已由传统的定性研究转入精确的定量研究。SEP的变化可反映脊髓传导功能受损的程度。一般认为脊髓诱发电位（SCSEP）或皮层诱发电位（CSEP）的出现取决于脊髓后索或后外侧索的完整性，反映脊髓的感觉通道功能，不反映脊髓的运动功能。

2. 运动诱发电位

运动诱发电位（简称MEP）是刺激运动皮质在对侧靶肌记录到的肌肉运动复合电位。检查运动神经从皮质到肌肉的传递、传导通路的整体同步性和完整性。MEP信号沿脊髓前外侧索传送，对实验性脊髓损伤较SEP敏感且与运动功能一致。MEP的恢复先于动物运动功能的恢复。MEP的存在与否可推断运动通路是否存在，从而达到判断脊髓损伤及预后的目的。MEP可准确地反映运动功能，与SEP结合运用可客观全面地反映脊髓的功能。

（二）运动功能观察评价

常见的运动功能评分法有以下几种：

1. BBB评分法

BBB（Basso Beattie Bresnahan）运动功能评分标准是美国Ohio大学研究人员于1995年正式提出的一种神经功能评定法，是根据观察脊髓损伤大鼠经过三个阶段的恢复而建立的。它将大鼠后肢运动分为22个等级。后肢全瘫为0分，完全正常为21分。

早期：以无或极少的后肢关节运动为特征。

中期：包括几次共济失调步态。

晚期：包括精细运动，如拖着脚趾和尾巴，躯干不稳定以及爪子交替轮转。

恢复阶段的早期（手术后第1天），可以观察到后肢运动受限，动物无力支撑体重以至于拖着躯干、后腿和臀部。恢复阶段的中期（手术后第16天），动物可以走路以及支撑自己的体重，前后肢的协调运动恢复，能持续行走。恢复阶段的后期（手术后第41天），一些精细运动恢复。

0分：无可见后肢运动

1分：一或两个关节轻微运动，通常为髋和/或膝关节

2分：一个关节广泛活动或一个关节广泛活动且有另一关节轻微活动

3分：两个关节广泛活动

4分：后肢全部三个关节可轻微活动

5分：两个关节轻微活动，第三个关节可广泛活动

6分：两个关节广泛活动，第三个关节可轻微活动

7分：后肢全部三个关节可广泛活动

8分：非承重情况下可以爪掌面着地

9分：间或爪掌面承重支撑或爪背面承重移动，无爪掌面支撑移动

10分：偶见爪掌面承重移动；无前后肢协调动作

11分：可较多地见到掌面承重移动，但无前后肢协调动作

12分：可较多地见到掌面承重移动，偶见前后肢协调动作

13分：常见掌面承重移动，可见前后肢协调动作

14分：有持续性掌面承重移动和前后肢协调动作；或出现常见的掌面移动，持续型前后肢协调动作，偶有爪背侧移动

15分：持续性掌面移动和持续性前后肢协调动作，前肢前进过程中无或偶有抓地；初接触时主动爪位置与身体平行

16分：步态中可见持续性掌面移动和持续性前后肢协调动作，前肢前进过程中常见爪抓地；初接触时主动爪位置与身体平行，负重转移后旋转

17分：步态中可见持续性掌面移动和持续性前后肢协调动作，前肢前进过程中常见爪抓地；初接触时和负重转移后主动爪位置均与身体平行

18分：步态中可见持续性掌面移动和持续性前后肢协调动作，前肢前进过程中可持续性爪抓地；初接触时主动爪位置均与身体平行，负重转移后旋转

19分：步态中可见持续性掌面移动和持续性前后肢协调动作，前肢前进过程中可持续性爪抓地；初接触时和负重转移后主动爪位置均与身体平行；尾巴有时或总是下垂

20分：持续性掌面移动，持续性协调步态，足趾持续抓地，初接触时和负重转移后主动爪位置均与身体平行，躯干不稳定；尾巴持续翘起

21分：持续性掌面移动，持续性协调步态，足趾持续抓地，活动过程中主动爪位置始终与身体平行，躯干持续稳定；尾巴持续翘起

2. Tarlov评分法

根据脊髓损伤后动物后肢有无活动，活动是否频繁、有力，能否负重等情况，把脊髓功能分为5个等级。此方法对灵长类是准确的，但对分类种属较低等的动物（如啮齿类动物），尤其在损伤程度较轻时，缺乏准确性，有些指标难以观察。近年来发展了多种改良的Tarlov评分法。

3. 斜板实验法

将大鼠身体长轴与斜板纵轴呈垂直位放置，斜板每次升高5°，以大鼠能够停留5 s的最大角为其功能值。损伤程度越重，利用该法的评分结果之间的差异越显著。该法基本可以区分不同损伤程度对神经功能的影响，但不能揭示大鼠神经功能的细微恢复，如爪的位置、尾的下垂或上翘等，而这些功能对于大鼠整体功能具有重要的作用。

4. 联合行为评分法（CBS）

联合行为评分法是包括运动、感觉和反射功能等的综合评价标准。该法弥补了单一运动功能评价的不足，且敏感性大为提高。但其标准值范围跨度大，记分呈跳跃性分布，不精确，所需设备复杂，人为因素较多。

5. 爬网格实验法

正常大鼠经过一段时间的铁丝网训练后，其后爪总能踩到构成网格的铁丝上，而脊髓损伤的大鼠的后爪却常踏空到网格内，因而可依大鼠的爬行速度和后爪踏空次数对运动功能进行评分。此法简单可行，但对运动功能评价较单一。

6. Treadmill法

也叫踏旋器法，让不完全脊髓损伤的大鼠以后肢和臀部坐在一装有传感器的平台上，通过检测后肢与臀部对平台的切应力可测出大鼠的平衡功能。

三、组织结构的形态学评价

1. 动物处理与取材

分别在伤后24 h、3 d、7 d、14 d和28 d处死等量动物。腹腔注射麻醉后，仰卧位固定，剪开胸腔，暴露心脏，自左心室通过静脉导管快速灌注生理盐水冲洗血管，待右心耳流出液体基本无色，随即用冷的40 g/L多聚甲醛固定液灌注，量约250 mL，先快后慢，30分钟后取出脊髓组织，取损伤节段和相邻节段长约0.8 cm的脊髓，4 ℃下将脊髓移入40 g/L多聚甲醛溶液中固定6 h，依次移入200 g/L和300 g/L的蔗糖溶液中直至沉底。

2. 样品处理

样品经脱水、透明、浸蜡、石蜡包埋，水平连续切片，片厚5 μm，HE染色，光镜下观

察。电镜观察样品需将损伤节段脊髓分成 1 mm×1 mm×1 mm 大小组织块，固定于 25 mL/L 的戊二醛，按常规制作步骤处理，环氧树脂包埋、超薄切片，片厚 70 nm，入枸橼酸铅染液，透射电镜观察。

3. 组织学观察

早期，主要采用传统的神经解剖学研究方法，如组织化学、镀银或其他染色法观察溃变的神经元胞体和末梢。20世纪70年代后，人们发展了用辣根过氧化物酶（HRP）技术和放射自显影术追踪神经束行径的方法。Grant 曾采用神经节注射 HRP 的方法研究感觉神经从脊髓至脑的走行方向。近年来，大多数脊髓损伤实验均采用免疫组化方法研究脊髓损伤后的病理改变及修复情况，但单纯使用免疫组化染色不易在连续切片上追踪实验结果。因此，现在多采用免疫组化技术与 HRP、荧光物和放射自显影技术等相结合的逆行或顺行标记法，以及与乙酰胆碱能和单胺能荧光物相结合的多种染色方法等。应用电子显微镜可观察超微结构的变化，但较局限，应与能观察脊髓损伤部位组织结构全貌的光镜相结合。

【参考文献】

1. Dawson G D. A summation technique for detecting small singals in a large background[J]. J Physio1，1951，115：2-3.

2. Stewart M，Quick G J，Amassian V E. Corticospinal responses to electrical stimulation of motor Cortex in the rat[J]. Brain Res，1990，508：341-344.

第三节　脑损伤与脑缺血

一、创伤性脑损伤

创伤性脑损伤专指由外伤引起的脑组织损害，其损害程度不但取决于暴力作用的部位、大小、速度和挤压的程度，也与发生在损伤瞬间造成的损伤有关，而且与其后的数分钟到数天内由于脑血流量、颅内压改变引起的继发性损伤有关。

（一）液压冲击性脑损伤

【原理】

通过液压装置骤然改变密闭颅腔内的压力而间接造成脑损伤。

【方法】

1. 实验动物

Wistar 大鼠，体重 250～350 g，雄性。

2. 手术方法

戊巴比妥钠（40 mg/kg）腹腔注射麻醉，常规消毒、铺巾。

中央型：正中切口，暴露矢状缝，在前囟与人字点之间的中点处颅骨开窗，但保持硬脑膜完整。对密闭颅腔液压打击造成脑组织的变形和移位。液压装置由圆形液柱、打击架、示波器和压力传感器组成。圆柱一端接活塞和锤垫，另一端接打击管和压力传感器。

单侧型："T"形切口。暴露左侧顶骨，在矢状缝旁 4 cm、前囟与人字点之间的颅骨开窗，保持硬脑膜完整。

【结果】

单侧型液压冲击损伤模型仅引起一侧皮质损伤，但是，颅骨开窗部位对模型的可靠性及稳定性十分重要，如果开窗部位距矢状缝<3.5 cm，可引起同侧及对侧皮质损伤；切除部位离矢状缝>3.5 cm，则仅引起同侧皮质损伤。

中央型液压冲击损伤模型则可引起双侧皮质损伤，伴低位脑干移位。

液压冲击损伤模型常见的病理改变有点状或致死性脑出血、轴索损伤、蛛网膜下腔出血、灶性细胞坏死；灰、白质交界区出现特征性血管损伤，称为滑动性挫伤（gliding contusion）。中央型和单侧型液压冲击损伤模型均可引起离子内环境紊乱：细胞内 Ca^{2+} 浓度升高、游离 Mg^{2+} 浓度下降、组织间 Na^+ 浓度升高等，出现脑电图（electroencephalogram，EEG）抑制，行为、认知功能损害。

【应用】

液压冲击损伤模型是常用的导致脑变形的冲击性脑损伤模型，适用于损伤病理学、生理学、药理学等研究。

【参考文献】

1. Cernak I. Animal models of head trauma[J]. Neuro Rx，2005，2（3）：410-422.

2. Vink R，Mullins P G，Temple M D，et al. Small shifts in craniotomy position in the lateral fluid percussion injury model are associated with differential lesion development[J]. J Neurotrauma，2001，18（8）：839-847.

（二）皮质撞击性脑损伤

【原理】

通过机械、气压、电磁等精确控制金属活塞冲击颅骨钻孔处的硬脑膜引起脑损伤。

【方法】

1. 实验动物

Wistar 大鼠，体重 250～350 g，雄性。

2. 手术方法

戊巴比妥钠（40 mg/kg）腹腔注射麻醉，常规消毒、铺巾。暴露颅骨并开窗，保持硬脑膜完整。打击速度多为 0.5～10 m/s，深度 1～3 mm，持续时间 25～250 ms。损伤程度与打击速度、变形深度有关。

【结果】

当速度>4.3 m/s（4.3～8.0 m/s）、深度 1.0 mm 可引起广泛性急、慢性神经元损伤，皮质下白质、内囊、脑干等部位检见弥漫性轴索损伤。与单侧型液压冲击损伤模型相比，皮质撞击损伤模型可形成更为局限的损伤，引起脑水肿、脑血流下降、神经内分泌及代谢改变等。

【应用】

因其对打击速度、变形深度等机械因素要求较高，适用于创伤性脑损伤的生物力学研究及广泛用于分析伤后神经元坏死和神经缺陷的分子机制研究。

【参考文献】

Chauhan N B，Gatto R，Chauhan M B. Neuroanatomical correlation of behavioral deficits in the CCI model of TBI[J]. J Neurosci Methods，2010，190（1）：1-9.

（三）打击负荷性脑损伤

【原理】

利用打击棒等直接打击颅骨，造成闭合性脑损伤。

【方法】

1. 实验动物

Wistar大鼠，体重250～350 g，雄性。

2. 手术方法

戊巴比妥钠（40 mg/kg）腹腔注射麻醉。利用橡胶锤、校准的摆锤、打击棒等直接打击颅骨，形成闭合性脑损伤。

【结果】

该模型头部皮肤和颅骨完整，与人类闭合性脑损伤情况相似。多用于复制脑震荡模型和局灶性脑挫伤模型。

【应用】

模拟车祸或坠落伤较佳。创伤程度由质量和高度调节，简单实用，可行性强。

【参考文献】

Denny B，Russell W. Experimental cerebral concussion[J]. J Physiol，1940，99（1）：153.

（四）弥漫性脑损伤模型

【原理】

泡沫垫确保了外力作用的瞬时性，铁制圆盘保证了外力作用的弥散性，制备出弥漫性脑损伤模型。

【方法】

1. 实验动物

Wistar大鼠，体重250～350 g，雄性。

2. 手术方法

戊巴比妥钠（40 mg/kg）腹腔注射麻醉。将大鼠俯卧位固定于泡沫垫上，纵行切开头皮，暴露颅骨。颅骨顶表面冠状缝与人字缝固定1枚铁制圆盘（直径10 mm，厚3 mm），其底呈弯弧状，与颅顶相吻合，450 mg重物于内径19 mm、长2 m的有机玻璃管坠落撞击铁盘，致头颅受力引起颅脑损伤。

【结果】

与人类头颅受到钝性、非穿透性打击后的脑内变化极为相似。

【应用】

方法简单，条件易于控制，颅骨钻孔减少了由颅骨个体变异导致的误差，重复性好，控制重物质量和下落高度可控制伤情严重程度。用于脑损伤的分子机制研究。

【参考文献】

1. Marmarou A，Foda M A，van den Brink W，et al. A new model of diffuse brain injury in rats. Part Ⅰ：Path physiology and biomechanics[J]. Neurosurg，1994，80（2）：291-300.

2. Foda M A，Marmarou A. A new model of diffuse brain injury in rats. Part Ⅱ：Morphological characterization[J]. Neurosurg，1994，80（2）：301-313.

（五）自由落体撞击性脑损伤

【原理】

通过调节自由落体撞击锤的质量和下落的高度，复制不同程度的脑皮质挫伤模型。

【方法】

1. 实验动物

Wistar 大鼠，体重 250～350 g，雄性。

2. 手术方法

戊巴比妥钠（40 mg/kg）腹腔注射麻醉。皮肤消毒、手术暴露颅骨并开窗，切开硬脑膜。将撞杆垂直对准已暴露脑区，击锤置撞杆内自由下落致脑皮质挫伤。该模型装置由撞杆和下落击锤组成。撞杆内径 4.5 mm，高度 2.5 mm。撞击锤从 40 cm 高处下落。每隔 1 cm 有一气孔，以防击锤下落时导管内空气压缩阻力的影响。通过调节撞击锤的质量和下落的高度来复制不同程度的脑皮质挫伤模型。

【结果】

通过调节撞击锤的质量和下落的高度复制不同程度的脑皮质挫伤模型。在轻度损伤的情况下，可制造类似于创伤性颅脑损伤的脑震荡而并不出现明显的挫伤或局灶性损害。如进行更大力度的打击，可制造类似于临床上见到的脑挫伤的局灶性损伤。通过大体形态学、光镜和电镜观察，证明脑挫裂伤性质和其病理发展演变过程符合临床特点，且具有可定量化和较好的重复性等优点。

【应用】

该模型用撞击物质量乘落高进行分组，不能代表脑所受的外力量，难以复制出脑损伤与外力的线性关系。有人采用材料力学计算冲击应力的公式计算出 30 g 重锤分别从 15、25、35 cm 高处下落打击，致轻、中、重度脑损伤时冲击应力的大小，可以将不同程度实验性脑损伤与外力的线性关系准确地描述出来，制作出不同程度的脑损伤模型。

【参考文献】

1. 吴旭，王保捷，张国华，等. 大鼠脑损伤分级自由落体打击模型的建立[J]. 中华法医学杂志，2005，20（1）：1-3.

2. Feeney D M，Boyeson M G，Linn R T，et al. Responses to cortical injury. Ⅰ. Methodology and local effects of contusions in the rat [J]. Brain Res，1981，211（1）：67-77.

（六）高速投射性脑损伤

【原理】

高速投射物损伤能够模拟血管源性水肿，降低脑灌注压，增高颅内压、细胞压积等病理特征。致伤力量可由步枪、螺栓枪、弹道枪、钢管等产生，与投射物本身的动能、结构、形状、飞行稳定性等物理因素有关。

【方法】

1. 实验动物

Wistar大鼠，体重250～350 g，雄性。

2. 手术方法

戊巴比妥钠（40 mg/kg）腹腔注射麻醉。应用金属球（d=2 mm，m=31 mg）从80 cm的高处以220 m/s或280 m/s的速度击穿鼠右侧额骨，穿过右侧大脑半球。投射能量为0.9～1.4 J。

【结果】

自右向左的横行创道，形成脑挫裂伤，神经元、神经纤维、血管广泛牵拉性损伤等形态学改变。

【应用】

用于研究枪弹、弹片等所致的直接致伤、空腔效应、压力波致伤等三个主要方面造成的创伤性脑损伤。

【参考文献】

1. Carey M E，Sarna G S，Farrell J B，et al . Experimental missile wound to the brain[J]. J Neurosurg，1989，71（5）：754-64.

2. Finnie J W，Blumbergs P C. Traumatic brain injury[J]. Vet Pathol，2002，39（6）：679-89.

（七）控制性皮层冲击损伤

【原理】

通过高速运动的空气产生的冲击力造成一定程度的脑损伤。

【方法】

1. 实验动物

Wistar大鼠，体重250～350 g，雄性。

2. 手术方法

戊巴比妥钠（40 mg/kg）腹腔注射麻醉，常规消毒、铺巾。暴露颅骨并开窗，保持硬脑膜完整。紧贴硬脑膜垂直安装压缩气击装置，通过压缩气击器产生高速运动的空气冲击硬脑膜下的脑皮质，引起皮质损伤。

【结果】

这种模型被描述为精确的撞击模型，用于复制皮质损伤模型。这种方法能够有效控制气动装置的参数（时间、速度和打击深度），并且不会出现反弹损伤，使得该模型比自由落体模型更加优越，重复性较高，受个体差异因素影响较小。

【应用】

可复制临床上所有类型的脑损伤，因此该模型的应用范围较广泛。

【参考文献】

1. Povlishock J T，Hayes R L，Michel M E，et al. Workshop on animal models of traumatic brain injury[J]. Neurotrauma，1994，11（6）：723-732.

2. Lighthall J W. Controlled cortical impact：a new experimental brain injury model[J]. Neurotrauma，1988，5（1）：1.

二、脑缺血动物模型制作的动物选择

【目的】

1. 与人类缺血性脑血管病发病过程相似。

2. 生理指标控制严格、操作简便、稳定可靠且重复性好。

3. 病理生理变化、发病机制及防治措施可分析检测。

【原则】

1. 解剖生理特点符合实验目的。

2. 与人体结构、功能、代谢及疾病特征相似。

3. 对同一刺激的反应明显。

4. 患有类似人类疾病的近亲系或突变系。

5. 结构功能简单又能反映研究指标。

6. 与实验设计、技术条件、实验方法等条件相适应的标准化动物。

7. 易获得、最经济、最易饲养管理。

【影响因素】

1. 动物种类不同，其解剖结构、生物学特性不同，模型制备选择的动物、方法不同。

2. 同种动物，品系不同，结果也迥然不同。

3. 因雌激素对脑损伤有保护作用，所以雄性动物梗死体积较大，雌性动物梗死体积小。

4. 个体质量不同所采取的麻醉措施和制备方法也不尽相同。

5. 不同月龄的动物血管结构和形态均有不同程度的改变，对实验的进行有很大影响。

【常用实验动物的特征】

每种动物都有不同的生理特征及优缺点，根据研究目的选择最合适的动物，建立一种最接近人类脑缺血的理想脑缺血模型，对于研究脑缺血病理机制和防治措施有着重要意义。然而动物实验与临床之间存在差异，只有最接近人类脑缺血发病的动物模型才能为临床提供依据。

1. 大鼠

大鼠脑血管解剖接近人类，血管性损伤部位恒定，实验重复性好；便于常规指标监测，易低温固定组织和生化分析；品种多，成本低，能够为动物保护者接受；脑血管解剖和生理机能相似且梗死部位相对容易控制；体积小，易操作，实验重复性好；抗感染能力强，存活时间长，利于脑缺血后急性、亚急性和慢性相关病理改变过程的研究；可供分析的生理、药理和生化方面的实验资料比较多。常用的品种有Wistar大鼠、Sprague-Dawley大鼠、Fischer-334大鼠。

2. 沙土鼠

沙土鼠缺乏后交通动脉及基底动脉环（Willis环），两侧大脑供血相对独立，闭塞一侧或两侧颈总动脉即可复制效果明显的同侧或双侧脑缺血模型。

3. 小鼠

C57BL/6小鼠和沙土鼠类似，亦缺乏后交通支，有人通过暂时性结扎双侧颈总动脉12 min，建立了C57BL/6小鼠稳定的全脑缺血模型。

4. 家兔

家兔易获得、易饲养、较驯服、繁殖率高，耳静脉便于注射给药和采血。颅内主要供血动脉为颈内动脉，颅内外血管间吻合网少，大脑中动脉主干阻断后，其他侧支循环对缺血区脑组织的代偿性供血少，有利于重复和稳定建立脑梗死模型。但兔大脑皮层部分不发达，皮层薄，沟回较少，在制作皮层梗死时效果不够理想。约10%的家兔有两支大脑中动脉，阻断其复制脑缺血时应予以注意。此外，家兔对外源性胆固醇吸收率高达75%～90%，而对血液中脂类物质清除能力低，易形成高脂血症、动脉粥样硬化等病变，且与人类的病变相似。

啮齿类脑缺血动物模型的缺点是鼠颅内外血管吻合网发达，因此在阻断颅内血管的同时应相应处理颅外血管。呼吸困难、癫痫发作、意识障碍等功能障碍十分常见，却难以恢复，其神经功能障碍评定困难。

5. 猫、狗

猫、狗脑皮层较发达，脑内各结构的发达程度和各部分比例与人脑较为接近，可同时对脑的不同部位做多次检查，适用于大脑皮层定位和观察各种反射的研究；其抗手术打击能力强，适合慢性实验。但其脑血管走行及脑的血供与人脑差异较大。猫脑的大部分血液由颈总动脉通过颈动脉网与脑底动脉吻合来供应。狗颈内-外动脉间有异常丰富的吻合网，脑可以通过许多侧支循环得到血液供应。因此它们对血流阻断具有较强的耐受力，使其单根颅内动脉阻塞难以形成稳定的脑梗死灶。

6. 猪

猪脑血管解剖特性、生理、营养和新陈代谢等方面与人类相似，而且侧支循环较少，比较适合于脑血管病的基础研究，猪脑血管动-静脉吻合网丰富，侧支循环较多，不利于重复、稳定地建立脑梗死模型，且猪体型庞大，品系不纯，尚未广泛应用。但有用小型猪制备脑缺血模型报道。

7. 非人灵长类动物

非人灵长类动物高级神经中枢发达，对药物的反应性、机能、代谢、结构、血液生化特征与人类相似，其头颅和脑发育较其他哺乳类动物更接近人类。因此是研制人类脑梗死模型的理想动物，但由于价格昂贵，来源困难，不易饲养等原因，限制了它的使用。有一种小型低等灵长类动物树鼩（Tupaiidae），较啮齿类动物、猫、狗等更接近于非人灵长类，且其大脑较发达、脑/体比值大、价廉易得等优点弥补了猕猴、猩猩等大型灵长类动物的不足。用树鼩进行脑缺血的实验研究有较高的应用价值。

【参考文献】

1. 张利能，李树清. 树鼩脑血栓梗死区局部脑血流的变化[J]. 基础医学与临床，2000，20（4）：72-75.

2. 文 灿，朱星红. 大鼠大脑中动脉的衰老性变化[J]. 解剖学杂志，2004，27（5）：528-530，567.

3. Grate L L，Golden J A，Hoopes P J，et al. Traumatic brain injury in piglets of different ages: techniques for lesion analysis using histology and magnetic resonance imaging[J]. Neurosci Methods，2003，123（2）：201-206.

三、缺血或缺血再灌注脑损伤

缺血性脑损伤模型分为全脑缺血模型和局灶性缺血模型两种。全脑缺血对于慢性脑缺血及一些特殊领域研究具有较高的价值，但因其对全身影响较大、梗死不稳定等缺点，目前应用相对较少。局灶性缺血与全脑缺血相比，可形成特定部位的脑梗死并进行再灌注，对全身影响较少，与人发病情况更相似，目前应用更为广泛。

理想的脑缺血模型应符合以下条件：缺血过程和病理生理反应与人类脑缺血相似；缺血性病灶大小重现性强；建模的技术相对容易，创伤小；可以监测生理变量，并可维持在正常范围内；可方便获取脑样品，进行病理组织学、生物化学和分子生物学研究；费用合理。

（一）全脑缺血

1. 沙土鼠全脑缺血

【原理】

沙土鼠脑基底动脉环不完整，缺乏后交通支，颈动脉系统和椎动脉系统不存在侧支循环，故结扎双侧颈总动脉引起阻断前脑血流，可造成沙土鼠全脑缺血。结扎一侧颈总动脉，造成局部性脑缺血模型。或以无创微血管夹夹闭动脉，制成缺血再灌注模型。

【方法】

1. 实验动物

成年沙土鼠，雌雄不限，体重40～60 g。

2. 制作方法

戊巴比妥钠40 mg/kg腹腔注射麻醉。颈正中切口，钝性分离颈总动脉，根据研究目的的需要，可选择结扎一侧或两侧颈总动脉，造成局部或全脑性脑缺血，也可制成缺血再灌注及梯度灌注。因沙土鼠后交通动脉先天性缺陷并非100%。故沙土鼠处死后，均在实体解剖镜下查看后交通动脉是否先天性缺陷。去除存在后交通动脉动物。

【结果】

该模型所造成的脑缺血确切可靠，且制作过程简单易行，模型稳定，创伤小，并可充分利用沙土鼠缺乏完整的Willis环这一解剖特点，既可行CCA结扎造成局部或全脑缺血，又可制成再灌注或梯度灌注模型。

【应用】

广泛用于脑卒中病理机制研究，筛选脑活性保护成分或缺血性保护剂的研究。再灌注模型广泛用于脑缺血保护作用、脑缺血学习记忆障碍研究。梯度灌注用于缺血和改善脑缺血作用的研究。

【参考文献】

1. 张庆丰，董斌，徐英辉，等.梯度灌注对沙土鼠全脑缺血神经元凋亡的保护作用[J]中华实验外科杂志，2005，22（1）：93-94.

2. Angelini P，Haas P C，Ucci C B，et al. Metabolically controlled reperfusion in acute myocardial infarction：should the polarizing solution be given subselectively[J]. J Invasive Cardiol，2003，15：491-496.

2. 大鼠全脑缺血

【原理】

手术阻断脑供血动脉，造成脑缺血。

【方法1】　两血管阻断法

1. 实验动物

健康SD大鼠，雄性，体重200~250 g。

2. 制作方法

戊巴比妥钠40 mg/kg腹腔注射麻醉。颈部正中切口，钝性分离颈总动脉，根据研究目的需要，选择结扎脑供血动脉。结扎双侧颈总动脉，并控制动脉血压降至50 mmHg，缺血5~20分钟，造成全脑缺血模型。

【结果】

本法早期可造成急性脑缺血，而后可通过基底动脉和Willis环血流调节以及逐渐形成的侧支循环所改善和代偿，造成一种慢性脑低灌注状态。优点是操作简单方便，动物存活率相对较高；缺点是常因存在侧支循环而造成缺血不完全，血压的轻微波动会影响实验结果，血压下降时影响心脏和肾脏等重要器官的功能。

【应用】

可用来进行脑缺血后脑血流、神经递质的变化以及低温神经保护等，适合慢性期研究。在该法基础上改进可制作血管性痴呆模型，如高脂饲养加两血管阻断法、两血管阻断加尾端放血降压法、两血管阻断加硝普钠降压法。

【参考文献】

1. 李月玲，杨玉梅.实验性脑缺血模型的建立及影响因素[J].包头医学院学报，2009，25（3）：81-84.

3. 张拥波，秦新月.规范化脑缺血动物模型[J].中风与神经疾病杂志，2007，24（1）：117-119.

【方法2】　三血管阻断法

电凝切断基底动脉后，通过阻断与开放双侧颈总动脉，实现全脑缺血/缺血再灌注。

可通过阻断颈总动脉的时间长短来控制缺血程度。

【结果】

再灌注血流恢复迅速，模型成功率高。通过比较手术后动物的生理参数、梗死灶体积等指标确定缺血性中风程度。

【应用】

适用于急性全脑缺血性损伤的研究。其缺点是手术难度稍大，且对周围组织牵拉严重，操作不当易造成动物死亡。被认为是迄今为止最理想的全脑缺血/再灌注动物模型。

【参考文献】

1. Kameyama M，Suzuki J，Shirane R，et al. A new model of bilateral hemispheric ischemia in the rat three vessel occlusion model[J]. Stroke，1985，16（3）：489-493.

2. Yanamoto H，Nagata I，Niitsu Y，et al. Evaluation of MCAO stroke models in normotensive rats: standardized neocortical infarction by the 3VO technique[J]. Exp Neurol，2003，182（2）：261-274.

【方法3】四血管阻断法

阻断双侧颈总动脉和双侧椎动脉实现全脑缺血。首先分离双侧颈总动脉，放入套扣并外置备用，电凝或结扎双侧椎动脉，可根据实验需要经外置套扣阻断双侧颈总动脉，并于一定时间后开放而实现再灌注。

【结果】

与血管性痴呆的发病机理接近，缺血后生理指标稳定，病理改变较为充分，检验缺血是否成功的指标明确，海马、丘脑、尾状核、皮层记忆区受损严重，无明显的肢体运动障碍。手术后20周实验大鼠的脑血流量趋于稳定，但海马区达不到正常的脑供血量，形成慢性大脑供血不足，而脑干灌注良好，能维持生命中枢的基本功能。

【应用】

四血管阻断法是目前国际公认的脑血管病研究造模方法，适合亚急性研究，也可用于神经保护药的研究。缺点为手术复杂，操作难度大，成功率低，椎动脉和椎管前动脉间存在交通支，个体差异较大。

【参考文献】

1. 张更，柯荔宁. 改良4-VO法在脑缺血动物模型制作中的应用[J]. 解剖与临床，2006，11（5）：354-357.

2. Lestage P，Lockhart B，Roger A. In vivo exploration of cerebral ischemia: use of neuroprotective agents in animal studies[J]. Therapie，2002，57（6）：554-563.

（二）局灶性脑缺血

经颜部或眼眶开颅，结扎、压迫或凝结大脑中动脉（MCA）。因动脉侧支循环的存在，致使脑组织缺血程度不一。缺血区分为中心区、周围区及外周带。该模型易控制局部条件，全身影响小，复制成功率高。常用的几种模型制作方法如下：

1. 开颅闭塞法

【原理】

开颅手术阻断脑供血动脉，造成脑缺血。大脑中动脉供血区是人类脑卒中的多发部位，大脑中动脉闭塞模型被认为是局灶性脑缺血的标准动物模型，造成大脑中动脉闭塞的最直接方法是开颅闭塞法。

【方法】

1. 实验动物

健康SD大鼠，雄性，体重200～250 g。

2. 制作方法

戊巴比妥钠40 mg/kg腹腔注射麻醉。左侧卧位固定于鼠板上，于手术显微镜下沿外耳道与眼眦连线中点切开皮肤，暴露颧弓，小牵张器将鳞状骨和下颌骨间距撑开，于颅骨底开一2 cm×2 cm的骨窗，撕开硬脑膜，暴露出大脑中动脉，用高频电刀电凝阻断或用手术丝线结扎一侧大脑中动脉造成局部脑缺血，逐层缝合切口。

【结果】

以大脑皮层、尾状核缺血最明显。

【应用】

开颅法闭塞大脑中动脉，实验条件较恒定，缺血效果可靠，是迄今应用最广泛的经典性局灶脑缺血模型。其缺点是开颅危险性大，闭塞血管后无法进行再灌注损伤研究。

【参考文献】

Yanaka K，Spellman S R，McCarthy J B，et al. Reduction of brain injury using heparin to inhibit leukocyte accumulation in a rat model of transient focal cerebral ischemia[J]. J Neurosurg，1996，85：1102-1112.

2. 光化学法

【原理】

玫瑰红（四碘四氯荧光素二钠）是一种无毒生物荧光染料，对造模动物生活无影响。不能透过血脑屏障，故对脑组织无影响。玫瑰红在绿色光照下能产生并释放自由基单链氧，使血管内皮细胞不饱和脂肪酸发生脂质过氧化反应，直接损失血管内皮层的完整性，使血小板黏附于血管内皮并发生释放反应，激发凝血过程，导致血管内血栓形成。

【方法】

1. 实验动物

BALB/c小鼠，28～32 g

2. 制作方法

水合氯醛100 mg/kg腹腔注射麻醉。常规皮肤消毒，剪毛、切开皮肤。尾静脉注射10%（50 mg+5 mL）玫瑰红（Rose bengal）50 mg/kg。冷光灯为光源，高速风扇降温，透镜聚焦，滤光片滤光。投射出单一绿色光束（$D=5$ mm），照射目标部位30分钟。光斑局部温度23 ℃左右，照射强度50 W/cm，照射后缝合皮肤。

【结果】

照射局部形成脑梗死灶（终末动脉永久性闭塞）。

【应用】

此法适用于研究抗血小板、抗血栓形成药物和血管内皮细胞保护剂的疗效。这种模型无须开颅，动物存活时间长，适用于慢性脑缺血研究；而且皮层梗死部位可任意选择，为皮层功能定位研究提供了条件。与人类脑梗死的发病过程相似，动物可长期存活，便于药效观察。但因其梗死是终末动脉永久性闭塞，妨碍扩血管药的治疗观察。其优点是：通过控制光源的强度、时间和药物用量来控制脑梗死的部位、范围和深度；损伤性小，动物存活时间长，适用于慢性脑缺血的研究；方法简单，重复性好，可在短时间内完成大样本的制作；最适合用于抗血小板聚集和血栓形成的药物筛选实验。

【参考文献】

1. 杨文清，施新献，王四旺，等. 光化学法致大鼠脑血栓及水蛭提取物的治疗作用[J]. 实验动物科学，1999，19（4）：197-200.

2. 管兴志，匡培根. 光化学法诱导的脑梗死动物模型[J]. 国外医学·脑血管疾病分册，2000，8（5）：278-280

3. 微栓子栓塞阻断法

【原理】

采用自体血栓（颈总动脉自发性脱落形成的栓子或动脉内注入凝血酶形成的血栓）、碳素颗粒、塑料颗粒、硅酮微球、碳粒微球等。从颈外动脉将栓子注入颅内，造成大脑中动脉供血区缺血性损害。

【方法】

1. 实验动物

健康SD大鼠，雄性，体重200～250 g。

2. 制作方法

水合氯醛 100 mg/kg 腹腔注射麻醉。腹侧颈部剃毛，常规消毒。颈部正中线纵形切口，暴露右侧颈总动脉（CCA）、颈内动脉（ICA）和颈外动脉（ECA）。采用<100 μm的同源血凝块栓子悬液，注入CCA，在ECA的ICA开口处置一可逆性插管，栓子则由ICA进入大脑中动脉（MCA）。

【结果】

导致同侧大脑皮层、海马、深层灰质结构的梗死。

【应用】

此模型适用于血栓形成过程的研究和溶栓治疗的观察，尤其是人血凝块栓塞者。

【参考文献】

Kudo N L, Aoyama A, Ichimori S, et al. An animal model of cerebral infarction[J]. Stroke, 1982, 13（4）：505 - 508.

4. 线栓法

【原理】

将一根4-0号细尼龙线通过一侧的颈内动脉插入到大脑前动脉与大脑中动脉的分叉处，阻断血流，造成脑梗死。线栓法具有不开颅、结果肯定、可准确控制缺血和再灌注时间的优点，适用于神经元对缺血敏感性、耐受性以及再灌注损伤和治疗时间窗的研究，是目前广泛采用的模型。但由于该模型手术操作比较复杂，经常在手术中面临出血、栓线无法顺利插入等困难。因此需要建立一个干扰因素小、重复性好、结果可靠、稳定性强的动物模型。本书在Koizumi方法的基础上通过一定的改进以达到降低手术难度、减少手术中损伤、提高动物存活率、模型重复性好的目的。

【方法】

1. 实验动物

健康SD大鼠，雄性，体重200～250 g。

2. 制作方法

戊巴比妥钠溶液（45 mg/kg）尾静脉注射麻醉。仰卧位，四肢固定。颈部正中切口，暴露二腹肌肌腹，分离右侧颈总动脉（CCA），结扎CCA的近心端，向上分离右侧颈外动脉（ECA）和颈内动脉（ICA）。继续沿ICA向上分离ICA的第一个分支翼腭动脉（PPA），分离后不结扎。在近CCA分叉处结扎ECA，用小动脉夹夹住CCA的远心端，在此处放一打好结的丝线，暂时不收紧丝线。在丝线下端用眼科剪剪一小口，插入长度约1 cm、直径约0.5 mm的聚乙烯管后，在管中插入已制备好的栓线，撤去聚乙烯管。收紧丝线以防止其中的栓线滑出和出血，松开动脉夹，沿CCA经ICA将栓线缓慢送至颅内（注意观察，不可使栓线插入PPA中），遇阻力而止，稍微回撤。以分叉处为标记，栓线插入长度约为19.0±0.1 mm，此时栓线头正好位于大脑中动脉（MCA）的起始部位，阻断了MCA的血流。缝合切口，置线头于体外，再灌注时抽提栓线至CCA即可。缺血时间为6 h，再灌注时间为18 h。假手术对照组只分离CCA、ICA、PPA而不插线结扎。丁基苯酞治疗对照组在动物苏醒后即给予灌胃。各组动物在手术中均以白炽灯加热保温，室温控制在25～28 ℃。在分离动脉过程中要保护沿着颈外动脉、颈总动脉走行的迷走神经，避免刺激气管，否则会使大鼠呼吸道分泌物增多，严重时窒息死亡。

【结果】

大鼠大脑左侧额顶皮质以及基底节区出现大范围的梗死区。大脑中动脉血供骤减甚至中断其血供，栓塞一段时间后拔出插线恢复血流，制备再灌注模型。

【应用】

大脑中动脉闭塞动物模型是局灶性脑缺血的标准动物模型，临床模拟性强，用于系统研究缺血性脑血管病的发病机理、病理生理学改变、药物疗效、防治措施等。

【参考文献】

1. Watson B D, Dietrich W D, Busto R, et al. Induction of reproducible brain infarction by photochemically initiated thrombosis [J]. Ann Neurol, 1985, 17 (5)：497.

2. 辛世萌，刘远洪，聂志余. 栓线长度、直径及大鼠体重与栓线法大鼠局灶性脑缺血模型关系的研究[J]. 大连医科大学学报，2000，22（2）：105-107.

5. 皮质压迫法

【原理】

在保持硬脑膜完整的状态下，在特定皮质功能区小心压迫硬脑膜，造成局部压迫皮质缺血损伤。

【方法】

1. 实验动物

健康SD大鼠，雄性，体重200～300 g。

2. 制作方法

水合氯醛100 mg/kg腹腔注射麻醉。常规皮肤消毒，剪毛、切开皮肤。皮质对应的颅骨处钻一相应大小的小孔，用装有激光多普勒探头的铜柱小心压迫硬脑膜，压迫区的微血管血流保持在压迫区基线血流的18%～20%，维持1 h，造成局灶性脑缺血。

【结果】

梗死灶局限在被压迫区的皮层，而无深层白质和其他皮层的损害。

【应用】

这是一种重复性好的局灶性脑缺血模型，能够很好地模仿血肿或骨折压迫造成的局灶性脑损伤。可用于额叶、颞叶、顶叶等皮层区域的梗死研究，对皮层功能定位的研究有较高的价值。但是这种方法需要开颅，损伤较大，而且模型制作的影响因素较多。

【参考文献】

Watanabe S, Hoffman J R, Craik R L, et al. A New model of localized ischemia in rat somatosensory cortex produced by cortical compression[J]. Stroke, 2001, 32 (11): 2615-2623.

6. 球囊导管法

【原理】

可以认为该方法是线栓法的改进。球囊导管进入大脑中动脉，通过球囊扩张或缩小达到阻断或恢复血流的目的。

【方法】

1. 实验动物

成年沙土鼠，雌雄不限，体重40～60 g。

2. 制作方法

戊巴比妥钠40 mg/kg腹腔注射麻醉。腹股沟区剪毛、常规皮肤消毒，切开皮肤并分离组织，暴露股动脉。血管入口选在股动脉，球囊导管经升主动脉到颈总动脉，然后经颈内动脉入颅进入大脑中动脉，球囊扩张阻断血流，球囊缩小恢复血液供应。单根血管阻塞在其他动物特别是灵长类动物并不能产生稳定的脑梗死，可在血管内用导丝阻断大脑后动脉和用球囊可逆的阻断颈内动脉。这是一种血管内制造脑梗死的技术，能够精确控制缺血灌注时间。

【结果】

大脑中动脉供血区脑缺血再灌注损伤。

【应用】

脑缺血再灌注时间具有可控性，可用于不同程度脑缺血再灌注损伤的研究。

【参考文献】

Jungreis C A，Nemoto E，Boada F，et al. Model of reversible cerebral ischemia in a monkey model[J]. Am J Neuroradiol，2003，24：1834-1836.

7. 颈动脉灌注法

【原理】

颈动脉与灌流泵相连，通过调节灌流的流量以控制大脑缺血的程度和范围，制成局灶性脑缺血模型。

【方法】

1. 实验动物

健康SD大鼠，雌雄不限，体重200～350 g。

2. 制作方法

戊巴比妥钠（35 mg/kg）腹腔注射麻醉。颈前区剪毛、常规皮肤消毒。手术分离左侧颈动脉1～1.5 cm，结扎近心端。远心端剪斜口并插管，插管的一段接硅胶管与灌流泵相连。生理盐水灌注压力14 kPa，灌流量0.2 mL/min，灌流液温度为37 ℃，环境温度为27 ℃左右，灌流时间为30分钟。调节灌流泵的流量控制大脑缺血的程度及范围。可从三通管注射亚甲蓝，观察亚甲蓝染色的部位和范围。

【结果】

灌输侧大脑皮质损伤较轻，其余部分损伤重。对侧大脑几乎无影响。

【应用】

该模型更适合脑缺血基础医学研究。特别是脑缺血发病机制，病理、生理变化及药物疗效、防治措施的研究。

【参考文献】

1. Tani S，Shimizu T，Kasuya H. Induction of cerebral thrombosis with phenytion in rats[J]. Stroke，1995，26（11）：2081-2086.

2. Wang L C，Futrell N，Wang D Z，et al. A reproducible model of middle cerebral infarcts, compatible with long-term survival，in aged rats. [J]. Stroke，1995，26（11）：2087-2090.

8. 月桂酸铀注入法

【原理】

月桂酸铀注入大鼠颈内动脉，可直接损伤脑穿支动脉内皮细胞。损伤后的小血管壁，可触发血小板黏附聚集与凝血系统共同参与血栓的形成。所形成的微血栓位于受损小动脉的原位，且包含有纤维蛋白丝，从而建立隙性脑梗死模型。

【方法】

1. 实验动物

健康SD大鼠，雄性，体重200～250 g。

2. 制作方法

水合氯醛100 mg/kg腹腔注射麻醉，手术分离右颈总动脉、颈内和颈外动脉，结扎同侧枕动脉、甲状腺上动脉、翼腭动脉及颈外动脉远心端，微动脉夹暂时夹闭颈总动脉，PE50导管经颈外动脉插入颈内动脉内，缓慢注入含100 μg月桂酸铀盐溶液0.1 mL。48分钟后行第2次（第3天）注射（麻醉后暴露颈总动脉，插入PE50导管，缓慢注入100 μg月桂酸铀盐溶液0.1 mL后结扎颈总动脉）。

【结果】

造模后第6天有多发的小梗死灶存在，病变多分布于丘脑、海马、皮质，符合临床腔隙性脑梗死病灶的分布特点。

【应用】

该模型适用于腔隙性脑梗死的病理、生理和可能的治疗研究。建立脑梗死血瘀证模型，可从保护血管内皮细胞功能着手深入研究脑梗死发病机制及活血化瘀防治脑梗死机制，进一步开发防治脑梗死的新的中药制剂。

【参考文献】

1. 刘茅茅，李小玲，王拥军，等. 腔隙性脑梗死动物模型的建立[J]. 中华老年心脑血管病杂志，2003，5（5）：334-337.

2. Bederson J B，Pitts L H，Tsuji M，et al. Rat middle cerebral artery occlusion：evaluation of the model and development of a neurologic examination[J]. Stroke，1986，17（3）：472-476.

四、出血性脑疾病

原发性非外伤性脑实质内出血及其因出血导致的继发性脑损伤。

（一）自体动脉血脑内出血

【原理】

采用动物自体动脉血立体定向注入脑内，造成脑出血模型，模拟脑出血疾病的行为、脑组织水肿及组织结构的变化。

【方法】

1. 实验动物

SD大鼠，体重250～350 g。

2. 制备方法

水合氯醛100 mg/kg腹腔注射麻醉，俯卧位，大鼠脑立体定位仪固定头部，于颅顶正中切开头皮，参照脑立体定位坐标图，在颅骨上钻一小孔。大鼠尾根部腹侧正中纵行切开皮肤，游离尾动脉，微量进样器抽取50 μL动脉血（以注入非肝素化自体动脉血为佳，可观察血液凝固过程中血管活性物质释放对脑循环及脑组织的影响）。将微量进样器固定于立体定向仪支架上，按坐标将25 μL血液注入右侧尾壳核，30秒后，再向下进针1 mm，将剩余25 μL血液1分钟内注入（操作速度要快，以防血液凝固）；留针10～15分钟。骨蜡封闭骨孔，缝合头皮；缝合尾动脉穿刺部位。

【结果】

脑内尾状核注入自体动脉血后6小时出现行为异常，2周后行为异常好转；脑含水量24小时后增加，48～72小时达高峰；1周后血肿开始吸收，4周后血肿大部分吸收；镜下，血肿侧早期脑室受压、细胞肿胀，晚期胶质增生。

【应用】

适用于研究脑出血自然过程和病理形态学特点，可更好地观察凝固过程中各种因子对脑组织代谢和血流的影响，也可用于脑水肿的机制、各种药物疗效以及其作用机制的研究。

【参考文献】

1. 张朋奇，朱贤立，赵甲山，等.一种大鼠脑内出血模型的建立与评价[J].中国临床神经外科杂志，2005，10（1）：33-35.

2. 张祥健，刘春燕，祝春华，等.大鼠自体动脉血脑出血动物模型的建立[J].脑与神经疾病杂志，2003，11（6）：341-344.

（二）微气囊充胀模拟脑出血

【原理】

用微气囊方式模拟脑出血，是一种纯机械性的脑出血模型。

【方法】

1. 实验动物

健康成年雄性Wistar大鼠，体重200～250 g。

2. 制作方法

大鼠经6%水合氯醛（400 mg/kg）腹腔注射麻醉，头顶备皮后俯卧位固定于三维立体定位仪，正中矢状切开头皮，剥离骨膜，调节门齿托的高度，使动物的前、后囟处于同一水平。头皮下正中切口约0.8 cm。于颅骨背侧前囟后0.2 mm、中线旁2.9 mm处钻孔，用固定于立体定位仪上的微量进样器沿钻孔进针，深约6 mm（此处为尾状核位置），将微气囊置于25号针中，经立体定向术刺入尾壳核中心，稳定30分钟后，在平均压力13.3 kPa（100 mmHg）下于20秒内使微气囊充胀到50 μL，造成脑出血占位效应。充胀一定时间后，再使微气囊去充胀，模拟外科血肿清除的情况。实验期间用X射线透视来证实微气囊是否充胀。

【结果】

该模型适用于研究自发性脑出血占位产生和清除后的病理生理变化。这种方法能产生一致的、可重复的脑损害，避免了脑内出血所出现的血液进入蛛网膜下腔或破入脑室以及血肿形态不一的缺陷。

【应用】

用于研究无血液血管活性物质存在情况下，单独的占位效应所引起的缺血性改变，发现该模型远隔区域的缺血性损害明显少于注入同等血量的脑出血模型。微气囊充胀脑出血模型与临床脑出血尚有差异，但其不需要股动脉插管，制作简单、快速，重复性好，易标准化，仍不失为脑出血占位效应及清除占位后继发性脑损害研究的有效模型。

【参考文献】

1. Kawakami N, Kashiwagi S, Kitahara T, et al. Effect of local administration of basic fibroblast growth factor against neuronal damage caused by transient intracerebral mass lesion in rats[J]. Brain Res, 1995, 697（1-2）：104-111.

2. Lopez V E, Hernandez L A, Calandre L, et al. Time window for clinical effectiveness of mass evacuation in a rat balloon model mimicking an intraparenchymatous hematoma[J]. J Neurol Sci, 2000, 174（1）：40-46.

（三）胶原酶致脑出血

【原理】

胶原酶是一种可以分解细胞间基质和血管基底膜胶原蛋白的金属蛋白酶，主要分布于脑血管周围，存在于巨噬细胞和单核细胞内，在细胞内时无活性，病理情况下，从细胞内释放出来并被激活。脑内注射胶原酶即可损害脑血管基底膜上的胶原蛋白，引起渗血，进而血液逐渐积聚，出现血肿。

【方法】

1. 实验动物

健康成年雄性Wistar大鼠，体重200～250 g。

2. 手术方法

大鼠手术前12 h禁食，4 h禁水，10%水合氯醛（350 mg/kg）腹腔注射麻醉，俯卧位，大鼠脑立体定位仪固定头部，头皮丁字切开，取前囟为原点，参照脑立体定位坐标图，在颅骨上钻一小孔。将注射针固定于定位仪推进器，进针后缓慢注射Ⅳ型胶原酶-肝素-生理盐水溶液0.7 μL、1.4 μL和2.0 μL（每1 μL含Ⅳ型胶原酶0.2 U及肝素2 U），留针2分钟，缓慢退针，骨蜡封闭颅骨钻孔，缝合皮肤。

【结果】

注射Ⅳ型胶原酶/肝素生理盐水，24 h可形成直径3 mm左右的血肿，血肿直径随时间延长逐渐增大，之后出血逐渐吸收，直径减小。血肿直径和注射溶液容积呈正相关。肝素可以增加血肿形成的速度，使血肿形成高峰提前。

【应用】

适合出血发病机制、病理损害和症状表现研究，脑出血后继发性损伤研究，出血性中风的经络研究，中药药理研究，进行急性脑血管病致多器官功能障碍研究。

【参考文献】

1. 张艳玲，陈康宁，邵淑琴，等.采用Ⅳ型胶原酶构建大鼠脑出血模型[J].第三军医大学学报，2002，24（12）：1394-1395.

2. 施新献.现代医学实验动物学[M].北京：人民军医出版社，2000.

（四）高血压性脑出血

【原理】

双肾双夹法致肾血管性高血压，再运用胶原酶加肝素脑内注射诱发脑出血，建立高血压性脑出血大鼠模型。

【方法】

1. 实验动物

健康 SD 大鼠，雌雄各半，日龄 60～90 天，体重 90～100 g。

2. 造模方法

6% 水合氯醛（400 mg/kg）腹腔注射麻醉，常规消毒，沿腹中线切开腹腔，依次暴露双侧肾脏，用内径为 0.3 mm 的银夹钳夹双侧肾动脉后缝合腹腔，腹腔注射青霉素预防感染。手术后 60 天，选择未出现过自发性脑卒中的高血压鼠，按以下方式制作脑出血模型。大鼠经 6% 水合氯醛（400 mg/kg）腹腔注射麻醉，头顶备皮后俯卧位固定于三维立体定位仪，正中矢状切开头皮，剥离骨膜，调节门齿托的高度，使动物的前、后囟处于同一水平。头皮下正中切口约 0.8 cm。于颅骨背侧前囟后 0.2 mm、中线旁 2.9 mm 处钻孔，用固定于立体定位仪上的微量进样器沿钻孔进针，深约 6 mm（此处为尾状核位置），注射含有 0.5 U/μL 胶原酶和 7 U/μL 肝素的生理盐水 1 μL，缓慢退针，钻孔处填入明胶海绵止血。缝合皮肤，腹腔注射青霉素预防感染。

【结果】

动物存在血压升高、神经缺损体征明显、脑系数与脑组织含水量显著增加、脑组织形态结构异常等方面的病理变化。

【应用】

适用于脑出血发病机制和临床脑出血病理、生理过程研究及肾性高血压时脑血管病变及脑出血等并发症研究。

【参考文献】

1. 周爽，方邦江，孙国杰. 一种高血压性脑出血动物模型的建立及评价[J]. 医学理论与实践，2004，17（2）：127-129.

2. 任泽光，吴建中. 大鼠脑出血模型[J]. 中华神经外科杂志，1993，9（4）：205-207.

几种具有遗传性高血压特征大鼠：新西兰品系遗传性高血压大鼠、Milan 品系高血压大鼠、日本品系自发性高血压大鼠（Spontaneously Hypertensive Rats，SHR）。SHR 的后代 100% 发生高血压，一般血压随鼠龄而逐渐升高，三月龄后会逐渐出现脑、心、肾等器质性损害，因此 SHR 脑卒中发生率较高，是用于研究脑卒中较理想的动物之一，目前在 SHR 的基础上又培育了两个亚系：SHR/SP、SHR/SR，其中 SHR/SP 出生后除出现严重高血压外，90% 以上出现脑卒中（脑出血和脑梗死）。

（五）脑心综合征

【原理】

线栓法栓塞动物右侧大脑中动脉并予再灌注损伤，造成缺血性脑梗死。心电图观察心律失常，电镜观察心肌受损程度。

【方法】

1. 实验动物

雄性Wistar大鼠，体重250～300 g。

2. 造模方法

水合氯醛100 mg/kg腹腔注射麻醉，仰卧位固定，连接生物功能实验系统，连续记录标准Ⅱ导联心电图。颈正中切口，分离右侧颈总动脉、颈外动脉和颈内动脉，在颈外动脉起始处结扎颈外动脉，在颈总动脉剪一小口，插入栓线。沿颈总动脉经颈内动脉将栓线缓慢送往颅内达大脑中动脉的起始部，以阻断大脑中动脉的血流。缝合切口，置栓线游离端于体外，再灌注时抽提栓线至颈总动脉即可。

栓线制备：碳素钓线直径≥0.2 mm，长5 cm。断端蘸液状石蜡，在显微镜下选出头端呈光滑球形且直径≥0.3 mm者，经肝素处理后备用。

假手术对照组只分离颈总动脉、颈内动脉和颈外动脉，而不插栓线。同时选心电正常者设为假手术对照组。

【结果】

按各相应时间点断头取脑，用4 ℃的生理盐水冲洗后，置于-80 ℃冰箱中冷冻半小时，2 mm连续冠状切片，2%的TTC溶液中37 ℃孵育30分钟，分离染成白色的梗死组织与染成红色的正常组织，分别称重，计算梗死组织占全脑湿重的百分比作为脑梗死率。一般30分钟、2小时、24小时脑梗死率随时间延长而增加。

大鼠右侧大脑中动脉栓塞后约15分钟内，约70%以上的大鼠出现心律失常（持续时间约30分钟），其中38%为室性期前收缩、27%为房性期前收缩、5%为室性心动过速、1%为窦性心动过速。电镜下见心肌细胞损伤表现为：线粒体嵴紊乱、断裂，细胞核膜下染色质聚集，胞质内糖原颗粒沉着等。

右侧半球梗死者的心律失常发生率明显高于左侧半球梗死者，其中尤以右侧岛叶受累者发生率最高。因此，应选择右大脑中动脉栓塞来建立脑心综合征模型。

【应用】

适用于系统研究脑心综合征发生发展规律，阐明其发生机制，进而为临床治疗提供科学依据。

【参考文献】

1. 许志强，陈曼娥，蒋晓红. 脑心综合征动物模型的建立[J]. 中华老年心脑血管病杂志，2001，3（2）：119-121.

2. 王玲，孙丽华，陈志勇，等. 大鼠脑心综合征模型的建立[J]. 中国药理学通报，2007，23（5）：696-699.

五、老年性痴呆

（一）亚急性衰老模型模拟老年痴呆（AD）

【原理】

长期注射D-半乳糖后，其代谢产物半乳糖醇不能被进一步代谢而堆积在细胞内，影响渗透压，导致细胞肿胀、代谢紊乱，体内活性氧水平升高，细胞膜脂质受损，以致产生机体多器官、多系统的功能衰退。这些变化均与老龄小鼠的表现相似。D-半乳糖还会引起脑神经元数量减少，脑组织中SOD活性下降，MDA、脂褐素水平升高，表现为学习记忆能力下降。

亚硝酸盐大量进入机体后，可使正常的血红蛋白变为高铁血红蛋白，失去携带氧的功能，引起组织缺氧，导致大脑意识和行为上出现障碍。通过较长时期的反复脑缺氧，造成动物学习记忆能力的明显下降。

【方法】

1. 实验动物

雌性NIH小鼠，体重20～24 g。

2. 造模方法

小鼠每日腹腔注射D-半乳糖120 mg/kg和亚硝酸钠90 mg/kg，连续注射60天。空白对照组腹腔注射等体积生理盐水。

【结果】

模型呈现了整体衰老、学习记忆能力减退、脑内乙酰胆碱酯酶活性增加、超氧化物歧化酶活性下降、皮层和海马神经元变性坏死、类老年斑形成等特性，在一定程度上模拟了AD的发病特点。

【应用】

该模型在一定程度上模拟了AD的发病特点，可用于AD及其治疗药物研究。

【参考文献】

1. 罗焕敏，陈子晟. 一种新的老年痴呆动物模型[J]. 中国老年学杂志，2003，23（3）：179-182.

2. 龚国清，徐蔽本. 小鼠衰老模型的研究[J]. 中国药科大学学报，1991，22（2）：101-103.

（二）多因素损伤的老年性痴呆（AD）动物模型

【原理】

脑室内注射β淀粉样蛋白和氯化铝，同时在丘脑背侧核注入重组人类转化生长因子β_1，用三种致病因素模拟胆碱能神经功能缺损的多因素发病机制。

【方法】

1. 实验动物

SD大鼠，雄性，体重350～400 g。

2. 造模方法

水合氯醛100 mg/kg腹腔注射麻醉，动物固定于脑立体定位仪。剪毛、皮肤消毒、切开，以前囟为坐标点，牙科钻打孔：前囟点后1.2 mm，旁开2 mm，深4 mm为侧脑室注射点；对侧大脑前囟点后2.1 mm，旁开1.4 mm，深4.6 mm为丘脑前背侧核注射点。在侧脑室注射点插入导管并用牙托粉和502胶混合物固定于颅骨上，用略小于导管内径的尼龙线内芯堵塞导管口，防止感染和脑脊液漏。低剂量模型组于侧脑室内注射β淀粉样蛋白

（Aβ$_{1\sim40}$）2 μg/d，共14 d；1% 氯化铝溶液2 μL/d，共5 d。高剂量模型组于侧脑室内注射Aβ$_{1\sim40}$ μg/d，共14 d；1%氯化铝溶液3 μL/d，共5 d。上午注射（Aβ$_{1\sim40}$），下午注射氯化铝溶液。在首次注射（Aβ$_{1\sim40}$）时于丘脑前背侧核位点注射重组人类转化生长因子β$_1$ 10 ng。缓慢注射，留针5分钟。

【结果】

造模1周，神经元核固缩明显，细胞排列紊乱，数目减少，刚果红染色出现红色淀粉样物质沉着，银染色见神经纤维增粗、肿胀，密集融合成宽带状、排列紊乱、扭曲、稀疏，间隙扩大，3个月后可见皮质和海马内出现了散在老年斑（SP）和神经纤维缠结（NFT），ChAT免疫反应阳性细胞数目减少，且着色浅淡，脑内抗A抗体阳性细胞在皮质和海马广泛分布，呈卵圆形、三角形或不规则形，胞质和胞膜均着色，且突起处着色较深，阳性细胞数目明显增多。

【应用】

该模型是一种成功的多因素致病的AD动物模型，它比传统的AD模型更贴近其复杂的病因、病理和生化变化，可用于研究AD的发病机制和药物开发等。

【参考文献】

1. 方芳，晏勇，冯占辉，等. 多因素损伤的老年性痴呆动物模型的实验研究[J]. 重庆医学，2007，36（2）：146-148.

2. 曾芳，余曙光，唐勇，等. 老年性痴呆复合动物模型研究概况[J]. 中国神经免疫学和神经病学杂志，2007，14（4）：197-200.

六、帕金森病（PD）

（一）6-羟多巴胺（6-OHDA）脑内注射致帕金森病

【原理】

6-OHDA属儿茶酚胺特异性神经毒素，脑内特定区域内注射，可使动物注射区域多巴胺能神经元逆行性损害，且这种损害呈进行性发展，更接近人类帕金森病进行性变性特征。其作用机制是6-OHDA在脑组织内竞争性抑制多巴胺，并对线粒体呼吸链产生强有力的阻滞作用，导致局部抗氧化物含量及三磷腺苷的产生明显减少，引起多巴胺能神经元的特异性凋亡、坏死。

【方法】

1. 实验动物

Wistar大鼠，雌性，体重200～220 g。

2. 造模方法

（1）造模方法1

水合氯醛100 mg/kg腹腔注射麻醉，动物固定于脑立体定位仪。剪毛、皮肤消毒、切开，按Geoge与Paxion等大白鼠牙科钻打孔。微量注射器将6-OHDA 8～10 μg（溶于4～5 μL含质量分数为0.2%抗坏血酸的生理盐水中）4～5 μL，缓慢注入纹状体，速度宜慢（1 μL/min），注射后留针10～15分钟后拔针。注药2～4周后，皮下或腹腔注射阿扑吗啡

（0.25～0.5 mg/kg）或苯丙胺（5 mg/kg）诱发旋转运动来确定模型成功与否。

（2）造模方法2

立体定向脑图谱确定纹状体坐标，分3～5靶点牙科钻打孔，每靶点注射6-OHDA 4 μg。

（3）造模方法3

立体定向脑图谱确定右侧黑质致密部和中脑腹侧被盖区，各注射6-OHDA 8 μg，其余方法同造模方法1。

（4）造模方法4

立体定向脑图谱确定右侧黑质致密部，注射6-OHDA 8～10 μg，其余方法同造模方法1。

【结果】

大鼠PD模型需药物诱发其行为变化，以动物出现旋转的次数为标准。一般超过7 r/min即为成功。黑质致密部注药2～3周或纹状体用药6～8周后，皮下或腹腔注射阿扑吗啡，10分钟后观察其行为变化。前者使动物向健侧旋转，后者则相反。一般认为，6-OHDA毁损了注射区的多巴胺能神经元，使纹状体内DA含量下降，DA受体数目增加且敏感性提高。当注射阿扑吗啡或苯丙胺时，可与纹状体内大量增加的DA受体结合，出现受体超敏现象，导致动物行为不对称性，使向对侧或同侧旋转。旋转行为一般用大白鼠旋转计数仪来记录。每次记录30分钟。行为变化可维持10个月以上。

将6-OHDA注入右侧黑质致密部和中脑腹侧被盖区两个部位的PD模型，行为反应更明显，模型成功率提高，并且其神经元变性特征更接近于人类PD。将6-OHDA注入纹状体后，神经生化和免疫组化证实，DA神经元变性是进行性发展，基本接近于人类PD改变。6-OHDA纹状体内小剂量多靶点注射均可使纹状体DA能神经元逆行性损害，且这种损害呈进行性发展，黑质DA能神经元并非完全损害，类似早、中期PD发病模型，更接近人类PD进行性变性特征。

【应用】

适用于PD的发病机制、治疗及其长期观察研究，特别适合人类PD中晚期病理生理改变的研究。

【参考文献】

1. 尹丰，回增民，赵全军，等. 6-羟基多巴定向注射建立帕金森病大鼠模型的实验研究[J]. 海军总医院学报，2007，20（2）：75-79.

2. 邹志浩，张世忠，姜晓丹，等. 6-羟基多巴定向注射建立帕金森病大鼠模型的实验研究[J]. 中华神经医学杂志，2006，5（3）：244-247.

（二）MPTP腹腔或静脉注射致帕金森病（PD）

【原理】

哌替啶类衍生物1-甲基-4苯基-1，2，3，6-四氢吡啶本身不具有神经毒性，但可以穿越血脑屏障，并主要在星形胶质细胞和5-羟色胺能神经元内的单胺氧化酶B作用后转变为有毒性的MPP1，然后释放到细胞外，不能穿越血脑屏障，而是经由多巴胺转运体进入多巴胺能神经末梢和胞体，选择性破坏黑质多巴胺能神经元，导致黑质多巴胺能神经元大量死亡，纹状体络氨酸羟化酶阳性纤维大量丧失，纹状体OA及其代谢产物3，4-二羟基苯己酸、高香草酸水平均明显降低，也有黑质纹状体小胶质细胞和星形细胞的增生和蓝斑、下丘脑等区的损伤，与帕金森病患者的改变基本相同。

【方法1】

1. 实验动物

清洁级昆明种小鼠，25～30 g。

2. 造模方法

腹腔注射MPTP 35～40 mg/kg，一天一次，连续7天。用药数分钟后即可出现短暂的行为反应，主要表现为短暂运动能力提高，唾液分泌，姿势呆板，肢体僵直等，但很快恢复。

【方法2】

1. 实验动物

健康雄性恒河猴，体重8～10 kg，年龄6～9岁。

2. 造模方法

动物麻醉后，腹腔注射MPTP 2～4 mg/kg，每天一次，共4天，或者静脉注射MPP 0.35～0.7 mg/kg，每天一次，连续4～6天，累积剂量为1.5～5 mg/kg。所有动物均能出现PD样症状。这种方法制备的PD模型，因在急性期和亚急性期动物首先出现吞咽和活动障碍，不能行走和进食，难以饲养。

【方法3】

1. 实验动物

健康雄性恒河猴，体重8～10 kg，年龄6～9岁。

2. 造模方法

麻醉后，颈总动脉注射MPTP，0.3～0.5 mg/kg，可制造出偏侧PD模型。此模型除弥补上述方法1、2的不足外，还可形成自身对照，得到了广泛应用。

颈总动脉注射MPTP 0.8 mg/kg，可制成以偏侧为主的双侧PD模型。

MPTP小剂量（0.2 mg/kg）长期（8～18周）应用可制备慢性PD模型，这种模型的行为、生化及病理与人类PD几乎无差别。

【方法4】

1. 实验动物

健康雄性成年猫。

2. 造模方法

动物腹腔注射MPTP 5 mg/kg，一天一次，连续5天，于第2次用药后即开始出现PD样症状。此模型行为反应持续约1～2周，较小白鼠PD模型行为反应持续时间长且稳定。

【结果】

注射1周后开始行为学观察，每一周或者两周观察一次，持续6周。行为学表征以不同的转棒旋转速度下小鼠在转棒上停留的时间表示。按9个递增旋转速度（8 r/min、10 r/min、12 r/min、14 r/min、16 r/min、18 r/min、20 r/min、23 r/min、25 r/min）记录，每个速度的测量时间为150秒。以动物在转棒上停留的时间对相应的转速作图。

猴腹腔或动脉注射MPTP后第2天开始出现PD样症状，即自发性运动减少，继而进行性加重，以至于不能运动；姿势异常，表现为弓背姿势，四肢紧张性弯曲，肢体强直伴震颤；吞咽困难，不能进食，发音减弱，定向反应减弱或消失等。动物行为加重程度与MPTP剂量及动物年龄有关。

猫全身用药后急性反应为瞳孔扩大，流泪，流涎，头后仰，受到声音或痛刺激时处于惊恐状态等。首次用药后4～6天开始表现PD样症状，即表情呆滞，两眼凝视，瞬目减少，弓背姿势，头低垂，进食减少，动作笨拙，肢体活动明显减少，体位定向功能弱。服用美多巴等药20～30分钟后，症状开始缓解，40～60分钟明显改善，约3小时后症状重现。这与人类PD临床症状相符合。

各种动物损伤侧黑质、壳核、尾状核中DA、3、4-二羟基苯己酸（DOPAC）和高香草酸（HVA）含量均显著降低，其中壳核减少最著可达95%以上。符合只有当纹状体DA浓度减少80%以上时临床才会出现PD症状的观点。

中脑黑质，特别是纹状体多巴胺能神经元损害，细胞数目减少，残存神经细胞变性，胞浆出现嗜酸性包涵体，黑色素减少或消失。类似变化也见于蓝斑核、丘脑下部、脑干中缝核等。在各种PD动物模型，虽也表现为中脑黑质神经细胞脱失，数目减少，残留细胞变性和萎缩以及伴胶质细胞浸润等。说明MPTP及6-OHDA均能选择性毁损DA能神经元的结构及功能。

【应用】

MPTP制备的灵长类PD模型方法简单，行为、病理特征与人类更相似，此模型明显优于6-OHDA模型，是目前应用最广泛的模型。此模型唯一缺点是动物来源少，价格昂贵。MPTP制备小白鼠PD模型因缺乏行为改变，仅用于MPTP毒性研究方面。MPTP致猫PD模型无论从行为改变还是病理形态方面，均优于小白鼠PD模型，且猫来源广，价格低，制备方法又简单，因此也是较为实用的模型。

【参考文献】

1. 刘晟，王维，于小平，等. MPTP诱导猴偏侧帕金森病模型的制作[J]. 中国医学影像技术，2006，22（3）：353-356.

2. 王伟，姜晓丹，徐如祥，等. 颈内动脉注射MPTP制作偏侧恒河猴帕金森病模型研究[J]. 中国微侵袭神经外科杂志，2005，10（3）：129-132.

七、癫痫

（一）模拟外伤性癫痫

【原理】

脑内注射铁离子（Fe^{2+}或者Fe^{3+}）都有兴奋脑组织的呼吸作用，抑制脑Na^+-K^+-ATP酶，并与ATP紧密结合，干扰脑组织的代谢。

【方法】

1. 实验动物

SD大鼠，雄性，20只，体重200～250 g。

2.造模方法

（1）造模方法1：微量注射法

动物用2%异戊巴比妥钠溶液（50 mg/kg）腹腔注射麻醉，立体定位仪固定，剪毛，常规消毒，头皮正中线切开，切口长约3 cm。剥离头顶筋膜，暴露颅骨。左侧颅骨冠状缝后3 mm、矢状缝旁2 mm处钻2 mm孔为注射部位。另外再钻5个直径2 mm孔安放电极。5个电极孔的位置：额骨正中、左右顶骨前缘和后缘中点的顶骨板。微量注射器将5 μL FeCl₃（100 mmol/L，pH1.5）溶液，5分钟内匀速注射入感觉运动皮质区内，进针深度3 mm。注射后留滞针头5分钟。置脑电记录电极于安放电极孔的硬脑膜外，牙托粉固定，另一端连接脑电监测系统。

（2）造模方法2：离子导入法

钻注射孔大于4 mm，其余同前。将尖端塞有棉花（防止管内FeCl₃溶液流出过快）的导入管尖端与软脑膜轻接触，细管内注有FeCl₃（100 mmol/L，pH1.5）溶液。将一输出电流为100 μA电源的正、负极各连一针灸针。正极插入管内FeCl₃溶液中，负极插入大鼠右前肢皮下，通电10分钟。脑电记录方法同上。

【结果】

根据以下标准观察行为变化：

1级：面部肌肉痉挛表现为咀嚼运动；

2级：颈部肌肉痉挛表现为点头运动；

3级：一侧前肢阵挛；

4级：站立伴双前肢阵挛；

5级：在4级的基础上身体后倒。

微量注射法模型的发作形式主要表现为翻转跳起，四肢抽搐，2周内发作频率逐渐降低；离子导入法模型的癫痫发作形式主要表现为咀嚼自动症，1 d后基本观察不到癫痫发作。两种方法模型，在动物出现肢体抽搐、全身强直等症状时脑电图均出现棘波。

病理改变主要表现为：肉眼可见在皮质有1～3 mm的黄褐色表面变色，针道旁有大量的扩展到神经毡的充满铁离子的巨噬细胞，注射灶周围有铁沉积的神经元和增生的星形胶质细胞，树突分支和树突膨体减少，树突棘缺失。显微镜下显示包括软膜和皮层全部深度的损伤，直达深部白质。损伤显示特征性囊性损伤并伴有神经元缺失和皱缩、浓染的神经元。在海马可见散在的嗜伊红、皱缩的神经元。

【应用】

铁致癫痫动物模型稳定可靠，为一种慢性癫痫动物模型。微量注射法优于离子导入法，更具研究价值。可用于外伤性癫痫等发病机制、治疗及药物等研究。

【参考文献】

1. Willmore L J, Sypert G W, Munson J B. Recurrent seizures induced by cortical iron injection: a model of post traumatic epilepsy[J]. Ann Neurol, 1978, 4: 329-336.

2. 徐淑梅, 郝洪谦, 郑开俊, 等. 癫痫大发作的一种动物模型[J]. 天津医科大学学报, 1995, 1（1）: 54-55.

（二）海人酸癫痫动物模型

【原理】

海人酸可与谷氨酸、天冬氨酸能末梢的突触前膜海仁酸受体相结合，产生突触后电位，选择性地激活边缘系统，引起急性癫痫发作及以后长期反复发作。

【方法】

1. 实验动物

Wistar大鼠，雄性，体重200～250 g。

2. 造模方法

右侧杏仁基底核微量注射法：脑电记录电极埋植位置为前囟后4.0 mm，左外侧3.0 mm，颅骨表面下1.5 mm，高效黏合剂、牙托粉加502胶固定，电极与脑电仪相连，注射海人酸后连续记录6 h。右侧杏仁基底核坐标位置：前囟后3.5 mm，旁开4.5 mm，颅骨表面下8 mm。应用立体定位仪固定5 μL微量注射器，动物麻醉后30 min，按坐标位置垂直插入，缓慢（1 μL/min）注入海人酸1 μL（0.8～2.0 μg/kg），留针5 min，缓慢退针。

侧脑室微量注射法：脑电记录电极埋植位置同前。右侧侧脑室坐标位置：前囟后1 mm，旁开2 mm，颅骨表面下5.5 mm。应用立体定位仪固定20 μL微量注射器注，动物麻醉后30分钟，按坐标位置垂直插入，缓慢（1 μL/min）注入海人酸15～20 μL（0.4～1.5 μg/kg），留针5分钟，缓慢退针。

皮下、静脉或腹腔内注射法：用药剂量为4～12 mg/kg。

【结果】

全身或局部给药20～30 min，动物出现凝视、点头和抖动，持续约30 min。于0.5～2.0 h，出现反复发作的咀嚼、面部抽搐、上肢抖动、后退、站立跌倒和旋转等，发作间期渐短，发作期渐长；约2 h后动物出现反复自发癫痫发作（癫痫持续状态），4 h后逐渐减弱，8 h后完全缓解。脑电图改变分为三期：第一期，海马局部的集丛放电；第二期，放电扩散到边缘系统的其他结构；第三期，放电继续扩散至边缘系统外的结构，如皮层等。海马CA3、CA1区锥体细胞和海马门的中间神经元死亡以及胶质细胞增生和苔状纤维发芽。

【应用】

海人酸受体的兴奋可以直接抑制海马CA1区传入信号的强度，同时，海人酸诱导的癫痫动物模型中B/K蛋白含量增加，可能对癫痫动物模型长期出现反复发作有一定作用。以上这些成果对癫痫发病过程的分析将起到很大的作用。适用于癫痫发病机制、治疗策略、抗痫新药筛选等研究。

【参考文献】

1. 梁建民，李秀杰，崔新明，等.海人酸杏仁核点燃大鼠癫痫模型的建立和评价[J].吉林大学学报（医学版），2005，31（6）：858-861.

2. Tinofeeva O A, Petersor G M. Dissociation of mossy fiber sprouting and electrically induced seizure sensitivity: rapid kindling versus adaptation[J]. Epilepsy Res, 1999, 40（6）: 99-115.

八、精神分裂症

（一）MK-801致精神分裂症

【原理】

MK-801，又称地佐环平/地莫西平，是一种中枢神经系统抗癫痫、脑保护、精神类药物，是NMDA（N-甲基-D-天门冬氨酸）非竞争性受体拮抗剂，能快速阻断NMDA受体，可引起动物出现活动增多、刻板行为、社会功能低下、共济失调等行为异常等似精神分裂症表现。

【方法】

1. 实验动物

近交系BALB/c、C57BL/6小鼠或远交群ICR小鼠，雄性，20～22 g。

2. 造模方法

MK801溶液（0.6 mg/kg）1 mL注射于腹腔，然后用旷场跑动行为红外线检测系统实时检测、记录其移动等行为，并同步摄录小鼠的活动情况。

【结果】

MK801作用于小鼠，能产生类似精神分裂症的刻板性动作症状，如反复摇头、转圈、小范围内不停地无规则运动等。动物模型具有可重复性，稳定性较好。

【应用】

有利于研究复杂的精神分裂症的发病机制，还可用于现行的临床精神分裂症治疗药物的疗效检测，以及抗精神分裂症新药的筛选研究。

【参考文献】

1. 吴金华，邹洪，于军，等. 用不同实验小鼠品系建立精神分裂症的动物模型[J]. 生理学报，2003，55（4）：381-387.

2. 李晓白，方贻儒，王祖承，等. 精神分裂症动物模型研究进展[J]. 上海精神医学，2004，16（3）：184-186.

（二）慢性应激性抑郁症

【原理】

采用长期不可预见性中等强度的电击、剥夺食水、冷水浸泡、反转昼夜节律等应激刺激，造成孤养动物处于抑郁状态，建立抑郁症模型。

【方法】

1. 实验动物

Wistar大鼠，雄性，体重180～220 g。

2. 造模方法

明暗颠倒24 h、4 ℃冰水游泳、停水24 h、停食24 h、夹尾1 min、30 V电压电击足底5 s、水平振荡5 min（160 Hz）、40 ℃环境5 min，共9种刺激随机安排。每日一种刺激，每种刺激出现3次，为使动物不能预料刺激的发生，同种刺激不能连续出现，共27 d完成。敞箱实验进行行为学评分。

3. 行为学测定

敞箱实验，敞箱装置由不透明材料制成，底面为75 cm×75 cm的正方形并被等分为25个等边方格，周围有高40 cm的墙壁。7：30—12：00之间在安静的房间内进行此项实验观察。将大鼠置于中心方格内，观察大鼠在5 min内穿越格数（四爪均进入的方格方可计数，为水平运动得分）、后肢直立次数（两前爪腾空或攀附墙壁，为垂直运动得分），彻底清洁敞箱后再进行下一只大鼠的观察。每周进行1次行为学评分。

【结果】

27天建立模型成功者敞箱实验得分明显下降，脑萎缩，前脑和下丘脑区域神经元数目减少。

【应用】

适用于抑郁症发病机制、临床诊断和抗抑郁药物的药理作用研究；正常与病理组织之间细胞代谢的区别研究。这不仅有利于疾病的诊断和治疗，同时对阐明疾病的生理、病理过程也有十分重要的作用。该模型已广泛用于针灸治疗和抗抑郁症新中药的研究。

【参考文献】

1. Katz R J，RothK A，Carroll B J. Acute and chronic stress effects on open field activity in the rat：implications for a model of depression[J]. Neurosci Biobehav Rev，1981，5（2）：247-251.

2. 王建醒，周丽，徐华锋，等. 慢性应激大鼠抑郁模型的建立及其评价[J]. 齐齐哈尔医学院学报，2006，27（6）：644-646.

第三章 心血管系统疾病动物模型

第一节 心力衰竭

根据人发生心力衰竭的病理机制即压力超负荷、容量超负荷、心肌收缩力下降制作心力衰竭的动物模型。根据心力衰竭发生的快慢将心力衰竭动物模型分为急性心力衰竭动物模型及慢性心力衰竭动物模型。急性心力衰竭动物模型及慢性心力衰竭动物模型的制作方法大致相同，但模型用于实验的时间不同，分别在手术后早期及手术后晚期。

一、压力超负荷法

（一）升主动脉缩窄法

【原理】

主动脉严重缩窄可造成急性心力衰竭，中度缩窄时首先出现心肌肥大，随着肥大心肌转变为衰竭心肌而出现慢性心力衰竭。

【方法】

1. 实验动物

Wistar大鼠，雌性，体重128～148 g。

2. 造模方法

经皮下肌注阿托品1 mg/kg，用戊巴比妥钠50 mg/kg腹腔注射麻醉后气管插管，右胸前外切口开胸，暴露升主动脉。根据升主动脉直径，用穿有4号丝线的无菌塑料软管（直径1 mm，长度6～8 mm），在主动脉上方1 cm处，对升主动脉进行缩窄，缩窄环直径与主动脉直径相一致，由于用带套管丝线缩窄升主动脉，使缩窄口径大小可控制。手术后笼养3个月，大鼠出现呼吸困难，手术后5个月大鼠出现死亡。

【结果】

比较左室收缩末压（LVSP）、左室舒张末压（LVEDP）、左心室压力变化最大速率（$\pm dp/dt_{max}$）、主动脉收缩压（ASP）、主动脉舒张压（ADP）等指标，发现LVSP下降14%，LVEDP升高247%，研究者认为对幼年Wistar大鼠升主动脉慢性缩窄，在手术后3～5个月可产生稳定的后负荷心力衰竭。

【应用】

适用于研究压力负荷过度时心肌肥大的发生，以及在向衰竭心肌转变过程中的形态、代谢改变。

【参考文献】

1. 包伟珂，柏树令，王军，等.升主动脉缩窄鼠模型制作及临床意义[J].中国临床解剖学杂志，1999，17（1）：66-67.

2. 郭豫涛，谭毅.充血性心力衰竭的动物模型[J].上海实验动物科学，2001，21（2）：122-126.

（二）腹主动脉缩窄法

【原理】

缩窄腹主动脉，造成压力负荷病理性增高，心脏做功增加，引起左心衰竭，最终导致全心衰竭，形成慢性心力衰竭。

【方法】

1. 实验动物

Wistar大鼠，体重128～148 g。

2. 造模方法

动物用4%戊巴比妥钠（40 mg/kg）腹腔注射麻醉，剑突下腹正中切口，分层打开腹腔，在肾动脉分支以上钝性游离腹主动脉，将7号注射器针头平行置于腹主动脉上，用4号手术丝线将腹主动脉和注射器一同结扎，然后缓慢将注射器撤出，关腹，分层缝合。使大鼠腹主动脉直径缩窄为0.7 mm。对于体重在240～320 g的大鼠，7号注射针头可造成腹主动脉缩窄70%～80%；9号注射针头可使大鼠腹主动脉直径减少35%～40%；8号针头可使腹主动脉横截面积缩窄为原来的5%左右。正常喂养3周，无创性心功能血流动力学监测系统测定血流动力学指标。

【结果】

手术后第3周大鼠活动明显减少，爪背发绀、水肿，尿量减少。电镜见心肌T管及肌浆网池均呈高度至极度扩张，心肌线粒体于肌膜下增生成簇，有的呈灶性溶解，肌膜局部溶解、水肿，局部肌纤维溶解。心肌束间微血管扩张，内皮细胞胞饮泡增多。润盘扭曲，生长紊乱。心率加快，左室舒张时间缩短，每搏心输出量和每分心输出量减少。

【应用】

经过3周时间，成功而稳定地复制了慢性心力衰竭时血流动力学的改变。采用无创性心功能血流动力学监测，避免了动物所处状态（清醒或麻醉）以及操作方法（有创或无创）的不同而对动物心功能造成干扰。适用于慢性心力衰竭形成的血流动力学改变的全过程研究以及药物作用机制研究。

【参考文献】

1. 赵英强，孙兰军，徐强，等.慢性充血性心力衰竭大鼠动物模型制备[J].天津中医药，2004，21（4）318-321.

2. 柏胜男.大鼠舒张性心力衰竭动物模型的建立[J].黑龙江医药，2011，24（8）：897-

898.

二、容量超负荷法

【原理】

腹主动脉-下腔静脉侧侧吻合，使体循环动脉血液直接进入静脉，回心血量增多，引起容量负荷加重，产生慢性心力衰竭。

【方法】

1. 实验动物

Wistar大鼠，体重128～148 g。

2. 造模方法

（1）造模方法1

腹主动脉-下腔静脉侧侧吻合：动物用4%戊巴比妥钠（40 mg/kg）腹腔注射麻醉，剑突下腹正中切口，分层打开腹腔，在肾动脉分支以上钝性游离腹主动脉，于腹主动脉上左肾动脉起始部下2 mm处，用无创血管夹阻断腹主动脉血流，施行腹主动脉-下腔静脉侧侧吻合术，吻合口2～3 mm。

（2）造模方法2

胸主动脉-上腔静脉吻合：右胸前外切口开胸，暴露胸主动脉。胸主动脉与上腔静脉间插管造成大的动静脉分流。

（3）造模方法3

颈外动脉与上腔静脉吻合：颈部切口暴露颈外动脉。颈外动脉与上腔静脉间插管造成动静脉分流。

【结果】

动静脉瘘心力衰竭模型随着左、右心室充盈压的增加，左心室肥厚、扩张，动脉平均压降低。但收缩功能正常或提高。

【应用】

适用于研究慢性心力衰竭的代偿机制和由于容量超负荷引起的不伴有收缩功能障碍的舒张功能不全。常用于研究心力衰竭时体内神经内分泌机制的改变、水电解质失衡和肾功能异常。但评价抗心力衰竭药物疗效时作用有限，不太适合小动物。

【参考文献】

1. 都健，刘国良. 血管加压素在高心排心力衰竭大鼠模型中的作用[J]. 中国医科大学学报，1999，28（5）：347-350.

2. Scheuermann-Freestone M, Freestone N S, Langenickel T, et al. A new model of congestive heart failure in the mouse due to chronic volume overload[J]. Eur J Heart Fail, 2001, 3：535-543.

三、减弱心肌收缩力法

（一）结扎左冠状动脉法

【原理】

主要是通过狭窄或闭塞冠状动脉（CA）造成心肌缺血和梗死，致心肌收缩力下降引起心力衰竭（当心肌梗死面积超过20%时就可出现明显的心力衰竭）。

【方法】

1. 实验动物

SD大鼠，体重125～145 g。

2. 造模方法

手术前测量大鼠尾动脉压。腹腔注射乌拉坦（0.8 g/kg）麻醉，仰卧位固定，舌下注射利多卡因（10 mg/kg），用喉科插管术，接通人工呼吸机。常规消毒，左第4、5肋肋间开胸，剪开心包膜，暴露心脏，迅速将心脏挤出，用5-0号无创伤性丝线，置肺动脉圆锥和左心耳间，距主动脉根部约2 mm，结扎左冠状动脉主干，然后将心脏复位，挤出胸腔内空气，迅速闭胸，恢复自主呼吸后关闭呼吸机。动物分笼，常规饲养，第1、2、3周，分别测量大鼠尾动脉血压、心率，如动脉收缩压有显著下降（即动脉收缩压＜120 mmHg，比手术前约下降9.8 mmHg），即认为显著性心肌梗死，可出现心力衰竭。

【结果】

该法在3～5周即能形成稳定的心力衰竭，该模型亦能很好地模拟心肌梗死后心力衰竭的急性期和代偿期两个病理阶段，心力衰竭症状和神经内分泌激活方式与人类心力衰竭过程相似。

【应用】

此法建立的是舒张性心力衰竭动物模型，造模方法相对简单，耗时长，开胸后动物容易死亡。常用作研究心力衰竭病理生理改变和药物干预的病理模型，特别适用于单次给药对心功能影响的研究。

【参考文献】

1. 胡厚祥，祝善俊，陈光辉，等.心力衰竭大鼠心肌细胞凋亡Bax蛋白表达的探讨[J].中国心血管杂志，1998，3（5）：332-337.

2. 许顶立，任昊，Pierre Y M，等.充血性心力衰竭大鼠肾脏Aquaporin 2水通道蛋白基因的表达[J].中华医学杂志，1998，78（2）：118-120.

（二）快速心室起搏法

【原理】

经心房导管电极快速起搏心脏，使血流动力学发生严重紊乱，心肌血供下降，心脏缺血损害，心肌收缩力下降，从而发生心力衰竭。

【方法】

1. 实验动物

健康成年杂种犬，雌雄不限，体重11.9～15.5 kg。

2. 造模方法

采用埋藏式起搏器和心室内膜电极。动物用3%戊巴比妥钠（30 mg/kg）腹腔注射麻醉。右侧肱静脉穿刺输液，左颈外静脉切开，插入心室内膜电极，X射线引导下将电极插至右心室尖。测起搏阈值0.3～1.5 V，R波高度4～10 mV，阻抗300～1000 Ω，固定电极。在颈背部做一皮囊，置入起搏器，电极经皮下隧道与起搏器连接。起搏器固定频率为240次/分钟，输出电压为5.0 V，脉宽为0.5 ms。手术中予生理盐水500 mL加青霉素480万U预防感染。手术后观察动物食欲、反应性、活动状态及呼吸等变化。持续右心室快速起搏4～5周后做病理检查。

【结果】

快速起搏2周后逐渐出现食欲下降、运动减少等症状，至起搏第3周末出现气促、四肢浮肿等情况。病理检查出现心包、胸腔、腹腔积液，心脏质量、心脏质量/体重比均明显增高，并随起搏时间的延长而加重。在起搏的第1周末，血流动力学首先表现为动脉血压的明显下降和左心室舒张末压显著上升。随着起搏时间延长，左室功能继续恶化，出现心力衰竭。

【应用】

人类充血性心力衰竭疾病的发展是一个漫长的病理过程，在其致病机制的研究上存在许多限制，诸如病程早期的研究、自然病程发展观察、心脏组织的获得以及分子生物学的改变等。该模型在病程上具有可控性的优点，是一种较为理想的研究充血性心力衰竭的实验模型。

【参考文献】

1. 周淑娴，张旭明，伍卫，等. 快速右心室起搏致心力衰竭犬模型的研制[J]. 中山医科大学学报，1998，19（1）：27-30.

2. 陈筱潮，张旭明，刘英梅，等. 快速右心室起搏致充血性心力衰竭犬可控性动物模型的建立[J]. 岭南心血管病杂志，2001，7（1）：45-47.

（三）药物法

使用具有损害心肌或负性肌力作用的药物如肾上腺素能受体激动剂（异丙肾上腺素、去甲肾上腺素、普罗帕酮）、阿霉素、戊巴比妥钠、乙醇等，造成心肌坏死、心肌收缩力下降。可用皮下注射或静脉输注的给药方式。如普罗帕酮致心力衰竭法。

【原理】

普罗帕酮又名心律平，为Ⅰc类抗心律失常的代表性药物，还具有β受体阻断作用及轻度的钙通道阻滞作用，大剂量时对窦房结、房室传导系统及心肌均有抑制作用。因此可引起血压降低、心力衰竭，还能明显抑制窦房结自律性而使窦房结恢复时间延长，出现显著的窦性心动过缓、窦停或窦静止；对整个传导系统均有抑制作用，尤其对希-浦纤维作用更明显，以致在临床上出现多种多样的心脏传导抑制情况。大剂量使用可诱发急性心力衰竭。

【方法】

1. 实验动物

SD大鼠，雄性，体重280～350 g。

2. 造模方法

动物用20%乌拉坦1.2 g/kg腹腔注射麻醉。仰卧位固定，四肢皮下埋入针式电极观察Ⅱ导联心电图及心率。分离右侧颈总动脉，经颈总动脉插入表面涂有液状石蜡、内径1 mm、充满肝素的心导管至左心室，另一端经换能器与ＢＬ-420 Ｅ多道生理记录仪相连，观察记录心率、左室内压最大上升速率（$+dp/dt_{max}$）、左室内压最大下降速率（$-dp/dt_{max}$）。手术完毕，稳定10分钟后，舌下静脉快速推注0.35%普罗帕酮注射液3 mL/kg（药液需在3～5秒内推注完毕），观察记录1小时内的心率、$+dp/dt_{max}$、$-dp/dt_{max}$。

【结果】

给药后数秒内心率即显著减少，$+dp/dt_{max}$显著下降，$-dp/dt_{max}$显著上升，持续数十分钟。

【应用】

适用于单次给药对心律失常所致心功能影响的研究。

【参考文献】

1. 向继洲. 药理学[M]. 北京：科学出版社，2002.

2. 徐志瑜. 静滴普罗帕酮致心源性休克1例[J]. 新药与临床，1988，7（4）：240-241.

二、心力衰竭动物模型制作标准及评价

心力衰竭动物模型制作标准要求：出现失代偿心力衰竭，心力衰竭出现时间可以预测，模拟心肌肥大及心力衰竭全过程，选用动物经济且供应充足。

心力衰竭动物模型的评价指标：动物表现出疲倦、乏力、厌食、精神不振、气急、肢体水肿等；对呼吸、血压、心率、心重这些生命体征的观察；以及通过心电图、血气分析及心导管检查等手段，用左室压力（LVP）、左室容积、左室收缩压（LVSP）、左室舒张末容积（LVEDP）、左室内压最大上升速率（$+dp/dt_{max}$）、左室内压最大下降速率（$-dp/dt_{max}$）、主动脉收缩压（ASP）、主动脉舒张压（ADP）、心输出量（CO）、心脏指数（CI）等指标进行客观评价。

第二节　扩张型心肌病

一、多柔比星法

【原理】

多柔比星常用于对多种恶性肿瘤的治疗，但是对机体正常组织细胞也有杀伤作用，其中以心脏毒性最重。许多研究表明，多柔比星在机体内易产生自由基和细胞损伤氧化反应，从而导致心肌结构的各种改变，也可通过多种途径引起心肌细胞凋亡。

【方法】

1. 实验动物

SD大鼠，雌性，体重280～300 g。

2. 造模方法

用生理盐水将多柔比星配成1 mg/mL溶液，2 mg/kg，1次/周，腹腔注射，连续注射8周。用药第9周时麻醉，超声心动图、心肌组织切片检查。

【结果】

出现不同程度的心包积液，心腔扩张和射血分数下降，心肌细胞变性、坏死，并有明显心肌间质纤维化。

【应用】

多用于扩张性心肌病的发病机制、治疗效果等临床研究。

【参考文献】

1. 肖俊会，王佳宁，刘继军，等.扩张型心肌病SD大鼠模型的建立[J].郧阳医学院学报，2007，26（1）：22-24.

2. 白洁，陈蓉，盛佳，等.SD大鼠扩张型心肌病模型的建立[J].江苏大学学报（医学版），2006，16（3）：210-212.

二、自身免疫法

【原理】

根据人类发生扩张性心肌病的发病机制，从免疫机制出发，运用猪心肌球蛋白活化大鼠自身免疫反应T细胞介导的损伤机制来诱导自身免疫性心肌炎。

【方法】

1. 实验动物

SPF级，7周龄Lewis大鼠，雄性。

2. 造模方法

将10 mg/mL的猪心肌球蛋白与等体积的弗氏完全佐剂（含有结核分枝杆菌H37Ra

1 mg/mL）充分乳化后，在实验第1天和第8天在大鼠左、右后肢足垫皮下各注射0.1 mL。每周称重1次，观察足部溃疡的形成。实验第60天，禁食12小时，禁饮2小时，麻醉后进行超声检测及病理组织学检查。

【结果】

大鼠均出现足部溃疡，心腔扩大，心室壁回声增强、运动减弱，甚至出现矛盾运动；心肌细胞变性、肥大，局灶性坏死，心肌间质胶原纤维增生等。

【应用】

多用于扩张性心肌病的发病机制、治疗效果等临床研究。

【参考文献】

1. 赵培，吕晓蕾，龚开政，等.扩张型心肌病大鼠模型的建立和评估[J].实用临床医药杂志，2006，10（7）：40-42.

2. 熊燃，唐其柱.自身免疫性心肌炎/自身免疫性心肌病动物模型的诱导[J].国外医学（心血管疾病分册）.2005，32（3）：152-154.

三、呋喃唑酮

【原理】

呋喃唑酮是一种单胺氧化酶抑制剂，可能抑制体内儿茶酚胺的清除，后者浓度过高具有强烈的心脏毒性，导致心肌细胞过度兴奋、变性、坏死；呋喃唑酮也可改变心肌细胞内Ca^{2+}稳态，引起细胞内Ca^{2+}超载导致心肌收缩功能受损。此外，呋喃唑酮在引起心脏毒性的同时，也表现为神经毒性：如精神沉郁、站立不稳、不食，继而出现爬地转圈，两腿伸直做游泳姿势，严重者出现角弓反张状等症状。

【方法】

1. 实验动物

SD大鼠，体重200～250 g。

2. 造模方法

将呋喃唑酮配成40 mg/mL的溶液，按体重0.3 mg/g胃管给药，每日1次，给药8周。

【结果】

动物体重明显减少，心重反而明显增大；心电图示QRS波时限延长；超声心动图示左心室舒张末期内径、收缩末期内径明显增大，而双侧心室射血分数降低；光镜与电镜下病理学检测均符合人类扩张型心肌病的特征变化；血浆内皮素、血管紧张素、心钠素均明显升高，而血浆中的血栓素、前列腺素等变化与人类心力衰竭时的变化一致，说明模型不仅出现与人类相同的行为改变、组织病理改变，也具有相同的神经内分泌变化。

【应用】

多用于扩张性心肌病的发病机制、治疗效果等临床研究。

【参考文献】

1. 黄荣杰，刘唐威，伍伟锋，等.呋喃唑酮制备大鼠扩张型心肌病模型[J].中国病理生理学杂志，2005，21（11）：2147-2150.

2. 丁乐，钟家蓉，白永虹，等．呋喃唑酮诱导大鼠扩张型心肌病模型的实验研究[J]．重庆医科大学学报，2007，32（7）：718-721．

第三节　心源性休克

一、冠状动脉前降支分段结扎法

【原理】

心源性休克由急性心脏射血功能衰竭所引起，最常见于急性心肌梗死。冠状动脉前降支分段结扎，使心肌缺血、缺氧，心肌细胞受损，心肌收缩性能及心脏泵血功能明显下降，全身血压下降，重要器官、组织血液灌注不足而处于休克状态。

【方法】

1. 实验动物

健康成年杂种犬，雌雄不限，体重14～16 kg。

2. 造模方法

动物用40～50 mg/kg戊巴比妥钠腹腔注射麻醉，背位固定，做颈部正中切口，钝性分离并显露气管，行气管切开，连接小动物呼吸机（频率25～30次/分，2～4 kPa），行持续正压通气；分离右侧颈总动脉和同侧股动脉，插管连接MPA-2000型多导生理记录仪，同步监测心功能和血流动力学变化；分离同侧股静脉，插管连接三通，以备输液及取血用；然后在犬的左侧第4、5肋间施行开胸术，暴露心脏，沿膈神经走向剪开心包，做心包床。于冠状动脉左前降支根部、中部、末梢穿线待扎。手术毕先给予利多卡因静脉推注，预防心律失常。稳定15～30 min后，每隔10 min顺次结扎冠状动脉末梢、中段、根部。待平均动脉压（13.3 kPa及以上）下降至9.3 kPa或原平均动脉压（10～13 kPa）的70%以下，同时出现心肌梗死的心电图图形为心源性休克。持续观察10 min，如血压不明显回升即可给药实验。休克模型建立平均时间为120 min。

【结果】

结扎犬冠状动脉造成大面积的右心室心肌梗死并发心源性休克，指标稳定，血流动力学指标改变明显，方法简单、易行。

【应用】

适用于心源性休克病理、发病机制及药效学研究。

【参考文献】

1. 刘洁，吕文伟，张志伟，等．人参皂苷Rg2对犬急性心源性休克的治疗作用[J]．中国病理生理杂志，2001，17（9）：913-915．

2. 谢荣盛，富路，黄明学，等．消心痛对犬急性右心室心肌梗死心源性休克血流动力学指标的影响[J]．中国中西医结合急救杂志，2005，12（5）：279-281．

二、胆碱酯酶抑制法（塔崩中毒循环衰竭模型）

【原理】

筒箭毒碱抑制动物自主呼吸，用人工呼吸法排除循环以外的影响因素（呼吸），采用分次、多点肌肉注射塔崩的累积染毒方法，抑制胆碱酯酶活性，诱发循环衰竭。

【方法】

1. 实验动物

健康成年杂种犬，体重12～18 kg。

2. 造模方法

动物用3%戊巴比妥钠30 mg/kg静脉注射麻醉后，分离颈部组织并进行气管插管。静脉注射筒箭毒碱（200 μg/kg）以抑制动物自主呼吸，连接人工呼吸机进行人工呼吸（频率18～20次/分，潮气量300～400 mL）。分离暴露左、右股动脉及一侧股静脉，分别将导管置入左心室、股动脉及股静脉，通过八导电生理记录仪，连续记录心功能及动脉压变化。开胸，分离升主动脉，用电磁流量计测定心输出量。标准Ⅱ导联记录心率、心电图。手术后待各指标稳定后进行实验。采用累积塔崩染毒方法，每次肌肉注射60 μg/kg，每10～15 min追加1次，以平均动脉血压降至5.32～5.98 kPa为循环衰竭标准。

【结果】

循环衰竭时，收缩压、舒张压、平均动脉压、心率、反映心脏收缩功能的心室内压最大上升速率，反映心脏舒张功能的心室内压最大下降速率和心肌纤维缩短速度，均明显下降；左室舒张压和等容收缩期压力明显增高。塔崩所致的循环衰竭为低排高阻性休克，心脏收缩和舒张功能均严重受抑。

【应用】

用于低排高阻性循环衰竭的病理、发病机制及药效学研究。

【参考文献】

1. 刘念，曹洁玮，王汝欢，等. 有机磷农药敌敌畏和对硫磷所致大鼠循环衰竭时的血流动力学特征[J]. 中国病理生理杂志，2008，24（3）：463-465.

2. 李光，龙超良，慕邵峰，等. 神经性N受体拮抗对犬有机磷杀虫剂中毒所致的循环衰竭的治疗作用[J]. 中华急诊医学杂志，2003，12（6）：384-387.

第四节　心律不齐

一、窦性心律不齐

【原理】

用机械挤压或化学方法直接损伤窦房结，造成房室传导阻滞，从而导致心律失常。

【方法】

1. 实验动物

雄性家兔，体重1500～2000 g。

2. 造模方法

将细钢丝变成直径约0.8 cm的半环，缠绕少许棉花，以40%甲醛浸润后，在上腔静脉根部与右心房交界处刺激1分钟。心率减慢50%左右，约6～8分钟降至最低水平；P波多在1～2 min内消失，形成交界性心律，在3～10 min内发生ST段偏移（或先升后降）。在心电图改变的同时伴有动脉压下降，在第8 min降至最低水平。

【结果】

甲醛浸润损伤窦房结导致心律失常。表现为心率减慢、P波消失，出现交界性心律、ST段偏移等心电图改变，类似窦房结病的表现。

【应用】

适用于窦性心律不齐发病机制及药效评价的研究。

【参考文献】

1. 万素君，刘如秀，郑军，等. 强心复脉颗粒对动物缓慢型心律失常模型心率的影响[J]. 现代中医药，2007，27（1）：34-35，38.

2. 荣天竹，赵秀琴，韩迪. 温阳散寒活血化瘀中药治疗病态窦房结综合征的实验研究[J]. 中国中医药科技，2006，13（6）：389-392.

二、室性心律失常

（一）期前收缩

【原理】

中毒量的强心苷可引起暂时性去极化，导致振荡后电位而引起异位节律出现室性期前收缩。

【方法】

1. 实验动物

犬，12～15 kg。

2. 造模方法

仰卧位固定，戊巴比妥钠（30 mg/kg）静脉注射麻醉，连接心电图机和心电示波器。切开一侧股静脉插入静脉导管，供注射药物之用。手术完毕后，记录正常心电图Ⅱ导联。第1次由股静脉注入40 μg/kg毒毛花苷G，并观察示波器上心律有何变化，如不出现心律失常，30 min后再补充注入20 μg/kg，以后每隔15 min补充注入10 μg/kg，直至产生持续性心律失常为止（总剂量约在70～80 μg/kg）。

【结果】

心律失常出现的快慢和形式与用药剂量和注射速度有关。毒毛花苷G剂量60～80 μg/kg时，可出现窦性或室性心动过速，有些需100 μg/kg左右才能形成，持续约60～90 min。85 μg/kg毒毛花苷G一次静脉注射，通常在5～10 min内出现室性心律失常（室性心动过速、窦性心律、二联律等），约持续3～5 h。

【应用】

该模型适用于抗心律失常药效学及实验、治疗等研究。

【参考文献】

1. 郭鹊. 人类疾病的动物模型（第二辑）[M]. 北京：人民卫生出版社，1990.

2. 李树青，牛成早，牟玲. 早搏灵治疗过早搏动82例临床及实验研究[J]. 中医杂志，2000，41（7）：410-413.

（二）室性早搏二联律

【原理】

高脂血症大鼠冠状动脉结扎心律失常的发生一定程度上接近临床上高血脂致心肌梗死患者的发病机制。

【方法】

1. 实验动物

Wistar大鼠，体重250～280 g。

2. 造模方法

大鼠适应性饲养1周后，喂基础饲料并用脂肪乳剂（10%胆固醇、20%猪油、1%甲基硫氧嘧啶片、2%猪胆盐、20%吐温80、20%丙二醇、27%蒸馏水）10 mL/kg灌胃15 d。大鼠称重，1%戊巴比妥钠40 mg/kg腹腔注射麻醉，仰卧位固定，经气管切开插管，接小动物呼吸机，潮气量3～5 mL，频率80次/分。四肢皮下连接心电监护电极，手术中进行心电监护。左前胸由剑突向左上方斜行切口，在第3、4肋间心尖冲动最强处，用弯止血钳撑开肋间切口，轻压胸壁将心脏挤出。在左、右心室交界即室间沟处左心耳下方用丝线穿过并结扎左冠状动脉前降支，将心脏回纳入胸腔，同时心电监护可见ST段明显抬高。手术后监测记录心电1 h。

【结果】

左冠状动脉前降支结扎后15分钟内为心律失常的典型期，分为室颤（VF）、室速（VT）、室早二联律（VES）。

【应用】

用于抗心力衰竭性心律失常药物和比较药物长期、短期作用的研究。

【参考文献】

1. 潘振伟，王志勇，杜智敏，等. 一种新心律失常大鼠模型的建立[J]. 药学学报2005，40（7）：659-662.

2. Yang B F, Jiang M X. 7-Bormehtyoxybenzene-tetrahydropalmatine on ischemic working heart[J]. Chin Pharm J, 1990, 25（8）：461-463.

（三）室性心动过速

【原理】

大剂量肾上腺素可提高心肌的自律性而导致心律失常，而氯仿与肾上腺素合用更增加对心脏的毒性。吸入一定量氯仿后可诱发心室颤动。心室颤动次数可反映氯仿致动物心律失常的发生率。

【方法】

1. 实验动物

家兔，体重2.5 kg左右。

2. 造模方法

仰卧位固定，兔头夹固定头部，将针电极刺入四肢皮下并与心电图机、心电示波器相连。麻醉口罩罩住嘴和鼻部，将氯仿慢慢滴在麻醉口罩上进行吸入麻醉，注意观察其角膜反射。当角膜反射刚消失时（此时约进入麻醉的第三期第一级），记录正常心电图E导联后，立即由耳缘静脉快速注入0.01%肾上腺素溶液0.5 mL/kg，注射完毕后立即记录心电图，以后每隔半分钟记录1次，直至心律恢复正常为止。

【结果】

进入麻醉第三期第一级，静脉快速注入肾上腺素可迅速出现一源性或多源性室性期前收缩、阵发性心动过速，甚至出现心室颤动，通常持续4～7分钟，少数可超过10分钟。

【应用】

适用于防治室性心动过速药物的研究。

【参考文献】

潘振伟，王志勇，杜智敏.一种新心律失常大鼠模型的建立[J].药学学报，2005，40（7）：659-662.

（四）室性心动过缓

【原理】

尼古丁（烟碱）一般有先兴奋后抑制的双相性作用，作用于循环系统可先表现心率加快、血压上升等，这是由于尼古丁兴奋了血管运动中枢、交感神经节、肾上腺髓质及颈动脉化学感受器的综合结果，之后对上述组织产生抑制作用，表现心率减慢、血压下降、窦性停搏等。

【方法】

1. 实验动物

小鼠，体重25～40 g。

2. 造模方法

10%尿酯2 mg/g麻醉后，尾静脉注射2 μL/g的纯尼古丁稀释液（浓度为2 mg/mL），注射速度为10 μL/s。注射过程即引起小鼠呼吸、心率加快。2～3 s后即出现呼吸暂停、心动过缓、窦性停搏。一般如在30秒内不恢复，可进一步发展为室颤、室性早搏节律而死亡。

【结果】

小鼠在不麻醉的情况下，给予从烟草丝提取的尼古丁粗制剂，每毫升含量相当于25 mg烟丝中的含量，按2 μL/g注射烟碱后，经2～3 min的潜伏期，出现Ⅱ度房室传导阻滞，表现心动过缓和室性波脱落。

【应用】

用于防治心动过缓药物的研究。

【参考文献】

1. 潘振伟，王志勇，杜智敏.一种新心律失常大鼠模型的建立[J].药学学报，2005，40（7）：659-662.

2. 施新献.现代医学实验动物[M].北京：人民军医出版社，2003.

三、心房颤动与心房扑动

（一）心房颤动

【原理】

乌头碱可使心肌细胞钠通道开放，加速Na^+内流，促使细胞膜去极化，提高心传导组织快反应细胞的自律性，形成一源性或多源性异位节律，缩短不应期，而导致心律失常。

【方法】

使用仪器：超声心动图、常规心电图、心内膜电图。

1. 实验动物

大鼠，体重200 g左右。

2. 造模方法

乌拉坦1.2 mg/kg腹腔注射麻醉，仰位固定，颈外静脉或股静脉插管；接心电示波器及心电图机分别观察和记录Ⅱ导联心电图，以乌头碱溶液每分钟1 μg/0.1 mL，用微量泵恒速静脉注射，绝大部分动物于4～5 min内即可出现心律失常。

【结果】

乌头碱使心肌自律性增高，有效地增强心肌自律兴奋性，使抑制作用减弱。本模型方法简单，诱发率高，重复性好，持续时间长。

【应用】

本模型适用于各种类型的心房颤动机制和治疗的研究，也适用于对迷走神经性的特发性心房颤动的个体研究。

【参考文献】

1. 赵峰，黄鑫，李莉.心房颤动动物模型现状[J].实验动物与比较医学，2006，26（4）：257-259.

2. 侯月梅，杨新春.心房颤动模型制作与评价[J].中国心脏起搏与心电生理杂志，2006，20（3）：194-196.

（二）心房扑动

【原理】

心房扑动是一种不稳定性心律失常，常为房性心动过速发展为心房颤动的过渡阶段，持续时间一般为数秒至数小时。离体的兔右心房组织容易被单一的期前刺激，很容易诱发围绕界嵴顺时针向或逆时针向折返的心房扑动。据此建立心房扑动模型，观察房性心律失常的诱发情况。

【方法】

1. 实验动物

家兔，体重3.0～4.0 kg，雌雄不限。

2. 造模方法

动物用3%戊巴比妥钠（30 mg/kg）静脉注射麻醉。腔内心电图引导，经右颈内静脉将2F四极电极导管送入右心房，测定心房起搏阈值。快速起搏组用10 Hz、2 ms脉宽、4倍阈值电压输出进行快速心房起搏2 h，建立电重构模型。此后剪下心脏连接Langendorff灌流系统，37 ℃恒温下灌流，结扎肺动脉，维持5 cmH$_2$O的肺静脉压。经腔静脉和肺静脉将双极电极导管送入右心耳、高位右心房和左心耳、左上肺静脉开口处及左心室尖内膜，记录清晰的双极电图。在上述各部位进行2倍阈值的程序期前刺激（S1S2，基础起搏周长比窦性周长短50 ms）、S1分级递增起搏和1 s的猝发起搏，观察房性心律失常的诱发情况。

【结果】

心房电图A-A间期一致，肉眼见心房呈规整的扑动样机械收缩，能稳定地被起搏诱发和终止，符合房内折返性心动过速的特点，与人类心房扑动疾病非常相似。

【应用】

本模型适用于心房扑动发病机制和治疗的研究。

【参考文献】

1. 刘彤，许纲，陈元禄，等. Langendorff灌流的离体兔心房颤动模型的建立[J]. 中华实验外科杂志，2004，21：1392-1393.

2. 许纲，杨艳红，王景安，等. 兔的心房扑动模型[J]. 中国心血管杂志，2006，11（3）：164-166.

四、房室传导阻滞

【原理】

在实验动物的心脏房室结部位注射一定量的无水乙醇可损害心肌传导组织，从而制成房室传导阻滞动物模型。

【方法】

1. 实验动物

犬，体重15 kg左右，雌雄不限。

2. 造模方法

手术前禁食12 h，乙醚麻醉，气管插管，连心电图肢体导联。左侧开胸，经第4、5肋间进入胸膜腔，膈神经前方切开心包。于左心尖无血管区缝埋一根单极导线，另一端埋于胸部皮下备用。普通注射器抽吸无水乙醇，经右心房下部，于右心房、下腔静脉、前房室沟三者交汇点的前上方约0.5 cm处垂直刺入，先使针尖停留于右心房，连续描记心电图，然后将针尖刺入房间隔下部房室结部位注入无水乙醇1～2 mL。

【结果】

如果定位正确，往往立即可见心搏变慢，心电图上出现完全性房室传导阻滞图形。一次不成，可以重复。其次，将临时电极导线的负极连于预先埋入左心尖的单极导线，正极连于普通缝合针刺入皮下，接上起搏器供临时起搏。最后，植入埋藏式心脏起搏器，如恢复窦性心律或者可疑时，需重复注射无水乙醇以保证其稳定性。

【应用】

此模型用于传导阻滞发病机制及评价疗效研究。

【参考文献】

1. 曹彬，林国生，蔡军，等. 建立房室传导阻滞动物模型方法学比较研究[J]. 河北医科大学学报，2005，26（2）：118-119.

2. 夏宏器，邓开伯. 心律失常的临床分析与决策[M]. 北京：中国协和医科大学出版社，2001.

第五节 心瓣膜疾病

一、二尖瓣关闭不全

【原理】

经胸超声监视指导，应用心导管介入技术导致二尖瓣反流并增加超负荷程度，致左心房、左心室排出量降低，左心室血量增多、压力升高，促使心力衰竭的发生。

【方法】

1. 实验动物

犬，体重13～15 kg，雌雄不限。

2. 造模方法

动物用戊巴比妥钠25 mg/kg静脉注射麻醉。仰卧位，连接心电图、HP2500彩色多普勒超声仪，无菌条件下解剖并游离左侧颈内静脉、动脉。在二维超声引导下，先将四腔漂浮导管经颈内静脉插入，使之漂浮至肺动脉以检测肺动脉压、肺毛细血管楔压，然后从颈内动脉插入2.6 mm鞘管。将导丝通过导管送至主动脉，经主动脉瓣到达左心室，再将2.6 mm左冠状动脉造影管经导管引导入左心室并使导管开口朝向二尖瓣前瓣下方。拔出导丝，将心肌活检钳经左冠状动脉造影管引导至二尖瓣瓣下腱索水平。在二维超声心动图准确定位下钳夹二尖瓣前瓣缘上一条腱索的乳头肌止点处，并咬断之造成二尖瓣反流，用二维超声心动图及彩色多普勒超声和右心漂浮导管判定二尖瓣反流程度及手术后左心室形态和功能的变化。如果反流量>0.5 mL，反流速率>200 m/s，且肺毛细血管楔压>1.2 kPa，即认为二尖瓣存在中、重度反流。此时，退出导管，缝合颈部切口，经胸再次重复上述检查，手术后常规输注青霉素640万U/d，预防感染并及时补充液体，分别于手术后1个月、

3个月、5个月、7个月定期用二维超声心动图和彩色多普勒超声及右心漂浮导管检查，以了解二尖瓣反流所致的心功能改变。

【结果】

手术后不同时期，犬左心房、左心室均有明显扩大，心室壁呈离心性肥厚，心肌质量开始增加，左心室射血容积和心排血量明显下降，左心持续容量超负荷，引起肺动脉压及肺毛细血管楔压呈缓慢进行性升高。

【应用】

用于研究从急性期逐步过渡到慢性期的中、重度单纯二尖瓣关闭不全的病理和病理生理变化。

【参考文献】

1. 张近宝，刘维永，李军，等. 创伤性二尖瓣关闭不全模型的建立及左心形态与功能的变化[J]. 中华实验外科杂志，2000，17（6）：575.

2. 张近宝，王一，刘维永，等. 二尖瓣关闭不全心肌间质病变对心功能的影响及转化生长因子的调节作用[J]. 中华实验外科杂志，2007，24（2）：205-207.

二、主动脉瓣关闭不全

【原理】

通过微创介入方法，经皮穿刺犬的主动脉瓣膜，采用球囊扩张瓣膜穿孔口并进行球囊扩张的方法，建立慢性主动脉瓣关闭不全的犬模型。彩超评价主动脉瓣瞬时反流量、左心室射血分数、左心室壁的厚度等，出现慢性主动脉瓣膜关闭不全的临床表现，基本上可以模拟人体内的病理状况。

【方法】

1. 实验动物

犬，雌雄不限，体重13～15 kg。手术前心电图、胸片、心脏彩超检查均无异常，听诊未闻及心脏杂音。

2. 造模方法

心前区及四肢内侧近躯干处剃毛，两侧腹股沟区常规消毒，经皮穿刺右侧股动脉，置入6F防漏鞘管，将肝素（1 mg/kg）从鞘管内注入。将"猪尾巴"导管圈的外侧缘剪开一小孔，通过小孔送出加硬导丝。将该导管通过右侧股动脉鞘管送到主动脉窦底，在心脏超声的引导下顶住主动脉瓣叶。将加硬钢丝送入"猪尾巴"导管至外侧缘剪开的小孔，在超声的引导下，将导丝穿破主动脉瓣叶。保留钢丝，退出"猪尾巴"导管，通过钢丝送入6F Judkins R4.0右冠状动脉指引导管，穿过瓣叶的穿孔处。退出加硬钢丝，沿指引导管送入BMW导丝通过瓣叶的穿孔处。沿BMW导丝送入φ3.5 mm×15 mm球囊，在超声引导下定位于瓣叶穿孔处。以10个大气压扩张球囊，并少许拉动已扩张的球囊。退出球囊、导管、导丝，造影后瓣膜穿孔处可见明显反流，拔除鞘管，压迫右侧股动脉止血。手术前及手术后即刻，分别用彩超评价主动脉瓣瞬时反流量、左心室射血分数，左心室容积及左心室壁的厚度。手术后肌肉注射青霉素3天预防感染。

【结果】

主动脉瓣瞬时反流量为比手术后即刻有明显增加；左室射血分数为比手术后即刻明显降低；左心室容积、左心室壁厚度比手术后即刻有明显的增加。

【应用】

用于经皮主动脉瓣膜置换的基础和临床研究。

【参考文献】

1. 宗刚军，吴刚勇，夏阳，等. 一种慢性主动脉瓣关闭不全动物模型建立的实验研究[J]. 心脏杂志，2011，23（6）：723-726.

2. Bonhoeffer P, Boudjemline Y, Saliba Z, et al. Transcatheter implantation of a bovine valve in pulmonary position: a lamb study[J]. Circulation, 2000, 102（7）：813-816.

第六节　心肌与心内膜疾病

一、病毒性心肌炎

【原理】

病毒损害心肌细胞，造成心肌细胞膜流动性及通透性增加，甚至完整性遭到损害，引起一系列生化及离子流的改变。

【方法】

1. 实验动物

纯系雄性BALB/c小鼠，4周龄。

2. 造模方法

CVB_3（Nancy株）病毒，在Hep-2细胞中传代，冻融3次，离心，上清液分装，低温（-20℃）保存。在Wish细胞上用Reed法滴定50%组织感染率（$TCID_{50}$）为$10^{11.5}$。小鼠腹腔注射0.75 mL×$10^{9.5}$ $TCID_{50}$ CVB_3悬液，3天后开始每天腹腔注射生理盐水0.4 mL，共7天。第8天处死小鼠，取血测定血清乳酸脱氢酶，取心脏称重并做心肌病理学检查。

【结果】

在感染CVB3小鼠，心肌细胞各项电活动参数出现多种异常变化。

【应用】

用于病毒性心肌炎的生理、病理、生化等改变及其发病过程与机制的研究。

【参考文献】

1. 刘玉清，李佳，张禅那，等. 病毒性心肌炎细胞感染模型的建立及实验研究[J]. 中国分子心脏病学杂志，2002，2（4）：25-27.

2. 崔小岱，马连华，许睁，等. 慢性病毒性心肌炎动物模型的建立[J]. 中国比较医学杂志，2006，10（3）：153-156.

二、感染性心内膜炎

【原理】

通过心脏导管造成心内膜损伤，感染甲型溶血链球菌形成赘生物，建立感染性心内膜炎。

【方法】

1. 实验动物

新西兰兔，体重2.0～3.0 kg。

2. 造模方法

戊巴比妥钠溶液（35 mg/kg）耳缘静脉注射麻醉，仰卧位固定，颈正中切口，分离右侧颈总动脉，动脉夹夹紧近心端，缝合线结扎远端，右侧颈总动脉处剪一小斜口，将连接血压计的无菌导管（外径1.2 mm）一端插入，去掉动脉夹，缓慢向前推进导管，同时监视血压变化情况。在颈总动脉内的血压一般在13.3～16.0 kPa（100～120 mmHg）。当导管前端通过主动脉瓣进入左心室时，应看到血压有徒然的下降，同时波动幅度加大，多在9.3～10.7 kPa（70～80 mmHg）。同时，进行插管的手可感到较强的心脏搏动感，证明导管前端已进入左心室腔内。然后再稍稍向前推移一点，将导管末端结扎后固定于皮下，缝合手术切口。消毒后放回笼中正常饲养。

【结果】

感染后细菌极易附着，形成赘生物，有壁性赘生物产生，其大小可间接反映心功能受累情况。这与临床上心内膜炎病人瓣膜功能严重失调后而导致的心力衰竭情况更为接近。

【应用】

模型接近临床心内膜炎瓣膜功能严重失调而导致心力衰竭时的情况，有利于临床疗效观察，对筛选治疗亚急性心内膜炎的药物具有重要价值。

【参考文献】

1. 魏谨，李家泰.甲氧西林耐药金葡萄所致实验性心内膜炎的研究[J].中国临床药理学杂志，1996，12（1）：46.

2. 张春芬，董海新，李建美，等.简易实验性细菌性心内膜炎模型的制作方法[J].中国临床药理学与治疗学杂志，1998，3（3）：195-197.

第七节　房间隔缺损与室间隔缺损

一、房间隔缺损

【原理】

房间隔穿刺结合扩张球囊制作可控大小房间隔缺损模型，具有创伤小、操作简便、可重复性好的优点。

【方法】

1. 实验动物

健康杂种犬，体重15～20 kg，雌雄不限。

2. 造模方法

氯胺酮5 mg/kg肌肉注射，2.5%的戊巴比妥钠1 mL/kg静脉注射麻醉，仰卧位固定，心电监护。常规消毒，铺无菌巾单。分离右侧股静脉，远断结扎，近端放置8F动脉鞘。在X射线透视下，依次送入长导丝、房间隔穿刺鞘管及穿刺针，右前斜位30°，穿刺点在右心缘中下1/3处右心影内，穿刺针方向指向4点钟位置，鞘管上滑顶在卵圆窝内，推进穿刺针，有突破感及压力监测显示左房压后推注造影剂，见造影剂在左房内散开，固定穿刺针，推进鞘管至左房，退出穿刺针，经穿刺鞘管送入左房钢丝至左房。房间隔穿刺成功后肝素化（肝素剂量为1 mg/kg）。沿左房钢丝送入扩张管扩张后，根据欲建立房缺大小与球囊直径1：1.1～1：1.2的比例选择扩张球囊，反复扩张3～5次。送入测量球囊，证实房间隔缺损的存在。手术中、手术后分别给予青霉素10万U/kg肌内注射。

【结果】

心脏显示房间隔缺损位于卵圆孔中央，呈卵圆形，边缘光滑，无血栓附着，距离左、右房室瓣，右上肺静脉，冠状窦均大于5 mm。

【应用】

该模型实用性强，可模拟临床实际状况，并可满足经心导管关闭房间隔缺损的实验研究。

【参考文献】

1. 王胜强，秦永文，胡建强，等.经静脉房间隔穿刺法建立房间隔缺损动物模型[J].介入放射学杂志，2004，13（2）：159-160.

2. 夏伟，张曦.穿刺法制作房间隔缺损动物模型[J].介入放射学杂志，1995，4：209-211.

二、室间隔缺损

【原理】

通过外科手术制备左向右分流性室间隔缺损。

【方法】

1. 实验动物

犬，15～18 kg，雌雄不限。

2. 造模方法

氯胺酮（5 mg/kg）肌肉注射，戊巴比妥钠（25 mg/kg）静脉注射麻醉。切开右股动脉和右颈内静脉，X射线透视下穿刺针穿刺室间隔，经穿刺针送入鞘管，交换头端弯曲1.5圈的左房钢丝至左心室，沿钢丝送入直径6～8 mm、长40 mm聚乙烯球囊扩张室间隔穿刺孔，建立室间隔缺损模型。经尾静脉造影导管至左心室造影。

【结果】

手术后2天动物即能正常活动进食，模型与天然存在的膜部室间隔缺损部位接近。主要并发症是Ⅲ度房室传导阻滞。

【应用】

本法制作的模型可广泛应用于新型封堵器和输送系统的评价，对深入了解左向右分流先天性心脏病病理、生理改变具有重要意义。

【参考文献】

1. 胡建强，秦永文，王胜强，等. 经静脉穿刺制备犬室间隔缺损模型的实验研究[J]. 介入放射学杂志，2004，13（2）：161-163.

2. 王晓彦，金伟车，周达新，等. 室间隔缺损动物模型的建立[J]. 南京医科大学学报（自然科学版），2006，26（3）：189-191.

第八节　冠心病

一、心肌梗死

【原理】

阻断或缩窄冠状动脉，减少或停止心脏相应供应区的血流，心肌因缺血、缺氧而发生代谢紊乱，以致发生心肌坏死。

【方法】

1. 实验动物

犬，15～18 kg，雌雄不限。

2. 造模方法

麻醉前给药为皮下注射吗啡1～1.5 mg/kg，戊巴比妥钠（30 mg/kg）静脉注射麻醉。气管插管并接人工呼吸机，每分钟16～20次。右侧卧位，切开左侧颈内动脉，插入外径5～8F引导管。导管尖端抵达主动脉根部后，注入少量造影剂以确认导管位置和左冠状动脉开口处。转动引导管进入左冠状动脉主干，注射造影剂，可同时显示冠状动脉前降支及左回旋支。将导管尖端略转向前进入冠状动脉前降支，造影剂显示冠状动脉前降支以证明导管尖端已进入预定部位。引导管腔内插入柔软钢丝（直径0.8 mm），引导微珠（塑料或乳胶制成）进入冠状动脉前降支。再取另一导管套入钢丝向前推进，沿动脉将微珠顶入冠状动脉前降支。抽出钢丝，微珠便嵌入血管内，可堵住冠状动脉前降支管腔，形成急性前壁心肌缺血。

【结果】

心电图V3导联迅速出现ST段抬高，数小时后出现Q波，形成心肌梗死。

【应用】

该模型用于防治心肌缺血的药物筛选和相关的药效实验，评价对心肌梗死治疗方法的疗效研究。

【参考文献】

1. 吴涛. 心肌缺血动物模型制备方法[J]. 中国康复医学杂志，2006，21（2）：180-181.

2. 卫洪超，何庚戌，胡盛寿，等. 建立一种标准化急性心肌梗死动物模型[J]. 中华实验外科杂志，2005，22（7）：876-878.

二、心绞痛

【原理】

用垂体后叶素使心脏冠状动脉发生痉挛性收缩，造成急性心肌供血不足及外周阻力增加，导致心脏负荷加重，心电图可见心肌缺血的典型变化。

【方法】

1. 实验动物

家兔，体重2～2.5 kg，雌雄不限。

2. 造模方法

取仰卧位，针电极插入四肢皮下和左、右胸第5、6肋间近胸骨处，电极连于心电图机，记录Ⅱ导联，左胸前、右胸前各导联心电图作为正常对照。耳缘静脉注入垂体后叶素2 U/kg，容积为0.2～0.3 mL/kg，30秒注射完毕。注射后分别于1 min、2 min、5 min、20 min、25 min、30 min记录上述导联心电图变化，特别注意观察心率、ST段、T波的变化。

【结果】

动物产生较长时间的明显缺血性心电图变化与典型的心绞痛发作性心肌缺血心电图，与临床上冠状动脉供血不足所致的心绞痛相似。

【应用】

适用于缓解冠状动脉痉挛以防治心肌缺血药物的筛选和相关的药效实验。

【参考文献】

1. 吴涛. 心肌缺血动物模型制备方法[J]. 中国康复医学杂志，2006，21（2）：180-181.

2. 姜洁，郑毓桂，莫雪妮，等. 缺血性心脏病模型的制作方法回顾[J]. 中国医学文摘：内科学，2004，25（2）：235.

第九节　心肌缺血

一、心肌缺血再灌注损伤

【原理】

用手术结扎的方法，使心肌在短时间供血中断，一定时间内恢复血供。

【方法】

1. 实验动物

雄性SD大鼠，体重300~350 g。

2. 造模方法

乌拉坦（1 g/kg）腹腔注射麻醉，仰卧位固定。将针形电极插入四肢皮下，连接心电图机，记录标准Ⅱ导联心电图。胸部去毛、消毒，沿胸骨左侧旁行切口，上界为两前肢后缘连线，下界为第4、5肋间，依次切开皮肤、浅筋膜和深筋膜，用止血钳钝性分离肌肉，充分暴露第3、4肋骨，用剪刀深入肌肉中间剪断第3、4肋骨，右手持中号弯血管钳深入切口，轻轻用力向两侧撑开胸腔，即可暴露心脏，轻轻挤压右侧胸腔，借助心脏搏动将心脏挤出胸腔之外，左手食指、拇指固定心尖，方向朝上偏右，充分暴露心脏，用消毒棉签轻轻拨开左心耳，从肺动脉圆锥左缘进针，进针深度控制在2~3 mm之间，从左心耳右缘中部出针，在结扎线下垫聚乙烯管（PE50），聚乙烯管可适当涂以液状石蜡，迅速结扎左冠状动脉，随即可见心脏前壁颜色变成青紫，用弯血管钳撑开胸前切口，迅速将心脏回纳胸腔，顺势用左手食指和拇指将伤口捏住，向上轻提，使胸腔形成负压，排空因开胸进入胸腔的空气，用中号肠钳夹住伤口，从开胸到关胸时间控制在1 min之内，待大鼠恢复自主呼吸，连接皮下肢体导联，记录大鼠心电图，Ⅱ导联心电图ST段弓背抬高0.2 mV以上者纳入后续实验，不符合者弃之不用。

【结果】

冠状动脉结扎后心电图表现为ST段抬高幅度为（0.257±0.045）mV，心肌组织TTC染色，梗死心肌和正常心肌组织分界清晰。正常心肌组织呈红色，缺血再灌注后，部分心肌组织呈苍白色。表明大鼠心肌组织出现损伤。

【应用】

针对再灌注损伤的机制采用多种药物进行预防。另一方面，针对心律失常本身进行研究。

【参考文献】

1. 张新宁，吕琪，张永亮，等.大鼠心肌缺血再灌注模型建立方法的改进[J].武警医学院学报，2008，17（11）：941-943.

2. 王晓梁，刘磊，梁峰，等.大鼠在体心肌缺血再灌注模型制备方法的改进[J].山西医科大学学报，2006，37（9）：980-982.

二、急性冠状动脉性心肌缺血

【原理】

心导管术置入球囊与冠状动脉，中断相应供血区血流，造成急性心肌缺血。

【方法】

1. 实验动物

杂种犬，雌雄不限，体重12～15 kg。

2. 造模方法

速眠新0.08 mL/kg及戊巴比妥钠25 mg/kg腹腔注射麻醉，仰卧位固定。颈部剪毛，常规消毒铺巾，逐层暴露并分离出颈总动脉，穿刺成功后，根据血管粗细，置入4F或5F血管鞘。此时经颈总动脉注入肝素钠2500 U，每隔1小时追加肝素钠1250 U。插入Cobra造影导管，在透视监视下置入冠状窦，插入左冠状动脉主干行冠状动脉造影，造影成功后在导丝指引下置入ϕ（1.50～2.75）mm×（10～20）mm的球囊至前降支。经缺血预适应3～5次（每次球囊充盈20 s，间隔3～5 min）后，以4×10^5～6×10^5 Pa充盈球囊堵塞冠状动脉，行冠状动脉造影，显示球囊远端血流中断，120 min后撤除球囊及鞘管，建立急性心肌缺血后再灌注模型。栓塞成功后，将右颈总动脉近、远端分别结扎，拔除血管鞘，缝合创口并常规消毒。肌肉注射青霉素160万U。

【结果】

TTC染色正常心肌呈砖红色，梗死心肌颜色暗淡，呈苍白色；梗死部位主要位于左心室前壁、室间隔及心尖部，光镜下梗死心肌变性深染、核固缩或消失，肌纤维肿胀，间质血浆渗出、出血，并可见大量白细胞浸润。

【应用】

该模型不仅为该病的发病机制和病理、生理改变提供重要的资料，更重要的是能促进新药的开发，推进临床诊断和各种治疗方法的进步。

【参考文献】

1. 李可，刘卫金，邹利光，等.闭胸式冠状动脉插管法建立犬急性心肌缺血模型的技术方法[J].第三军医大学学报，2007，29（16）：1630-1631.

2. 周文武，林玲，陈军，等.冠状动脉结扎法制作大鼠心肌缺血模型[J].中国实验动物学报，2004，12（4）：226-230.

三、慢性冠状动脉性心肌缺血

【原理】

开胸术在左冠状动脉回旋支放置Ameroid环导致血管进行性狭窄、闭塞造成心肌缺血。

【方法】

1. 实验动物

实验小型猪，体重20～30 kg。

2. 造模方法

猪右侧卧位，常规消毒铺巾，连接心电图肢体导联，左侧第4、5肋间前外侧切口，约5 cm。逐层进胸，注意保护左肺，剪开心包，暴露冠状动脉的左回旋支，在近左前降支分离左回旋支起始部表面的脂肪组织，游离出左回旋支长约1 cm，避免损伤伴行的冠状静脉，用两线平移牵引法将冠状动脉的左回旋支与Ameroid环的缺槽平行对齐，立即将两者同时做相反方向的运动，迅速将其套入直径2.5 mm的Ameroid环内。缝合心包，放置胸腔闭式引流管，关胸。动物麻醉苏醒后，观察呼吸、心率平稳后，首先拔除气管插管，观察引流管无气体排出，用手动式呼吸球囊膨肺三四次，以防止肺不张的发生，拔除胸腔闭式引流管。手术后常规使用抗生素，每5天使用1次。手术后6周左右在C形臂X射线机下进行冠状动脉造影，并观察左回旋支是否闭塞。

【结果】

6周后冠状动脉造影，Ameroid缩窄环清晰可见，随着心脏的搏动而有节律地运动，Ameroid缩窄环的远端冠状动脉突然中断。病变为远端血管显影浅淡、延迟，病变处可见细小血管与远侧血管分支或主干相通；左心尖部可发现左前降支血管增粗、迂回，多个分支伸向缺血区形成血管网。

【应用】

为运动、药物、各种血管生长因子及基因治疗冠心病，促进冠状动脉侧支循环形成提供了良好的实验模型。

【参考文献】

1. 陈仕林，朱成楚，唐礼江，等.经胸腔镜猪慢性心肌缺血模型的制作[J].南京医科大学学报（自然科学版），2008，28（3）：338-340.

2. 吴涛.心肌缺血动物模型制备方法[J].中国康复医学杂志，2006，21（2）：180-182.

第十节　高血压病

一、原发性高血压

【原理】

采用遗传学的可复制性，在一定程度上代表人类的原发性高血压的研究模型。

【方法】

1. 实验动物

SHR大鼠，出生后3个月。

2.造模方法

一般选择血压高于12.28 kPa，出生后3个月的大鼠，进行同系近交多代繁殖，可获得血压达26.6 kPa的SHR大鼠。

【结果】

16周龄时高血压形成，收缩压>21.28 kPa（160 mmHg），与人类原发性高血压形成机制相似。其血管阻力持续增加，心肌肥大，机体的肾素-血管紧张素系统激活，这一过程持续到其生存的晚期。

【应用】

用于人类高血压的研究及治疗高血压药物筛选。

【参考文献】

1. 王东，蒋湘莲.高血压大鼠模型的研究进展[J].中国动脉硬化杂志，2006，14（3）：271-273.

2. 程轶群，李晓辉.若干实验性高血压大鼠模型的介绍[J].中国比较医学杂志，2006，16（5）：305-306.

二、继发性高血压

【原理】

通过对在动脉压调节中起主要作用的器官及系统施加影响而诱发血压升高。

【方法】

1.实验动物

雄性SD大鼠，月龄为2～3个月，体重为90～120 g。

2.造模方法

动物用3%戊巴比妥钠（30 mg/kg）腹腔注射麻醉。无菌操作下经腹正中纵形切口，依次钝性分离双侧肾动脉，用内径为0.3 mm的自制环形银夹分别钳夹双侧肾动脉起始部。整个手术不损伤肾脏、肝脏、乳糜池及肾静脉。手术后腹腔注射少量青霉素预防感染。

【结果】

2～3个月龄雄性SD大鼠正常血压为14.63±1.20 kPa（110±9 mmHg），手术后一周上升至16.56±1.49 kPa（124.5±11.2 mmHg），已显著高于手术前血压水平，手术后3周时血压超过20 kPa（150 mmHg），部分大鼠血压可高于33.25 kPa（250 mmHg），并可长期维持下去。该模型血压峰值高且稳定，随观察时间的延长，血压水平稳步升高，与人类高血压病的血压演变过程基本一致。

【应用】

可以应用于高血压心、脑、肾等并发症的防治研究以及动脉瘤发生机制的研究。

【参考文献】

1. 程轶群，李晓辉.关于实验性高血压大鼠模型的介绍[J].中国比较医学杂志，2006，16（5）：305-308.

2. 董艳芬，梁燕玲，罗艳.慢性应激诱发高血压大鼠模型的建立[J].解剖学研究，

2006，28（1）：72-73.

三、肺动脉高压

【原理】

手术形成持续左向右分流，使肺血流量增加和压力升高引起肺血管内皮受损，形成肺动脉高压。

【方法】

1. 实验动物

1月龄幼兔，雌雄不限。通常幼兔长时间体-肺循环分流。

2. 造模方法

将1月龄幼兔正中开胸，行左颈总动脉与主肺动脉吻合，形成持续左向右分流。3个月后通过彩色多普勒超声证实吻合血管通畅性，并测定其肺动脉收缩压（PASP）、肺动脉舒张压（PADP）、平均压（MPAP），观测肺小动脉病理变化、管壁厚度指数（TD）、面积指数（AD）。分流组3个月后，形成肺动脉高压。

【结果】

模型动物PASP、PADP、MPAP明显增高。肺组织病理检查示肺小动脉管壁增厚，管腔狭窄，符合先天性心脏病病理生理过程。

【应用】

用该模型进行相关的基础及应用研究，对提高该类疾病的临床疗效具有重要的意义。

【参考文献】

1. 王伟，张宜乾，关树明. 兔高动力性肺动脉高压模型的建立[J]. 中国病理生理杂志，2006，22（3）：612-613.

2. 崔勤，杨景龙，朱海龙. 肺动脉高压幼犬肺动脉压力与肺动脉结构的关系[J]. 中华实验外科杂志，2000，17（6）：505-507.

四、肝硬化门静脉高压

【原理】

手术阻断大鼠门静脉经左肾上腺下静脉与左肾静脉之间的分流，以增加门静脉压力，再给予硫代乙酰胺致肝毒性，门静脉高压肝充血、TAA肝毒性致肝硬化门静脉高压。

【方法】

1. 实验动物

SD大鼠，体重200～220 g。

2. 造模方法

先行左肾上腺静脉结扎，然后给予初始浓度为0.03%的TAA溶液作为饮用水并根据大鼠体重变化调节给药浓度。给药14周后，停药2周，肝硬化动物模型即制作完毕。

【结果】

此模型同时具备肝硬化和门静脉高压两方面的病理特征，与临床常见的肝炎后肝硬化相符合。

【参考文献】

1. 董琦，聂晚频，王廉.肝硬化门静脉高压症大鼠模型制作方法的探讨[J].现代生物医学进展，2006，6（10）：48-50.

2. 何德华，陶文照，李平.门静脉高压症的发生机理[J].实用肝脏病杂志，1997，2（2）：3-4.

五、高脂饲料诱发高血脂及动脉粥样硬化

【原理】

在动物饲料中加入过量的胆固醇和脂肪饲养一定时间后可引起高血脂及动脉粥样硬化。

【方法】

1. 实验动物

小型猪。

2. 造模方法

用1%～2%高脂食物（加少量胆酸钠——促进胆固醇的吸收、丙硫氧嘧啶——抑制甲状腺功能，减少胆固醇的代谢）饲喂6个月即可形成动脉粥样硬化病变。

【结果】

该模型损伤血管内皮，引起动脉内皮通透性升高及血液单核细胞黏附，其主动脉及冠状动脉处逐渐形成粥样硬化斑块，并出现高脂血症。其特点与人类疾病高血脂及动脉粥样硬化近似。

【应用】

小型猪模型形成动脉粥样硬化病变特点及分布都与人类近似，应用于研究粥样硬化斑块的稳定性和斑块溶解、裂解性。

【参考文献】

1. 王东，蒋湘莲.高血压模型的研究进展[J].中国动脉硬化杂志，2006，14（3）：271-273.

2. 杨鹏远，芮耀诚，焦亚斌.动脉粥样硬化大鼠实验模型的建立[J].第二军医大学学报，2003，24（7）：802-804.

第四章 呼吸系统疾病动物模型

第一节 呼吸道疾病

一、变态反应性鼻炎

【原理】

用某种抗原致敏，再用这种抗原诱发变态反应性鼻炎。豚鼠是最常用的制作变态反应性鼻炎模型的动物。和其他动物相比，豚鼠更容易显示出过敏症状。

【方法】

1. 实验动物

Hartley 豚鼠，雄性，体重为 200～250 g。

2. 造模方法

用溶解有 20 μg 卵清蛋白和 10 mg Al(OH)₃ 的生理盐水在豚鼠腹腔内注射，每 2 周 1 次，共 7 次，然后利用超声雾化器，使豚鼠吸入 0.01% 卵清蛋白生理盐水 3 mL，进行追加致敏，连续 5 日，1 周后用微量取液器将 1% 卵清蛋白生理盐水 100 μL 滴入双鼻腔（每鼻腔 50 μL）进行诱发。

【结果】

造模后豚鼠鼻黏膜组织学检查发现其鼻黏膜杯细胞显著增生，嗜酸性粒细胞显著增多，肥大细胞增多，一部分肥大细胞可看到脱颗粒、变性现象。

【应用】

用于变态反应性鼻炎的基础与临床研究。

【参考文献】

1. 阮岩，钟萍，冯文大，等. 变态反应性鼻炎实验动物模型的制作方法[J]. 中医眼耳鼻喉杂志，2012，2（9）：109-110.

2. 江满杰，李泽卿，吴晋蓉，等. 抗原长期刺激致变应性鼻炎豚鼠模型鼻黏膜重塑的研究[J]. 临床耳鼻咽喉头颈外科杂志，2012，26（5）：218-222.

二、感冒咳嗽

【原理】

香烟烟雾可使动物对刺激物的咳嗽反应性增高，细菌感染是引起呼吸道炎症的重要因素，革兰阴性菌是呼吸道感染中主要的致病菌之一，而脂多糖是决定革兰阴性菌致病力的关键毒素。

【方法】

1. 实验动物

SPF级SD大鼠，雄性，体重180～220 g。

2. 造模方法

大鼠置于特制的0.5 m³的烟室中，以锯屑末50 g+10支香烟点燃烟熏，每日1次，每次熏烟30 min，连续10天。动物自由进食、饮水。第11天乙醚浅麻醉，后鼻腔滴入含脂多糖20 μg的PBS溶液250 μL，第12天将动物置于透明密闭容器中，以10⁻⁴ mol/L的辣椒素溶液雾化吸入，每次3 min，每日1次。每日观察动物状态，并于末次滴鼻24 h后测定相关指标。

【结果】

动物出现较频繁且典型的咳嗽动作，咳嗽反应性明显增高，肺组织病理观察到明显的支气管及其周围炎症，即血管周围有较多炎症细胞浸润，支气管黏膜上皮不同程度的肿胀、脱落，管腔内可见炎性细胞浸润；病变的支气管周围肺间质有少量中性粒细胞浸润，未见明显的肺泡融合。

【应用】

用于细菌感染引起咳嗽的发病机制和疗效研究。

【参考文献】

1. 李飞侠，朱佳，王文，等.一种感染后咳嗽动物模型制作方法的建立及评价[J]. 中华中医药学刊，2013，31（10）：2315-2317.

2. 邱忠民，浏琦，郭德华，等.缓激肽β₂受体拮抗剂对致敏豚鼠模型咳嗽反应的影响[J]. 中华结核和呼吸杂志，2002，25（2）：74-77.

三、慢性支气管炎

【原理】

脂多糖是革兰阴性菌细胞壁层结构，它可刺激单核细胞、内皮细胞及中性粒细胞等合成、释放一系列炎性介质，介导气道及肺组织的炎症反应。

【方法】

1. 实验动物

SD大鼠，雄性，体重190～250 g。

2. 造模方法

1%戊巴比妥钠（50 mg/kg）腹腔注射麻醉，仰卧位固定，拉出舌体，暴露声门，用聚乙烯静脉套管针（长度7.2 cm，直径0.1 cm）代替气管导管，拔除针芯，快速将套管插入气管，将脂多糖200 μg/200 μL注入气管内，饲养3周。

【结果】

模型的气道壁、气道腔及肺组织表现出类似人类慢性支气管炎的病理改变。支气管肺泡灌洗液中白细胞总数及中性粒细胞显著增高。与人类慢性支气管炎相符。

【应用】

制备方法简便经济，适用于慢性支气管炎的实验研究。

【参考文献】

1. 马楠，崔德健，梁延杰，等.气管内注入脂多糖法建立大鼠慢性支气管炎模型[J].基础医学与临床，2000，20（4）：87-89.

2. 钱伯初，史红，郑晓亮.慢性支气管炎动物模型研究进展[J].中国比较医学杂志，2008，18（8）：53-57.

四、变态反应性哮喘

【原理】

卵清蛋白致敏，再用卵清蛋白抗原诱发变态反应性哮喘。

【方法】

1. 实验动物

BALB/c 小鼠，雌性，体重18～22 g。

2. 造模方法

第1天、第14天腹腔或皮下注射卵清蛋白致敏液0.2 mL（含卵清蛋白100 μg）致敏，第21天开始连续雾化吸入5%卵清蛋白激发，1 次/天，30 min/次，连续雾化7天以诱发哮喘。

【结果】

明显哮喘并伴有明显的嗜酸性粒细胞气道炎症，但无气道高反应性。

【应用】

用于支气管哮喘发病机制及其预防和治疗研究。

【参考文献】

1. 湛孝东，姜玉新，李良怿，等.不同浓度卵蛋白变应原对小鼠哮喘模型建立的影响[J].中国实验动物学报，2012，20（4）：16-20.

2. 沈璐，赖克方，姜华，等.不同激发方式对小鼠过敏性支气管哮喘模型的影响[J].国际呼吸杂志，2009，29（15）：909-913.

五、过敏性支气管痉挛

【原理】

哮喘属 I 型变态反应，即由抗原与支气管黏膜及黏膜下的肥大细胞、嗜碱性粒细胞上的抗体结合，释放组胺、5-羟色胺、慢反应物质等生物活性物质引起支气管黏膜发生炎症反应及支气管平滑肌痉挛。

【方法】

1. 实验动物

豚鼠，雌雄不限，体重230～250 g。

2. 造模方法

腹腔内注射0.5 mL生理盐水配成1∶10鸡蛋白溶液做致敏抗原，注射后1周，动物对抗原的敏感性逐渐升高，3～4周时最高。此时再用1∶3鸡蛋白2 mL加弗氏完全佐剂雾化室内雾化，致敏动物在雾化室内十几秒钟到数分钟内出现不安，呼吸加紧加快，然后逐渐减慢变弱，甚至出现周期性呼吸，直到呼吸停止而死亡。

【结果】

动物出现呼吸困难，尤其是呼气障碍，肺泡间质内有炎症细胞浸润的结节样病灶。

【应用】

用于观察药物抗过敏和平喘作用。

【参考文献】

1. 徐淑云. 药理实验方法学[M]. 北京：人民卫生出版社，1982.

2. 陈日新. 实验针灸学实验指导[M]. 北京：中国协和医科大学出版社，2000.

第二节 肺疾病

一、阻塞性肺气肿

【原理】

兔雾化吸入和静脉注入木瓜蛋白酶，在肺内，木瓜蛋白酶穿越肺泡上皮进入肺间质与弹力纤维结合，将其分解而引起肺泡炎和肺泡坏死，使大量含有血黄素的吞噬细胞在病变肺泡处沉积。由于吞噬细胞中含有丰富的溶菌酶，对基质有溶解作用，导致肺气肿。

【方法1】

1. 实验动物

家兔，雌雄不限，体重1.8～2.5 kg。

2. 造模方法

耳缘静脉注入8%木瓜蛋白酶1 mL/kg，经超声雾化器将5%木瓜蛋白酶液（直径5 μm以下颗粒占90%以上）60 mL，雾化后经管道送入雾化箱，约4 h雾化完。实验动物经雾化箱的开口处吸入酶的气雾剂，每次吸入约4 h（至酶液雾化完），每周吸入一次，共3次。末次吸入后40 d即可。

【方法2】

1. 实验动物

SD大鼠，雌雄不限，体重180~200 g。

2. 造模方法

向大鼠腹腔注射20 mg/kg戊巴比妥钠，并加用乙醚。分离暴露气管，用4号细针穿刺两软骨环间，向气管内快速推注3%木瓜蛋白酶液（0.1 mL/100 kg），推完后立即拔出针头，使大鼠保持直立位，左、右来回旋转1~2 min，使酶液尽可能均匀地达到两侧肺的深部。滴注酶液后2个月即可。

【结果】

方法1在肺气肿发生1周以内，主要是肺泡上皮细胞破坏；晚期阶段则可见Ⅱ型肺泡上皮细胞的增多和肺泡隔内局限性弹性纤维与胶原纤维的聚集，在X射线片上可见明显肺气肿表现，光镜下可见典型肺气肿改变。方法2肺组织病理检查见肺泡隔数量明显减少，所存留肺泡隔变窄部分肺泡隔断裂、消失，若干肺泡融合形成大圆囊，甚至出现肺泡管扩张。

【应用】

适用于肺气肿和肺源性心脏病的发病机制、病理改变、药物疗效观察等研究。

【参考文献】

1. 晋云，梁崇礼，陈训如. 兔肺气肿模型的建立[J]. 中国比较医学杂志，2004，14（2）：108-112.

2. 张倩，殷凯生. 气管内一次性注入膜弹性蛋白酶复制兔肺气肿模型[J]. 南京医科大学学报（自然科学版），2005，25（2）：95-99.

二、弥漫性肺间质纤维化

【原理】

博来霉素是一种多肽类抗肿瘤药物，在其致肺损伤的早期，即肺泡炎症阶段，产生大量氧自由基，对肺造成损伤。

【方法】

1. 实验动物

SD大鼠，体重170~200 g。

2. 造模方法

博来霉素（30 mg/支），生理盐水稀释成4 g/L。气管内滴入博来霉素溶液0.25~0.3 mL（5 mg/kg），戊巴比妥钠（20 mg/kg）腹腔麻醉，约3~5 min后，大鼠进入麻醉迟缓状态（如麻醉不深，须用乙醚加强）。仰卧位固定、颈部剪毛、碘伏消毒，颈中切口长约1 cm，分离暴露气管（如室温低，须用保温措施）。弯尖眼科钳经气管下方穿过轻微抬起气管，用砂片磨成弧形圆钝的7号注射用针头，与水平面成30°进针，在两个环状软骨之间刺入。刺进1~1.5 cm，约到气管分叉处注入博来霉素（30 mg/支，生理盐水稀释成4 g/L）0.25~0.3 mL（5 mg/kg），再向气管内注入0.2 mL的空气2~3次，使药物在肺部分布均匀。以大鼠身体长轴为中心，正、反快速旋转鼠板1～2 min。缝合皮肤，室温保持在24～25 ℃，待动物自然清醒后置笼内常规饲养。

【结果】

病变早期表现为渗出性肺泡炎，炎症细胞在病变处聚集增多。晚期为肺间质纤维化，间质细胞增生，基质胶原聚集取代正常的肺组织结构。

【应用】

可以在严格控制各种条件下观察肺间质纤维化的发生、发展和疾病转归以及这些不同改变在病理形态学、分子生物学以及影像学上的表现等规律，提高对肺间质性疾病的认识水平。用于研究肺间质纤维化的病因、发病机制及防治。

【参考文献】

1. 夏宇，齐曼古丽·吾守尔. 肺纤维化动物模型建立及评价的研究进展[J]. 新疆医科大学学报，2005，28（6）：510-513.

2. 吕晓东，庞立健. 气管内注入博莱霉素致大鼠肺纤维化动物模型方法优化分析[J]. 实用中医内科杂志，2007，21（2）：3-4.

三、局灶性肺间质纤维化

【原理】

射线全胸照射可导致肺急性炎症，肺泡壁以及支气管、血管周围等肺间质纤维细胞明显增生，发生局灶性纤维化。

【方法】

1. 实验动物

Wistar大鼠，雄性，体重200～250 g。

2. 造模方法

^{60}Co-γ射线全胸照射，照射野面积为4.5 cm×4.0 cm，将大鼠上至两腋窝、下至胸骨剑状突的位置对准此照射野，自行设计装置（10 cm铅砖）屏蔽大鼠其余部分。照距为3 m，剂量率为2.7 Gy/min，剂量为30 Gy。

【结果】

肺间质纤维化形成时间较长，一般在6个月左右，多为局灶性。在照射后2个月以内出现急性炎症反应；照射后2～3个月主要表现为亚急性细胞增生性变化；照射后3～9个月发生局灶性纤维化；照射后9～12个月发生晚期胶原化。

【应用】

用于辐射引起肺损伤的病变规律与特点、病程与分期及其防治的研究。

【参考文献】

1. 刘纯杰，王德文，高亚兵，等. 放射性肺纤维化大鼠动物模型的建立及其病变规律[J]. 中国兽医学报，2000，20（6）：576-580.

2. 白蕴红，王德文，崔雪梅. γ射线照射及博来霉素所致肺纤维化的病理学研究[J]. 中华放射医学与防护杂志，1999，19（4）：266-268.

四、肺水肿

【原理】

甲醛本身是一种强氧化剂，对生物大分子有直接的氧化作用。甲醛挥发为刺激性气体，吸入刺激可降低肺纤毛运动、损伤肺泡上皮细胞、破坏肺泡表面活性物质的合成和更新、损伤血管内皮细胞，导致肺血管通透性增高。另外，甲醛刺激和损伤通过P物质等介导肺组织过敏反应和炎症反应，促进和加重肺水肿。

【方法】

1. 实验动物

SD大鼠，雌雄不限，体重220～250 g。

2. 造模方法

将动物放入小铁笼，笼中置染毒缸，缸内放置钠石灰50 g，缸内对角分别放置2个盛有40%甲醛原液50 mL的培养皿，并通过接有导管的加氧泵持续给甲醛原液内通入氧气，为大鼠供氧并促进甲醛挥发。大鼠在缸内连续吸入甲醛蒸气染毒2 h，待5 h后处死观察。

【结果】

肺泡内大量液体及肺泡间隔增宽，间隔内毛细血管扩张充血，大量有核细泡集聚，肺泡上皮细胞和血管内皮细胞肿胀，膜增厚。

【应用】

用于肺水肿的机制和治疗研究。

【参考文献】

1. 程兵，陈一娜.甲醛熏蒸法空气消毒不当致急性肺水肿1例报告[J].职业与健康，2003，19（3）：99-100.

2. 薛敬礼，史崇敏，宋国英，等.急性肺水肿动物模型复制[J].四川动物，2006，25(3)：625-628.

五、肺动脉高压

（一）低氧性肺动脉高压

【原理】

缺氧主要引起肺血管收缩反应增强，肺血管平滑肌张力增大，导致肺动脉高压。

【方法】

1. 实验动物

Wistar大鼠，雌雄不限，体重150～250 g。

2. 造模方法

动物在低压低氧舱（大气压约50 kPa，氧浓度10%）中饲养，连续4周。分别于1、2、4周麻醉（腹腔注射戊巴比妥钠40 mg/kg）后测定大鼠肺血流动力学指标、右室肥厚指标（质量指数），检测肺血管病理和观察肺小动脉内皮细胞、平滑肌细胞的超微结构改变。

【结果】

模型动物平均肺动脉压和右室压力明显增高，并随低氧时间的延长而呈逐渐增高的趋势；低氧2周后，右室肥厚指标明显升高。低氧连续4周可形成较为理想的慢性低压低氧性肺动脉高压。

【应用】

用不同低氧浓度和时间，模拟不同高度高原的气压环境，为临床及高原军事演习等研究提供研究手段。

【参考文献】

1. 阮英茆，邓希贤. 慢性低压缺氧大鼠肺动脉高压模型及逆转的功能形态研究[J]. 中国循环杂志，1993，8（12）：23-25，53-54，72.

2. 肖诗亮，高思海，杨辰垣. 常压缺氧性大鼠肺动脉高压模型的改进[J]. 临床心血管病杂志，2001，17（4）：190.

（二）药物性（野百合碱）肺动脉高压

【原理】

野百合碱被肝脏激活为亲电子的野百合碱，引起肺血管内皮损伤及后续的肺血管重塑。野百合碱可重复诱导产生严重的进展性肺动脉高压。

【方法】

1. 实验动物

雄性Wistar大鼠，体重150～250 g。

2. 造模方法

将野百合碱结晶配成2%溶液，以50 mg/kg一次性肩胛区皮下注射。于注射后第12、16、24天，分批处死动物。测定右心室和肺动脉压力，做心肺病理检查。

【结果】

肺动脉压力可增加3倍，同时伴随右心室肥厚和大鼠体重的下降，光镜下可见肺血管重塑明显，表现为内膜增生、中层增厚及机化。

【应用】

用于肺心病发病机制、病理、实验性治疗和疗效原理等研究应用。

【参考文献】

1. 刘斌，王献民，魏利，等. 4种肺动脉高压动物模型肺血管重构模式的差异研究[J]. 中国病理生理杂志，2008，24（2）：289-293.

2. 陈瑞芬，周光德，曹文军，等. 野百合碱诱导实验性肺动脉高压病理形态观察[J]. 电子显微学报，2002，21（1）：45-54.

六、石英尘性肺硅沉着病（亦曾称矽肺）

【原理】

肺硅沉着病简称硅肺（亦曾称矽肺），是因长期吸入含大量游离二氧化硅（SiO_2）粉尘微粒而引起的以硅结节形成和肺广泛纤维化为病变特征的尘肺。肺纤维化是由于吸入粉尘后巨噬细胞膜紊乱在粉尘与细胞相互作用中作为效应细胞起作用，导致受刺激细胞间接分泌和炎症所致。

【方法】

1. 实验动物

常选用大鼠、家兔等。

2. 造模方法

准确称取标准石英尘粉（游离二氧化硅含量97%，分散度为5 μm以下者占99.9%）。以生理盐水稀释，并加适量青霉素，制成粉尘悬浮液。大鼠用每毫升含石英尘粉50 mg和青霉素2万单位的粉尘悬浮液，每只气管内注入1 mL；家兔用每毫升含石英尘粉120 mg和青霉素2万单位的粉尘悬浮液，用尘量按120 mg/kg计算，在暴露气管后注入。

【结果】

注入染尘后各个时期都表现出实验性硅沉着病纤维化过程的特征，病变类别多以结节型为主，部分同时伴有弥漫性纤维化型。染尘后1个月，约70%的动物肺纤维化为Ⅰ～Ⅲ级；染尘后6个月，约60%的动物纤维化为Ⅰ～Ⅲ级，并有约30%的动物肺间质纤维化达Ⅳ级。

【应用】

用于石英尘性硅沉着病病理、治疗和药物筛选的研究。

【参考文献】

1. 李秋营，陈艺兰，姚汝琳. 实验性硅沉着病大鼠血清铜蓝蛋白活性动态观察[J]. 山西医药杂志，2001，3（6）：497-499.

2. 吴逸明，许东，徐玉宝，等. 无损伤性兔硅肺模型制备[J]. 中国职业医学，2002，29(4)：52-53.

七、肺出血

【原理】

钩端螺旋体及其有毒物质可致中毒性败血病、肺点状出血和全肺弥漫性出血，这是数量多、毒力强的钩端螺旋体及其有毒物质作用于肺微血管，引起肺微循环障碍所致。

【方法】

1. 实验动物

豚鼠，体重150～500 g。

2. 造模方法

豚鼠左侧腹部剃毛，常规消毒，腹壁皮下注射017株黄疸出血型钩端螺旋体的培养混悬液（每10×40视野含20～40条）0.2～0.4 mL/只，进行感染。可使100%的豚鼠出现肺出血，30%的豚鼠有黄疸。采用上述黄疸出血型017株钩端螺旋体在柯索夫培养基中培养7～10 d，选用生长良好、运动活泼的菌液，Thoma细菌计数器计数。将菌液经10000 r/min离心30 min沉淀，弃上清液，用pH7.2磷酸缓冲液配成相当于原菌液1/10～1/15的浓缩菌液。豚鼠后肢皮下隐静脉处剃毛、常规消毒，隐静脉注射浓缩菌液2～3 mL/只（每毫升

含 $1.2\times10^9\sim2.\times10^9$ 条钩端螺旋体）。

【结果】

腹壁皮下注射后，出血灶绝大多数分布于脏层膜下浅表部位，最初仅针尖大小，以后发展成斑块或大叶，即肺出血。仅晚期才蔓延到深部。感染 $5\sim7$ d 肺出血加重，少数豚鼠表现全肺出血，口鼻流出少量血液而死亡。隐静脉注射浓缩菌液 20 h，双肺只见少数针头大出血点；$24\sim28$ h 出血点增多、扩大；28 h 后出血点融合成斑，尤以膈面、背面及肺尖多。在死前，出血点、斑、块布满全肺，且有许多新出血斑点，即弥漫性肺出血。

【应用】

用于钩端螺旋体病肺弥漫性出血的发病原理和抢救措施的研究。

【参考文献】

1. 陈克正，王卫. 新生大鼠肺出血动物模型的建立及对临床的启示[J]. 中国当代儿科杂志，2002，4（5）：357-362.

2. 吴春英，鲁建生，舒涛，等. 幼龄大鼠弥漫性肺出血模型的建立[J]. 实验动物与比较医学，2005，25（3）：147-152.

八、急性肺损伤

（一）物理法致急性肺损伤

【原理】

通过各种物理因素引起实验动物肺部栓塞从损伤处或血管内释放出来，造成血小板及纤维蛋白的聚集，阻塞肺毛细血管，从而引起肺损伤。

【方法】

1. 实验动物

大鼠，体重 $200\sim250$ g。

2. 造模方法

（1）胸部撞击法

麻醉后取左侧卧位 45°，右前肢上抬、外展固定，取腋前线第 3、4 肋间作为撞击点，剪去撞击区毛发，设置多功能小型生物撞击机驱动压力为 400 kPa 进行胸部撞击致伤。伤后 30 秒内呼吸未恢复者给予胸外按压辅助呼吸。

（2）胸部爆炸法

麻醉后取左侧卧位，固定于致伤台，用钢珠弹复合雷管致伤，枪和雷管起爆器用同步仪控制，弹丸质量为 0.25 g，初速度为 $400\sim700$ m/s。雷管在弹丸触发启动同步控制系统后 $0\sim5$ ms 内起爆。雷管安装在右胸壁上方 $15\sim20$ cm 处肋间，其压力范围大约为 $250\sim350$ kPa。枪口距离动物 3 m，致伤点距胸壁最高点 1.0 cm，于右侧胸壁第 5、6 肋间腹侧射入，背侧射出，形成穿透伤。致伤后救治方法包括立即缝闭胸壁伤口、保持呼吸道通畅，同时静脉滴注平衡液。

【结果】

1. 胸部撞击法

大鼠右侧上胸部肺挫伤及重度肺损伤。创伤后双侧肺体积增大实变,表面有大小不等散在红色斑片,可有肋骨压迹,切面呈红色实样变,有红色泡沫样液体溢出,呈充血水肿状;非撞击侧出现肺水肿、炎症细胞浸润等继发损伤表现。光镜下双侧肺泡结构破坏,肺间质及肺泡腔水肿、渗出、出血、大量粒细胞浸润、间质毛细血管内血流淤滞、白细胞附壁。电镜下双侧肺泡E型细胞蜕变坏死、微绒毛脱落、板层体空化、线粒体肿大、肺间质粒细胞浸润、毛细血管内粒细胞阻塞,肺泡腔有脱落的肺泡H型细胞、红细胞和炎症细胞。伤后早期,大鼠PaO_2、$PaCO_2$、BE均下降,出现低氧血症、代谢性酸中毒合并呼吸性碱中毒。变化持续至伤后24小时。

2. 胸部爆炸法

大鼠受损肺的支气管肺泡灌洗液中饱和卵磷脂/总磷脂、饱和卵磷脂/总蛋白比值下降,伤后第1天下降最明显,提示爆炸伤早期已经导致严重的肺损伤。受伤大鼠肺泡Ⅱ型上皮细胞改变,出现核固缩,胞质局灶性溶解,板层小体数量减少及密度降低,甚至细胞坏死、脱落。

【应用】

胸部撞击法可用于胸部撞击伤后肺损伤及其继发炎症反应的相关研究,为进一步研究单侧胸部撞击致对侧肺损伤的发生机制及其早期救治创造了条件。胸部爆炸法主要用于研究胸部爆炸伤的致伤机制和急性肺损伤的发生机制。

【参考文献】

1. 吴秋平,蒋耀光,何家庆,等. 声门紧闭状态下肺撞击伤模型的建立[J]. 创伤外科杂志,2004,6(4):269-273.

2. 廖克龙,朱佩芳,王正国,等. 大鼠胸部撞击伤肺损伤模型的建立[J]. 创伤外科杂志,2001,3(4):263-266.

(二)化学法致急性肺损伤

【原理】

1. 脂肪组织含有凝血活化因子Ⅶ,进入血液后使纤维蛋白原裂解为纤维蛋白肽及多肽、纤维蛋白单体,均可引起肺血栓形成,血管通透性增加,导致肺损伤。

2. 反复灌洗整肺,造成肺表面物质缺乏,引起与人类急性肺损伤相似的肺损伤。

3. 百草枯为一种农业除草剂,遇氧后产生的O_2、—OH、HO,可选择性地作用于氧分压高的肺脏,损伤血管内皮细胞,进而损伤肺泡上皮细胞。

4. 海水淹溺肺损伤的病理、生理机制十分复杂,主要机制为气管内灌注海水致使肺泡上皮和肺毛细血管受损致通透性肺水肿。

【方法】

1. 脂肪型急性肺损伤

(1)实验动物

犬,体重18~23 kg。

（2）造模方法

用乙醚提取网膜及皮下组织脂肪液，主要成分为甘油三酯364.8 mol/L、胆固醇31.1 mmol/L、游离脂肪酸16.69 mol/L。静脉注射1.4～1.7 mL/kg脂肪液。

2. 灌洗整肺型急性肺损伤

（1）实验动物

犬，体重18～23 kg（或猪、兔等大型动物；鼠等小型动物）。

（2）造模方法

37 ℃等渗盐水，10～25 mL/kg（大型动物）或1 mL/kg（小型动物）灌洗整肺，约1分钟后回收，间隔1～10 min再灌洗一次，共灌洗5～8次，或灌洗至急性肺损伤发生。

3. 百草枯型急性肺损伤模型

（1）实验动物

Wistar大鼠，体重220 g左右。

（2）造模方法

Granixibe含PQ 200 g/L，用蒸馏水稀释后备用，5 mg/kg腹腔注射。

4. 海水型急性肺损伤

（1）实验动物

Wistar大鼠，体重220 g左右。

（2）造模方法

动物麻醉后仰卧实验台，直视下气管插管后维持自主呼吸，吸氧浓度为21%，检测呼吸频率和潮气量。左股动脉切开置管，连接循环检测仪，连续检测直接平均动脉压和心电图。麻醉后30 min，动物头部抬高30°，灌注海水量为10 mL/kg，灌注压为1.0～1.2 kPa，1 min灌完。

【结果】

1. 脂肪型急性肺损伤的病理过程与油酸和骨髓液所致的呼吸窘迫综合征的病理过程相似。

2. 灌洗整肺型急性肺损伤的病理过程表现为肺不张及蛋白漏出、肺透明膜形成及肺水肿。

3. 百草枯型急性肺损伤以间质水肿、肺泡水肿、形成透明膜为主要特征。

4. 海水型急性肺损伤，海水量过少，大鼠呼吸频率和PaO_2可在1～2 h后恢复至正常，肺损伤不明显；而海水量过多时，大鼠又可因肺损伤过重很快死亡，因此在模型建立时需选取恰当的海水量，注意操作时海水灌注量的精确性。

【应用】

脂肪型急性肺损伤模型用于脂肪肺栓塞综合征的相关研究。灌洗整肺型肺损伤适用于溺水后的急性肺损伤的研究，更适用于急性肺损伤后肺表面活性物质的改变及肺表面活性物质替代治疗的研究。百草枯型急性肺损伤模型常用于百草枯中毒引起急性肺损伤的观察。海水型急性肺损伤模型用于研究海水淹溺肺损伤的病理生理机制等研究。

【参考文献】

1. 郭胜祥，孙秉庸. 一种研究急性肺损伤发生机制的动物模型[J]. 中国病理生理杂志，1992，8（6）：33.

2. 方舒东. 急性肺损伤动物模型的建立[J]. 山西医科大学学报，2002，33（3）：280-282.

九、呼吸窘迫综合征

（一）油酸致呼吸窘迫综合征

【原理】

油酸进入体内后，激活补体，产生炎症介质 C5a，趋化炎症细胞，并被激活、释放自由基，损伤毛细血管内皮细胞。

【方法】

1. 实验动物

可选用犬、兔、大鼠。

2. 造模方法

动物麻醉后，仰卧位固定于实验台上。于颈部切口行气管插管或经口气管插管后接呼吸机行机械通气，颈静脉插管维持静脉通道。股动脉插管接压力传感器连续测定动脉血压。实验时，用微量加样器将油酸总量分 2~3 次（每次间隔时间 3~5 min）直接注入静脉插管内，10 min 注射完。机械通气参数：呼吸频率为 30 次/分，潮气量为 15 mL/kg，吸气时间占 20%，吸气暂停占 10%，吸氧浓度为 60%，维持动脉血二氧化碳分压（PCO_2）在 4.7~6.0 kPa。油酸注射量：犬 0.03~0.06 mL/kg、兔 0.08~0.1 mL/kg、大鼠 0.1 mL/kg。

【结果】

注射油酸后立即出现呼吸困难，呼吸频率加快，黏膜发绀，心率增快，肺动脉压显著升高，而肺动脉楔压（PWP）无变化。镜下可见肺间质及肺泡水肿、出血、透明膜形成。肺不张、肺气肿。

【应用】

用于研究不同的机械通气模式和呼气末正压通气对急性肺损伤和呼吸窘迫综合征的作用。

【参考文献】

1. 毛宝龄，钱桂生，陈正堂. 急性呼吸窘迫综合征[M]. 北京：人民卫生出版社，2002.

2. 李军. 急性呼吸窘迫综合征的动物模型[J]. 中国危重病急救医学，1998，10（9）：562-564.

（二）骨髓提取液致呼吸窘迫综合征

【原理】

脂肪栓塞所致的缺血、缺氧及游离脂肪酸可直接损伤肺组织，栓塞引起机械性梗阻使V/Q 比例失调加重，多形核粒细胞释放的氧自由基、嗜酸性粒细胞胶原酶分解胶原纤维所产生的氧自由基均可损害肺组织。

【方法】

1. 实验动物

犬，体重18～23 kg。

2. 造模方法

乙醚麻醉，骨髓提取液每毫升含甘油三酯6.74 mg、胆固醇0.4 mg、游离脂肪酸27.04 mg。静脉注射骨髓提取液1.4～1.7 mL。

【结果】

动物静脉注射骨髓提取液后，立即出现呼吸增快、窘迫、发绀，双肺满布哮鸣音，约2小时出现啰音。胸部X射线检查显示两肺呈毛玻璃样病变及"白肺"。光镜检查见肺泡及肺间质水肿、出血、透明膜形成、急性肺炎、肺不张、肺气肿、嗜酸性粒细胞浸润、血管内及肺间质脂肪栓塞。

【应用】

用于呼吸窘迫综合征研究。

【参考文献】

1. 李军. 急性呼吸窘迫综合征的动物模型[J]. 中国危重病急救医学，1998，10（9）：562-564.

2. 方舒东. 急性肺损伤动物模型的建立[J]. 山西医科大学学报，2002，33（3）：280-282.

第五章　消化系统疾病动物模型

第一节　消化道疾病

一、反流性食管炎

【原理】

用手术的方法，将动物的贲门括约肌部分切除，破坏胃食管交界区抗反流的解剖结构，致使胃、十二指肠内容物反流入食管，导致食管黏膜产生糜烂、溃疡等炎症病变。

【方法】

1.实验动物

纯种雌性日本大耳白兔，5个月龄。

2.造模方法

手术前禁食12 h，禁水2 h，10%水合氯醛（3 mL/kg）腹腔内注射麻醉，仰卧位固定，经口插入胃管至胃。常规备皮、消毒、铺巾，剑突下正中切口，长约10 cm，逐层切开进入腹腔，充分暴露食管下段及胃食管交界区。于胃食管交界区的右前壁做一个长约3 cm的纵形切口（食管侧2 cm，胃侧1 cm），完全切开并潜行游离胃食管交界区平滑肌，将胃食管交界区前1/2径径的平滑肌完全切除，使胃黏膜及食管黏膜充分暴露。动物于手术后当天下午禁水，手术后1～2 d少量进食，手术后3～4 d恢复正常饮食。采用食管下段1 min监测方法测定手术前1周及手术后4周食管下段pH，观察实验动物的反流情况。检查前禁食12 h，禁水2 h，10%水合氯醛（3 mL/kg）腹腔注射麻醉，仰卧固定，经口插入胃管至胃，注入0.1 mol/L盐酸（10 mL/kg），10 mL蒸馏水冲洗胃管后将其拔出。将pH监测导管插入胃腔，在事先经食管测压确定的食管下括约肌位置上移3 cm定位，外置参考电极贴于兔的腹部。每只兔监测1小时。监测指标包括1 h内发生的总反流次数、最长反流时间、反流时间大于5 min的次数及反流率。发生反流的标准：pH<4.0，每次反流时间在30 s以上。

【结果】

手术后4周与手术前1周食管下段pH监测表明，手术后总反流次数、最长反流时间、反流时间大于5 min的次数及反流率均较手术前增加。食管黏膜面可见不同程度的水肿、潮红、糜烂、溃疡等变化。病检可见复层鳞状上皮细胞增生、气球样变性等。固有层内炎症细胞主要是中性粒细胞浸润。

【应用】

该模型可用于抗反流手术方式的选择及评价，也有助于对食管炎的动态观察与研究。

【参考文献】

1. 徐志诚，胡廷泽，刘文英，等.反流性食管炎动物模型制备的新方法[J].中国修复重建外科杂志，2004，18（4）：288-290.

2. 许树长，戴军，胡运彪，等.实验性酸性反流性食管炎动物模型制备的研究[J].中华消化杂志，1999，19（3）：208-209.

二、慢性胃炎

（一）慢性非萎缩性胃炎

【原理】

慢性非萎缩性胃炎是指胃黏膜不伴有萎缩性改变，以胃黏膜层、淋巴细胞和浆细胞为主的慢性炎性细胞浸润的慢性胃炎。通过灌胃、自由饮用和饥饱失常的方法模拟人类慢性胃炎的发生机制获得慢性非萎缩性胃炎动物模型。

【方法】

1. 实验动物

SD大鼠，体重180～220 g。

2. 造模方法

分为灌胃、自由饮用和饥饱失常3个步骤。①灌胃，包括乙醇灌胃和脱氧胆酸钠灌胃两种。乙醇每周2次灌胃；脱氧胆酸钠每日灌胃。②自由饮用，第1～6周给予0.05%的氨水，第7～12周给予0.1%氨水。③饥饱失常，单日禁食，双日足量喂食。三个步骤共同操作，12周后可成功建立SD大鼠慢性浅表性胃炎模型，且稳定性良好。

【结果】

内镜下可见黏膜红斑、黏膜出血点或斑块、黏膜粗糙伴或不伴水肿、充血渗出等。病检见胃黏膜层有慢性炎性细胞浸润。

【应用】

慢性非萎缩性胃炎是一种临床常见病，非萎缩性胃炎迁延不愈将转化为萎缩性胃炎，约10%在20年观察中发展为胃癌。因此建立类似人类慢性非萎缩性胃炎动物模型，对非萎缩性胃炎的深入研究、预防萎缩性胃炎和胃癌具有重要意义。

【参考文献】

1. 房静远，刘文忠，李兆申，等.中国慢性胃炎共识意见[J].胃肠病学，2013，18（1）：24-36.

2. 任守忠，马志健，王继浩，等.大鼠慢性浅表性胃炎模型的建立[J].中国实验方剂学杂志，2011，17（17）：191-194.

（二）慢性萎缩性胃炎

【原理】

慢性萎缩性胃炎是一个慢性过程，其发生、发展与多种因素有关，可用生物造模法、化学损伤法及主动免疫法建立类似人类慢性萎缩性胃炎的动物模型。

【方法】

1. 实验动物

Wistar大鼠，体重180～220 g。

2. 造模方法

生物造模法：采用N-甲基-N-硝基-N-亚硝基胍（MNNG）+幽门螺杆菌综合方法，分3个程序：

（1）自由饮用，供大鼠自由饮用MNNG，24 h更换一次，持续8周。

（2）感染幽门螺杆菌，以消炎痛一次性皮下注射，隔日灌胃给予培养好的幽门螺杆菌菌株，共5次10 d。灌胃前、后分别禁食12 h。

（3）自由饮用，间隔2周后，再次自由饮用MNNG溶液。

三个程序依次进行，12周后成功建立慢性萎缩性胃炎动物模型。

【结果】

内镜表现为苍白或灰白、红白相间（以白为主），黏液湖缩小或干枯，黏膜薄可见血管。病检见胃固有腺体减少，常伴有肠上皮化生。

【应用】

该模型具有与人类近似的病因和发病机制，对萎缩性胃炎的深入研究、预防萎缩性胃炎和胃癌具有重要意义。

【参考文献】

1. 张琳，姚冬梅，姚希贤，等. 大鼠HP相关性慢性胃炎模型的制作[J]. 中国比较医学杂志，2004，14（3）：161-165.

2. 陈贺，张慧颖，刘禾，等. 联合化学刺激法所致大鼠慢性胃炎模型[J]. 实验动物科学，2010，27（1）：22-24.

（三）γ射线致慢性萎缩性胃炎

【原理】

超过10 Gy以上高能辐射作用于动物上腹部可直接损伤胃，致使胃黏膜显著变薄，严重萎缩，腺体大部分消失，有大量炎症细胞浸润，其变化类似人类慢性萎缩性胃炎。

【造模方法】

1. 实验动物

Wistar大鼠，体重180～220 g。

2. 造模方法

^{60}Co-γ射线照前36 h，动物禁食但不限饮水，照射前2 h禁水，照射前戊巴比妥钠40 mg/kg腹腔注射麻醉，照射部位为左上腹3.5 cm×5.0 cm，其余部位用10 cm铅砖屏蔽，

置于距钴源120 cm处进行照射，为使照射均匀正确，钴源为旋转式点状放射源，剂量率为0.0303 Gy/s和0.0284 Gy/s，照射到一半剂量时，将动物半翻身后再照。每次照射剂量为6 Gy，每日一次，共3或4次，总照射剂量为18或24 Gy。照射后观察动物食欲、体重、精神状态、体征及症状等变化，加强照射后动物营养和饲养管理，于照射后30天做病理组织学观察。

【结果】

50%的大鼠形成了典型慢性萎缩性胃炎病变。胃黏膜显著变薄，严重萎缩，腺体大部分消失，有大量炎症细胞浸润。

【应用】

用于研究慢性萎缩性胃炎发病机制及防治措施。适合评价抗慢性萎缩性胃炎药物实验，为新药疗效提供了客观的依据。

【参考文献】

1. 李春越，施新献，等.胃尔康治疗慢性萎缩性胃炎的临床及实验研究[J].中国中西医结合杂志，1995，15（1）：21-24.

2. 汪建英，王志军，李振甲，等.胃黏膜萎缩大鼠适应性细胞保护作用的变化及其与内源性PG5等的关系[J].生理学报，1987，39（1）：10-18.

三、胃黏膜上皮化生

【原理】

已分化成熟的细胞在某种刺激因素作用下，转化为另一种分化成熟细胞的过程称为化生，胃黏膜上皮化生属于较常见的一种。将某种物理或化学刺激长期反复作用于实验动物的胃部，可造成胃黏膜上皮化生。

【方法】

1.丙基硝基亚硝基胍（PNNG）诱发法

（1）实验动物

Wistar雄性大鼠，2～6周龄，体重100～200 g。

（2）造模方法

蒸馏水配制PNNG，浓度为1 g/L，4 ℃保存，用前再稀释为50～83 μg/mL的溶液放入饮水中，饮水瓶涂成黑色或以锡箔纸包裹，以免致癌物遇光分解。投药时间为16～20周。

2.X射线胃局部照射诱发法

（1）实验动物

Wistar雄性大鼠，5～8周龄，体重150～200 g。

（2）造模方法

动物麻醉后置于X射线光束下，用0.6 cm厚的铅皮保护，铅皮中央正对胃区处留有直径为1.8 cm的小孔，经此孔进行X射线照射。照射剂量每次5 Gy（500 rad），每日1次，共6次。

3. 带蒂胃壁瓣肠移植诱发法

（1）实验动物

Wistar 雄性大鼠，体重 180～200 g。

（2）造模方法

常规麻醉后打开腹腔，于大鼠胃腺前壁正中部取一大小约 1.5 cm×1 cm 梭形胃壁瓣，保留胃小弯侧血管 2～4 条，0/7 号线缝合胃壁。分别在十二指肠中部、空肠末端及中结肠纵行切开肠管，切口长约 1.5 cm，0.05% 氯己定（洗必泰）纱条清洁伤口，将梭形胃壁瓣黏膜面向着肠腔进行侧侧吻合，0/7 号线连续缝合，腹腔内注入 0.9% 生理盐水 5 mL，常规关闭腹腔。

【结果】

PNNG 给药 16～20 周、X 射线局部照射 6 次可形成胃黏膜肠上皮化生。带蒂胃壁瓣肠移植诱发法手术后 3 个月，移植至空肠和结肠的胃壁瓣黏膜即显示有肠化生，手术后 6 个月后，移植到肠道各段的胃壁瓣黏膜均可见广泛的肠化生。

【应用】

肠化生模型可用于研究胃黏膜肠化生发生的原因及组织来源、与胃癌发生的关系、逆转治疗药物的筛选和疗效观察。

【参考文献】

1. 王东旭，房殿春，刘马纹. 犬胃黏膜肠上皮化生模型的建立及其肠化过程中癌相关蛋白的表达[J]. 中华消化内镜杂志，2000，17（6）：352-355.

2. 李春启，刘为纹，房殿春. 实验动物胃黏膜癌前病变的模型建立、发生机理及其逆转治疗的研究[J]. 第三军医大学学报，1993，16：5-9.

四、胃溃疡

（一）应激性胃溃疡

【原理】

以各种强烈的伤害性刺激（如强迫性制动、饥饿、寒冷等），使交感神经系统兴奋性提高，血管收缩，导致黏膜缺血缺氧，副交感神经-垂体-肾上腺系统兴奋性升高，引起胃酸、胃蛋白酶分泌增加，引发应激性溃疡。

【方法】

1. 实验动物

Wistar 雄性大鼠，体重 200～280 g。

2. 造模方法

将实验大鼠用乙醚麻醉后固定于鼠板浸入水（18～23 ℃）中，液面与大鼠胸骨剑突保持水平，浸泡 7 小时以上，取血、处死。

【结果】

18～23 ℃水中浸泡 7 h 以上溃疡发生率可达 100%。应激性溃疡在腺胃部沿血管走行分布，表面覆盖凝血，擦去凝血可见深褐色条索状溃疡，以溃疡长度总和的毫米数作为溃疡指数，进行统计学处理。

【应用】

水浸应激模型是一种应用很广泛的急性溃疡模型，其优点是所需条件十分简单，模型制备简便，易于复制，且溃疡发生率高。适于探索抗溃疡病药物研究和胃溃疡发病机制的研究。

【参考文献】

1. 陈孝平. 外科常用实验方法及动物模型的建立[M]. 北京：人民卫生出版社，2003.

2. 林吉，荣向路，黄萍，等. 胃肠舒胶囊抗实验性胃溃疡作用的研究[J]. 中药新药与临床药理，2005，16（4）：256~259.

（二）乙醇型胃溃疡

【原理】

乙醇对胃黏膜的损伤途径有多种：可损伤胃黏膜上皮细胞，破坏胃黏膜屏障；可造成胃黏膜的氧自由基损伤，引起黏膜微循环障碍，细胞膜流动性降低及还原性谷胱甘肽含量减少；可溶解脂肪化合物，破坏胃黏膜屏障的脂蛋白层，保护性物质减少引起黏膜细胞损伤；可引起黏膜下血管内皮损伤，血管扩张、黏膜下出血等改变。

【方法】

1. 实验动物

Wistar雄性大鼠，体重200~280 g。

2. 造模方法

大鼠常规条件下适应性饲养一周后造模。造模前禁食不禁水36 h。造模时抓取大鼠，固定头部，使用灌胃针（约15 cm），前段润滑，缓慢经口伸入至大鼠贲门，按1 mL/200 g剂量注入无水乙醇，造模后使大鼠平躺20 min。

【结果】

乙醇灌胃时间越长，或者乙醇浓度越高，灌胃后引起实验动物胃黏膜上皮细胞的变性、坏死以及间质血管瘀血损伤会越重。

【应用】

适用于探索抗溃疡病药物研究和胃溃疡发病机制研究。

【参考文献】

1. 夏敏，陶嘉泳. 乙醇对小鼠胃黏膜的损伤机制[J]. 新消化病学杂志，1997，5（4）：211-212.

2. 沈贵芳，郭伟，赵伟春，等. 腹水草抗大鼠乙醇型胃溃疡的作用及机制研究[J]. 中国中西医结合杂志，2012，32（10）：1370-1373.

（三）幽门结扎型胃溃疡

【原理】

结扎术后，胃液被滞留于胃中，使胃溃疡攻击因素增强，防御能力相对减弱，导致溃疡形成。

【方法】

1. 实验动物

Wistar雄性大鼠，体重200～280 g。

2. 造模方法

大鼠禁食不禁水30 h，麻醉并固定于鼠板上，自剑突下沿腹中线做长约2～3 cm的切口，暴露胃，在幽门和十二指肠结合部结扎幽门并缝合腹壁切口。手术后禁食18 h，处死。

【结果】

结扎胃液抵抗力较弱的大鼠前胃部黏膜是胃溃疡多发处，可呈圆形或椭圆形，在显微镜下观察可见白细胞浸润及组织坏死，溃疡深达肌层，严重时可形成穿孔。同时伴胃酸和胃蛋白酶分泌增多。此法操作简便，重复性好。溃疡模型复制成功率约为97%。

【应用】

用于观察胃溃疡中胃酸和胃蛋白酶分泌对胃黏膜的影响，探讨其防治原理。

【参考文献】

1. 余良主，王帮华，黄碧兰，等. 牛磺酸对大鼠幽门结扎型胃溃疡的影响[J]. 世界华人消化杂志，2007，15（13）：1545-1548.

2. 罗燕军，于皆平. 胃黏膜血流变化的影响因素[J]. 世界华人消化杂志，2001，9：671-674.

（四）药物诱发型胃溃疡

【原理】

某些药物可以直接刺激胃黏膜、促进胃酸分泌、影响胃黏膜血供或抑制前列腺素合成，削弱其对胃黏膜的保护作用，导致胃溃疡。这些药物包括：组胺、胃泌素、肾上腺皮质激素、水杨酸盐、血清素、利血平、保泰松等。

【方法】

1. 利血平腹腔注射法

（1）实验动物

Wistar雄性大鼠，体重160～180 g。

（2）造模方法

动物禁食24 h，自由饮水，腹腔注射利血平5 mg/kg。18 h后处死动物，取胃，用甲醛固定，沿胃大弯解剖胃，观察溃疡发生情况。

2. 组胺皮下注射法

（1）实验动物

雄性白色豚鼠，体重300～380 g。

（2）造模方法

手术前禁食24 h，自由饮水。戊巴比妥钠麻醉，腹部正中切口，长2～3 cm，找出十二指肠。在十二指肠的胆管开口上方夹动脉钳造成狭窄，使胃液潴留并防止十二指肠液反流入胃，动脉钳的一端伸出腹腔并缝合腹壁。皮下注射磷酸组胺水溶液2.5～7.5 mg/kg，

1 h后乙醚麻醉处死动物。取出胃（同动脉钳），收集胃液。离心后测量胃液容量，以 mL/kg 为单位记录；托弗氏液和酚酞滴定游离酸度和总酸度。自来水由贲门端注入胃使之充盈，在光线良好的地方检查溃疡。

3. 消炎痛注射法

（1）实验动物

Wistar雄性大鼠，体重160～180 g。

（2）造模方法

手术前禁食24 h，自由饮水。肌注消炎痛溶液400 mg/kg，6 h，或腹腔注射7 h后剖腹取胃，观察溃疡状况。

【结果】

溃疡发生于腺胃部，以条索状和点状为主。

【应用范围】

各种模型均适用于做探索抗溃疡病药物研究和胃溃疡发病学方面的研究。

【参考文献】

1. 林吉，荣向路，黄萍，等. 胃肠舒胶囊抗实验性胃溃疡作用的研究[J]. 中药新药与临床药理，2005，16（4）：256-259.

2. 陈永祥，张洪礼. 一贯煎对四种实验性胃溃疡的防治作用[J]. 中药药理与临床，1990，6（4）：1-3.

（五）化学性胃溃疡

【原理】

强酸、强碱与乙醇一样，均为急性致组织坏死物质，主要破坏胃黏膜屏障，与胃黏膜前列腺素合成、迷走-迷走反射等无关。

【方法】

1. NaOH溶液胃饲法

（1）实验动物

Wistar雄性大鼠，体重160～180 g。

（2）造模方法

用胃管胃饲0.2 mol/L NaOH溶液1 mL，6 h后处死大鼠取胃，沿大弯剪开，收集内容物并测定容积。在生理盐水中轻轻漂洗胃内壁，10%的福尔马林液固定10分钟，展平胃黏膜，观察黏膜溃疡。

2. HCl溶液胃饲法

（1）实验动物

Wistar雄性大鼠，体重160～180 g。

（2）造模方法

用胃管胃饲0.6 mol/L HCl溶液1 mL，1 h后即处死动物取胃。（处理法同前。）

3.冰醋酸致胃溃疡法

（1）实验动物

Wistar雄性大鼠，体重160～180 g。

（2）造模方法

将大鼠麻醉后仰卧固定，自剑突下部沿腹中线做长约2～3 cm的切口，将胃移出腹腔，用微量注射器将10%醋酸溶液0.05 mL注入胃壁肌层与浆膜层之间，操作完毕后覆盖大网膜，缝合腹壁，7 d后观察有无溃疡出现。

【结果】

NaOH、HCl所致的胃黏膜损伤呈条索状、出血呈点状或/和斑块状。冰醋酸所致的胃黏膜损伤大体呈圆形或椭圆形，中心凹陷，边缘光整，四周黏膜充血。

【应用】

冰醋酸所致的大鼠胃溃疡与人类的慢性消化性溃疡在病理形态等方面极为相似，因此多用于筛选治疗慢性胃溃疡药物、观察药物对溃疡修复程度及治疗效果等方面。

【参考文献】

1.王竹立，吴小林，赖晓嵘，等.干地黄煎剂对5种大鼠实验性胃溃疡的影响[J].中国中西医结合杂志，1998，18（特刊）：149-150.

2.何绍珍，任建林.乙醇对胃黏膜作用机制的研究进展[J].世界华人消化杂志，2005，13（21）：25-29.

五、十二指肠溃疡

（一）醋酸烧灼型十二指肠溃疡

【原理】

强酸、强碱与乙醇均为急性致组织坏死物质，主要破坏胃黏膜屏障，导致溃疡。

【方法】

1.实验动物

Wistar雄性大鼠，体重180～120 g。

2.造模方法

手术前禁食、自由饮水24 h后，乙醚麻醉下打开腹腔，将内径3 mm玻璃管垂直置于靠近幽门处的十二指肠浆膜面上，向管腔内加入冰醋酸0.1 mL，持续30 s后用棉签吸净冰醋酸，生理盐水清理局部，覆盖大网膜，缝合腹壁。

【结果】

多为单个溃疡灶，直径约大于3 mm，溃疡周围黏膜可有充血、水肿，甚至糜烂。

【应用】

用于溃疡发病机制和抗溃疡药机理的研究。

【参考文献】

1.王国中，金丽，张翠香.丹参抗大鼠乙酸性十二指肠溃疡作用机制的探讨[J].现代医学，2004，32（1）：14-15.

2. 李和泉，常立功，鞠庆保，等. 丹参抗胃溃疡作用的实验研究[J]. 中国医科大学学报，1985，14（2）：89-92.

（二）神经毒性十二指肠溃疡

【原理】

1-甲基-4-苯基-1，2，3，6-四氢吡啶（1-methyl-4-phenyl-1，2，3，6-tetrahydropyridine，MPTP）能在中枢和周围神经系统选择性地作用于多巴胺能神经元，引起这些神经元破坏，使多巴胺含量减少。中枢和周围多巴胺能神经系统对胃溃疡和十二指肠溃疡均有作用。

【方法】

1. 实验动物

Wistar大鼠，雌性，体重150～200 g。

2. 造模方法

MPTP腹腔注射，剂量为每次1.0 mg/100 g，每天2次，连续2 d或4 d。于最后一次注射后16 h，处死动物并观察溃疡形成情况。

【结果】

溃疡形态多为长条形、圆形、椭圆形，较应激溃疡大而深，常伴出血，位于腺胃。溃疡多已穿透黏膜肌层，伴有出血、坏死和急、慢性炎性细胞浸润。血清胃泌素增加、总酸分泌减少、胃液游离酸分泌变化不大。

【应用】

MPTP性胃、十二指肠溃疡，用于探讨多巴胺等神经递质与溃疡病的关系无疑是一个良好的模型，它具有以下优点：①腹腔注射法节省试剂，操作方便，建立模型时间短；②以十二指肠溃疡为主，伴有胃溃疡；③特点是产生溃疡与胃酸关系不大，而且有病理性黏液增加。同时，它也为抗溃疡药物的筛选提供了又一种工具。

【参考文献】

1. 邓小英，郑芝田. 多巴胺能神经元破坏导致消化性溃疡的动物模型[J]. 中华内科杂志，1994，33（5）：313-316.

2. Hernandez D E，Walker C H，Valenzuela J E，et al. Increased dopamine receptor binding in duodenal mucosa of duodenal ulcer patients[J]. Dig Dis Sci，1989，34（4）：543-547.

（三）羟基乙胺致十二指肠溃疡

【原理】

羟基乙胺后可迅速引起进行性十二指肠溃疡，其诱发十二指肠溃疡的化学物质似乎有两个碳基（—C—C—）的反应根，—C—C—对肾上腺皮质水解的作用，能迅速引起十二指肠溃疡。

【方法】

1. 实验动物

Wistar大鼠，体重200～250 g。

2. 造模方法

皮下注射盐酸羟基乙胺10%水溶液1～3次，第3天处死动物，可引起急性十二指肠溃疡。也可口服28 mg/100 g，每日一次，共3次；或40 mg/100 g，每日一次，共2次。可得到高度溃疡反应和低死亡率模型。慢性溃疡可依照急性溃疡的方案诱发，先口服盐酸羟基乙胺每日一次，共3次，28 mg/100 g，然后给0.2%、0.05%或0.01%盐酸羟基乙胺饮水，以维持高胃酸，在21～60 d后就可引起十二指肠溃疡的慢性化学瘢痕。

【结果】

急性溃疡的特点是在溃疡表浅处出现坏死物质及急性炎症细胞浸润。慢性溃疡病变始自十二指肠球部黏膜绒毛的吸收细胞，逐渐浸润下层，形成无绒毛区。至第3日在溃疡凹陷处含有坏死组织碎屑及炎症细胞浸润。若发生穿孔，则导致局灶性腹膜炎；若穿孔至邻近组织，可导致相应部位的肝脏和（或）胰腺发生坏死、出血，继而在溃疡周围出现肉芽组织，2～3周后形成致密的结缔组织，并在溃疡边缘出现早期的新膜上皮再生。

【应用】

可用于十二指肠溃疡发病机制及抗溃疡药效的评价。

【参考文献】

1. 贾健辉，王敏伟，曹红，等. 左旋泮托拉唑镁对动物实验性十二指肠溃疡的影响[J]. 沈阳药科大学学报，2004，21（4）：294-296.

2. 刘绍能，赵凤志，田德录，等. 愈溃灵对大鼠实验性十二指肠溃疡的预防作用[J]. 中药药理与临床，1998，14（2）：35-36.

六、溃疡性结肠炎

（一）化学法诱导的溃疡性结肠炎

1. 乙酸诱导的溃疡性结肠炎

【原理】

乙酸能增加血管通透性，激活激肽，促进纤维蛋白水解，干扰凝血机制过程，直接破坏结肠上皮，肠内细菌和毒素侵入肠壁引起急性炎症反应（包括出血、水肿和典型溃疡）。

【方法】

1. 实验动物

豚鼠，雌雄不限，体重350～450 g。

2. 造模方法

禁食，自由饮水24 h后，以2%戊巴比妥钠溶液（30 mg/kg）腹腔麻醉，0.5%肥皂水灌肠。5%冰醋酸0.2～0.3 mL直接直肠注入，距肛门5～6 cm处，于第8天处死动物，取出结肠和直肠观察，可见溃疡形成。

【结果】

模型中有大量中性粒细胞浸润，可以产生大量强有力的炎症介导因子。但最初黏膜损害的非特异性及炎症呈急性过程，不能表现人类的溃疡性结肠炎所具有的慢性、复发的特点。

【应用】

模型的病理特点是急性炎症性反应，故可用于人类溃疡性结肠炎致炎机制的研究和抗炎药物的筛选。

【参考文献】

1. 王艳红，葛斌，陈佳佳，等. 溃疡性结肠炎动物模型的研究进展[J]. 中国药房，2011，22（25）：2379-2382.

2. 杨孝来，吴勇杰，葛斌. 大鼠乙酸性结肠炎模型的实验研究[J]. 兰州大学学报（医学版），2005，31（1）：5-9.

2. 葡聚糖硫酸钠（DSS）诱导的溃疡性结肠炎

【原理】

DSS是由蔗糖合成的一种硫酸多糖体，能诱发溃疡性结肠炎。其诱导结肠炎发生的可能性与DSS影响脱氧核糖核酸合成，抑制上皮细胞增生，破坏肠黏膜屏障，使巨噬细胞产生功能障碍，导致肠道菌群失调有关。研究发现，DSS所致炎症过程以引起T淋巴细胞功能失调为特征，由此推测DSS引起炎症的主要机制也可能与免疫失调有关。

【方法】

1. 实验动物

Wistar大鼠，体重200～250 g。

2. 造模方法

自由饮用3%或5%DSS（Sigma公司生产，相对分子质量5000，硫黄含量15%～20%）溶液，连续10天。

【结果】

第3～4天，出现溃疡性结肠炎症状；第5天，结肠组织开始有病理学改变，以直肠最为严重，结肠黏膜糜烂，肠上皮细胞增生；第6～7天，结肠黏膜多发性溃疡，重度中性粒细胞、淋巴细胞和浆细胞浸润，病变部位可见黏膜充血水肿和散在性糜烂，溃疡处可见新鲜渗血，病理改变与人类溃疡性结肠炎类似。

【应用】

本模型的优点是简单易行、成功率高、重复性好。反复用DSS刺激，可产生类似于人类溃疡性结肠炎的急性期和缓解期变化，是较理想的人类溃疡性结肠炎模型，可应用于溃疡性结肠炎急性期与缓解期的研究。常用于筛选那些对溃疡性结肠炎相关性的大肠癌具有预防和治疗作用的药物、溃疡性结肠炎病因和发病机制的研究以及筛选对溃疡性结肠炎有治疗潜力的药物，包括天然药物和合成药物。

【参考文献】

1. 赵平，董蕾，罗金燕，等. 葡聚糖硫酸钠致溃疡性结肠炎大鼠模型的诱导[J]. 第四军医大学学报，2005，26（19）：17-38.

2. 张艳丽，王承党. 葡聚糖硫酸钠结肠炎模型的制作方法、特点和影响因素[J]. 胃肠病学，2006，11（1）：56-58.

3. 过氧化亚硝酸钠（NaOONO$_2$）诱导的溃疡性结肠炎

【原理】

过氧化亚硝酸钠可导致肠黏膜屏障受损、肠道的通透性增加，从而出现炎症反应。局部的刺激加之血浆中亚硝酸钠浓度增高使得炎症反应进一步加重，甚至出现中毒性巨结肠。此外，还可能与亚硝基化合物在体内形成脂肪族和芳香族亚硝胺类化合物后致炎有关。这一机制同时被认为有致突变和致癌作用，其作用机制与人类UC发病机制相类似。

【方法】

1. 实验动物

Wistar大鼠，体重200～250 g。

2. 造模方法

禁食不禁水24 h，在乙醚麻醉下以内径2 mm的硅胶管插入肛门6 cm，用注射器注入0.5 mL过氧化亚硝酸钠溶液（6.5 mg/mL），然后再注入0.25 mL空气，以清除沾在注射器上与导管中的溶液。1周后处死大鼠，病理切片观察。

【结果】

病理观察见黏膜及黏膜下层炎性细胞浸润，以中性粒细胞浸润为主，部分出现上皮脱落和黏膜层坏死，但肌层仍然完整。本模型操作简单、重复性好、成本低廉。模型成功的关键是控制药物适当浓度和稳定性。

【应用】

该模型适用于中医药防治溃疡性结肠炎的研究，尤其是如何深入阐明中药复方抗氧化及调控NO作用机制。

【参考文献】

1. 王艳红，葛斌，陈佳佳，等. 溃疡性结肠炎动物模型的研究进展[J]. 中国药房，2011，22（25）：2379-2382.

2. 郑红斌，胡鸿毅，黄礼杰，等. 不同剂量过氧化亚硝酸钠诱导大鼠溃疡性结肠炎的实验研究[J]. 浙江中医学院学报，2001，25（4）：39-40.

4. 2，4，6-三硝基苯磺酸（TNBS）诱导的溃疡性结肠炎

【原理】

TNBS是一种半抗原物质，与人分子组织蛋白结合后成为一种抗原物质，引起机体免疫反应，诱导肠炎发生。其机理可能与Th2介导的免疫调节蛋白有关。

【方法】

1. 实验动物

Wistar大鼠，体重200～250 g。

2. 造模方法

禁食12 h，20%氨基甲酸乙酯麻醉，将直径2.0 mm、长约12 cm的橡胶输液管由肛门轻缓插入，深约8 cm，一次性直肠注入大鼠TNBS 25～150 mg/kg的30%乙醇溶液。让动物保持平躺自然清醒，3周后处死。

【结果】

镜下见黏膜及黏膜下层炎性细胞浸润，以中性粒细胞浸润为主，部分出现上皮脱落和黏膜层坏死，但肌层仍然完整。

【应用】

该方法成熟，易操作，是较理想的造模途径。适用于化学性和免疫性溃疡性结肠炎发病机制的研究、中医药防治溃疡性结肠炎的研究。

【参考文献】

1. 郑礼，高振强. 大鼠溃疡性结肠炎模型的实验研究[J]. 中国药理学报，1998，14(4)：370-372.

2. 易季石，夏冰，黄梅芳，等. 鼠溃疡性结肠炎模型的观察[J]. 新消化病学杂志，1997，5（11）：721-722.

5. 角叉菜胶刺激法诱导的溃疡性结肠炎

【原理】

角叉菜胶是从红海藻中提取的硫酸多糖，实验中常用其降解产物。该方法的可能机制是肠道黏膜吞噬细胞吞噬肠道内的角菜胶，降解后的角叉菜胶破坏溶酶体膜，释放各种水解酶损伤肠组织；角叉菜胶可使肠道抗菌能力减弱诱发溃疡。

【方法】

1. 实验动物

Wistar大鼠，体重200～250 g。

2. 造模方法

用降解的1%或5%浓度的角叉菜胶水溶液饲喂动物，数周后可使实验动物发生典型的溃疡性结肠炎。

【结果】

此炎症模型以白三烯增高为主，符合Th1细胞介导的免疫反应的特征，表明此模型是Th1型细胞驱动的免疫病理反应模型。

【应用】

本模型操作简单、重复性好，是良好的溃疡性结肠炎动物模型，可用于抗炎新药的筛选和溃疡性结肠炎致炎机制的研究。

【参考文献】

1. Mansfield K G，Lin K C，Xia D，et al. Enteropathogenic Escherichia coli and ulcerative colitis in cotton-top tamarins （Saguinus Oedipus）[J]. J lnfect Dis，2001，184（6）：803-807.

2. 王艳红，葛斌，陈佳佳，等. 溃疡性结肠炎动物模型的研究进展[J]. 中国药房，2011，22（25）：2379-2382.

（二）免疫法诱导的溃疡性结肠炎

1. TNBS二次致炎法诱导的溃疡性结肠炎

【原理】

采用小剂量TNBS可诱导UC的复发，表明在炎症慢性化以后，再次接触相同抗原，仍可造成病情的复发，这说明人类UC的复发可能与炎症的慢性化、对致病抗原的高敏状态、与致病抗原的再次接触以及肠黏膜屏障的持续破坏有关。

【方法】

1. 实验动物

Wistar大鼠，体重200～250g。

2. 造模方法

首先采用80 mg/kg TNBS的50%乙醇溶液制备大鼠溃疡性结肠炎模型，观察2周后，再从大鼠肠道缓慢注入30 mg/kg TNBS的50%乙醇溶液诱导溃疡性结肠炎的复发。模拟人类溃疡性结肠炎复发-缓解交替这一临床表现，使其形成与人类溃疡性结肠炎十分相似的模型。

【结果】

采用TNBS的乙醇溶液在大鼠首次致炎2周后进行第2次致炎，反复用TNBS使肠道致敏，成功地模拟了人类UC复发-缓解交替这一临床表现，使得模型的慢性化程度进一步加强。反复用TNBS刺激肠道，可产生类似于人类UC复发-缓解交替出现的特点，是较理想的人类UC动物模型。

【应用】

适用于研究溃疡性结肠炎慢性复发的机制及其相关药物的筛选研究。

【参考文献】

1. 易季云，夏冰，黄梅芳，等. 鼠溃疡性结肠炎模型的观察[J]. 新消化病学杂志，1997，5（11）：721-722.

2. 黄永年，邢玉馥. 大鼠溃疡性结肠炎模型的诱导与观察[J]. 吉林大学学报（医学版），1995，（4）：357-359.

2. 恶唑酮（OXZ）诱导的溃疡性结肠炎

【原理】

OXZ是一种半抗原，可诱发动物身体各部位接触性过敏反应。本模型属于Th2型炎症的结肠炎模型，以白细胞介素IL-4、IL-5或IL-13升高为主。目前对这种模型的发病机制报道不多，有待深入的研究。

小鼠结肠炎病变位于远端结肠，局限于黏膜和黏膜下层，以黏膜充血水肿、糜烂和浅溃疡形成为特征，镜下可见肠组织淋巴及单核细胞浸润。

【方法】

1. 实验动物

KM小鼠，体重18～22 g。

2. 造模方法

乙醚麻醉，经肛门插管深入距肛缘 4 cm 处，缓慢注入 150 μL（6 mg 溶于 50% 乙醇中），为确保注入的 OXZ 在结肠内弥散分布，可将小鼠尾巴提起持续倒置 30 s。3 d 处死动物，采集样本。

【结果】

一般造模 2 d 内小鼠出现懒动、腹泻、肉眼血便，4 d 内有 50% 左右的小鼠死亡，存活的小鼠于 7 d 左右病情好转，10～12 d 基本痊愈，因此一般于造模后 3 d 处死动物，采集样本。

【应用】

本模型操作简单、模型产生快、重复性好、费用低；缺点是疾病维持时间短，自愈性强，无慢性期变化，不适用于模拟慢性复发性溃疡性结肠炎的研究。其组织学特征、部位和细胞因子增殖情况均与人类溃疡性结肠炎相似，特别适用于溃疡性结肠炎发病机制和新药研发的研究。

【参考文献】

1. 王艳红，葛斌，陈佳佳，等. 溃疡性结肠炎动物模型的研究进展[J]. 中国药房，2011，22（25）：2379-2382.

2. 姚惠芬，陈务华，周毅. 溃疡性结肠炎动物模型研究概况[J]. 天津药学，2006，18(4)：72-74.

3. 2，4-二硝基氯苯（DNCB）诱导的溃疡性结肠炎

【原理】

DNCB 是一种小分子化学物质，它可以作为半抗原与组织蛋白结合成完全抗原，激发机体产生 T 细胞介导的细胞免疫反应，并在炎症性肠病发病中起重要作用。DNCB 作为外源性抗原和机体自身抗原长期存在，可以刺激机体的免疫系统诱发或加重溃疡性结肠炎。由于 DNCB 诱导的溃疡性结肠炎有自愈性较强的缺点，采用 DNCB 加乙酸的复合法可以克服 DNCB 自愈性。

【方法】

1. 实验动物

Wistar 大鼠，体重 200～250 g。

2. 造模方法

颈背部用 10% 硫化钠脱毛后，每日以 20 g/L DNCB 丙酮液 0.25 mL（5 滴）滴背，1 次/天，连续 14 d；第 15 d 以直径 3 mm 导尿管经肛门插入结肠 8 cm 处，注入 0.1% DNCB 乙醇液 0.25 mL，第 16 d 在同部位注入 8% 醋酸溶液 2 mL，准确定时 15 min 后再用 5 mL 生理盐水冲洗。造模完成后 2 周，每天观察粪便性状、饮食、毛发和活动等状况，30 d 后做病理学检查。

【结果】

30 d 后病理学检查可见结肠出现充血、水肿、炎细胞浸润、隐窝脓肿、杯状细胞减

少、腺体破坏及小溃疡形成等变化。此方法易成功，且稳定。

【应用】

适用于研究局部迟发过敏反应性溃疡性结肠炎的发病机制和相关药物筛选。

【参考文献】

1. 范恒，邱明义. 溃疡性结肠炎大鼠实验模型的建立与评价[J]. 中医药学刊，2004，22(5)：865-866.

2. 姚惠芬，陈务华，周毅. 溃疡性结肠炎动物模型研究概况[J]. 天津药学，2006，18(4)：72-74.

七、肠梗阻

【原理】

用结扎或扭转肠管的方式制造机械性梗阻因素，用结扎肠系膜动脉的方式使肠管失去活性产生动力性肠梗阻。上述方式造成肠内容物不能正常运行和顺利通过肠道，即为肠梗阻。根据梗阻形成的原因可分为机械性肠梗阻和动力性肠梗阻；根据位置不同可分为高位肠梗阻和低位肠梗阻；根据梗阻的程度可分为完全性肠梗阻和不全性肠梗阻。

【方法】

1. 实验动物

Wistar大鼠，体重200～300 g。

2. 造模方法

乙醚吸入麻醉，也可使用盐酸氯胺酮（80 mg/kg）腹腔注射麻醉。

（1）高位肠梗阻

大鼠麻醉后，腹部正中切口约2 cm，切开腹壁进入腹腔。取十二指肠水平部或Treitz韧带以下10 cm空肠，4号丝线结扎肠管，避免损伤肠系膜血管。肠管高位结扎后实验动物可发生呕吐、脱水等症状。

（2）低位肠梗阻

大鼠麻醉后，下腹正中切口约2 cm，切开腹壁进入腹腔。取距回盲部1～2 cm处结扎末端回肠。

（3）闭袢性肠梗阻

大鼠麻醉后，腹正中切口约2 cm，切开腹壁进入腹腔。选取5～6 cm长一段小肠肠管，弯其两端分别以4号丝线穿过系膜缘结扎肠管（避免结扎系膜血管），造成闭袢性肠梗阻。

（4）结扎肠系膜动脉

大鼠麻醉后，下腹部正中切口2 cm，切开腹壁进入腹腔。用2-0丝线在腹主动脉肠系膜上动脉起始处高位双道结扎即可。观察的指标可以包括梗阻肠段的扩张、充气、积液、肠壁充血、水肿的情况；肠坏死、肠出血、肠穿孔、腹膜炎的发生与否及其程度，以及动物的死亡率、死亡时间等。同样也可观察肠管的运动、分泌、吸收以及血运等的变化。还可有代谢酶和蛋白的改变，如尿素氮、无机磷、肌酐激酶和碱性磷酸酶的增高。

（5）肠扭转

麻醉后，下腹正中切口约 2 cm，切开腹壁进入腹腔。直视下将某段肠袢以正常肠系膜解剖位置为始点，顺时针或逆时针旋转 360°，旋转前在被扭转肠管的近侧及远侧端做适当标记以便于观察。

（6）不完全肠梗阻

禁食 24 h，自由饮水，以 1.5% 戊巴比妥钠按照 2 mL/kg 腹腔注射麻醉后，仰卧位固定，腹部剪毛，经碘伏消毒，铺无菌纱布。在大鼠尿道外口沿腹白线左侧 1~2 mm 向上 2 cm 处做长为 1 cm 切口，打开腹腔，距回盲部 5~7 cm 处，将回肠拉出，于手术部位用 1 cm 套环穿过肠系膜套在回肠上，并在套环缺口处缝合 2 针，再将其放回腹腔，建立不完全肠梗阻大鼠模型。手术后用鼠笼单独清洁饲养。

【结果】

单纯结扎肠管 24 h 后，即可以观察到结扎部位以上的肠段发生明显扩张，积气、积液、肠内压明显增高，并且可观察到肠管运动的改变。肠管低位结扎后动物呕吐、脱水等变化不明显。

【应用】

不同类型的模型可用于对不同类型肠梗阻病理生理特点及治疗方案等方面的研究。在研究药物对肠梗阻的影响时选用低位肠梗阻模型为多。

【参考文献】

1. 张志明，张才全. 不同类型肠梗阻内毒素移位时段变化的实验研究[J]. 中国普通外科杂志，2007，16（4）：389-390.

2. 白洋，傅卫，袁国红，等. 模拟绞窄性肠梗阻发展过程的大鼠模型的建立[J]. 实验动物科学，2010，27（3）：14-18.

八、肠道缺血再灌注

【原理】

通过钳夹动物肠系膜动脉一定时间后重新放开的方法，造成不同程度肠道血流量减少，导致肠功能障碍，在此基础上随着血供的恢复，组织器官的损伤反而加重，表现为肠道缺血再灌注损伤。肠道缺血再灌注后产生大量的炎症介质及细胞因子，它们中有的损伤肠道黏膜屏障引起细菌、内毒素移位，有的随着血流损伤其他脏器组织。

【方法】

1. 实验动物

Wistar 大鼠，体重 200~300 g。

2. 造模方法

手术前禁食 12 h，自由饮水。肌注麻醉诱导混合液（5% 氯胺酮 2 mL+0.05% 阿托品 1 mL+2.5% 异丙嗪 2 mL）2 mL/kg 麻醉，备皮、消毒、铺巾。上腹部正中切口，切开腹壁进入腹腔。暴露肠系膜前动脉，游离其根部并用小动脉夹夹闭动脉 60 min 后松开动脉夹。在肠系膜前动脉夹闭期间，间断地向腹腔内注射约 15~20 mL/kg 生理盐水，以预防松开动脉夹后出现的一过性低血容量反应。关腹后再向腹腔内追加25~30 mL/kg生理盐水（含庆大霉素32万U/L），以达到扩容和预防腹腔感染的目的。一鼠一笼观察，自由进食、饮水。

【结果】

肠道缺血60 min再灌注3 h后腔静脉和门静脉血浆内毒素明显升高，再灌注后72 h仍在较高水平，各时相点血浆内毒素水平均明显高于缺血前水平，并出现典型的双峰样改变，提示全肠道缺血60 min后再灌注损伤足以引起肠腔内毒素向门循环和体循环移位，肠道屏障功能已发生不同程度的损伤。细菌培养也可证实全肠道缺血60 min后再灌注损伤足以引起肠腔内细菌向肠道外组织和器官移位。

【应用】

用于研究肠道缺血再灌注损伤对肠道局部组织、肠外器官的损伤及其对细菌、内毒素移位的影响。

【参考文献】

1. 郑江，郑瑞丹，屠伟峰，等.大鼠肠道缺血再灌注损伤后肠源性细菌/内毒素移位的初步研究[J].第三军医大学学报，2000，22（5）：424-427.

2. 黎君友，孙丹，吕艺，等.肠缺血再灌流对小肠屏障、吸收、通透和传输功能的影响[J].世界华人消化杂志.2004，12：464-466.

九、便秘及腹泻

（一）地芬诺酯致便秘

【原理】

地芬诺酯系哌替啶的衍生物，为人工合成，能加强肠张力，抑制肠蠕动，增加肠的节段性收缩，使肠的内容物通过延迟，从而使肠内水分吸收增加而引起便秘。

【方法】

1. 实验动物

KM小鼠，体重18~22 g。

2. 造模方法

禁食不禁水12 h后，给予复方地芬诺酯灌胃，剂量为50 mg/kg。然后观察给药后12 h内小鼠排出的干粪点数、稀粪点数及不排便的动物数。

【结果】

地芬诺酯致便秘动物模型属于非特异性便秘模型，与临床所见大部分便秘患者的发病过程和特点都有相似之处。给药后小鼠无稀粪，干粪点数少于正常阴性对照组，70%以上动物出现不排便为参考标准。

【应用】

可应用于便秘的发病过程、预防及治疗等方面的研究，尤其适用于有泻下作用的中药治疗便秘及抗衰老作用的研究。

【参考文献】

1. 巫全胜，吴曙光，赵菊花，等.大鼠药物依赖性便秘模型的制作[J].实验动物科学，

2007，24（4）：70-72.

2. 王岚，彭成. 便秘动物模型的研究进展[J]. 广州中医药大学学报，2007，24（2）：174-176.

（二）番泻叶致腹泻

【原理】

番泻叶有效成分主要为番泻苷A、B，经胃、小肠吸收后，在肝脏中分解。分解产物经血流兴奋骨盆神经节以加快肠道蠕动，引起腹泻。番泻叶中含蒽醌衍生物，其泻下作用及刺激性较含蒽醌类其他泻药更强，因而泻下时可伴有腹痛。番泻叶含有蒽醌苷类，经口服后，通过小肠传递入大肠，也可由小肠吸收经血流而进入大肠，或经胆汁分泌而传入。蒽醌苷类本身并无导泻作用，而是因为蒽醌苷类被大肠内细菌分解为蒽醌，蒽醌苷作用于大肠，提高远段结肠和中段结肠的张力，抑制大肠的水和电解质的吸收，使水分滞留于肠腔，增加大肠推进性蠕动，导致腹泻。

【方法】

1. 实验动物

昆明种健康小鼠，体重18～22 g。

2. 造模方法

取干燥番泻叶片，研成细末（叶脉弃去不用），先用沸蒸馏水研和，再加冷蒸馏水配制成8%的混悬液备用。以8%的番泻叶粉混悬液按2 g/kg灌胃，将小鼠分别放在垫有白纸的观察盒内，每隔1 h换纸，并记录灌服番泻叶后1～6 h内小鼠排异常便次数。

【结果】

小鼠粪便可分为5种：正常便、外形正常含较多的软便、外形不正常软便、水样便及黏液便。将前两种视为正常便，后3种视为异常便。7～24 h做最后计数。

【应用】

适用于各种止泻药物的药效观察，尤其适用于对肠道运动无明显影响的药物。

【参考文献】

1. 周干南，胡芝华. 小鼠腹泻模型的制备与腹泻指数的应用[J]. 中草药，1994，25(4)：195-199.

2. 郎秀壮，丁望. 番泻叶的研究概况[J]. 实用医技杂志，2005，12（5）：1294-1295.

十、胆道疾病

（一）急性化脓性胆管炎

【原理】

急性化脓性胆管炎的基本发病是因为胆管梗阻和细菌感染，常见的胆道感染细菌有大肠杆菌、金黄色葡萄球菌等。模型按急性化脓性胆管炎的发病因素向胆总管内注入大肠杆菌造成感染化脓。

【方法】

1.实验动物

犬，体重8～15 kg。

2.造模方法

动物禁食不禁水12 h后3%戊巴比妥钠前肢内侧皮下静脉注射麻醉。腹部备皮、常规消毒，上腹部正中切口，切口4 cm。切开腹壁进入腹腔。游离胆总管，距十二指肠1 cm处切开胆总管置入直径2.7 mm T形管，远端用4号线双重结扎；妥善固定T形管后经皮肤穿孔置于体外，逐层关腹。确定胆汁排出通畅后，向T形管内缓慢注入大肠杆菌液0.5 mL（5.5个麦氏单位），注射速度为0.5 mL/min，再注射空气0.2 mL，注毕夹闭T形管。

【结果】

手术后24 h开始出现尿色深黄，精神萎靡；外周血白细胞数及其分类比例在各时点明显增高；血清胆红素，碱性磷酸酶和谷丙转氨酶水平随着时间的延长逐渐升高；病理显示胆管呈大范围炎性坏死，局部有脓苔。

【应用】

用于急性化脓性胆管炎发病机制和治疗方法的相关研究。

【参考文献】

1.寇丽，薛承锐，齐清会.大鼠急性不完全梗阻性胆管炎模型的建立[J].中国中西医结合外科杂志，2005，11（2）：138-140.

2.陈钟，朱李，葛存旺.犬急性重症胆管炎新模型建立[J].中国普通外科杂志，2008，17（8）：764-767.

（二）阻塞性黄疸

【原理】

胆道的机械性梗阻使胆汁排出障碍而引起黄疸。胆汁的基本成分包括胆红素、胆固醇和胆酸，胆红素入血后，除使皮肤、黏膜黄染外，并不引起中毒现象，胆固醇过多也不引起中毒，但胆酸入血可引起一系列中毒症状。

【方法】

1.实验动物

SD大鼠，雄性，体重250～280 g。

2.造模方法

采用戊巴比妥50 mg/kg腹腔麻醉，正中切口开腹，显露肝十二指肠韧带，近十二指肠侧双重丝线结扎胆总管，腹腔内均注入0.9%氯化钠溶液5 mL。手术后自由饮水和进食，第3周造模成功。

【结果】

一般在手术后4～5 d即可产生梗阻性黄疸的典型变化，如：皮肤发黄，以耳尖及耳背较明显，尿色发黄。动物还可出现一系列中毒症状，处于嗜睡状态，对周围事物淡漠，心率减慢，血压下降及消化功能紊乱等。如取血、尿化验分析，可有梗阻性黄疸时胆色素代谢障碍的特征。同时可进行其他项目的功能、代谢检查。

【应用】

可用于梗阻性黄疸发病过程中病理、生理改变的观察研究及药物治疗疗效的观察研究。

【参考文献】

1. 林木生，袁火忠，罗少军，等. L精氨酸对阻塞性黄疸大鼠单核吞噬细胞系统功能的影响[J]. 中华实验外科杂志，2001，18（6）：541-543.

2. 马静，王淑静，马文国，等. 葛根素对阻塞性黄疸大鼠保护作用的实验研究[J]. 齐齐哈尔医学院学报，2006，27（9）：1032-1033.

（三）胆道扩张症

【原理】

胆道扩张症或胆管囊肿是以累及胆道壁全周的，大或小的节段性扩张，或累及其一部的憩室性扩张为基本病变的一类胆道疾病。病变可为单发或多发，可局限于胆道某一部位或累及侵犯胆道各部。本病的基本发病特点是病变部位全部或部分胆管壁薄弱；在存在或不存在病变部位远侧胆道梗阻的情况下，肝胆汁分泌与胆囊胆汁排泄所致胆管内压力的增高。

【方法】

1. 实验动物

出生14天内的山羊或绵羊羔，雌雄不限。

2. 造模方法

（1）胆总管远端结扎术

动物做戊巴比妥钠（1.5～4 mg/kg）腹腔内注射麻醉。常规固定于动物手术台上，剪毛、消毒。做右上腹旁正中切口，切口长约8～10 cm。进腹后用纱布垫保护创缘，并用纱布垫将胃与十二指肠及小肠分别包裹后，将其推向左下方，使右上腹手术区显露清楚。若肝脏妨碍手术区的显露，可另用裹有纱布的小号腹腔拉钩将肝部向头侧轻轻牵开。在胆总管与近侧小肠段汇接点的上方，一般距幽门约4～5 cm，用1号丝线将胆总管全周缝扎，造成胆总管完全梗阻。

（2）肝胆总管置管胆囊管结扎术

常规步骤同胆总管远端结扎术。手术野显露清楚后，找到胆囊管与肝总管汇合处。用1号丝线在该处附近将胆囊管全周缝扎，缝线不予剪除，用作牵引，以便将胆囊管与胆总管汇合处轻轻提起，在胆总管前壁用眼科剪将其剪开2 mm，见淡黄色胆汁流出。经该剪口置入一内径为1 mm、长约30 mm的硅胶管，在硅胶管两端各约5 mm处，用1号丝线全周缝扎肝总管和胆总管，使置入的硅胶管固定在肝胆总管内，使胆总管的内径固定在1 mm，造成不完全梗阻。

【结果】

动物出现嗜睡、不思饮食等，也可有感染征象、黄疸等。

【应用】

为胆道扩张症病因、发病学说的研究从实验上提供依据；观察远侧胆道梗阻后阻塞性黄疸的近期发展与后果和分析其导致死亡原因；利用置管结扎，造成不完全梗阻，观察长期存在的胆汁淤积的胆道扩张症，以探索胆汁淤积、胆道感染和胆结石生成之间的关系及结石生成的规律。也可对扩张胆道上皮增殖和诱发肿瘤的可能性进行观察。

【参考文献】

1. 郭鹊.人类疾病的动物模型[M].北京：人民卫生出版社，1982.

2. 陈钟，朱李，葛存旺.犬急性重症胆管炎新模型建立[J].中国普通外科杂志，2008，17（8）：764-767.

（四）胆石病

【原理】

细菌产生多糖蛋白复合物，促进胆色素沉淀和凝聚，也可产生R-葡萄糖醛酸酶促进胆石形成；另一方面，细菌磷脂酶对卵磷脂的降解，也会降低胆汁中胆固醇的溶解度，影响胆固醇与脂蛋白代谢。在胆固醇代谢及脂代谢方面，豚鼠与人类有很多相似性，豚鼠可以很好地模拟人体对饮食因素、药物治疗、维生素C缺乏和氧化应激的反应等。

【方法】

1. 实验动物

豚鼠。

2. 造模方法

（1）胆固醇结石

在致石饮食（含1.25%胆固醇、3.75%动物脂肪、6.25%蔗糖和15%酪蛋白）喂养豚鼠2个月，可诱发豚鼠胆固醇结石，此动物模型胆石中胆固醇含量为80%左右。

（2）胆色素结石

在致石饮食（含1.25%胆固醇，3.75%动物脂肪、6.25%蔗糖和15%酪蛋白）中加入淀粉50%、葡萄糖15%，喂养豚鼠1个月即可在胆囊内出现褐黄色胆色素结石，致石率为90%以上。或在标准混合饲料中加入酪蛋白1%、蔗糖1.5%、猪油1%、纤维素1%、胆酸0.02%、胆固醇0.05%，喂养豚鼠。

（3）胆囊炎合并胆石症

在胆总管外沿胆总管方向放入12号针头，用1号丝线结扎后拔出针头，造成胆总管局部狭窄。暴露胆囊，在胆囊体部进针，注入0.1 mL浓度为$5\times10^6\cdot L^{-1}$的大肠杆菌菌液，结扎针口，缝合切口。7 d后检查。

【结果】

2个月可诱发豚鼠胆固醇结石或黑褐色胆色素结石，致石率约为80%～90%。7 d后均有炎症和结石形成。

【应用】

用于改善胆囊局部动力学、局部镇痛抗炎方面的研究。

【参考文献】

1. 孙泓，蒲小平.胆石病动物模型及药物靶点的研究进展[J].中国新药杂志，2007，16（22）：1844-1848.

2. 蔡端. 胆石病动物模型研究[J]. 上海医药, 2012, 33 (20): 3-5.

第二节 消化腺疾病

一、肝脏疾病

(一) 肝纤维化

1. 四氯化碳 (CCl₄) 中毒性肝纤维化

【原理】

高浓度的 CCl_4 主要累及动物中枢神经系统, 低浓度长期反复染毒则易损害肝、肾。CCl_4 进入动物体内后, 可直接进肝细胞使其变性、坏死, 诱导肝纤维化的形成。

【方法】

1. 实验动物

SD 大鼠, 体重 200～280 g。

2. 造模方法

(1) CCl_4 诱导肝纤维化

用 60% CCl_4 橄榄油溶液给雌性 SD 大鼠以 0.13 mL/100 g 皮下注射, 每周 2 次, 共 12 周。该模型制作方法简单, 肝纤维化病变过程可靠。

(2) CCl_4 复合法诱导肝纤维化

用 40%～50% CCl_4 油溶液, 0.13 mL/100 g 皮下注射, 每周 2 次。第 2 周开始隔日以 20%～30% 乙醇 1 mL 灌胃。饲料中混有 0.5% 胆固醇低胆碱饲料, 连续 8 周。该模型可靠且复制时间短, 肝纤维化进展稳定, 适合于以引起肝细胞损伤为始动机制的肝硬化发生发展过程的动态研究。

【结果】

于早期仅在汇管区形成纤维化, 逐步形成纤维间隔并逐渐扩大形成早期肝硬化。对于相同的 CCl_4 处理, 不同动物出现肝细胞坏死和肝纤维化的程度个体差异较大, 导致不一致的组织学和病理生理学表现。此外, CCl_4 的肝毒性作用迅速而剧烈, 若剂量掌握不当, 动物死亡率很高。

【应用】

造模途径多样、简便, 病理特征稳定可靠, 造模时间短。用于研究肝纤维化发生的细胞及分子机制、血清学标志物与组织病理的相关性及抗纤维化物质的药效评价。

【参考文献】

1. 叶霖财, 肖智勇, 周文霞, 等. 四氯化碳致肝纤维化动物模型实验条件的优化[J]. 军事医学科学院院刊, 2010, 34 (4): 340-344.

2. 中西医结合学会肝病专业委员会. 肝纤维化中西医结合诊疗指南[J]. 中华肝脏病杂

志，2006，14（11）：866-870.

2. 二甲基亚硝胺（DMN）诱导肝纤维化

【原理】

二甲基亚硝氨具有肝毒性、基因毒性和免疫毒性。染毒后致肝内小叶炎性细胞浸润，出血性坏死。在肝内形成中心-中心纤维间隔或中心-门脉性纤维间隔。

【方法】

1. 实验动物

SD大鼠，体重200～280 g。

2. 造模方法

（1）DMN 10 mg/kg，稀释成1%DMN生理盐水液，腹腔注射共10次。即：第1周连续3次，第2、3、4周每周1次，第6、7周每周2次。

（2）以体积分数为0.05%浓度DMN，剂量为10 μL/kg，腹腔注射。每周连续3次，共4周。第1周用2/3量，以后用全量。

【结果】

病检见肝小叶坏死及嗜中性粒细胞浸润、胶原纤维沉积、胆管增生。本模型造模周期短，动物死亡率低，肝纤维化形成相对稳定。

【应用】

适用于对伴有凝血障碍、纤溶亢进的慢性肝纤维化的机制及防治研究。另外，该模型还用于研究不同细胞外基质的产生部位、评价肝纤维化血清标志物的可靠性等。

【参考文献】

1. 汪国运，蔡卫民，王金泉，等.肝纤维化组织学量化诊断的实验研究[J]. 中华肝脏病杂志，1998，6（4）：26-28.

2. 刘成，徐光福，陆雄，等.二甲基亚硝胺诱发肝纤维化过程中平滑肌肌动蛋白与门脉压力的变化[J]. 中国中西医结合消化杂志，2002，10（5）：271-272，275.

3. 乙醇诱导肝纤维化

【原理】

乙醇可直接损伤血管内皮，导致血小板聚积，大量细胞因子释放并相互作用，激活贮脂细胞变为成纤维细胞，合成并分泌大量的胶原并沉积，引起肝纤维化甚至肝硬化。体内90%～95%的乙醇在肝脏通过乙醇脱氢酶（ADH）和微粒体乙醇氧化酶系统（MEOS）进行氧化代谢，ADH和MEOS通路均可产生毒性代谢产物乙醛。乙醛可通过多种途径损害肝脏的结构和功能，直接刺激胶原蛋白的合成，从而促进肝纤维化的发生。研究表明，乙醇可以直接刺激肝星状细胞，肝脯氨酰羟化酶和肝脯氨酸增加，减少肝窦血流，引起肝纤维化。特点为纤维由小叶内和门管区互相延伸，连接形成架桥现象，最后形成典型的小结节性肝硬化。

【方法】

1. 实验动物

Wistar大鼠，体重200～280 g。

2. 造模方法

（1）乙醇致大鼠肝纤维化

给大鼠正常饲喂，正常饮水。40%乙醇2.0 mL/100 g灌胃，每周2次，持续29周。

（2）乙醇加低脂饮食诱导肝纤维化

60%酒精按1.5 mL/100 g灌胃，每日2次，低脂饮食，自由饮水。

（3）乙醇加高脂饮食诱导肝纤维化

60%酒精按1.5 mL/100 g灌胃，每日2次，高脂饮食，自由饮水。或清晨灌喂白酒-玉米油-吡唑混合液，间断给予高脂饲料。

【结果】

8周起可见肝脏表面充血明显，颜色晦暗，局部有细小颗粒，镜下可见胶原纤维自中央静脉向窦周隙延升，形成窦周肝纤维化，12周还可见肝终末静脉周围纤维化，汇管区及周围纤维化。优点是这类造模方法成功率高，方法简便，价格低廉，模型稳定。

【应用】

适用于筛选有效的抗酒精性肝纤维化药物，还可依其处于不同的时期做酒精性脂肪肝及肝纤维化的研究。

【参考文献】

1. 丁霞，蒙一纯，贲长恩，等.酒精性肝纤维化动物模型的建立[J].中国中医基础医学杂志，1999，5（7）：47-48.

2. 侯艳峰，李晖，梁颖丹，等.肝纤维化动物模型研究进展[J].武汉大学学报（医学版），2015，36（1）：155-158.

4. 动物血清诱导肝纤维化

【原理】

慢性肝病迁延不愈的本质与免疫反应有关。用猪血清白蛋白或人血清白蛋白作为抗原，反复注射实验动物，在肝脏门脉汇管区有免疫复合物沉积，引起血管炎和血管周围炎，形成广泛的慢性炎症病变，激发肝内静止的肝星状细胞向肌成纤维细胞转化，分泌胶原，致纤维化。

【方法】

1. 实验动物

Wistar大鼠，体重200～280 g。

2. 造模方法

（1）人血清白蛋白致免疫性肝纤维化

人血清白蛋白用生理盐水稀释，与等量的不完全弗氏佐剂乳化，每只大鼠皮下多点注射，每次注射白蛋白4 mg，共4次。

（2）异种血清白蛋白致免疫损伤性肝纤维化

目前常使用的异种血清有牛血清、血吸虫血清、猪血清等。用8 g/L牛血清白蛋白生理盐水和等体积弗氏不完全佐剂混悬液，每次每只0.5 mL，小剂量多部位皮下注射。每周2次，每只每次由2 mg逐渐增至4 mg维持，共15次95天。牛血清白蛋白免疫损伤所致的肝纤维化与临床上的慢性肝炎所致的肝纤维化在发病机制上更加接近。

【结果】

肝细胞损伤较轻，无碎屑状或桥状坏死，有别于肝炎后肝硬化。

【应用】

本模型系免疫损伤所致，有利于从免疫学角度探讨发病机理及评价药物。

【参考文献】

1. 吴丽，魏伟.肝纤维化的动物模型及治疗药物研究[J].中国药理学通报，2004，20(5)：481-485.

2. 李培建，梁保忠，王爱民，等.四氯化碳、人血白蛋白所致大鼠肝纤维化动物模型的实验研究[J].实验动物科学与管理，2000，17（2）：32-34.

5. 胆汁性肝纤维化

【原理】

切断胆管或注入硬化剂等方法人为地造成肝外胆道梗阻，从而引起梗阻部位以上胆管扩张、胆汁淤积、胆道内压力增高，由于肝内血管受到扩张胆管的压迫及胆汁外渗，肝细胞发生缺血和坏死，纤维组织增生向胆管伸展，包绕肝小叶，形成肝纤维化。

【方法】

1. 实验动物

Wistar大鼠，雌性，体重220～250 g。

2. 造模方法

大鼠禁食不禁水12 h。1%戊巴比妥钠0.5～0.6 mL/100 g腹腔注射麻醉，仰卧位固定，腹部正中切口2～3 cm，打开腹腔暴露胃幽门部，翻转十二指肠，在十二指肠降部肠系膜中找到白色有韧性的胆管，游离胆总管，在其下穿2根丝线，向肝脏方向做“V”字切口，用1 mL注射器向近端注入N-丁基-2-氰基丙烯酸盐0.3 mL/kg，行双重结扎并剪断胆总管。手术后第28天和第56天眼眶采血，供血清生化学、血清纤维化检测；第56天处死动物，肝组织固定于10%甲醛，供组织学观察。

【结果】

28 d反映肝纤维化的血清学指标HA、LN明显增高；可见弥漫增生的胆小管，大量的胶原沉积在胆小管周围，肝细胞与增生的胆小管相比明显减少，肝组织内无肝细胞坏死灶，除在汇管区胆汁溢出部有轻度的单核细胞浸润外，炎性细胞少见。56 d后见明显的纤维化，且纤维隔增粗。

【应用】

用于肝纤维化机理、筛选非创伤性肝纤维化血清学诊断指标，寻找理想抗纤维化治疗药物等研究。

【参考文献】

1. 阴赪宏，马红，刘乃慧，等.大鼠胆管阻塞性肝纤维化模型的建立[J].实验动物科学与管理，2002，19（2）：1-4.

2. Nan J X，Park E J，Lee S H，et al. Antifibrotic effect of Stephania tetrandra on experimental liver fibrosis induced by bile duct ligation and scission in rats[J]. Arch Phann Res，2000，23（5）：501-506.

6. 复合因素诱导的肝纤维化

【原理】

玉米粉仅含9%蛋白质，只能满足鼠正常蛋白质需要量的一半，且玉米粉的蛋白质中缺乏色氨酸与蛋氨酸，这些氨基酸属趋脂物质，缺乏会导致肝脂肪变性，以致纤维化，加入胆固醇增加机体对胆碱的需要量，从而加速脂肪肝的发展。脂肪变性的肝细胞对CCl_4损伤作用敏感，故肝细胞大量坏死，网状支架塌陷，纤维增生，发展为肝硬化。

【方法】

1. 实验动物

SD大鼠，雄性，体重180～250 g。

2. 造模方法

饲喂单纯玉米粉（前2周加猪油70%，混以0.5%胆固醇，并以5%乙醇为饮料）。于实验第1天，每只动物皮下注射40% CCl_4花生油溶液0.5 mL/100 g，以后每隔3天皮下注射40% CCl_4花生油溶液0.3 mL/100 g。共饲喂120 d。

【结果】

复合因素造模，不但肝纤维化进展稳定，成模可靠，而且复制时间大大缩短，是目前较为理想的一种肝纤维化模型。

【应用】

适合肝纤维化发病机制和防治措施的研究。特别适合于已经引起肝细胞损伤为始动机制的肝硬化发生发展过程的动态研究。已广泛用于中药防治肝纤维化、肝硬化研究。

【参考文献】

1. 陈月桥，毛德文.肝纤维化动物模型制备的研究进展[J].实用肝脏病杂志，2007，10（3）：205-207.

2. 杨文桌，曾明德.肝纤维化的发病机制及病理生理[J].国外医学·消化系统疾病分册，2000，20（4）：216-220.

（二）肝硬化

1. 四氯化碳（CCl_4）诱导肝硬化

【原理】

CCl_4是最常用于CM诱导的化学物质，CCl_4进入机体后，首先经肝细胞微粒体细胞色素P450激活生成活性三氯甲基（$CHCl_3$），$CHCl_3$通过攻击肝细胞膜的磷脂引起脂质过氧化从而破坏膜性结构，$CHCl_3$还可与蛋白质共价结合，损害线粒体，导致还原性辅酶A和三磷酸腺苷在肝内生成减少，进而抑制脂肪酸氧化和三羧酸循环。此外，由于内质网受损可导致脂蛋白合成障碍，使三酰甘油和脂肪酸在肝细胞内蓄积，形成脂肪变性。因此，低浓度的CCl_4反复应用，可使大鼠的肝组织受到损害—修复—损害的循环破坏作用，最终导致肝纤维化及肝硬化的发生。

【方法】

1. 实验动物

SD大鼠，体重200～280 g。

2. 造模方法

腹腔或皮下注射30%～60%的CCl_4 3～5 mL/kg，每周2次，通常12～15周即可成模。该方法虽操作简便，CCl_4经皮下注射很快即被机体吸收进入循环系统，脑、肾毒性较大，注射位置易发生浸润性脓肿和溃疡，动物死亡率可高达30%～40%；腹腔内注射时经门静脉系统吸收的浓度较皮下注射高，使肝硬化形成时间短，毒副反应相对较小，动物死亡率降至20%～35%。

【结果】

CCl_4诱导肝硬化的机制明确、效果肯定、重复性佳、剂量可控性强。

【应用】

常用于模拟暴发性肝衰竭、肝细胞脂肪样变所致的肝硬化机制及其治疗的研究。然而较高的死亡率和多器官毒副反应限制了其在肝纤维化和慢性肝硬化病理发展机制研究中的应用。

【参考文献】

1. 韩得五，马学惠，赵元昌. 肝硬化动物模型的研究[J]. 山西医药杂志，1989，4(1)：41-44.

2. Wang L，Potter J J，Rennie-Tankersley L，et al. Effects of retinoic acid on the development of liver fibrosis produced by carbon tetrachloride in mice[J]. Biochim Biophys Acta，2007，1772(1)：66-71.

2. 二甲基亚硝胺（DMN）诱导肝硬化

【原理】

DMN是一种具有肝毒性、细胞毒性和免疫毒性的化学物质，进入机体后通过活性代谢产物可导致体内核苷酸、氨基酸残基等重要的生命物质发生甲基化反应，细胞外基质进行性增加，促进肝细胞坏死或凋亡，最终引起肝纤维化和肝硬化。

【方法】

1. 实验动物

SD大鼠，体重200～280 g。

2. 造模方法

鼠腹腔每周注射DMN 3次，处理3周；1% DMN（10 mg/kg）生理盐水稀释液腹腔注射，每周3次，维持3～6周。

【结果】

17天即可见中心肝小叶坏死及嗜中性粒细胞浸润，21天可见胶原纤维沉积、局部脂肪变、胆管增生、中央静脉周围纤维沉积，此模型与人类肝硬化早期改变及胶原纤维沉积相似。

【应用】

用于肝硬化向肝癌转化机制的研究和肝硬化门静脉高压症的研究；可作为筛选抗纤维化药物的方便模型。

【参考文献】

1. Kitamura K，Nakamoto Y，Akiyama M，et al. Pathogenic roles of tumor necrosis factor receptor p55- mediated signals in dimethylnitrosamine- induced murine liver fibrosis[J]. Lab Invest，2002，82（5）：571- 583.

2. 郑敏，陈聪，赵雅萍，等. 探讨大鼠肝硬化动物模型的建立方法[J]. 肝胆外科杂志，2006，12（2）：136-137.

3. 硫代乙酰胺（TAA）诱导肝硬化

【原理】

TAA入肝后延长肝细胞有丝分裂过程，并阻碍RNA从胞核到胞质的转移，进而影响依赖酶的代谢过程，最终形成肝细胞坏死，肝实质的破坏引起间质内结缔组织的生成增多，从而引起纤维组织在局部的沉积，其形成的动物模型在血流动力学、形态学及功能上的改变均与人肝硬化相似。

【方法】

1. 实验动物

SD大鼠，体重200～280 g。

2. 造模方法

用生理盐水配成30%的TAA溶液作为饮用水，持续诱导3个月后可在大鼠肝内形成大量纤维间隔，硬化病变明显可见。

【结果】

镜下可见纤维组织增生，肝细胞结节状再生和假小叶形成。肝小叶可出现炎性细胞浸润和出血性坏死病变，且在肝内形成"中心-中心纤维间隔"或"中心-门静脉性纤维间隔"。8周时产生纤维化，17周时产生肝硬化。

【应用】

宜作为影像学的肝纤维化研究，并用于肝硬化发展为肝细胞癌机制的研究。

【参考文献】

1. 王宝恩，王志富，殷蔚英. 实验性免疫性肝纤维化模型的研究[J]. 中国医学杂志，1989，69：503-505.

2. 昊孟超，杨广顺. 肝硬化大鼠模型复制的研究[J]. 中华实验外科杂志，1994，（10）：

146-148.

4. 酒精性肝硬化

【原理】

肝脏是酒精在机体内代谢的主要场所，通常慢性酒精中毒可引起肝脏的4种序贯性损伤，即脂肪肝、酒精性肝炎、酒精性肝纤维化和酒精性肝硬化。研究发现酒精在肝内代谢过程中，肝细胞内NADH/NAD+比率增高、自由基大量产生、活性氧簇系统高度活化、脂质过氧化及脂肪积蓄，这些生化改变可引起肝细胞的脂肪变性、坏死等，最终导致纤维组织大量增生以及肝硬化的发生。

【方法】

1. 实验动物

Wistar大鼠，体重200～280 g。

2. 造模方法

正常饲喂，自主饮食。胃内放置导管，然后持续注入含酒精液体（酒的摄入量为每天8～12 g/kg，随时间延长递增；玉米油的摄入量为每天2 g/kg；吡唑的摄入量为每天24 mg/kg）。造模时间为29周。或50%乙醇2.0 mL/100 g灌胃，每周2次，持续29周。

【结果】

在肝硬化形成过程中首先出现脂肪肝，8周后出现肝炎肝坏死，即肝细胞变性、坏死伴有不同程度的炎细胞浸润、肝细胞再生和纤维组织增生；16周后出现肝纤维化，以弥漫性纤维增生为主要特征；29周后肝小叶重建，肝细胞结节状再生，假小叶形成，出现肝硬化期。

【应用】

酒精性肝硬化能较好地模拟慢性酒精中毒的临床和病理改变，尤其适用于酒精成瘾和滥用现象较为普遍的欧美人的研究。

【参考文献】

1. Hidekaru T. Severe and Progressive Steatosis and Focal Necrosis in Rat Liver Induced by Continuous Intragastric Infusion of Ethanol and Low Fat diet[J]. Hepatology，1985，5：224-232.

2. 张贵阳. 肝硬化动物模型构建的研究进展[J]. 外科理论与实践，2008，13（3）：266-269.

5. 免疫诱导的肝硬化

【原理】

免疫性肝硬化是在各种原因导致慢性肝损伤的过程中，机体免疫调节功能紊乱，在肝小叶汇管区出现免疫复合物沉积，引起血管炎和血管周围炎，进而使肝内静止的肝星状细胞（hepatic stellate cell，HSC，即贮脂细胞）激活转变为成纤维细胞。同时，免疫复合物的沉积又使肝内一些免疫细胞激活并释放一系列免疫调节因子和细胞因子，从而刺激胶原的大量增生，引起肝组织发生纤维化，最终导致肝硬化的发生。

【方法1】

血吸虫性肝硬化

1. 实验动物

KM小鼠，体重18～22 g。

2. 造模方法

皮下注射曼氏血吸虫尾蚴或疫水经皮肤感染小鼠，虫卵可引起窦前性门静脉高压。免疫介导的肝纤维化激活了免疫系统的不同细胞，包括库普弗细胞、肝脏浸润淋巴细胞、单核细胞和血小板，后者可分泌细胞因子来激活肝星状细胞。造模时间长（60～90 d）和死亡率较高（40%～50%）。

【结果】

血吸虫不仅能引起窦前性门静脉高压，且虫卵沿门静脉肝内分支（以汇管区为主）大量沉积，可诱发肝内广泛的肉芽肿性炎症反应及免疫反应，同时促使大量成纤维细胞活化增生，产生过多胶原纤维，最终导致"干线性肝硬化"。结缔组织沉积明显而炎症反应不明显，在病理学特征上与人类血吸虫病相似。

【应用】

血吸虫性肝硬化病变特殊、门静脉系统血流动力学改变明显，对于血吸虫病性肝硬化门静脉高压症发病机制、病情转归、外科术式改良以及药物筛选等方面的研究均有重要价值。但由于构建此模型耗时较长，而且在建模过程中，实验人员易受感染、周围环境易受污染，所以近年关于这类模型应用的报道较少。

【参考文献】

1. 王金娥. 制备不同种类肝纤维化及肝硬化动物模型研究进展[J]. 实用肝脏病杂志，2011，14（1）：68-71.

2. Abraldes J G, Pasarin M, Garcia-Pagan J C. Animal models of portal hypertension[J]. World J Gastroenterol, 2006, 12（41）：6577-6584.

【方法2】

同种/异种血清或蛋白诱导性肝硬化

1. 实验动物

KM小鼠，体重18～22 g。

2. 造模方法

采用猪、牛、马血清和异种蛋白或捣碎的肝实质等作为抗原反复注射于小鼠，通过免疫反应引起肝损伤，大约10周即可形成肝硬化。

【结果】

组织学改变明显、作用稳定。在肝脏门脉汇管区出现免疫复合物沉积，引起血管炎和血管周围炎，并将肝内静止的肝星状细胞激活转变为成纤维细胞，同时激活肝脏内一些免疫细胞释放免疫调节因子和细胞因子，引发一系列的病理改变，导致肝组织内纤维组织的形成增多，降解减少，最终形成肝硬化。

【应用】

由于机体免疫因素在慢性迁延性肝炎、慢性活动性肝炎和肝硬化的形成中具有重要意义，因此免疫性肝硬化模型与临床肝硬化的病理变化和病程有一定相似性，且纤维化形成过程较稳定，对动物整体损伤小，这种模型可用于研究肝纤维化、肝硬化的发生机制、早期诊断及药物疗效评价。

【参考文献】

1. 周忠信，王捷. 肝硬化动物模型研究进展[J]. 上海实验动物科学，2002，4（22）：38-42.

2. Gotardo B M，Andrade R G，Oliveira L F，et al. Production of septal fibrosis of the liver by means of foreign protein injections into rats[J]. Rev Soc Bras Med Trop，2003，36（5）：577-580.

6. 胆汁淤积型肝硬化

【原理】

切断胆管造成肝外胆道梗阻，引起梗阻部位以上胆汁淤积、胆道内压力增高、胆管扩张，由于肝内血管受到扩张胆管的压迫及胆汁外渗，肝细胞发生缺血和坏死，纤维组织增生向胆管伸展，包绕肝小叶，形成肝纤维化，发展为肝硬化。

【方法】

1. 实验动物

Wistar大鼠，体重220～250 g。

2. 造模方法

大鼠禁食12 h，禁水4 h。1%戊巴比妥钠0.5～0.6 mL/100 g腹腔注射麻醉，仰卧位固定，腹部正中切口2～3 cm，打开腹腔，暴露胃幽门部，翻转十二指肠，在十二指肠降部肠系膜中找到白色有韧性的胆管，游离胆总管，在其下穿2根丝线，两线间距约0.5 cm，行双重结扎并剪断胆总管。手术后青霉素钠160万 IU溶于100 mL0.9%氯化钠注射液，连续3日0.5 mL 2次/日肌肉注射。手术后第40天取肝脏组织，行肝病理切片观察。

【结果】

梗阻部位以上胆管扩张、胆汁淤积、胆道内压力增高，甚至可引发肝内小胆管扩张破裂。由于肝内血管同时受到扩张胆管及胆汁外渗的压迫，导致肝细胞缺血和坏死，纤维组织向胆管增生伸展，进而包围肝小叶并散布于肝细胞周围，最终导致肝硬化的发生。

【应用】

这种建模方法虽然常出现组织学逆转和胆汁过度淤积现象，有较高的死亡率，但其操作简单、安全、无毒、实验周期短，一般4～8周即可形成肝硬化，且其血流动力学紊乱、肝功能异常以及肝病理改变均与人小结节性肝硬化基本一致，是进行门静脉高压症血流动力学研究的理想模型。

【参考文献】

1. 周忠信，王捷. 肝硬化动物模型研究进展[J]. 上海实验动物科学，2002，4（22）：38-42.

2. 马欢，王邦茂. 原发性胆汁性肝硬化动物模型研究进展[J]. 国际消化病杂志，2012，32（2）：93-95.

7. 金属离子诱导性肝硬化

【原理】

重金属离子在机体内的代谢主要在肝内完成，其在肝内的过量聚集可导致肝损害，然而金属离子引发肝纤维化、肝硬化的具体发生机制仍未完全阐明。

【方法】

1. 实验动物

Wistar大鼠，体重150～200 g。

2. 造模方法

给予大鼠含砷饮用水（浓度3.2 mg/L）诱导肝纤维化，12个月后肝质量明显增加，15个月后可见纤维化形成并发展为肝硬化。

【结果】

组织学可见脂肪浸润，同时天冬氨酸转氨酶及丙氨酸转氨酶均明显增高。长期砷毒性作用可导致胞膜 Na^+/K^+-ATP酶活性发生顺行性退化，同时肝内还原型谷胱甘肽含量明显减少、氧自由基大量积聚，进而引起脂质过氧化反应和氧化应激反应增强，最终大量氧自由基等活性氧分子通过结合机体内重要大分子物质而导致肝细胞损伤、胶原生成增加、肝纤维化以及最终发生肝硬化。

【应用】

此模型构建耗时较长，目前多用于人类重金属毒理流行病学的调查。

【参考文献】

1. 张贵阳. 肝硬化动物模型构建的研究进展[J]. 外科理论与实践，2008，13（3）：266-269.

2. Mazumder D N. Effect of chronic intake of arsenic-contaminated water on liver[J]. Toxicol Appl Pharmacol，2005，206（2）：169-175.

8. CCl_4复合多因素联合诱导肝硬化

【原理】

CCl_4联合多因素诱导肝硬化的方法能有效提高CCl_4单因素法的建模效率及模型稳定性，目前常用的是CCl_4与苯巴比妥及饮食控制因素相结合的联合诱导方法。苯巴比妥诱导肝内混合功能氧化酶，增加细胞色素P450活性，加速CCl_4向$CHCl_3$转化，从而增加CCl_4肝毒性。

【方法1】

苯巴比妥+ CCl_4 诱导肝硬化

1. 实验动物

Wistar大鼠，体重200～280 g。

2. 造模方法

大鼠饮用水中加入苯巴比妥（350 mg/L），2周后出现肝极度肿大，然后用CCl_4（0.2 mL/kg）灌胃，根据耐受情况调整CCl_4用量。这种方法可明显缩短建模时间，8～10周便可形成肝硬化，但动物死亡率增高到40%。

【结果】

按动物体重及耐受情况调整CCl_4剂量，既能造成持续性肝损伤，又不易引起急性肝衰竭，可较成功地模拟人酒精性肝硬化的小结节硬变，且只要延时至第16～20周即可制成肝硬化腹水模型，成功率达90%。

【方法2】

CCl_4联合饮食控制因素诱导肝硬化

1. 实验动物

Wistar大鼠，体重180～250 g。

2. 造模方法

前两周以玉米面（80%玉米面，20%猪油，0.5%胆固醇）为主饲料，30%酒精为唯一饮料。实验第一天皮下注射60% CCl_4矿物油溶液（或棉籽油溶液）0.5 mL/100 g，后每隔3日皮下注射0.3 mL/100 g，第42天造模成功。分别于第1、2周，第3、4周，第5、6周处死动物，取肝脏称重后10%福尔马林溶液固定，HE、网状纤维（Foot氏）染色及胶原纤维（V. G）染色观察。

【结果】

第1、2周脂变期，以肝细胞变性坏死为主，即肝小叶中央静脉周围呈片状坏死，多数细胞发生气球样变性，或含有大小不等的脂滴。第3、4周肝纤维化期，以弥漫性纤维增生为其特征，即聚集的网状纤维逐步胶原化，贮脂细胞多半变成纤维细胞，胆小管明显增生；从中央静脉和汇管区放射出的纤维相互交织成网。第5、6周为肝硬化期，即有间隔、结节与假小叶形成。在此期间肝脏表面呈小颗粒状或小结节。

【应用】

建模方法简便易行、成本低、成功率高（100%）、死亡率低（20%），而且待肝硬化形成后往饲料中加入2%的氯化钠，亦可制作出肝硬化腹水模型。用于进行外在因素对肝硬化进程的干预作用方面的研究。

【参考文献】

1. 韩德五，马学慧，赵元昌. 肝硬化动物模型的研究[J]. 山西医药杂志，1989，4（1）：41-44.

2. 周忠信，王捷. 肝硬化动物模型研究进展[J]. 上海实验动物科学，2002，4（22）：38-42.

（三）急性肝衰竭

【原理】

CCl_4对肝脏的损伤原理详见本节肝硬化模型，不同剂量的CCl_4及不同的给药途径可导致相应的急性中毒性肝炎或肝坏死并导致急性肝衰竭。

【方法】

1. 实验动物

常用实验动物有小鼠、大鼠、兔、猫。

2. 造模方法

40% CCl_4橄榄油0.4 mL一次性口服可诱发小鼠肝小叶中央坏死；CCl_4 0.5 mL/100 g做皮下注射，可诱发大鼠脂肪肝、肝硬化；CCl_4 0.2 mL/100 g做注射，可诱发大鼠肝细胞水瘤样变性、缺氧、肝小叶中央坏死；CCl_4矿物油0.033 mL/100 g做腹腔注射，可诱发大鼠肝小叶中央坏死；CCl_4 0.5～1.0 mL/只一次性口服，可诱发大鼠肝小叶中央坏死；CCl_4 0.5 mL/10 g一次性口服，可诱发大鼠急性中毒性肝坏死；CCl_4 1.2 mL/kg一次性口服，可诱发兔肝小叶中央坏死；CCl_4 1.0 mL/kg一次性口服，可诱发家兔急性中毒性肝坏死；CCl_4 0.3 mL/kg一次性皮下注射，可诱发猫脂肪肝、肝小叶中央坏死。

【结果】

一般16～24 h就可形成急性肝衰竭，谷草转氨酶（AST）、谷丙转氨酶（ALT）升高，糖原、RNA含量减少，但病理组织学变化还不十分明显。24 h后可观察到急性肝炎时的糖、脂肪、蛋白质及胆色素等方面的代谢障碍；肝脏解毒功能降低；迅速出现营养不良、脂肪变性、肝坏死等形态学改变。

【应用】

此类模型可用于肝衰竭的发病过程、病理生理学改变的研究，以及保肝药物的药理实验研究。

【参考文献】

1. 胡还章，徐小平，高毅，等.猪急性肝衰竭模型的建立[J].世界华人消化杂志，2001，9（2）：144-148.

2. 赵军，秦兆寅，纪宗正，等.犬缺血性暴发肝衰竭模型的制备[J].中华实验外科杂志，1999，16（4）：372.

（四）脂肪肝

1. 急性酒精性脂肪肝

【原理】

酒精可使动物肝脏氧消耗率增高，增加血窦血的氧消耗，从而减少对小叶中心肝细胞的氧供，引起该区域的肝细胞退化与坏死，并发生脂肪变性。

【方法】

1. 实验动物

Wistar大鼠，体重100～150 g。

2.造模方法

（1）造模方法1

高度白酒（60度左右）每日上午灌胃一次（0.5 mL/100 g），连续75 d，在此期间给予营养缺乏饲料（面粉、次粉、草粉、豆粉，按2：1：1：1比例配方，另加少量豆油及食盐），于每晚8时之后绝食，至次日上午空腹灌胃后再喂饲料。75 d后处死动物，取肝脏进行病理组织学观察。

（2）造模方法2

56度白酒灌胃1～2周，每次7 mL/kg，每天2次，同时腹腔内注射一定浓度的乙醇，20 mL/kg，每天2次，动物自由饮水和进食普通饲料。

【结果】

造模过程中，动物体重增长缓慢，饮食量明显下降，大部分动物在不同时间内出现大便溏泄。病理组织学观察到肝细胞水肿，呈气球样变，胞质内广泛出现大小不等的圆形脂肪滴，并可见酒精性玻璃小体（嗜酸性规则或不规则小体）。汇管区炎症细胞浸润明显，并可见胶原纤维增生，肝窦内皮细胞肿胀。1～2周后出现重度脂肪变性，细胞内充满大小不一的脂滴，胞质疏松，其内可见大小不等、数量不一的脂肪空泡以及水样变性。

【应用】

可用于急性酒精性脂肪肝的发病过程、病理生理学、病理组织学改变的观察与研究，并可用于相关药物治疗的实验研究。

【参考文献】

1.李为良，王玉玫.大鼠酒精性肝损伤模型的建立及病理学观察[J].实用肝脏病杂志，1998，3（4）：207-208.

2.李舒月，厉有名，虞朝辉.大鼠慢性酒精性肝损伤模型的建立[J].浙江医学，2006，9：524-525.

2.慢性酒精性脂肪肝

【原理】

酒精可使动物肝脏氧消耗率增高，增加血窦血的氧消耗，从而减少对小叶中心肝细胞的氧供，引起该区域的肝细胞退化与坏死，并发生脂肪变性。

【方法】

1.实验动物

SD大鼠，体重100～150 g。

2.造模方法

60度白酒给SD大鼠灌胃，开始剂量为8 g/kg，每2周增加2 g，直到16 g/kg。自由进食普通饲料，16周成功复制慢性酒精性脂肪肝动物模型。或灌服50度酒精1 mL/100 g体重，每天2次，自由饮用10度酒精为唯一饮料，连续14周后复制酒精性脂肪肝动物模型。

【结果】

大鼠肝组织病理显示，胞质较疏松，胞质内可见大小不等、数量不一的脂滴空泡，肝小叶内出现点状坏死。

【应用】

可用于慢性脂肪肝的发病过程、病理生理学、病理组织学改变的观察与研究，也可用于相关药物治疗的实验研究。

【参考文献】

1. 孙大裕. 脂肪肝动物模型的研究进展[J]. 中华消化杂志，2002，22（5）：305-306.

2. 李舒月，厉有名，虞朝辉. 大鼠慢性酒精性肝损伤模型的建立[J]. 浙江医学，2006，9：524-525.

二、胰腺疾病

（一）结扎胰腺管致急性胰腺炎

【原理】

各种胰酶进入肠道被肠酶激活后，即体现其强大的消化作用，活化的胰酶若逆行入胰管也能引起自身消化。急性实验性膜腺炎就是基于这一特点诱发的。

【方法】

1. 实验动物

Wistar大鼠，体重180～220 g。

2. 造模方法

手术前禁食12 h，戊巴比妥钠（4 mg/100 g）腹腔注射麻醉，剃毛、消毒，上腹正中切口开腹。实验组在手术显微镜下仔细分离胆总管末端，予以结扎。手术后第10、24、48 h剖腹观察腹腔病理变化，同时采血测定血清淀粉酶、血清钙及血糖的变化；切取胰腺进行病理学检查。

【结果】

手术后1 h，血清淀粉酶明显增高，24 h达高峰。此模型较稳定，不致发生暴发性胰腺炎。实验组胰腺高度水肿，有散在的出血坏死灶，胆总管明显扩张，多有血性腹水，散在皂化斑。

【应用】

适合研究急性胰腺炎的病因学、发病机制、发病后胰腺及胰腺外组织损伤的病理生理学机制及评价药物对水肿型和/或坏死型胰腺炎的最大防治效应、手术的疗效等。

【参考文献】

1. 李涛，王海燕，刘丽玲，等. 大鼠实验性急性胰腺炎动物模型的建立[J]. 中国比较医学杂志，2003，13（6）：358-361.

2. 张红，李永渝. 急性胰腺炎的发病机制研究进展[J]. 中国危重病急救医学，2002，12（2）：121-125.

（二）牛磺胆酸钠致急性出血坏死性胰腺炎

【原理】

胰腺被膜下注射后，早期牛磺胆酸钠直接化学刺激引起被膜下胰腺组织损伤，后期胆盐激活胰酶产生自身消化，使胰腺进一步损害。

【方法】

1. 实验动物

Wistar大鼠，体重180～220 g。

2. 造模方法

手术前禁食12 h，戊巴比妥钠（4 mg/100 g）腹腔注射麻醉，仰卧固定，剃毛、消毒，取上腹正中切口，将胃提出腹外翻转，使胰腺充分暴露，用加工 $4\frac{1}{2}$ 号针头平面朝上于胰尾被膜下穿刺，依次向胰管开口方向推进，缓慢注入50 g/L牛磺胆酸钠10 mL，使整个胰腺均匀隆起，24～48 h出现急性出血坏死性胰腺炎。

【结果】

最早的组织学改变在15 min之内出现，严重的组织学改变在1～3 h后发生。12 h后，血清淀粉酶依次升高，组织水肿和炎症细胞渗出逐渐加重并出现典型胰腺细胞坏死和出血，病理学上表现为坏死型胰腺炎。

【应用】

此方法简单，可快速大批地建立急性出血坏死性胰腺炎动物模型，可用于研究急性出血坏死性胰腺炎病因学、发病机制及评价药物治疗效果。

【参考文献】

1. 姚棒祥，徐向阳，林琦远. 重症胰腺炎动物模型制作及发病机理的研究[J]. 中华普通外科杂志，1997，12（4）：229-231.

2. 周秉舵，朱生棵，马淑颖，等. 急性出血性胰腺炎动物模型的研究进展[J]. 中国比较医学杂志，2006，16（7）：442-445.

（三）三硝基苯磺酸（TNBS）致慢性胰腺炎

【原理】

TNBS诱导慢性胰腺炎的机制可能是胰管内注入溶于乙醇的TNBS时，乙醇作为有机溶剂溶解胰管上皮细胞的黏膜屏障，使TNBS与细胞内组织蛋白结合形成完全抗原，激发针对胰管上皮细胞的免疫反应；或通过与抗坏血酸的相互作用，产生氧自由基，导致对胰管上皮细胞的毒性作用。

【方法】

1. 实验动物

SD大鼠，体重200～250 g。

2. 造模方法

手术前大鼠禁食（不禁水）12 h，氯胺酮腹腔注射麻醉，常规消毒，沿腹白线做正中切口剖腹，寻及十二指肠并找到胰腺，用微型动脉夹阻断胆胰管肝门端。用 $4\frac{1}{2}$ 号静脉头皮针经肠壁穿刺入胆胰管，并用丝线固定静脉针，通过恒流静脉输注泵注射含 2 % TNBS 的乙醇磷酸盐缓冲溶液，共 0.4 mL，持续 60 min，注毕后关闭恒流泵，维持压力 10 min。去除动脉夹及丝线，逐层关闭腹腔。整个手术操作过程严格执行无菌操作。同时于下肢根部皮下注射头孢菌素以预防感染。手术后大鼠禁食 72 h，禁水 48 h，后逐渐予以常规饮食。分别于制模后第 3、4、5、6 周麻醉下剖腹，观察胰腺大体形态，取胰腺组织固定于 10%中性福尔马林，常规石蜡包埋切片，HE、胶原及免疫组织化学染色。同时记录大鼠存活情况。

【结果】

注射 TNBS 后即刻显示胰腺组织水肿，第 4 周可见胰腺组织表面苍白呈不规则结节状，胆胰管扩张，内有淡黄色液体，部分大鼠胰尾组织萎缩，第 5～6 周时胰腺组织大体表现未见进一步改变。光镜下，第 3 周可见胰腺组织局限性纤维化；第 4 周见典型的病理学特征改变即胰管周围及腺体周边区小叶内纤维化，伴炎症细胞浸润，可见局部腺体萎缩；第 6 周时纤维化程度与第 4 周比较并未见明显增加。

【应用】

本模型适用于慢性胰腺炎的病因学、发病机制、病理生理学机制、治疗方法的选择及评价药物的最大防治效应、手术的治疗效果等方面研究。

【参考文献】

1. 王兴鹏，龚自华，吴恺，等.慢性胰腺炎动物模型的建立[J].胰腺病学，2001，1（1）：52-53.

2. 闫晶晶，崔乃强.慢性胰腺炎动物模型研究进展[J].中国中西医结合外科杂志，2007，13（1）：92-94.

第六章　泌尿系统疾病动物模型

第一节　肾脏疾病

一、同种免疫性抗肾小球基膜肾炎

【原理】

由自体抗肾抗体或自体抗原抗体复合物刺激引起肾小球基膜产生免疫反应形成肾炎。

【方法】

1. 实验动物

SD大鼠，体重150～220 g。

2. 造模方法

肾皮质加弗氏完全佐剂浮液的制备：取150～180 g SD大鼠，雌雄各半，腹腔注射戊巴比妥钠麻醉，在无菌操作条件下开腹，结扎肾动脉，自结扎处向肾脏插管，剪断肾静脉，经插管用生理盐水反复冲洗肾脏至呈白色，取下肾脏，取皮质用电动匀浆器在冰浴中磨成匀浆，分装后密封于-10 ℃冷冻保存。每次临用时取皮质匀浆25 g，加弗氏完全佐剂（无水羊毛脂与液状石蜡质量比为3∶5，1 mL加入卡介苗6 mg）至50 mL，置乳钵中研匀，缓缓加入生理盐水100 mL，边加边研磨，使乳化完全均匀。大鼠腹腔注射上述同种大鼠的肾皮质加弗氏完全佐剂乳液，每次2 mL/只，每周1次，于造模8周开始每2周同法收集尿液进行24 h尿蛋白定量，并称体重以调整注射肾皮质的量。造模14周时除收集尿液测尿蛋白外，所有大鼠取血清测Cr、BUN、ALB、Hb与T-CHO。

【结果】

造模8周时，24 h蛋白已明显升高，随注射次数增加而进行性升高，至14周时，24 h尿蛋白升至造模前的12.3倍。电镜下模型组大鼠肾小球毛细血管基膜不规则增厚变宽，有的扭曲，在基膜内或基膜靠足细胞侧有较多成团或条带状电子致密物沉积，足细胞损伤明显，排列紊乱。足突融合，增宽，裂孔膜消失，严重区有断裂溶解，毛细血管内皮细胞肿胀，管壁不规则。

【应用】

用于肾小球肾炎的病因、病理、治疗和用药等方面的研究。

【参考文献】

1. 岳南, 只德广, 赵益桂, 等. 肾康颗粒治疗慢性肾小球肾炎的主要药效学研究[J]. 现代药物与临床, 2009, 24 (3): 155-159.

2. 王照明, 张建民, 张东生. TGF-β_1 及细胞外基质在主动型 Heymann 肾炎病变中的定量研究[J]. 中国体视学与图像分析, 1999, 4 (4): 215-218.

二、异种免疫性抗肾小球基膜肾炎

【原理】

用甲种动物的肾皮质匀浆免疫乙种动物, 使后者产生抗甲种动物的抗肾血清 (抗肾抗体), 然后将这种抗肾血清注射给健康的甲种动物, 而使其产生肾炎。

【方法】

1. 实验动物

SD 大鼠, 体重 150~220 g。

2. 造模方法

正常雄性 SD 大鼠, 10%水合氯醛 (3 mL/kg) 麻醉。无菌条件下生理盐水腹主动脉灌流至肾无血色, 摘取肾脏, 剥离肾皮质, 加入少量生理盐水置匀浆器内制成匀浆。等量匀浆与弗氏完全佐剂充分混合制成油包水乳剂, 兔脚掌皮下多点注射。以后用不完全佐剂与等量匀浆充分混合, 每 2 周背部皮下多点注射 1 次。1 个月后, 兔耳动脉取血 1 mL, 用琼脂双扩散法检测血清抗体效价。若达到 1:16 即可自颈动脉放血; 若达不到 1:16 则需继续免疫, 直到达到满意效价。放血完毕, 立即于 4 ℃, 5 000~10 000 r/min 低温高速离心机离心 30 min, 收集上清液, 即为兔抗大鼠肾毒血清。分装至无菌小瓶内, 标明效价及制取时间, 低温冻存备用。70 mg 兔 IgG 溶于 7 mL 生理盐水中, 与 13 mL 不完全佐剂充分混合, 每只大鼠 0.22 mL 皮下多点注射。5 d 后, 一次性尾静脉注射兔抗大鼠肾毒血清 3 mL/kg。此后, 皮下注射 6-氨基己酸 2 g/kg, 连续 7 d (首次在注射肾毒血清前 2 h 进行)。

【结果】

注射肾毒血清后第 8 周, 大鼠血液流变学指标出现全血黏度增高, 血浆比黏度增高, 纤维蛋白原含量增高, 红细胞压积降低。免疫荧光显示, IgG 沿肾小球毛细血管壁呈连续性线形沉积, 还可见球囊腔渗出物; 光镜显示, 肾小球发生节段性坏死及硬化、肾小管坏死、球囊腔渗出物、系膜细胞及球囊壁层上皮细胞增生, 伴明显新月体形成趋势; 个别肾小球内可见部分毛细血管基底膜断裂。

【应用】

用于研究肾小球肾炎在发病过程中高脂血症的形成及其相应带来的一系列组织损害以及药物治疗的机制。

【参考文献】

1. 洪淑云, 李仁康, 陈思源, 等. 活血化瘀法为主治疗慢性肾炎肾功能损害的临床观察[J].中医杂志，1988，29（4）：32-33.

2.杨念生，黄越芳，叶任高，等.大鼠新月体肾炎中的细胞增殖与凋亡[J].中华肾脏病杂志，1998，14（3）：147-150.

三、抗Thy-1抗体诱导肾小球系膜增生性肾炎

【原理】

Thy-1抗原为鼠类胸腺细胞表面的糖蛋白，同样存在于大鼠肾小球系膜细胞表面，因此利用抗大鼠Thy-1抗血清或者抗大鼠Thy-1单克隆抗体，通过抗原-抗体反应，可诱导大鼠肾小球系膜细胞损害，继而出现系膜细胞增生，细胞外基质增多，形成系膜增生性肾炎。

【方法】

1.实验动物

雄性SD大鼠，体重120～160 g。

2.造模方法

（1）大鼠胸腺细胞悬液制备

低龄SD大鼠1只，麻醉后取胸腺，剪碎并挤出胸腺细胞，经尼龙网过滤除去混杂的组织，滤液为淋巴细胞悬液，离心，无菌PBS悬浮，计数悬液中淋巴细胞数，调细胞密度至 $10^{11} \cdot L^{-1}$。

（2）家兔免疫

雄性兔，卡介苗预致敏，14天后两侧腋窝淋巴结肿大，注射抗原（胸腺细胞+完全佐剂），3周后同样途径再次免疫，2周后经耳缘静脉第3次免疫，1周后测效价，满意后颈动脉放血，收集血清，经56 ℃、30 min灭活补体，大鼠肝粉吸附，备用。

（3）效价测定

用正常低龄大鼠胸腺冰冻片，兔抗大鼠Thy-1抗血清稀释度1∶20～1∶640，PAP法免疫组化测定效价。正常兔血清（1∶40）对照。

（4）模型制作

大鼠尾静脉注射ATS，每周1次，连续4周。分别于第1天、第3天、第5天、第7天、第2周、第3周、第4周、第5周处死动物，取肾脏做相应检查。

【结果】

病变肾小球体积增大，第1天系膜溶解，肾小球细胞数减少，部分毛细血管扩张，微动脉瘤形成；第3天细胞开始增生；第7天增生明显。第4、5周细胞增生的同时伴系膜基质明显增多，部分毛细血管襻呈分叶状。第1天肾小球内增殖细胞核抗原（PCNA）阳性细胞核明显增多，以第3天、第5天、第3周最为明显，以后数量减少。第1天肾小球内几乎未见有α-平滑肌肌动蛋白（a-SMA）表达，第3天肾小球系膜区可见条索状或分枝状阳性染色，以第5天、第1周、第2周、第3周表达最强，以后减弱。间质血管及入球小动脉亦有阳性表达。

【应用】

主要用于深入研究以系膜增生为主要特征肾炎的发病机制，以及探讨其防治措施。

【参考文献】

1. 陈广平，郭慕依，张月峨，等. 大鼠Thy-1抗血清制备及系膜增生性肾炎模型的建立[J]. 临床与实验病理学杂志，1996，12（3）：241-243.

2. 刘承，张筱雨，端梦莹，等. 肾小球肾炎动物模型研究进展[J]. 吉林医药学院学报，2013，34（4）：298-301.

四、牛血清白蛋白诱发急性血清病肾小球肾炎

【原理】

由于肾外抗原与相应抗体形成的循环免疫复合物，其沉积于肾小球毛细血管基底膜所致。

【方法】

1. 实验动物

家兔，雄性，体重2～3 kg。

2. 造模方法

牛血清白蛋白（250 mg/kg）自耳静脉内注入，一次注完。之后在第3、6、8、20、13、25、27、20日，每次实验前测皮温了解其一般状态，当显示正常范围无变化时，进行导尿生化检验分析，采血进行免疫复合物测定。并分两批于第14日及第20日处死取肾脏做切片进行病理组织学、免疫组化检查。

【结果】

病理组织学检查：肾小球细胞增生不明显，也有的细胞肥大，其中亦见有嗜中性白细胞及嗜酸性粒细胞浸润，毛细血管丛基底膜轻度增厚呈小环状，肾小囊清楚，上皮细胞单层，无增生，也无粘连。近端曲管上皮细胞肿大，胞浆粉染颗粒状，偶见集合管内有透明管型。间质充血，未见炎细胞浸润。肾小球毛细血管丛基底膜均略增厚，呈小环状改变。免疫组化检查：可见明显的荧光物质沉积于肾小球毛细血管基底膜，致使基底膜增厚，呈现小环形线状黄绿色特异性荧光，其余部分无荧光呈绿黑色。

【应用】

用于深入探讨免疫性肾小球肾炎产生机制，以便进一步发现复合物的消散因素，也为防止病理损伤的研究提供线索。

【参考文献】

1. 董云鹏，孟祥琪，李保玉，等. BSA诱发家兔急性肾小球肾炎模型的研究[J]. 吉林医学院学报，1998，3（1）：53-57.

2. 刘承，张筱雨，端梦莹，等. 肾小球肾炎动物模型研究进展[J]. 吉林医药学院学报，2013，34（4）：298-301.

五、竹叶青蛇毒诱发急性肾小球肾炎

【原理】

蛇毒是一种生物毒素，其中含有多种生物成分，包括神经毒素、出血毒素、细胞毒素及一些促凝、抗凝成分和酶等。利用竹叶青蛇毒复制的小鼠系膜增生型肾小球肾炎基本上还是一种"自限性"的肾炎模型，以系膜细胞增生及系膜基质增多等病理改变为特征。

【方法】

1. 实验动物

清洁级 C57BL/6 小鼠，雄性，体重 16～20 g。

2. 造模方法

竹叶青蛇毒 0.2 mL（2 mg/kg）尾静脉注一次。注射后的第 3 天 3% 戊巴比妥钠（30 mg/kg）麻醉下摘取一侧眼球，取血约 1.0～1.5 mL，离心取血清，用自动生化仪检测血清尿素氮及肌酐水平。第 1、3、7、14 天，断颈处死动物，取肾脏，10% 中性甲醛液固定，HE 染色，观察肾脏的病理学改变。

【结果】

注射后小鼠出现中毒性症状，神情惊惧，全身抖动，活动量明显减少。血清尿素氮和肌酐无明显变化或略升高。光镜下可见肾小球系膜细胞增生，系膜基质增多，系膜区增宽，肾小球及间质内的炎性细胞浸润。于注射后的第 3 天最为严重，后渐趋缓解，至第 14 天，肾脏的病理改变基本消失。

【应用】

用于深入探讨系膜增生性肾小球肾炎产生及其系膜基质沉积物增多与消散机制的研究。

【参考文献】

1. 张懿，李保春. C57BL/6 小鼠系膜增生型肾小球肾炎的复制[J]. 中国比较医学杂志，2007，17（6）：357-358，362.

2. 张仲林，彭成. 肾小球肾炎动物模型研究概况[J]. 四川动物，2004，23（1）：66-69.

六、阿霉素致肾小球硬化性肾病

【原理】

阿霉素抑制 DNA 及 RNA 的合成，造成肾脏近曲小管上皮细胞含有 DNA 和 RNA 的细胞器如细胞核和线粒体等的损伤，产生直接肾毒性作用。肾脏近曲小管内大量蛋白可与阿霉素结合，使阿霉素经过肾小管分泌排泄延缓，从而增加了阿霉素对肾脏近曲小管上皮细胞的直接接触和毒性作用。

【方法】

1. 实验动物

SD 大鼠，雄性，体重 120～160 g。

2.造模方法

普通饲料、自由饮水，适应性饲养1周。1.5%戊巴比妥钠（50 mg/kg）腹腔注射麻醉，常规消毒，背部切口1～1.5 cm，暴露左肾，剥离肾脏脂肪及肾上腺，结扎左肾门血管，切除左肾，缝合切口。第8天尾静脉注射阿霉素3 mg/kg，第35天尾静脉注射阿霉素2 mg/kg。注射前和注射后4、8周末，将大鼠置于清洁的代谢笼中，留取24 h尿液。测尿量、离心后测24 h尿蛋白定量。注射前和注射后4、8周末，于目内眦采血，分离血清，留取标本，−20 ℃保存，测尿素氮（BUN）、肌酐（Cr）、总蛋白（TP）、白蛋白（Alb）、胆固醇（Chol）、甘油三酯（TG）等。第8周末处死动物，迅速剖腹取出右肾，剥离肾包膜，剪取右肾上极少许肾组织，置于4 ℃，切成1 mm³小块，2%戊二醛固定；剩余组织自肾门处切成两片，10%中性福尔马林固定。

【结果】

尿蛋白、低密度脂蛋白、血尿素氮、肌酐明显升高，血浆白蛋白明显降低。实验2个月时几乎所有脂质成分均显著升高，肾功能下降，血浆白蛋白和总蛋白均明显下降。光镜及电镜下可见肾小球硬化呈弥漫性或局灶性改变，肾小球系膜基质增多，系膜细胞增生，脏层上皮细胞（足细胞）足突消失或广泛融合甚至呈板状改变，肾小球毛细血管内皮细胞肿胀，基底膜不规则增厚，小管上皮细胞肿胀、颗粒变性或萎缩，部分小管上皮细胞坏死，或脱落入小管腔内，微绒毛脱失，基底膜裸露等。

【应用】

可用于观察不同病理发展阶段肾小球硬化的发展过程，用于肾小球硬化发生、发展机制和治疗的研究。

【参考文献】

1.赵军宁，谭永淑，姚先莹.阿霉素肾病模型研究进展[J].四川生理科学杂志，1995，17（1）：34-39.

2.张丽芬，黄文政，朱小棣，等.阿霉素肾病肾小球硬化动物模型的研究[J].中国中西医结合肾病杂志，2005，6（4）：195-199.

七、大肠杆菌致IgA肾病

【原理】

腹腔注射大肠杆菌全细胞或细胞壁成分后可以出现肾小球系膜区IgA为主的免疫沉积物的沉积，即出现IgA肾病的病理学改变。

【方法】

1.实验动物

BALB/c小鼠，雌性，4周龄。

2.造模方法

用超声波破碎大肠杆菌并用示差离心法将其分离为细胞壁和细胞质成分。分别将大肠杆菌全细胞、细胞壁及细胞质以及大肠杆菌内毒素与等量的完全弗氏佐剂研磨混合。腹腔内注射大肠杆菌全细胞、细胞壁及细胞质抗原0.1 mL（相当于$1.5×10^7$ mL^{-1}大肠杆菌）。30

周龄时取 24 小时尿及静脉血,处死后取双侧肾。肾标本分别行光镜(HE、Masson 及 PASM 染色)、电镜及免疫荧光(IgA、IgG、C3 染色,直接免疫荧光法)检查,以及 24 h 尿蛋白定量及尿细胞学检查。

【结果】

肾脏出现肾小球系膜细胞轻度增生及系膜基质轻度增多,肾小球系膜区出现中、高强度的 IgA 及 IgG 的团块状荧光染色,且 IgA 的荧光强度大于或等于 IgG 的强度,电镜下可见肾小球系膜区弥漫性云雾状电子致密物的沉积。24 h 尿蛋白水平几乎正常,无血尿。

【应用】

用于研究 IgA 肾病的发病机制和治疗方法。

【参考文献】

1. Clarkson A R,Seymour A E,Thompso A R,et al. IgA nephropathy:A syndrome of uniform morphology,diverse clinical features and uncertain prognosis[J]. Clin Nephrol,1977,8:458-471.

2. 韩庆烽,范敏华,邹万忠. 大肠杆菌致 IgA 肾病的实验动物模型[J]. 北京医科大学学报,1998,30(1):85.

八、单侧输尿管结扎致肾间质纤维化

【原理】

输尿管结扎术后,各种细胞因子和生长因子由小管上皮细胞分泌,同时伴有巨噬细胞的浸润。浸润的巨噬细胞又分泌更多的生长因子和细胞因子,导致小管细胞增殖和凋亡的失衡,并导致纤维细胞的激活和增殖。

【方法】

1. 实验动物

清洁级昆明种小鼠,雌性,8 周龄,体重 18~20 g。

2. 造模方法

1% 的戊巴比妥钠腹腔注射麻醉,局部剃毛,常规消毒、铺巾,腹正中切口,依次切开皮肤至腹腔,游离左肾及输尿管,分别在左侧输尿管近肾盂处和输尿管上 1/3 处用 1 号丝线两次结扎,剪断输尿管,然后逐层连续缝合皮肤。分别于手术后第 5 天、第 8 天、第 11 天、第 13 天、第 15 天、第 18 天、第 21 天,1% 戊巴比妥钠麻醉后取左肾组织,AAF 液(甲醛 10 mL+95% 酒精 85 mL+冰醋酸 5 mL)固定,石蜡包埋,组织切片。

【结果】

肾脏体积明显肿大,表面张力增加,肾盂中有尿液积聚。切面皮质变薄,肾盂肾盏扩张,肾实质萎缩,皮髓质分界不清,并随着时限的延长而加重。手术后第 5 天,可见肾间质水肿,远端小管扩张,而近端小管扩张不明显,远端小管上皮细胞扁平、间质增宽,内有局灶性炎细胞浸润,但小球结构正常。手术后第 8 天,炎症细胞呈弥漫性浸润,部分近端小管空泡变性,管腔内可见脱落的上皮细胞,皮髓交界处小管轻度扩张。手术后第 11 天,间质病变继续加重,有局灶的细胞增殖,小管扩张明显,间质轻度纤维化。手术后第

13天，大量炎症细胞浸润及细胞增殖，小管扩张更加明显，部分近端小管保存尚好。手术后第15天，炎症细胞浸润及细胞增殖明显，部分小管消失，集合管、远端小管扩张呈囊状，上皮细胞灶性坏死，皮质变薄。手术后第18天，皮髓质变薄，髓质小管更加减少，小管明显扩张，近端小管空泡变性显著，管腔塌陷，上皮细胞大量坏死，肾间质弥漫性巨噬细胞、淋巴细胞浸润和成纤维细胞增生及胶原形成，纤维化明显。手术后第21天，炎症细胞浸润有所减少，皮质极薄，扩张小管数量减少，部分小管萎缩消失，囊壁增厚，球周纤维化十分明显。各时间点肾小球均未见明显病变。

【应用】

用于肾纤维化发生机制、评价肾脏细胞转分化和肾纤维化程度的研究。

【参考文献】

1. 张翠薇，马跃荣，张旭，等.小鼠肾间质纤维化动物模型的实验探索与研究[J].泸州医学院学报，2010，33（6）：598-600.

2. 王亚平，王海泉，李伯祥，等.大鼠输尿管梗阻后肾间质病变及α-平滑肌肌动蛋白的表达[J].河北医学，1999，5（3）：1-3.

九、肾动脉夹闭致急性肾衰竭

【原理】

【方法】

1. 实验动物

Wsitar雄性大鼠，体重200～300 g。

2. 造模方法

30 mg/kg的硫喷妥钠腹腔注射麻醉，固定于手术台上，腹部正中切口，钝性分离双肾包膜，用无创伤动脉夹钳夹双肾动脉或肾蒂60 min，松夹恢复肾灌注，此时肾脏颜色先由鲜红色转为苍白或暗红色，再变成鲜红色，表明再灌注成功。

【结果】

再灌注4 h血尿素氮（BUN）和肌酐（Cr）开始上升，BUN于16 h达到高峰，Cr于24h达到高峰，以后逐渐下降；再灌注24 h尿ANG酶及尿溶菌酶的排泄量均达到高峰值，48 h后开始下降。再灌注24 h血清丙二醛（MDA）和肾皮质线粒体钙含量较假手术组明显升高。肾小球光镜下无明显异常，电镜观察可见肾小球毛细血管丛变小，肾球囊壁变薄，囊腔增宽，足突细胞胞体变为扁平状，内皮细胞可见肿胀、排列紊乱。1周后，70%肾小球病变可恢复正常；肾小管病变主要是近端肾小管受累，缺血再灌注1 h内即可出现细胞肿胀，肾小管刷状缘的紊乱及脱落，小管空泡样变性，在小管中可见大小不一、无定形的球状深染空泡。电镜下可见线粒体肿胀、线粒体脊断裂和减少以及粗面内质网扩张。肾小管细胞坏死脱落，管腔内可见细胞碎片及管型，管腔明显扩张。远曲小管及髓袢在病变早期均可见细胞的浊肿，但无管型出现。

【应用】

用于急性肾衰竭的发病机制和治疗方法研究。

【参考文献】

1. 廖洪军，陈香美.急性肾衰竭动物模型的制备[J].肾脏病与透析肾移植杂志，1994，3（2）：155-157.

2. 邓虹珠，金伟军，廖锡麟，等.急性肾衰竭病理模型的设计和方法[J].中国中药杂志，1998（1）：48-52.

十、氯化汞诱导急性肾衰竭

【原理】

氯化汞是一种有毒的重金属化合物，在肾内蓄积量最高，主要贮存于近曲小管。由于汞是许多活性酶的非特异性抑制剂，胞膜是汞的首要作用点，故汞对肾小管细胞具有明显的毒害作用，造成肾小管坏死而引起急性肾衰竭。

【方法】

1. 实验动物

家兔，体重2～3 kg。

2. 造模方法

一次性背部皮下注射氯化汞液（17 mg/kg）。

【结果】

24 h后家兔出现血肌酐（SCr）、血清尿素氮（BUN）、半胱氨酸蛋白酶抑制剂（Cys-C）、尿微球蛋白（β_2-MG）、尿微量白蛋白（MAIb）含量均升高。光镜和电镜下近曲肾小管、远曲肾小管严重损伤，近曲小管上皮细胞内、远曲小管上皮细胞内线粒体肿胀、空泡变，刷状缘微绒毛断裂、脱落，集合管上皮细胞空泡变性等。

【应用】

此模型简单易行，病变较稳定，可用于急性肾衰竭发病机制和形态学方面研究。

【参考文献】

1. 廖洪军，陈香美.急性肾衰竭动物模型的制备[J].肾脏病与透析肾移植杂志，1994，3（2）：155-157.

2. 宾俊毅，于立新，马学恩.氯化汞诱导獭兔急性肾衰竭模型的病理学研究[J].动物医学进展，2007，28（2）：32-36.

十一、5/6肾切除致慢性肾衰竭

【原理】

切除大鼠5/6肾脏，健存肾单位为了代偿被毁坏的肾功能而增加肾小球血流量和滤过率，长期负荷过重，导致肾小球高灌注、高滤过、高内压以及通透性改变，肾小管高代谢等病理状态，加速肾单位的破坏、硬化和纤维化，造成恶性循环，最终形成慢性肾衰竭。

【方法】

1. 实验动物

清洁级Wistar大鼠，雄性，体重180～220 g。

2.造模方法

速眠新Ⅱ号1 mL/kg大腿肌肉注射麻醉，选取背左侧切口，暴露左肾，剥离肾包膜，将肾的上、下极各1/3切除，明胶海绵压迫切面止血。手术后7 d行二期手术，同样方法麻醉，右侧背部切开暴露右肾，结扎肾蒂，摘除右肾。于二期手术后30、60、90 d，分别处死动物。在处死前一天置大鼠于代谢笼中（禁食，不禁水），收集24 h尿液测尿量，离心（2000 r/min，10 min）去除沉渣。麻醉下心脏采血，离心分离出血清。尿液和血清-20 ℃冰箱保存。取左肾组织称重，4%多聚甲醛固定，石蜡包埋。

【结果】

手术后血尿素氮、血肌酐及24 h尿蛋白水平进行性升高。第1周已出现血尿素氮及肌酐升高，16周内稳定于氮质血症期，40周进入尿毒症期。手术后残肾代偿性增生，肾小球面积和肾小球毛细血管袢体积明显增加，肾小管扩张，间质增宽，表明残肾实质和间质部分呈大致成比例的代偿性肥大。典型病理改变为肾小球肥大、肾小球硬化及间质纤维化。

【应用】

5/6肾切除致慢性肾衰竭模型的建立较简单，重复性好。常用于肾脏纤维化发生、发展及其最终缓慢形成肾衰竭的机制研究。

【参考文献】

1.沙朝晖，付平，周莉，等.大鼠5/6肾切除慢性肾衰竭动物模型的实验研究[J].四川动物，2006，25（3）：632-634.

2.袁发焕，史景泉，光丽霞，等.残肾肾小球毛细血管增生及其意义的实验研究[J].中国体视学与图像分析，1997，2（4）：249-252.

十二、腺嘌呤诱导慢性肾衰竭

【原理】

异常高浓度腺嘌呤通过黄嘌呤氧化酶的作用变成极难溶于水的2，8-二羟基腺嘌呤，后者沉积在肾小管，影响氮质化合物的排泄，导致氮质血症、毒素蓄积及电解质、氨基酸代谢紊乱，最终引起肾衰竭。

【方法】

1.实验动物

Wistar大鼠，雄性，体重170～230 g。

2.造模方法

普通饲料饲养7 d，将腺嘌呤摄入量按每只每日300 mg/kg给予，取腺嘌呤加自来水兑成30 mg/mL（0.75%）的混悬液灌胃（10 mL/kg），每日1次。动物自由饮水、进食，造模时间21 d。21 d后用代谢笼收集24 h尿液，同时腹主动脉采血，取肾脏，大体和切片观察。

【结果】

大鼠体重减轻，少动，精神萎靡，反应迟钝，肢尾湿冷，卷曲弓背，鼠毛细软有耸毛现象，无光泽，大便稀薄，小便清长；各项生化检测指标明显增高；肉眼观察见肾脏体积明显增大（约4～6倍），颜色呈灰白色，表面凹凸不平；剖面见肾皮质变薄，皮髓质界限不清，切面有白色颗粒散在分布；光镜下肾小球体积大小不一，系膜区增宽，呈多结节状，肾小球囊腔狭小，囊基底膜增厚，少量小球废弃，肾小管上皮浊肿、坏死、脱落，部分可见蛋白管型，大量结晶沉着物占据整个管腔，皮、髓质间质纤维组织增生，多量炎细胞浸润，肾小动脉壁增厚，可见灶性纤维素样坏死。

【应用】

根据腺嘌呤剂量的大小和喂养时间的长短制作成轻、中、重度的肾衰竭模型，用于慢性肾衰竭临床表现观察、肾衰竭发生发展及药物治疗的研究。

【参考文献】

1. 耿静. 腺嘌呤所致大鼠慢性肾衰竭的实验研究[J]. 河南中医学院学报，2008，23（6）：24-25.

2. 郑平东，朱燕俐，丁名城，等. 用腺嘌呤制作慢性肾功能不全动物模型[J]. 中华肾脏病杂志，1989，5（6）：342-343.

十三、高嘌呤饲料诱导高尿酸血症肾病

【原理】

原发性痛风除与先天性酶缺陷有关外，多数病因不明，但临床可见有相当一部分因进食高嘌呤饮食而诱发。高嘌呤饮食可使血尿酸浓度升高，产生的尿酸大部分经肾脏随尿液排出，因此，高尿酸血症必然导致肾实质损害。

【方法】

1. 实验动物

SD大鼠，体重180～220 g。

2. 造模方法

酵母干粉、腺嘌呤均匀拌入粉碎的大鼠颗粒饲料中，重新压粒成型。酵母干粉、腺嘌呤在饲料中的含量分别为10%和0.1%。动物适应环境1周，自由饮水进食。然后给予高嘌呤饲料，控制酵母（10 g/kg）、腺嘌呤（100 mg/kg）的进食量，自由饮水。

【结果】

大鼠体重减轻，多饮、多尿，精神萎靡，畏寒卷缩，体毛干枯、变黄、无光泽。高嘌呤饲料第7天，大鼠血清中肌酐、尿素氮、尿酸含量略有升高；第12天，肌酐、尿素氮含量升高，尿酸含量明显升高；第19天，血清三项指标均明显升高。

肉眼观察：第7天时，肾脏呈深褐色，皮髓质交界清楚；第12天时，肾脏表面可见少量散在白色小点，皮质变薄，髓质和锥体内可见少量白色放射状白线，皮髓质交界清楚；第19天时，肾脏体积稍大，被膜腔下肾表面有颗粒及粗粒瘢痕，皮质变薄，髓质和锥体内有呈放射状的白色针状物和散在小出血点，切面皮髓质充血、水肿，但皮髓质交界清楚。

光镜观察：第7天时，见肾包膜为细上皮被复，其下可见肾小球，肾小管间质部位可

见少量尿酸盐结晶；第12天时，肾小管肿胀，肾小管及间质部位有较多的尿酸盐结晶沉积，间质有出血及灶性淋巴细胞单核反应；第19天时，肾小管有浊肿，内有红染物质，肾小管间质部位可见较多尿酸盐结晶呈针状、双折光放射形排列，间质有出血及灶性淋巴单核细胞反应，个别区域有灶性纤维化。肾包膜下肾小球数随时间延长进行性减少。

电镜观察（第19天）：肾小管上皮细胞胞浆、核周、细胞底、细胞顶部均可见大量结晶，线粒体电子密度较高，嵴密集，形态不规则，大小不一，有的嵴溶解。

【应用】

用酵母、腺嘌呤饲料喂养大鼠，可造成较为理想的高尿酸血症肾病的实验动物模型。可用于药物降血尿酸、改善肾功能的疗效观察。

【参考文献】

1. 奚九一，赵兆琳，鲁培基，等.高尿酸血症肾病的实验动物模型研究[J].上海中医药杂志，2001，35（10）：10-12.

2. 王友兰，邹雁宁.高尿酸血症小鼠模型的复制与应用体会[J].实验动物科学，2012，29（4）：37-39.

第二节　尿路疾病

一、注射大肠杆菌诱导逆行性急性肾盂肾炎

【原理】

经输尿管向膀胱注射大肠杆菌，造成逆行性肾盂感染。

【方法】

1. 实验动物

SD大鼠，雄性，体重140～180 g。

2. 造模方法

37 ℃培养箱中肉汤过夜培养大肠杆菌0₁₁₁B4标准菌株24 h，使其浓度达0.5麦氏单位，再用加样器稀释菌悬液，使最终浓度达10^5/ mL。大鼠禁水18 h后，2%戊巴比妥钠（40 mg/kg）腹腔注射麻醉。仰卧位固定，腹部皮肤去毛、消毒，铺无菌手术巾，下腹正中切口，长约2 cm，逐层切开腹壁进入腹腔，在左侧后腹壁辨识左侧输尿管后，用4号丝线从中段输尿管两旁分别向腹前壁外侧穿针并引出缝合线，用动脉夹夹闭阴茎，用TB针向膀胱内缓慢注射0.5 mL菌液，然后拉紧腹壁外侧的缝合线两端，以适当的松紧度"结扎"输尿管，逐层缝合腹壁切口，恢复供水和饮食。手术后24 h拆去腹壁外面的输尿管结扎线，使输尿管重新开放。分别于手术后3 d、7 d处死观察。

【结果】

大鼠精神萎靡，倦卧少动，毛发光泽差、蓬乱。随手术后时间的延长，尿中细菌培养

阳性率逐渐下降。两侧肾组织培养均有细菌生长，但左肾菌落数明显多于右肾。左肾较右肾不同程度增大，肾表面可见数量不等的微小脓肿和/或较大脓肿突出肾表面。肾盂扩大，黏膜充血，肿胀，肾盂内可见脓性分泌物，有的肾切面可见微小脓肿或锥形炎症灶。手术后3 d的动物左肾肾盂肾盏黏膜充血肿胀，有的可见黏膜表面脓性分泌物，黏膜下大量中性白细胞浸润。肾小管呈不同程度扩张，以远曲小管为重。肾间质血管充血，肾小管周围有较多中性白细胞浸润。多数肾脏可见脓肿位于皮质、髓质或其交界处。在一些肾乳头部可见大小不一的锥形炎症灶，锥形尖端指向肾乳头，并可扩展到皮质。病灶内部分肾小管上皮细胞坏死脱落，小管内有脓细胞及少量管型。肾小球无明显改变，但其周围可见少量白细胞浸润。手术后7 d动物左肾间质炎细胞减少，脓肿边缘出现成纤维细胞。

【应用】

用于研究急性肾盂肾炎的发病机制和有效的治疗方法。

【参考文献】

1. 侯芳玉，高庆英，郭超. 大鼠急性逆行性肾盂肾炎模型的制作[J]. 中国实验动物学杂志，1998，8（1）：31-34.

2. 周栋，孙伟，何伟明，等. 急性肾盂肾炎大鼠模型的建立与观察[J]. 中国中医药信息杂志，2007，14（1）：30-32.

二、注射大肠杆菌诱导逆行性慢性肾盂肾炎

【原理】

经输尿管向膀胱注射大肠杆菌，由膀胱经不完全梗阻输尿管逆行感染的方法建立单侧慢性肾盂肾炎动物模型。

【方法】

1. 实验动物

昆明种小鼠，雌性，8周龄，体重16～20 g。

2. 造模方法

菌液制备方法同上。动物2%戊巴比妥钠（40 mg/kg）腹腔麻醉，固定，腹部常规消毒，下腹部正中切口0.8～1.0 cm，暴露右侧输尿管，用穿2只缝针的1号黑色手术线从输尿管中段两边分别向后腹壁外侧穿针，适当拉紧腹壁外的线端，当使输尿管被牵拉至约135°角时，在腹壁外结扎线端固定输尿管。用TB针向膀胱内注射浓度为$2 \times 10^6 \sim 6 \times 10^6$/mL的大肠杆菌悬液0.15～0.2 mL，缝合切口。手术后24 h拆除腹壁外输尿管固定线，正常饲养。手术后30 d、60 d、90 d处死观察。

【结果】

手术后30 d患肾体积开始缩小，表面颜色变浅，镜下病变区域广泛，炎细胞弥漫浸润，有淋巴滤泡样结构形成；尿细菌培养为阴性，双侧肾脏均无活菌检出。60 d患肾明显萎缩，表面凹凸不平，镜下见大部分肾组织受到破坏，炎细胞转为灶性浸润。炎细胞浸润灶内以处于不同活化状态的淋巴细胞为主，伴有大量浆细胞和巨噬细胞。健肾外观增大，镜下见部分肾小球体积代偿性增大，肾小管扩张，健肾有明显代偿表现。手术后90 d患肾

变性萎缩，病变区大部分肾脏结构消失，间质及肾小管受到破坏，肾小球间距缩小，除残存的肾小球、肾小管外，均为充填大量炎细胞的囊腔，其中以活化状态的淋巴细胞为主，伴有浆细胞和巨噬细胞；尿及双侧肾脏细菌培养均为阴性。

【应用】

适用于探讨慢性肾盂肾炎与机体免疫功能状态的关系，揭示慢性肾盂肾炎的病理变化及病变机制。

【参考文献】

1. 杨柳竹，宁越峰，李有华. 实验性慢性肾盂肾炎小鼠免疫功能的研究[J]. 河北医学，1999，5（1）：15-17.

2. 侯芳玉，高庆英，郭超. 大鼠急性逆行性肾盂肾炎模型的制作[J]. 中国实验动物学杂志，1998，8（1）：31-34.

三、输尿管上段埋入腰大肌诱导可逆性输尿管部分梗阻

【原理】

手术方法将一侧输尿管上段埋入腰大肌，造成暂时梗阻。一定时间后手术解除梗阻。

【方法】

1. 实验动物

SD大鼠，雄性，体重250～300 g。

2. 造模方法

1.5%戊巴比妥钠（35 mg/kg）腹腔注射麻醉，仰卧位，备皮、消毒，取腹部正中切口，逐层切开至腹腔，显露右侧输尿管上段，将输尿管自肾下极水平至骼腰血管之间一段（长约2.5 cm）游离出，并将该段输尿管背侧的腰大肌钝性分离出一条深0.5 cm沟状裂隙，将该段输尿管放置于裂隙底部，用5-0丝线间断缝合3～4针关闭腰大肌裂隙，使该段输尿管置于腰大肌裂隙形成的隧道中，缝合切口。手术后24 h拆除腹壁外输尿管固定线，正常饲养。手术中及手术后3 d每日肌肉注射青霉素4万单位。解除梗阻操作步骤：同样麻醉下取腹部右侧旁正中切口，切开腹腔后显露右输尿管上段，辨认前次手术遗留之缝线线结，剪开后钝性分离，将埋藏于腰大肌隧道中的输尿管仔细游离，恢复其正常的解剖位置，关闭腹腔。

【结果】

梗阻1周肾小球、肾小管结构尚无显著改变，间质内仅见少量成纤维细胞；2周时成纤维细胞浸润增多，肾小管扩张；梗阻4周时，肾小管进一步扩张，上皮萎缩变平，肾小管间质内有大量的成纤维细胞增生，肾小囊扩张，部分肾小球结构破坏，失去正常形态；梗阻8周时，肾小管扩张更趋明显，间质内大片成纤维细胞增生，肾小球发生纤维化，正常肾小球数目明显减少。解除梗阻后，肾小球及肾小管结构逐渐趋向恢复，正常形态的肾小球数目增多，肾间质纤维化均可得到不同程度的缓解和改善，梗阻解除越早，恢复越快。

【应用】

方法简单、便于操作，便于研究部分性梗阻及梗阻解除后肾脏的形态学及病理生理变化过程。

【参考文献】

1. 杨关天，杨建军，姚茂银. 可逆性输尿管部分梗阻动物模型的建立[J]. 江苏医药，2006，32（8）：749-751.

2. Bartrum RJ, Smith E H, Dorsi C J, et al. The ultrasonic determination of renal transplantation volume[J]. J Cfin Ultra，1974，2：281-283.

四、膀胱内灌注大肠杆菌诱发腺性膀胱炎

【原理】

腺性膀胱炎是一种在膀胱黏膜和黏膜下层发生黏液腺增生的疾病，是由膀胱尿路上皮受慢性刺激诱导产生的一种化生性改变。

【方法】

1. 实验动物

SD 大鼠，雌性，体重240～280 g。

2. 造模方法

无菌条件下，从-70 ℃冰箱取出 DH5α 大肠埃希菌菌种，挑起菌种接种在装有 5 mL B 培养基的无菌离心试管中，置于37 ℃恒温摇床，转速150 r/min。10 h 后，用分光光度仪测定大肠杆菌的浓度，保持浓度在10^8～10^9 CFU/100 μL浓度。1%的戊巴比妥钠（30 mg/kg）腹腔注射麻醉，仰卧位固定，常规消毒。将无菌硬膜外导管用无菌液状石蜡润滑后沿尿道后壁插入尿道3 cm以上，可抽吸出残余尿液。1 mL注射器向膀胱注入0.2 mL大肠杆菌溶液。退出导管，将大鼠放入鼠笼等待自然苏醒。45 d后处死、取材。

【结果】

膀胱增大，壁明显增厚，膀胱三角区黏膜明显充血。膀胱黏膜均有炎性细胞浸润，膀胱三角区黏膜固有层出现Brunn巢及囊腔，个别出现腺体样结构。

【应用】

该模型有助于腺性膀胱炎的病因、机制研究，同时为腺性膀胱炎的诊断、预防和药物治疗的研究提供了与人类的腺性膀胱炎病理特点类似的动物模型。

【参考文献】

1. 易憬，熊飞，苏良平，等. SD大鼠腺性膀胱炎动物模型的建立[J]. 临床外科杂志，2008，16（8）：553-554.

2. 曾伟，陈志强，叶章群. 下尿路感染与腺性膀胱炎关系的临床研究[J]. 临床泌尿外科杂志，2004，19（6）：350-351.

五、脂多糖诱发腺性膀胱炎

【原理】

腺性膀胱炎的发病原因是膀胱移行上皮在慢性刺激长期作用下发生化生的结果。能引起膀胱移行上皮发生化生的刺激因素很多，如膀胱慢性炎症、梗阻、结石、肿瘤等均可能是诱因。临床实践发现膀胱的慢性细菌感染与腺性膀胱炎的发生有重要关系。细菌的内毒素脂多糖是革兰阴性细菌的共有成分，与其致病性关系密切。

【方法】

1. 实验动物

Wistar大鼠，雌性，体重260～300 g。

2. 造模方法

10%水合氯醛麻醉，仰卧位固定，常规消毒会阴部。液状石蜡润滑成人麻醉用硬膜外导管，经大鼠尿道外口轻柔地向膀胱内推进4～5 cm，有尿液滴出为宜。遇阻力时，勿用暴力，以防造成假道。此时可变换方向及角度再推进，若仍不能进入，应退出稍后再进。置入导管后用1 mL注射器注入脂多糖（200 μg/ 200 μL），闭合导管防止液体流出。2 h后退出导管，待大鼠苏醒后自然排尿。隔2 d注入一次，共6周，6周后处死观察。

【结果】

膀胱轻微的炎症样充血、黏膜粗糙等改变，但无明显的乳头状、滤泡状等改变。黏膜固有层中出现Brunn巢、囊腔，腺体伴炎症细胞浸润。腺体被覆以泌尿道移行上皮，无肠型化生。

【应用】

为临床上腺性膀胱炎的抗感染治疗提供了理论依据，同时也探索出了腺性膀胱炎动物模型的一种建立方法，为腺性膀胱炎的研究提供了动物模型。

【参考文献】

1. 位志峰，陈志强，叶章群.膀胱内灌注脂多糖法建立腺性膀胱炎动物模型的研究[J].临床泌尿外科杂志，2006，21（12）：933-934，937.

2. 易憬，熊飞，苏良平，等.SD大鼠腺性膀胱炎动物模型的建立[J].临床外科杂志，2008，16（8）：553-554.

六、硫酸鱼精蛋白和脂多糖诱发间质性膀胱炎

【原理】

正常膀胱的移行上皮细胞表面有一层保护层，称为膀胱表面黏蛋白，其主要成分为氨基葡聚糖和糖蛋白，具有极强的亲水性，类似于胃黏膜屏障的保护作用，可阻止尿液及尿液中成分通过尿路上皮损伤膀胱壁的深层组织如神经和肌肉。先通过膀胱灌注硫酸鱼精蛋白破坏大鼠的膀胱黏膜屏障，然后膀胱再灌注脂多糖，进一步通过损伤的膀胱黏膜渗透入膀胱基质，产生炎症刺激，从而造成一系列的炎症反应。

【方法】

1. 实验动物

SPF级SD大鼠，雌性，体重250～300 g。

2. 造模方法

1%的戊巴比妥钠（30 mg/kg）腹腔注射麻醉，仰卧固定，常规消毒。将无菌硬导管经尿道插入大鼠膀胱内，排空尿液后灌注硫酸鱼精蛋白（10 mg/mL）1 mL，保留45 min，排尽药物后用磷酸缓冲液冲洗3次；灌注脂多糖（750 μg/mL）1 mL，保留30 min，排尽药物后用磷酸缓冲液冲洗3次，拔出导管。24 h后采用同样方法重复操作一次。3 d后处死大鼠，留取膀胱组织，HE、肥大细胞特殊染色。留取尿液保存于液氮中行组胺测定。

【结果】

膀胱黏膜有较多炎症细胞浸润，黏膜明显水肿、增厚，黏膜及基质内可见大量单核炎症细胞浸润，有聚集成堆的现象，毛细血管充血和出血，可见较多脱颗粒状态的肥大细胞。尿液中组胺的质量浓度明显增高。

【应用】

该模型较符合间质性膀胱炎的病理生理表现，且简单、可靠，属于慢性膀胱炎症的变化过程，可以用于间质性膀胱炎发病机制的研究。

【参考文献】

1. 吕坚伟，沙建军，张连华，等.硫酸鱼精蛋白联合脂多糖构建间质性膀胱炎动物模型的研究[J].上海交通大学学报（医学版），2012，32（4）：385-388.

2. 善辉，王晶晶，刘洋，等.硫酸鱼精蛋白联合氯化钾构造间质性膀胱炎动物模型的研究[J].中华泌尿外科杂志，2009，39（9）：602-605.

七、阴道扩张+卵巢切除+阴部神经切断致压力性尿失禁

【原理】

阴道扩张致盆底肌肉及结缔组织退变、受损而薄弱，致使盆底支托力下降；卵巢切除，雌激素水平下降使尿道黏膜萎缩变薄、弹性下降，导致其封闭功能下降；阴部神经切断致使尿道外括约肌失去神经支配。

【方法】

1. 实验动物

Wistar大鼠，雌性，体重200～220 g。

2. 造模方法

1%的戊巴比妥钠（30 mg/kg）腹腔注射麻醉，仰卧固定，备皮，常规消毒。取骶正中1.5 cm皮肤切口和双侧背部肌肉切口，分离肌肉及周围组织暴露坐骨直肠窝，并于坐骨直肠窝内分离阴部神经，两侧各离断1.5 cm，1号丝线依次缝合肌肉和皮肤。改仰卧位固定，背骶侧垫无菌纱布，下腹部备皮，消毒，取正中切口1.5 cm，于膀胱后方寻及双角子宫，沿两侧子宫角向上探及双侧卵巢，分离、结扎周围血管及子宫角后切除双侧卵巢。40万单位青霉素溶于1 mL无菌生理盐水腹腔内冲洗，1号丝线依次缝合肌肉和皮肤。导

尿排空膀胱后，用8F双腔导尿管（顶部有气囊）插入大鼠阴道2～3 cm，往气囊内注入5 mL无菌生理盐水。阴道口前、后壁缝合一针固定导尿管。大鼠骶尾部紧靠桌边，导尿管下垂给予适当的拉力。维持压力4 h后拔出尿管。手术后3 d内给予青霉素40万单位/日腹腔注射预防感染。分别在手术后1周、1个月、2个月、3个月测量尿动力学指标。

【结果】

动物储尿功能下降，尿道全层变薄，结构不明显，肌层萎缩，尿道周围神经分布减少，盆底肌肌动蛋白含量较其他组有明显下降。喷嚏试验阳性率为100%。该模型稳定，成模率高，且同时增加损伤因素的种类，从原理上与人类压力性尿失禁的发生机制更为接近。

【参考文献】

1. 郑捷，方祖军，丁强. 压力性尿失禁与尿道周围肌细胞凋亡的关系[J]. 上海交通大学学报（医学版），2008，28（7）：779-781.

2. 玄英华. 压力性尿失禁动物模型建立[J]. 实用医技杂志，2008，15（32）：4707-4708.

八、氟他胺诱导尿道下裂畸形

【原理】

在妊娠期接触抗雄性作用或拟雌性作用的物质氟他胺可导致雄性子代尿道下裂畸形。

【方法】

1. 实验动物

6～8周龄ICR小鼠，雄性体重30～35 g，雌性体重28～30 g。

2. 造模方法

雌、雄小鼠按2:1比例配对，当日18:00合笼，次日8:00观察精液栓，观察到精液栓为孕第1天。从孕12～16 d连续5 d每天8:00皮下分别注射用芝麻油配成的氟他胺50～100 mg/(kg·d)，妊娠期间观察母鼠的情况，母鼠孕20～22 d自然生产。观察出生小鼠的数量、有无畸形，每组随机取2只母鼠生产的新生雄性小鼠解剖观察其睾丸的位置，观察前列腺发育、乳头退化延迟情况。4周后再观察尿道下裂及睾丸位置，解剖观察前列腺发育情况。

【结果】

出生时胎鼠的肛门距泌尿生殖结的距离较正常短，雄、雌不能区分，睾丸均在肾下极，睾丸引带细长，未发现前列腺。乳头退化延迟发生率为100%。出生4周后，尿道下裂发生率为100%；隐睾发生率约为30%；前列腺不发育率为100%。

【应用】

用于尿道下裂发病的机制和治疗的研究。

【参考文献】

1. 贺厚光，张炜，朱佳庚. 小鼠尿道下裂动物模型的建立[J]. 中华男科学，2004，10（3）：172-174.

2. 姜华，达骏. 尿道下裂动物模型的研究进展[J]. 中国男科学杂志，2008，22（12）：66-68.

九、瘢痕性尿道狭窄

【原理】

手术创伤致尿道瘢痕形成，即瘢痕性尿道狭窄。

【方法】

1. 实验动物

成年犬，雄性，体重8～15 kg。

2. 造模方法

戊巴比妥钠（30 mg/kg）静脉注射麻醉，仰卧位固定，做阴茎包皮腹侧切开，充分暴露尿道外口。经尿道外口插入F6导管，置管深度1 cm，用760 g/L泛影葡胺加入生理盐水，稀释至150 g/L浓度做逆行尿道造影。置F10小儿电切镜镜深度5～6 cm，电切功率30 W，5%葡萄糖做冲洗液，在尿道镜视野内5～7点位置，直视下用直径2 mm环状电极行犬前尿道电切术，造成面积约2 mm×3 mm穿透尿道全层的手术创面。手术前1 d、手术后3～5 d用青霉素80万U溶于100 mL生理盐水静滴，2次/d。观察每日犬排尿状况，继续饲养1个月。手术后第15 d和第30 d时分别麻醉动物，做尿道镜及尿道造影检查。手术后第31 d，所有实验犬被麻醉后，活体采集尿道标本。切取狭窄段尿道组织，甲醛溶液固定、石蜡包埋、5 μm厚连续切片，分别做HE、VG（Van Gieson，胶原纤维）染色。光镜下观察标本的组织形态学改变，进一步证实尿道瘢痕组织的形成。

【结果】

手术后3 d阴茎红肿，有不同程度的排尿困难，以尿流滴沥为主。手术后1周，排尿困难症状逐渐缓解，但仍有尿流间断表现。手术后2周，排尿基本恢复正常。手术后第15 d，尿道损伤部位形成瘢痕性狭窄；手术后第30 d，尿道损伤部位瘢痕组织形成，该段尿道不同程度地狭窄，尿道造影片上有典型切迹表现。手术后30 d，尿道镜下清晰观察到尿道损伤部位的典型环状瘢痕，尿道镜不能自由通过，狭窄环黏膜苍白、结构僵硬、弹性丧失。手术后第31 d组织学观察见损伤部位管腔上皮变薄易脱落，固有层不连续，大量结缔组织填充，可见较多炎性细胞浸润，胶原纤维于细胞间散在分布。尿道瘢痕组织中胶原纤维粗大，密集成束或成行状排列。

【应用】

构建尿道狭窄动物模型，为防治尿道瘢痕性狭窄研究提供有效实验模型。

【参考文献】

1. 陈琦，程伟，曹军，等. 犬尿道狭窄动物模型的建立[J]. 现代泌尿外科杂志，2008，13（4）：303-305.

2. 章咏裳. 应用腔内泌尿外科技术治疗尿道狭窄[J]. 中华泌尿外科杂志，1999，20（1）：58-60.

十、乙二醇灌胃诱导肾结石

【原理】

乙二醇为草酸前体物质，进入体内代谢最终转变为草酸从肾脏分泌排泄。1α-羟基维生素D_3经肝脏转化成1，25-二羟基维生素D_3，即可增加钙的肠道吸收。大鼠服用乙二醇和1α-羟基维生素D_3后，草酸钙晶体在肾脏形成，晶体逐渐生长、聚集形成结石。

【方法】

1. 实验动物

Wistar大鼠，雄性，体重180～220 g。

2. 造模方法

每日乙二醇（1%）饮水，隔天1α-羟基维生素D_3（0.5 μg）灌胃，共28 d。实验结束前一天用代谢笼收集大鼠24 h空腹尿液；腹腔戊巴比妥麻醉后，严格无菌操作下行下腔静脉穿刺取血4 mL，离心取上层血清置-20 ℃冰箱保存用于生化测定；同时切取肾组织置液氮罐保存备用，同时用10%中性福尔马林固定肾组织，用于肾组织病理学检查（Pizzllato's染色）。

【结果】

偏光显微镜下结石模型大鼠肾乳头和肾皮质内布满草酸钙晶体，肾钙含量、24 h尿草酸和尿钙分泌量均增高。

【应用】

模型成石效果显著、稳定。用于草酸钙结石形成机制及药物治疗研究。

【参考文献】

1. 曹正国，刘继红，周四维，等. 尿凝血酶原片断在肾结石模型大鼠肾组织的表达及其意义[J]. 中华实验外科杂志，2005，22（1）：31-33.

2. 王少刚，章咏裳，刘继红. 鱼油抑制实验鼠草酸钙结晶形成[J]. 中华泌尿外科杂志，2000，21（2）：115-117.

第七章 生殖系统疾病动物模型

第一节 男性生殖系统疾病

一、前列腺疾病

(一) 前列腺炎

1. 感染诱导的急性细菌性前列腺炎

【原理】

通常引起细菌性前列腺炎的细菌有大肠杆菌、变形杆菌、克雷伯菌、假单孢菌、金黄色葡萄球菌等，其中80%为大肠杆菌。

【方法】

1. 实验动物

SD大鼠，雄性，体重180～250 g。

2. 造模方法

10%水合氯醛（350 mg/kg）腹腔麻醉，备皮，无菌条件下取下腹正中切口，直达腹腔，棉签轻轻挑起膀胱，暴露附于膀胱颈外侧的前列腺，于前列腺背叶注入标准大肠埃希菌液（5.2×10^{10}/L）0.05 mL，手术后1、3、5、7 d分批解剖观察。

【结果】

造模1 d可见腺腔和间质有些水肿，间质有炎症细胞浸润；造模3 d，腺腔、间质水肿，腺腔和间质均有大量炎症细胞浸润；造模5 d，腔内和间质炎症细胞浸润增多，有脓肿形成，腺腔上皮细胞明显压扁，少数被破坏；造模7 d，腔内和间质弥漫着炎症细胞，多数腺腔形成脓肿，部分腺腔上皮细胞被破坏，仅剩腺腔的轮廓。

【应用】

用于抗菌试验及其药效学验证，也可用于抗感染试验和止痛试验。

【参考文献】

1. 吴金虎，张晓燕，肖雨清，等. 大鼠前列腺炎模型的建立[J]. 山西医药杂志，2006，35（3）：193-194.

2. 刘海石，姜凤良，吴延龄，等. 家兔细菌性前列腺炎的实验观察[J]. 上海实验动物科学，1999，19（1）：47-48.

2. 感染诱导的慢性细菌性前列腺炎

【原理】

大肠埃希菌进入前列腺内后引起了急性细菌性前列腺炎，此时前列腺内致病菌可被前列腺内的非特异性防御机制——特异性体液免疫所根除。但部分由于机体防御功能受抑制或细菌毒力强，其致病菌不能被根除，细菌长期存在，导致慢性细菌性前列腺炎。

【方法】

1. 实验动物

SD大鼠，雄性，体重180～250 g。

2. 造模方法

10%水合氯醛（350 mg/kg）腹腔麻醉，备皮，无菌条件下取下腹正中切口，直达腹腔，棉签轻轻挑起膀胱，暴露附于膀胱颈外侧的前列腺，将 $1.5 \times 10^8/mL$ 的大肠埃希菌液与45 ℃的0.2%琼脂1：1混合，注入大鼠双叶前列腺各0.1 mL。

【结果】

造模4周后，前列腺间质疏松水肿，大量淋巴细胞、少量浆细胞浸润，血管扩张充血，周围有淋巴细胞浸润，可见成纤维细胞，前列腺腺泡上皮呈乳头状增生。

【应用】

为临床传统医学治疗、药物的选择和疗效判定提供组织学依据。

【参考文献】

1. 李孟，刘修恒，黄耿，等. 大鼠慢性细菌性前列腺炎模型的建立[J]. 中华男科学杂志，2007，13（6）：557-558.

2. 郭凯，邵继春，黄秀华，等. 慢性细菌性前列腺炎模型兔的尿流动力学研究[J]. 中国男科学杂志，2005，19（3）：25-27.

3. 去势+苯甲酸雌二醇诱导慢性非细菌性前列腺炎

【原理】

随着年龄的增长，前列腺腺上皮内的双氢睾酮的水平降低而雌二醇和雌酮的水平升高。这种激素水平的不平衡是造成慢性非细菌性前列腺炎的主要原因。

【方法】

1. 实验动物

清洁级SD大鼠，雄性，1周岁，体重500～800 g。

2. 造模方法

1.5%戊巴比妥钠（50 mg/kg）腹腔注射麻醉，常规消毒，无菌条件下做双侧睾丸切除术。手术当日及手术后2 d肌肉注射用青霉素2万 U/d预防切口感染，自由饮食。于第2 d背部皮下注射苯甲酸雌二醇0.25 mg/kg，连续30 d。第31 d取材观察。

【结果】

前列腺血管充血扩张，间质水肿疏松，间质内可见大量炎细胞浸润，以淋巴细胞为主，还可见中性粒细胞、吞噬细胞、浆细胞等，呈慢性炎症表现。

【应用】

用于慢性非细菌性前列腺炎的发病机制、药物筛选和药效评价研究。

【参考文献】

1. 叶章群，蓝儒竹，王少刚，等. 舍尼通和抗生素联合用药治疗慢性非细菌性前列腺炎临床研究[J]. 中华男科学杂志，2006，12（9）：807-810.

2. 钱伯初，史红，郑晓亮. 慢性非细菌性前列腺炎动物模型研究进展[J]. 中国临床药理学与治疗学，2007，12（1）：14-18.

（二）前列腺增生

1. 去势+雌/雄激素联合应用诱导前列腺间质增生

【原理】

随着老年男性年龄的增长，血浆和前列腺组织中雌/雄激素比例明显增加、雌激素受体的表达增加。因此，睾酮水平下降、雌/雄激素比例及雌激素受体水平升高，提示雌激素在前列腺增生症的发生和发展中发挥着重要的作用。

【方法】

1. 实验动物

Wistar大鼠，雄性，体重250～300 g。

2. 造模方法

1.5%戊巴比妥钠（50 mg/kg）腹腔注射麻醉，常规消毒，无菌条件下做双侧睾丸切除术。皮下注射玉米油配制苯甲酸雌二醇注射液（1 mg/mL）/丙酸睾酮注射液（25 mg / mL）的混合液（1：100）。每日皮下注射药物0.1 mL，连续给药4周，末次给药48 h后麻醉，取前列腺标本，称湿重，计算前列腺指数，然后10%福尔马林固定，石蜡包埋、切片、HE染色观察。

【结果】

前列腺增生明显，腺上皮细胞呈柱状或高柱状，腺泡腔扩张，分泌物潴留，同时伴有间质成分不同程度增生，在腺泡周围和小导管周围包绕的平滑肌细胞均增加。

【应用】

用于深入研究雌激素效应与前列腺间质增生病理改变的关系，探讨抗雌激素效应类药物对前列腺间质增生的治疗作用。

【参考文献】

1. 肖向茜，袁庆东，王永明，等. 大鼠前列腺间质增生模型的建立[J]. 南开大学学报（自然科学版），2006，39（4）：91-95.

2. 刘岩，蔡文清，贾彬. 雄激素对实验性前列腺增生的影响[J]. 河北医科大学学报，2003，24（2）：79-81.

2. 去势+丙酸睾酮诱导前列腺增生

【原理】

前列腺增生与睾酮有关，降低睾酮水平可缩小前列腺体积，超生理剂量睾酮可增大前列腺体积。

【方法】

1. 实验动物

清洁级SD大鼠，雄性，体重300～350 g。

2. 造模方法

乙醚麻醉下经阴囊摘除双侧睾丸，7 d后皮下注射溶于橄榄油的丙酸睾酮4 mg/kg，每日1次，连续注射1个月。

【结果】

前列腺体积、体重、前列腺指数明显增大，血清及前列腺中睾酮含量随注射丙酸睾酮剂量的增加而增大，前列腺腔面积及腺上皮高度也随剂量的增加而增大。

【应用】

用于前列腺增生药物的筛选及药效评价。

【参考文献】

1. 吴符火，谢金东，谢学建，等.大鼠前列腺增生模型的建立[J]. 福建中医学院学报，2005，15（6）：37-38.

2. 董能本，詹丙炎，夏焱森，等.补骨脂素抗良性前列腺增生的研究[J]. 中华实验外科杂志，2003，20（2）：109-110.

3. 尿生殖窦间质诱导前列腺增生

【原理】

基于间质-上皮相互作用的理论，将具有胚胎诱导活性，且不含上皮成分的尿生殖窦间质种植于同系鼠腹侧前列腺内诱导其前列腺增生。

【方法】

1. 实验动物

BALB/C小鼠，雄性，体重25～30 g。

2. 造模方法

尿生殖窦间质的制备：孕16～18 d的近交系BALB/C小鼠，脱颈离断处死，无菌条件下取出胚胎，在含有青霉素和链霉素的0～4 ℃ Dehank液中，于立体显微镜下解剖、修剪完整的尿生殖窦，将其置入1%的胰蛋白酶溶液（4 ℃）中消化120 min，除去上皮成分，保留尿生殖窦间质。用含50%的小牛血清培养液清洗，终止胰蛋白酶的消化作用。制备好的尿生殖窦间质保存于Dehank培养液中，3 h内使用。

动物接种：乙醚吸入麻醉，固定，腹正中切开，暴露膀胱及腹侧前列腺，将制备好的尿生殖窦间质种植于腹侧前列腺内。普通喂养，30 d处死动物，取出腹侧前列腺，称湿重，标本用10%甲醛固定，石蜡包埋，切片，HE染色观察。

【结果】

前列腺湿重明显增加，体积增大；腺体及纤维组织增生，以腺体增生为主，腺腔圆形，腺上皮高柱状，有增生，形成较多乳头凸入腔内，腺腔内分泌物增多，纤维间质有增生。

【用于】

此模型可较好地反映人良性前列腺增生的发生，且其简便易行，重复性好，诱导时间短，对良性前列腺增生病因探讨和防治研究有更好的价值。

【参考文献】

1. 余帆，宋波，熊恩庆. 尿生殖窦间质诱导的鼠前列腺增生模型制备[J]. 第三军医大学学报，1999，21（2）：131-132.

2. 钱伯初，刘雪莉，臧星星，等. 花粉醇的抗前列腺增生作用[J]. 中华泌尿外科杂志，1992，13：365.

二、勃起功能障碍

（一）血管性勃起功能障碍

【原理】

家兔属于素食动物，对高脂、高胆固醇饲料比较敏感，加上球囊过度扩张后引起血管内皮撕裂、剥脱及血管弹力膜的损伤，因此只需要4周就可以形成高脂血症并可以逐渐造成定位于髂内动脉的动脉粥样硬化样病变，形成主要由髂内动脉供血障碍的阴茎海绵体病变导致的血管性勃起功能障碍。

【方法】

1. 实验动物

新西兰大白兔，雄性，6～7月龄，体重3～3.5 kg。交配实验证实有正常勃起功能。

2. 造模方法

室内（15～25 ℃）环境分笼饲养，每天饲喂高脂、高胆固醇颗粒饲料（按1%比例加入胆固醇，按4%比例加入猪油，胆固醇及猪油溶解后充分混匀，均匀喷洒在常规颗粒饲料中）。早、晚各喂食1次，自由饮水。5～7 d后，施行双侧球囊导管髂内动脉扩张成形术：3%戊巴比妥钠（30 mg/kg）经耳缘静脉注射麻醉，仰面固定，颈前正中皮肤去毛、消毒、铺巾；颈部正中线切口，逐层分离并游离右颈总动脉2.5 cm，0号丝线结扎动脉远端，动脉夹阻断近端血流；于颈总动脉结扎端与动脉夹之间剪一小口，插入导丝、SF长扩张管及动脉导管鞘；放开动脉夹，透视下将导管、导丝经主动脉弓上方插至降主动脉，撤出导丝和扩张管，留置SF导管鞘；换SF造影导管经导管鞘插入至髂动脉分叉上方，以约1 mL/s速度注入非离子型造影剂碘必乐（lopamiro），以2幅/秒的速度进行数字减影血管造影。造影结束撤出造影导管，换PTCA球囊导管，透视下在导丝引导下分别经双侧髂总动脉进入髂内动脉，球囊内灌注肝素生理盐水，导管接压力泵加压至3～4大气压扩张血管，每次1分钟，扩张期间将球囊导管沿髂内动脉轻轻来回拉动10次，以破坏髂内动脉内皮。每次扩张间隔45 s，共3次。扩张后按上述方法再造影一次，撤出SF造影导管及导管鞘，结扎右侧颈总动脉近端，小心止血后逐层缝合切口及皮肤。动物按上述饲养方法继续饲养。手术后 3 d 每天庆大霉素 4 万单位肌注预防感染。手术后第 4 周、第 8 周，经 16 h 空腹抽取静脉血；手术后第 4、8 周进行交配实验、血脂测定、髂内动脉血管造影、阴茎血流检测等。

【结果】

第 4 周、第 8 周，动物血清中血脂含量明显增高；动脉造影显示双侧髂内动脉管腔直径明显缩小。髂内动脉血管横切面增大，而管腔面积缩小，血管狭窄；血管内膜增生，内膜下平滑肌细胞排列混乱，并由管壁中膜向内膜浸润；血管腔内可见粥样斑块形成，粥样斑块下脂质沉积，并可见大量"泡沫细胞"，呈现典型动脉粥样硬化样病变；爬高潜伏期明显延长，插入次数和射精前爬高的次数均明显增加，而命中率明显下降。随着病程的延长，爬高次数增加，命中率低。

【应用】

用于血管性勃起功能障碍的发生、发展及其机理研究，以及对高脂血症引起的血管性勃起功能障碍防治的研究。

【参考文献】

1. 陈斌，王益鑫，黄旭元，等. 血管性勃起功能障碍动物模型的建立[J]. 中国男科学杂志，2006，20（3）：11-16.

2. 杨国胜，陈昭典，王洪巨. 高含量胆固醇诱导动脉粥样硬化性阴茎勃起功能障碍动物模型的建立及机制探讨[J]. 中国男科学杂志，2004，10（8）：608-611.

（二）神经性勃起功能障碍

【原理】

与女性性功能的内分泌依赖性不同，男性的性功能主要依赖神经，所以男性脊髓损伤患者即使激素水平正常勃起功能仍会出现或轻或重的损害。脊髓损伤病人的勃起功能障碍随着伤后的时间、脊髓损伤的平面及其严重程度的不同而不同。一般认为脊髓 T_{12} 段以上受损导致大脑下行通路传导阻断而影响精神性勃起，脊髓 S_2 段以下受损则以反射性勃起障碍为主，中间段损伤可出现混合性勃起障碍。上运动神经元的病变无论出现在任何平面只要是完全性损坏都可能导致反射性勃起障碍，但精神性勃起障碍常见于病变在下运动神经元的情况。

【方法】

1. 实验动物

SD 大鼠，雄性，7 周龄，体重 300～400 g，交配实验证实有正常勃起功能。

2. 造模方法

10% 水合氯醛腹腔注射（3.5 mL/kg）麻醉，固定于手术操作台上，背部剃毛备皮。以第 13 浮肋为骨性标志向上扪及 T_{10} 椎体棘突（定位：大鼠 T_9 椎体棘突斜向尾侧，T_{11} 斜向头侧，T_{10} 中立）。消毒后以其为中心做长约 2 cm 正中切口，逐层切开，沿椎板骨膜和棘突间间隙锐性分离两侧竖脊肌，暴露第 9 和第 11 胸椎之间的椎板和棘突，蚊式钳将其咬除，打开 T_{10} 椎管，避免破坏硬膜囊的完整性。将自制的垫片置于目标节段脊髓硬脊膜上，10 g 的克氏针沿竖直固定在立体定位仪上的玻璃导管自由下落，刚好打在垫片上，以损伤力度为50势能克厘米力（10 g×5 cm），迅速移去克氏针和垫片，局部见脊髓组织水肿、瘀血（硬脊膜完整并呈紫红色），整体见大鼠出现痉挛性摆尾反射，双下肢及躯体回缩扑动后，双后肢迟缓性瘫痪，呼吸、心跳无异常，表明撞击成功。冲洗创口，4-0丝线逐层缝合。手术后每天肌注青霉素20万单位，连续3天。每天4次人工按摩膀胱排尿，保持垫料干燥。1周后观察。

【结果】

阿扑吗啡诱导勃起实验打哈欠次数无明显变化，但阴茎勃起潜伏期延长、30 min内勃起次数、勃起率明显减少。海绵体平滑肌细胞超微结构分布杂乱，可见细胞变性或萎缩，胞质中糖原颗粒、高尔基复合体、线粒体、内质网等明显减少，空泡增多、核固缩和染色质沉积等。

【应用】

用于反射性勃起功能障碍的机制及临床诊治的研究。

【参考文献】

1. 崔险峰，张云山，邢俊平. 阴茎勃起动物模型的建立和检测研究进展[J]. 山西医药杂志，2006，35（10）：907-908.

2. 马绣林，何世铭，郭铁成. 脊髓损伤大鼠勃起功能障碍的实验研究[J]. 中华物理医学与康复杂志，2006，28（11）：785-786.

（三）内分泌性勃起功能障碍

【原理】

糖尿病阳痿的发病率为35%～75%，其发病机制尽管早就引起了关注，然而目前尚不清楚。大多数研究仅通过一些生理仪器测定，从功能上研究糖尿病性阳痿的发病机制。目前认为糖尿病性阳痿主要与糖尿病所导致的神经及血管病变有关。链脲佐菌素可相对特异性地对啮齿动物胰腺 β 细胞产生细胞毒作用。胰腺 β 细胞有大量淋巴细胞、中量巨噬细胞及少量中性粒细胞浸润，导致 β 细胞死亡。

【方法】

1. 实验动物

SD 大鼠，雄性，2月龄，体重180～220 g，交配实验证实有正常勃起功能。

2. 造模方法

自由饮食，12 h/12 h昼夜交替饲养。禁食24 h后左下腹腔注射链脲佐菌素溶液（40 mg/kg 1 g 链脲佐菌素在冰浴中溶解于100 mL枸橼酸钠-枸橼酸缓冲液 0.1mol/L，pH4.0，配成10 mg/mL链脲佐菌素溶液，避光、即配即用）。第4天用罗氏血糖仪剪尾法测定尾血血糖。

【结果】

阴茎勃起率、阴茎勃起次数及打呵欠次数明显降低。提示糖尿病严重影响阴茎勃起功能，且与其病程明显相关。

【应用】

用于临床科研筛选糖尿病性阴茎勃起障碍药物及内分泌性阴茎勃起障碍的发病机制研究。

【参考文献】

1. 王为服，张元芳，丁强，等.糖尿病性阳痿动物模型的建立[J].上海医科大学学报，1998，25（5）：385-387.

2. 刘贵华，孙祥宙，陈羽，等.大鼠糖尿病性勃起功能障碍模型的建立[J].广东医学，2009，30（6）：844-846.

（四）心理性勃起功能障碍

【原理】

研究显示心理性勃起功能障碍在勃起功能障碍发病率中占重要地位。阴茎的勃起功能需要心理、激素、神经、血管和海绵体等各种因素的协调作用，任何一种因素的改变均可诱发勃起功能障碍。

【方法】

1. 实验动物

SD大鼠，2月龄，体重180~220 g，交配实验证实有正常性功能。

2. 造模方法

动物自由摄食、饮水，室温18~22 ℃，相对湿度60%~70%，光照时间12 h/12 h（光：暗）。雌鼠的准备：0.6%戊巴比妥钠（30 mg/kg）麻醉下行双侧卵巢切除术，手术后每天肌注青霉素2万U/只，共3 d。自交配试验前第3天每只每天皮下注射苯甲酸雌二醇注射液1 mg/kg。2 d后每日加注黄体酮10 mg/kg，以促进和维持动情，直至交配实验结束。

勃起功能障碍模型制备：雄性大鼠适应性喂养1周后与发情期雌鼠按2∶1比例合笼饲养3 d，使雄鼠获得性交配经验，选能连续性交并射精的大鼠，以尾部为支点悬空倒吊于20 cm深的水面上，水温（20±2）℃，悬吊高度以大鼠前肢刚接触水面为准，同时激惹大鼠使其处于极度紧张和恐慌而又无法发泄的状态，1次/d，连续14 d。实验第1、2天，每次悬吊30 min，以后每2 d增加10 min。

【结果】

雄鼠神情困顿，胡须下垂，被毛蓬松，精神萎靡，活动、饮食量减少。第1周时性活动能力开始下降，第2周后骑乘潜伏期、插入潜伏期明显延长，射精潜伏期明显缩短，骑乘次数无明显差别，插入次数明显减少；血液黏度、红细胞比容以及红细胞聚集指数均明显增高。

【应用】

用于勃起功能障碍的精神、神经、内分泌、免疫等改变机制及其心理和药物治疗的研究。

【参考文献】

1. 连晓媛，张均田.重复应激造成小鼠性行为缺损[J].中国药理学通报，1998，14（3）：273-274.

2. 王涛，刘继红. 勃起功能障碍动物模型的研究进展[J]. 中华男科学，2003，9（8）：604-606，610.

三、生精障碍性男性不育症

（一）腺嘌呤诱导雄性大鼠不育症

【原理】

有研究表明，生精细胞凋亡是导致生精障碍、精子损伤、男性不育症的原因之一。实验结果显示，腺嘌呤可促进转化生长因子-β_1（TGF-β_1）表达，导致生精细胞凋亡。

【方法】

1. 实验动物

SD大鼠，雄性，体重220～250 g。

2. 造模方法

室温（21±2）℃饲养，自由采光。将腺嘌呤按500 mg/L浓度配制，1 mL/（kg·d）剂量灌胃，3 d后处死，分别做如下检测：将附睾取出，在其头和尾各沿纵向垂直剪2次后，用营养液2 mL孵育10 min，然后进行精液分析，包括精子活动率和密度；水合氯醛麻醉后，腹主动脉取血7～8 mL，取血清2～3 mL，用放免法检测GnRH、LH、FSH、T含量，并进行肝肾功能检测，分别称睾丸、附睾、前列腺、精囊等质量。

【结果】

随着给药时间的延长，精子活动率和密度呈下降趋势；各项相关内分泌指标均有明显变化，其中睾酮下降最为突出；睾丸呈萎缩状态，大部分曲细精管退化变性，各级精细胞变性，数量减少；睾丸间质细胞和Sertoli细胞均可见TGF-β_1蛋白高表达。

【应用】

用于生殖和生育调控领域的基础理论和实际应用研究。

【参考文献】

1. 李森恺，王家辉，贾金铭. 腺嘌呤制作雄性Wistar大鼠不育症动物模型最佳时相的小样本研究[J]. 中医药学刊，2006，24（4）：591-593.

2. 黄天伦，夏明珠，任开明. 腺嘌呤致大鼠雄性不育的实验研究[J]. 重庆医学，2003，32（4）：485-486.

（二）醋酸棉酚诱导雄性大鼠不育症

【原理】

醋酸棉酚可使动物睾丸发生变异、生精细胞破坏较多、睾酮分泌下降，导致雄性动物不育症。

【方法】

1. 实验动物

SD大鼠，雄性，体重200～250 g。

2. 造模方法

醋酸棉酚按20 mg/(kg·d)配制饲料,每日分早、晚两次喂饲料和水,其中早上喂正常饲料8 g,晚上喂含药物饲料7 g。每周称一次体重,并按体重增减日喂药物饲料量。于3个月后1%戊巴比妥钠麻醉后处死动物。睾丸称重,匀浆计数。

【结果】

病检见曲细精管轻微损伤,皱褶排列不整齐。精子总数、密度、活动度开始明显下降。

【应用】

用于男性不育症研究和治疗药物的开发研究。

【参考文献】

1. 孙晓梅,陈瑜,李春花,等. 食蟹猴少精弱精动物模型建立的研究[J]. 实验动物科学与管理,2006,23(2):22-25.

2. 石其贤,张寅恭,袁玉英,等. 棉酚抗生育作用的研究Ⅱ. 对雄性大鼠的抗生育作用[J]. 动物学报,1981,27(1):22-28.

(三)精索静脉曲张致雄性大鼠不育症

【原理】

精索静脉曲张致男性不育考虑为精索静脉曲张对睾丸组织结构和精子的影响造成的。精索静脉曲张可引起睾丸微循环障碍,从而导致睾丸组织缺血缺氧,营养物质缺乏,并产生抗精子抗体、一氧化氮等有害物质,进而造成生精细胞、间质细胞、支持细胞结构的破坏,使睾丸生精功能降低、精子各运动参数下降、畸形精子显著增加,最终导致男性不育。

【方法】

1. 实验动物

SD大鼠,雄性,体重250～300 g。

2. 造模方法

0.6%戊巴比妥钠(30 mg/kg)腹腔注射麻醉,上腹正中切口,打开腹腔,显露左肾,在左肾与下腔静脉间分离出左肾静脉,于左肾静脉与下腔静脉之间置8号注射器针头(直径约0.8 mm),在左肾静脉与下腔静脉交叉处用3-0的丝线将针头与左肾静脉一同结扎,使左肾静脉直径缩小一半,抽出的针头,可见左肾静脉扩张充血。生理盐水冲洗腹腔、关腹。手术后连续3 d腹腔注射青霉素(20万单位1次/日),第12周处死观察。如果左侧精索静脉直径大于1 mm,并且左、右两侧肾脏质量无明显差别表示动物模型建立成功。

【结果】

左精索静脉增粗并明显曲张,左侧睾丸重量明显减轻,低倍镜下可见正常与异常曲细精管成片交叉存在,呈典型的"斑点样"改变。生精阻滞,阻滞在精子细胞和精母细胞阶段。曲细精管萎缩,生精细胞稀少,未成熟生精细胞向管腔内脱落。睾丸间质水肿,间质细胞变性。间质内细动脉壁增厚,管腔狭窄。

【应用】

用于探讨精索静脉曲张不育症的发病机制。

【参考文献】

1. 汤洁，闫素文，张宁，等.精索静脉曲张对精子染色质结构及运动能力的影响[J]. 中华男科学杂志，2007，13（8）：690-692.

2. 岳焕勋，蒋敏，李福平，等.精索静脉曲张不育患者的精液质量和精子形态学观察[J]. 中华男科学杂志，2005，11（12）：933-935.

第二节　女性生殖系统疾病

一、盆腔疾病

（一）大肠埃希菌液诱导急性细菌性盆腔炎

【原理】

盆腔炎往往是由需氧菌和厌氧菌混合感染引起的。革兰阳性的葡萄球菌是产后、手术后、生殖器炎症及伤口感染常见的致病菌。大肠埃希菌是肠道及阴道的正常寄生菌，一般不致病，但当机体极度衰弱及生殖道有损伤时可引起严重感染。

【方法】

1. 实验动物

新西兰兔，6个月龄，雌性，未孕，体重2.8～3.5 kg。

2. 造模方法

动物禁食17 h，氯安酮1 mL/kg肌内注射麻醉，腹部剃毛、消毒、铺巾，下腹正中切口，长约3 cm，暴露子宫、输卵管和卵巢，用刀柄在双侧输卵管系膜处来回刮3次，创面无渗血，将2 mL大肠埃希菌液（$1×10^8$ cfu/mL的菌落）种植在粗糙面上，分别将0.5 mL从双侧输卵管峡部向伞端方向注入，同时用动脉夹夹住输卵管伞端和输卵管峡部子宫侧。注毕分层关腹，消毒包扎。手术后立即肌注青霉素40万 U/kg，7 d后开腹观察，取输卵管系膜和输卵管病理检查。

【结果】

盆腔有脓性分泌物覆盖，与腹膜、大网膜粘连。输卵管不同程度增粗，管壁弹性差，与周围组织粘连。输卵管系膜充血、水肿，有大量的炎细胞浸润；输卵管管腔扩大，黏膜皱襞和肌层充血、水肿，黏膜乳头增生，间质有炎性细胞浸润。

【应用】

用于临床研究盆腔炎的防治研究。

【参考文献】

1. 唐伟琼，杨日普，翟桂悦，等.盆腔炎动物模型的建立[J]. 中国比较医学杂志，

2005，15（5）：305-307.

2. 黄河玲，吴高嫒. 兔慢性输卵管炎动物模型的建立[J]. 现代中西医结合杂志，2000，9（20）：1893.

（二）混合菌接种法诱导慢性细菌性盆腔炎

【原理】

根据慢性盆腔炎的感染方式、传播途径、病变特点及大鼠子宫在其盆腔生殖器官中所占比重高的特点，采用混合菌接种法诱导大鼠慢性子宫内膜炎模型代替慢性盆腔炎模型。

【方法】

1. 实验动物

SPF 级 SD 大鼠，雌性，未孕，体重200～250 g。

2. 造模方法

大肠杆菌、金黄色葡萄球菌、乙型溶血性链球菌以2∶1∶1的比例溶于无菌生理盐水，配成浓度为$3×10^9$个/mL的混合细菌悬液。以10%水合氯醛溶液（0.3 mL/100 g）腹腔麻醉，无菌操作下取下腹正中切口1 cm。开腹后暴露并固定子宫，用1 mL注射器机械损伤子宫内膜组织，注入0.2 mL菌液至子宫双侧内，缝合切口。手术后正常清洁饲养。25 d后，以10%水合氯醛溶液（0.3 mL/100 g）腹腔麻醉大鼠，每只大鼠心脏采血3～4 mL；取子宫置于10%中性福尔马林固定，HE染色，光镜下观察。

【结果】

血液呈"浓、黏、凝、聚"状态，流变学各项指标升高；大部分见宫腔粘连、扩张，黏膜固有层变薄或消失上皮细胞增生密集呈乳头状突入宫腔，黏膜上皮细胞部分变性坏死、脱落，部分间质结构破坏，细胞排列紊乱，固有层和肌层可见大量慢性炎症细胞及中性粒细胞浸润，内膜充血明显。

【应用】

用于探讨慢性盆腔炎子宫病理学改变与血液流变学之间的关系以及临床治疗研究。

【参考文献】

1. 张小丽，张静云，陈瑞明，等. 盆炎宁对混合菌液致大鼠慢性盆腔炎的治疗作用的实验研究[J]. 中药药理与临床，2005，21（2）：37-40.

2. 史凯凯，段徐华，杨静. 败酱复方对混合菌液所致大鼠慢性盆腔炎的治疗作用[J]. 数理医药学杂志，2006，19（2）：169-71.

二、卵巢疾病

（一）孕激素联合绒毛膜促性腺激素（hCG）诱导多囊卵巢综合征

【原理】

多囊卵巢综合征是青春期及育龄期妇女常见的神经内分泌代谢性疾病，多囊卵巢并非一种单一致病因素所致的疾病，而是一种多病因、临床表现多态性的综合征，病理生理变化涉及广泛，包括神经、内分泌、代谢系统、遗传和卵巢局部的调控因素等，造成某个调节机制的失衡而出现一系列异常反馈和连锁反应。皮下埋植缓释系统的孕激素避孕剂左旋18-甲基炔诺酮，可使E2、P、FSH、LH均呈现低水平，导致不排卵。而hCG在卵泡早期使用可致卵泡闭锁。目前尚无LH制品，hCG的化学结构和生物作用与LH类似，联合使用孕激素和hCG可以造成多囊卵巢综合征动物模型。

【方法】

1.实验动物

24日龄未成年雌性SD大鼠。

2.造模方法

皮下埋植左旋18-甲基炔诺酮硅胶棒（3 mm），在27日龄时每天2次皮下注射1.5 IU hCG，共注射9天，至36日龄观察卵巢质量、激素测定、卵巢形态学观察。

【结果】

大鼠体重显著增加，卵巢质量、体积、平均卵巢面积均显著加；血清中黄体酮、睾酮显著升高，雌二醇（E2）升高不明显；卵巢中囊状扩张卵泡比例明显增加，囊状扩张卵泡内卵母细胞或放射冠消失，颗粒细胞层数减少，排列疏松，内外卵泡膜细胞层分层明显，但细胞层厚度增厚。

【应用】

用于从内分泌、细胞及分子水平研究多囊卵巢综合征卵巢发育障碍的可能机制。

【参考文献】

1.姚元庆.多囊卵巢综合征的内分泌变化及临床意义[J].中国实用妇科与产科杂志，2002，18（7）：391.

2.曾蕾，罗颂平.多囊卵巢综合征高雄激素模型与孕激素联合HCG模型的比较[J].中国医药导报，2008，5（34）：115-116.

（二）自身免疫法诱导卵巢早衰

【原理】

卵巢早衰的病因有多种，其中自身免疫异常是重要因素之一。根据自身免疫异常的机制，以透明带的片段建立自身免疫性卵巢早衰模型。

【方法】

1.实验动物

C57小鼠，雌性，7～9周龄，经阴道脱落细胞涂片筛查性周期正常。

2.造模方法

配制免疫原（小鼠透明带3第330～342个氨基酸序列，合成透明带多肽，其分析纯度>90%）和完全弗氏佐剂混合液。于小鼠后肢双掌处皮下注射免疫原-完全弗氏佐剂1：1混合液0.1 mL，其中包含透明带多肽50 nmol。每日8时和20时行阴道脱落细胞涂片检查，观察小鼠性周期。于免疫后第14天取眶静脉血，间接免疫荧光法检测外周血抗透明带抗体。处死，取卵巢观察卵巢组织形态。

【结果】

70%小鼠表现为性周期紊乱，其中50%无周期性、持续停留在动情期；外周血抗透明带抗体阳性；卵巢组织有大量淋巴细胞和浆细胞浸润；卵母细胞透明带厚度不均、边界不清、微绒毛增多、透明带内出现髓样小体和少量小空泡，于颗粒细胞之间可见多个固缩细胞。

【应用】

用于卵巢早衰的发病机制、诊断和治疗研究。

【参考文献】

1. 付莉，赵怡璇，李守柔.卵巢早衰实验动物模型的建立[J].生殖医学杂志，2006，15（3）：179-183.

2. 蔡立荣，李大金，孙晓溪，等.实验性自身免疫性卵巢炎卵巢功能早衰的机理研究[J].免疫学，1999，1（1）：15-18.

（三）环磷酰胺诱导卵巢早衰

【原理】

多种药物可引起卵巢早衰，其中又以免疫抑制剂、化疗药物对卵巢的损害最为普遍。常见的如雷公藤多甙片、环磷酰胺、火把花根片、氨甲蝶呤等。环磷酰胺属于烷化剂，是临床上常用的抗肿瘤药物，其烷化基团可直接作用于DNA，可形成交叉联结或引起脱嘌呤、碱基错配，造成DNA结构和功能的损害，最终使细胞死亡或突变。这种细胞毒作用不仅可作用于肿瘤细胞，而且影响正常的体细胞、生殖细胞，引起一系列的毒副反应。

【方法】

1. 实验动物

Wistar大鼠，雌性，体重180～200 g。经阴道脱落细胞涂片筛查性周期正常。

2. 造模方法

在23～25 ℃室内饲养，光照12 h，自由饮食。实验前取血、离心、保存血清于-20 ℃，同批对照同一动物检测性激素。动物腹腔注射首次负荷剂量为50 mg/kg，然后以8 mg/(kg·d)剂量连续注射维持14 d。

【结果】

大鼠动情周期紊乱、出现低雌激素血症和高促性腺激素血症、卵泡闭锁增多、卵巢间质纤维化、卵巢功能明显受损，而其代谢机能基本保持正常。该模型费用低廉、成模时间短、成功率高、大鼠死亡率低、卵巢组织学及内分泌改变与人类临床卵巢早衰患者相似。

【应用】

适用于化疗所致卵巢早衰的机制及诊治研究，亦可用于环磷酰胺的药理与毒理学研究。

【参考文献】

1. 付霞霏，何援利.化疗所致卵巢早衰动物模型的建立[J].广东医学，2008，29（12）：1952-1954.

2. 蔡立荣，李大金，孙晓溪，等.实验性自身免疫性卵巢炎卵巢功能早衰的机理研究[J].免疫学，1999，1（1）：15-18.

（四）马促性腺激素（eCG）和绒毛膜促性腺激素（hCG）诱导卵巢过度刺激综合征

【原理】

hCG刺激后引起卵巢分泌血管活性物质的释放导致毛细血管通透性的增加是本病发生的关键因素。注射eCG和hCG后，静脉注射EB检测腹腔液及卵巢中EB的浓度，以判定毛细血管通透性。

【方法】

1. 实验动物

未发育Wistar大鼠，雌性，22日龄，体重42.0～50.0 g。

2. 造模方法

第22～25日龄上午8：30皮下注射eCG 10 IU（用0.1 mL NS稀释），第26日龄上午8：30皮下注射hCG 100 IU（用0.1 mL NS稀释）。第28日龄上午8：30静脉注射1% EB（Evens blue）染料0.1 mL，60 min后腹腔灌注5 mL生理盐水，灌注液收集在一个含有0.05 mL 0.1 mol/L NaOH的试管中，室温900 r/min离心10 min，用721分光光度计600 nm处比色测定。然后心脏取血，最后取双侧卵巢分别称重，将左侧卵巢置于4 mL甲酰胺中萃取EB（65 ℃ 24 h），900 r/min离心10 min，取上清液，721分光光度计600 nm处比色测定。

【结果】

卵巢质量、卵巢EB浓度、腹腔EB浓度显著增高，血液中的雌激素和黄体酮的含量显著增高。

【应用】

用于药物对卵巢过度刺激综合征的治疗效果、发病机制的研究。

【参考文献】

1. 孙丽华，王咏梅，史逸超，等. 卵巢过度刺激综合征动物模型制备[J]. 江苏医药杂志，2004，30（11）：820-821.

2. Ohba T, Ujioka T, Ishikawa K, et al. Ovarian hyperstimulation syndrome — model rats, the manifestation and clinical implication[J]. Molecular and Cellular Endocrinology, 2003，202：47-52.

三、输卵管疾病

（一）混合菌诱导输卵管炎

【原理】

输卵管炎致病菌以化脓性葡萄球菌、链球菌、大肠埃希菌及绿脓杆菌等细菌感染为多见，常在不洁流产、不全流产、人工流产和产褥感染中被发现。用"混合菌"接种可制作出慢性输卵管炎动物模型。

【方法】

1. 实验动物

Wistar大鼠，雌性，40日龄，体重200～250 g。

2. 造模方法

用30 mg/kg戊巴比妥钠腹腔注射麻醉，腹部剃毛备皮、常规消毒，打开腹腔，沿子宫暴露双侧输卵管，分别在子宫角近输卵管处进针，向输卵管–卵巢方向缓慢注射细菌混悬液（大肠埃希菌、金黄色葡萄球菌、链球菌按2∶1∶1比例用无菌生理盐水稀释，配成浓度约为3×10⁹/mL的混合菌）0.05 mL。分层关腹，铺无菌垫料。手术后第5、10、15、20 d分别抽样取材，观察病理变化情况。

【结果】

输卵管明显变细，且显得粗糙，色泽苍白，与周围组织或多或少有粘连，弹性差、脆而易损，个别输卵管及其周围组织可见积水或积脓。光镜下管壁结构分界不清晰，纤维组织增生明显，远端管腔内纤毛凌乱，粘连增粗、变短或消失；近端管壁增厚，管腔缩小，有异物肉芽组织形成，管腔部分阻塞；全层可见淋巴细胞、浆细胞及少量酸性粒细胞等慢性炎性细胞浸润。

【应用】

用于筛选精提中药新药、提高药物疗效、阐明临床多种治疗炎性不孕症治疗机理的研究；也为研究不断上升的支原体、衣原体等所致炎性不孕症的机理和治疗提供了可借鉴的动物模型。

【参考文献】

1. 赵广兴，王春田，马宝璋，等. 大鼠输卵管炎性不孕症模型的建立[J]. 中国比较医学杂志，2004，14（1）：23-26.

2. 李玲. 通管汤对家兔输卵管炎的抗炎作用[J]. 中西医结合杂志，1987，7（5）：293.

（二）混合菌导管注入法诱导输卵管炎性阻塞

【原理】

通过混合菌导管注入法致使动物输卵管炎、盆腔炎，最后因炎症引起输卵管阻塞、功能减退而导致不孕。

【方法】

1. 实验动物

新西兰兔，雌性，5月龄，未孕，体重3.2～3.5 kg。

2. 造模方法

以大肠埃希菌、金黄色葡萄球菌、链球菌按2∶1∶1比例用无菌生理盐水稀释，配成浓度约为3×10⁹/mL的混合菌液。动物禁食8 h，自由饮水。以40 mg/kg氯胺酮注射液与1.6 mg/kg氟哌利多注射液混合，肌内注射麻醉。常规剃毛、消毒外阴，使用小型"蘑菇头"撑开阴道外口，"蘑菇头"外接10 mL注射器，血管造影机透视下向阴道及子宫腔内注入适量造影剂，观察双侧子宫角位置，然后采用5F单弯导管进入一侧宫腔，利用导管前端的自然弯曲，将导管送入子宫角输卵管开口处，再沿导管送入0.035英寸导丝，跟进导管至近段输卵管远端，输卵管注入混合菌 1 mL。手术后 5 d、7 d、10 d、15 d、20 d，每组分别抽样 1 只动物剖腹探查，取输卵管标本，观察其病理变化。

【结果】

手术后第 5 d 可见输卵管局部呈急性炎症反应，第 10 d 急性炎症反应有所减轻，第 15 d 与第 20 d 的病理基本相似，皆呈慢性炎症表现，以第 15 d 更为典型；阻塞或部分阻塞部位全部发生在输卵管远段；输卵管管壁轻度肿胀，纤维结缔组织增生；远端管腔内黏膜皱襞变平、减少，纤毛凌乱，变短或消失；部分上皮细胞变性坏死脱落；淋巴细胞散在浸润，局部或见淋巴小结形成，间质内可见灶性浸润。

【应用】

为输卵管炎性不孕症的研究提供了一种与盆腔炎性疾病感染相近的动物模型。

【参考文献】

1. 赵广兴，王春田，马宝璋，等.大鼠输卵管炎性不孕症模型的建立[J].中国比较医学杂志，2004，14（1）：23-26.

2. 徐桂中，张欣，侯一平，等.金黄色葡萄球菌致小鼠慢性输卵管炎性不孕模型制作[J].中国比较医学杂志，2011，21（3）：6-9.

四、子宫疾病

（一）注射雌二醇诱导子宫内膜增生

【原理】

子宫内膜在高雌激素的长期持续作用而无孕激素拮抗的情况下，出现不同程度的子宫内膜腺体或间质渐进性增生，随着内膜破裂，即出现不规则的出血，月经周期紊乱，经血量多，甚至大量出血或淋漓不止等。

【方法】

1. 实验动物

SD 大鼠，雌性，体重 200～250 g。

2. 造模方法

大鼠肌肉注射苯甲酸雌二醇 1 mg/kg，隔日一次。一般第 60 天模型成功，随即停药。分别于停药后第 0 天、第 3 天、第 5 天、第 7 天、第 14 天、第 21 天分批处死大鼠，10% 福尔马林固定，常规切片，HE 染色，进行组织病理学检查，观察成膜后子宫内膜的变化情况。

【结果】

第 45 天、第 50 天，内膜有增厚，但复层不明显。给药第 60 天（停药后第 0 天）子宫内膜厚度多数在 1/2～2/3 左右，上皮部分多为复层柱状，少量复层鳞状，或两者交替出现，腺体数量较少。停药后第 3 天，子宫内膜厚度、上皮形态、腺体数量与第 0 天无明显变化，停药第 7 天内膜厚度无明显变化，腺体减少，上皮部分变为复层鳞状。停药第 14 天内膜仍增厚，上皮半数为复层鳞状。停药第 21 天内膜大部分增厚，腺体数量很少，上皮为复层鳞状。

【应用】

用于子宫内膜增生的病理机制和药物的研究与开发。

【参考文献】

1.张恩户，樊银华，赵锐，等.大鼠子宫内膜增生动物模型的建立[J].陕西中医学院学报，2012，35（5）：66-68.

2.陶欣，王冬颖，陈柏龄.雌激素不同给药方法对去卵巢大鼠子宫内膜安全性的实验研究[J].中华老年医学杂志，2003，22（6）：353-355.

（二）手术方法建立子宫内膜异位症

【原理】

将自体子宫内膜手术移植至腹腔或其他单一部位，或多个部位，待其成活、生长以模拟子宫内膜异位症。

【方法】

1.实验动物

Wistar大鼠，雌性，体重150～200 g。

2.造模方法

经阴道涂片检查，在大鼠动情周期内（期）进行手术造模。手术在室温28～32 ℃环境下进行，无菌操作。以3.6%的水合氯醛10 mL/kg进行腹腔注射麻醉。腹部备皮，常规消毒后取大鼠下腹正中、耻骨联合上1 cm切口（长2～3 cm），膀胱背侧显露子宫。近端离右侧子宫角1 cm处结扎，远端离卵巢1 cm处结扎。将切下的子宫组织放入盛有无菌生理盐水的培养皿中纵向剖开。将子宫内膜与肌层分离，剪取3块3 mm×5 mm的内膜，分别进行腹腔种植、皮下移植和皮下注射。

（1）腹腔种植：将1块内膜组织用5-0丝线缝1针固定在左侧远离腹部切口的腹壁。

（2）皮下移植：在腹壁切口右侧从腹肌与皮下筋膜层之间打隧道，以正好能置入子宫内膜片为宜，取1块子宫内膜组织平整地置入隧道。

（3）皮下注射：取1块内膜组织修剪成0.5 mm×0.5 mm×0.5 mm大小的内膜碎片，用9号头皮针头连接1 mL注射器吸取含内膜碎屑的生理盐水，在尽量远离腹壁切口处皮下注射。

0号丝线分层缝合腹部切口，常规关腹。手术毕肌内注射16万 U/kg氨苄西林。手术后正常喂养。

【结果】

异位病灶生长成1个或数个腔样结构，可见腺上皮及间质细胞生长并见腺体形成，腔内壁所衬的上皮细胞层以柱状上皮或立方状细胞形成环形或锯齿状生长，部分上皮细胞可见核下空泡，腺体结构与大鼠正常子宫内膜腺体结构相似。

【应用】

用于子宫内膜异位症的发病机制、治疗方法的研究。

【参考文献】

1.金仙玉，文晓燕，张海珍.子宫内膜异位症动物模型建立及应用的研究现状[J].大连医科大学学报，2007，29（5）：506-508，514.

2.杨萍，纳冬荃，熊亚龙，等.大鼠子宫内膜异位模型的建立与组织学观察[J].中国实验动物学报，2006，14（2）：139-141.

（三）低张性缺氧致宫内缺氧

【原理】

采用病理生理学实验中的低张性缺氧原理，通过使孕鼠吸入气氧分压过低，从而使孕鼠动脉血氧分压降低、氧含量减少，导致胎鼠缺氧，低张性缺氧方法既使氧分压降低，也排除了CO_2（钠石灰可吸收CO_2）引起的高碳酸血症。

【方法】

1.实验动物

Wistar大鼠，雌性，孕期15天，体重200～250 g。

2.造模方法

将孕鼠放入广口瓶（装有100 g钠石灰，2000 mL容量，下端通过活塞连有一氧气袋，活塞与氧气袋之间有一约50 mL容量的小气囊）内，密闭瓶盖，导致孕鼠低张性缺氧，当孕鼠处于兴奋、烦躁状态，鼻唇和四肢轻度发绀、呼吸浅快时，判断孕鼠达到明显缺氧，当孕鼠开始转入抑制状态时，通过活塞将小气囊中的氧气缓慢挤压入广口瓶内（可使氧分压增高2.67 kPa），孕鼠又逐渐转入兴奋状态，如此反复多次，直至孕鼠持续低张性缺氧1 h，再打开瓶盖复氧1 h。然后脱颈处死孕鼠，快速剖腹取出胚胎，剪破颅骨，暴露部分脑组织后放入40 g/L甲醛中固定。

【结果】

鼠胚大脑皮质NOS阳性细胞和c-Fos/ NOS表达均增强，说明宫内缺氧引起了胚鼠大脑皮质神经元的功能改变，是神经元对缺氧产生了应激的表现，它必将引起下游相关的迟效应基因的表达。

【应用】

用于胚胎早期缺氧性脑病的发生、发展机制研究。

【参考文献】

1.余鸿，吴雨岭，邹平卫，等.胚胎大鼠宫内缺氧动物模型的建立[J].四川动物，2006，25（3）：638-641.

2.薄涛，严超英，霍淑芳，等.结扎孕鼠双侧子宫动脉复制围产期缺氧缺血性脑损伤动物模型[J].中风与神经疾病杂志，2001，18（1）：40-41.

（四）雌二醇诱导子宫肌瘤

【原理】

长期高水平雌激素的刺激是导致子宫肌瘤发生的重要致病因素。

【方法】

1.实验动物

豚鼠，雌性，体重350～400 g。

2. 造模方法

室温（23±2）℃，相对湿度50%～70%，光照12 h，黑暗12 h，自然通风；自由饮水、摄食。3%戊巴比妥钠麻醉、固定，摘取两侧卵巢，缝合伤口，手术后肌注庆大霉素0.2 mL/只，连续3 d。手术后20 d，皮下注射100 μg/只，每周2次，共16周。

【结果】

所形成的肌瘤包括肌壁间瘤、浆膜下肌瘤及继发引起的坏死、囊性变。即使对于那些未形成明显肌瘤的动物，病理组织切片亦显示出明显的子宫肌瘤样特征。

【应用】

该模型在形态和病理组织学上更接近于人类的疾病发生状况，适用于子宫肌瘤临床发病机制的研究和治疗药物的筛选。

【参考文献】

1. 朱焰，邱小燕，吴建辉，等. 子宫肌瘤动物模型的建立[J]. 中国药理学通报，2006，22（3）：374-378.

2. 陈萌蕾，莫蕙. 子宫肌瘤动物模型研究进展[J]. 中成药，2007，29（6）：875-876.

五、阴道疾病

（一）混合感染葡萄球菌和大肠埃希菌诱导细菌性阴道病

【原理】

细菌性阴道病是妇科中常见病、多发病，其感染率在15%～50%。葡萄球菌、大肠埃希菌是阴道炎常见的病原体。目前认为细菌性阴道病是由于微生态平衡被打破，乳酸杆菌受抑制而厌氧菌和阴道加德纳菌过盛生长而造成的阴道炎症反应。

【方法】

1. 实验动物

SD大鼠，雌性，体重180～200 g。

2. 造模方法

细菌性阴道病患者的阴道中分离大肠埃希菌和葡萄球菌。用微量加样器分别取大肠埃希菌EPEC104菌液（$3×10^9$CFU/mL）、葡萄球菌（$3×10^9$个/mL），接种于大鼠阴道内，每种细菌注入量均为20 μL，5 d后取大鼠阴道分泌物做镜检和生化病理检查。

【结果】

阴道分泌物镜检、生化检验鉴定出病原体以及阴道出现充血、水肿、出血等病理改变。

【应用】

应用于细菌性生殖道炎症的发病机制研究和临床治疗的药物筛选。

【参考文献】

1. 刘佳明，袁杰利，康白. 大肠埃希菌性阴道感染大鼠模型的建立[J]. 中国微生态学杂志，2003，15（2）：79-81.

2. 楼永良，刘佳明，蒋丽娜. 乳酸杆菌对大鼠细菌性阴道感染动物模型疗效观察[J]. 中国微生态学杂志，2006，18（1）：17-18.

（二）阴道毛滴虫接种诱导滴虫性阴道炎

【原理】

阴道毛滴虫喜生长于pH 6.0以上的环境中，先用pH9.6的$Na_2CO_3/NaHCO_3$缓冲液和pH6.8的Hank's液冲洗阴道可使感染更易成功。

【方法】

1. 实验动物

健康新西兰兔，雌性，已生产2次以上，体重1.5～2.0 kg。

2. 造模方法

夏季选择阴道毛滴虫阳性患者，取其阴道分泌物约0.5 mL，加入37 ℃预温的含2万单位青霉素、链霉素和5%小牛血清，1000 r/min 10 min离心洗3次，转种于37 ℃预温的培养基，37 ℃5% CO_2培养24 h，取一滴培养基注入白细胞计数板中计数，当浓度达到10^5/mL以上时，扩种到其他培养管中，最后收集调节到终浓度为10^5/mL备用。首先按压家兔的下腹部排出膀胱中尿液，用温水冲洗阴部，用自制的小夹子打开阴部，将戴有无菌指套的小指探明阴道外口，用预温的pH 9.6的$Na_2CO_3/NaHCO_3$缓冲液和pH6.8的Hank's液冲洗家兔阴道各数次，用特制的无菌塑料吸管（直径约2～3 mm）吸取阴道毛滴虫，按0.2 mL/kg滴虫悬液接种，每天一次，共3天。感染成功标准如下：局部分泌物增多并呈泡沫性；分泌物pH>5.0；主要是在阴道分泌物中查到活的阴道毛滴虫并持续10 d以上。

【结果】

分泌物增多或脓性分泌物，阴道黏膜有少量散在的红色斑点。病理切片显示有少量的中性粒细胞和单核细胞的浸润，炎症大多发生在黏膜下层，腔内有大量脱落上皮细胞，内有滴虫可见，在黏膜层有少量的嗜酸性粒细胞。

【应用】

用于研究滴虫性阴道炎发生发展的机理和抗滴虫化学药物的治疗作用。

【参考文献】

1. 孙惠华，邵启祥，李卫党，等.滴虫性阴道炎动物模型的建立[J].临床检验杂志，1999，17（1）：40-41.

2. 万红娇.滴虫性阴道炎动物模型的实验研究[J].江西中医学院学报，1995，7（4）：31-33.

第八章　内分泌系统疾病动物模型

第一节　垂体疾病

一、雌激素诱导垂体瘤

【原理】

雌激素直接作用于垂体腺组织的雌激素受体和/或雌激素抑制了下丘脑结节漏斗束DA神经元对催乳素分泌的抑制作用。

【方法】

1. 实验动物

Wistar SD大鼠，雄性，体重60～80 g。

2. 造模方法

腹腔内注射5 mg/kg二乙基己烯雌酚溶液，2次/周。8～12周分批解剖观察。

【结果】

第8周90%、第12周100%出现瘤样改变。大体表现为垂体体积显著增大，颜色呈暗红色，部分肿瘤包膜下出血并可见新生血管。光镜下HE染色见细胞数目增多明显，细胞呈圆形或多角形，胞浆带增宽，核大小不一，深染，有核异型性，腺管样结构呈总体消失状态。

【应用】

雌激素诱发大鼠垂体瘤模型普遍为泌乳素腺瘤，在免疫组化和内分泌上与人垂体泌乳素瘤相似，外周血催乳素均显著升高，常被用于垂体瘤发病机制及药物疗效等研究。

【参考文献】

1. 张猛，张秋生，林恒州，等.己烯雌酚诱导的大鼠垂体瘤模型的建立[J]. 中国病理生理杂志，2012，28（8）：1532-1536.

2. 徐伟光.垂体瘤动物模型的研究现状[J]. 解剖学研究，2006，28（2）：143-145.

二、手术去垂体

【原理】

垂体分泌10种与生长、性别、代谢、泌乳、血压及色素形成密切相关的含氮激素。手术去除动物垂体，可为观察外源性垂体激素的上述活性提供手段。

【方法】

1. 实验动物

Wistar大鼠，雄性，26～28日龄，70～85 g。

2. 造模方法

乌拉坦（0.75 g/kg）腹腔注射麻醉，固定，剃毛、消毒。近下腭颈中部2 cm纵向切口，分离颌下腺，在胸甲状肌右侧近咽部处，用10 cm血管钳钝性分离肌肉血管神经至骨板，寻找基枕骨中脊，并沿脊向头部暴露"T"形突起的蝶枕骨联合。在"T"形突起的纵突延长线相交处，用限制钻（牙科钻头直径1.4 mm，在离钻头端1.0～1.5 mm处用透明胶布裹一宽约6 mm、厚约0.05 mm的限制带，钻杆连在一塑料管上）钻孔。并用12号针头不时试探所钻骨层厚度，直至所钻处骨层只剩下薄薄一层，用针头轻轻刺破并细心挑出，扩大钻孔。将玻璃吸头对准钻孔，开动真空泵，吸取垂体至有少许水的抽滤瓶内。检查吸出的垂体是否为三叶。垂体吸取完全后，用棉球擦拭一下钻孔处液体。缝合皮肤切口，碘酒消毒。

【结果】

去垂体动物体重明显降低，肉眼见蝶鞍区无残留垂体。手术后7 d或14 d或手术后第2周的体重增长值也可作为判断垂体去除完全与否的指标。

【应用】

用于垂体激素尤其是生长激素的研究。

【参考文献】

1. 杨孔宾，胡志强，戴钦舜. 经咽旁入路选择性大鼠垂体前叶切除的研究[J]. 中华实验外科杂志，2003，20（8）：763.

2. Tarttelin M F, Gorski R A. A ventral surgical approach to the anterior tuberal hypothalamus of the rat with specific emphasis on recovery[J]. Endocrinology，1972，90：1128-1132.

3. Porter J C, Simth K R. Collection of by pophysial stalk blood in rats[J]. Endocrinology，1967，81：1182-1185.

第二节 甲状腺疾病

一、甲状腺功能亢进

（一）甲状腺片诱导甲状腺功能亢进

【原理】

甲状腺片主要成分为甲状腺激素，包括甲状腺素（T_4）和三碘甲状腺原氨酸（T_3）两种。它们有促进分解代谢和合成代谢的作用，对代谢及生长发育有重要影响。

【方法】

1. 实验动物

SD大鼠，雌性，180～230 g。

2. 造模方法

动物禁食不禁水12 h，按空腹体重计算给药量，甲状腺片10 mg/kg，灌胃1次/d，共30 d。第31 d采血、处死观察。

【结果】

大鼠体重显著减轻、体温升高、多数有震颤现象，血清T_3、T_4、FT_3、FT_4值显著升高，血清促甲状腺激素（TSH）值显著降低。

【应用】

用于甲亢发病机制和药效学方面的研究。

【参考文献】

1. 曾林，曲在屏. 大鼠甲亢模型的建立[J]. 前卫医药杂志，1997，14（5）：45.

2. 李沛霖，贾锡莲，熊湘明. 消瘿颗粒对甲状腺功能亢进大鼠免疫调节的影响[J]. 河北中医，2005，27（2）：148-150.

（二）小肠结肠炎耶尔森氏菌诱导甲状腺功能亢进

【原理】

感染与甲亢的病情和复发率关系密切，因此，利用小肠结肠炎耶尔森氏菌尾静脉免疫复制模拟甲亢发病机制的动物模型，成为当前较常用的甲亢动物模型制作方法。

【方法】

1. 实验动物

SD大鼠，雌性，体重180～220 g。

2. 造模方法

取小肠结肠炎耶尔森氏菌菌种复苏传代后，在液体培养基中培养增菌，离心收集细菌沉淀后用0.03%甲醛溶液固定，最后用生理盐水制备成浓度为$5×10^9$/mL的细菌悬液。大鼠

尾静脉注射 $5×10^8$/mL，每隔 5 d 注射 1 次，共 5 次。给菌量分别为 0.1、0.2、0.3、0.4、0.5 mL，依次增多。于末次注射后第 5 天眼底取血，全血样品于 4 ℃，3000 r/min 离心 10 min，取血清于 -20 ℃ 冷冻后待测，取甲状腺组织于 4% 甲醛溶液中固定待检。

【结果】

造模后第 5 天开始出现烦躁不安、活动频繁、饮水量多，鼠笼内潮湿，排泄物增多，毛发无光泽；血清 T_3、T_4、FT_3、FT_4 明显增高。

【应用】

模型成型性、持续性好，可用于甲亢发病机制研究及药效评价。

【参考文献】

1. 刘树民，崔晓旭，陈平平，等. 两种甲状腺功能亢进症动物模型的对比研究[J]. 中国比较医学杂志，2014，24（7）：19-24.

2. 周瑾，李玉妹. Graves 病动物模型及 Graves 病发病机制的研究进展[J]. 中国免疫学杂志，2010，26（8）：758-763.

二、甲状腺功能减退

（一）^{131}I 辐射诱导甲状腺功能减退

【原理】

^{131}I 辐射损伤造成了甲状腺细胞功能单位的超微结构的损伤，最终发展为甲状腺衰竭。

【方法】

1. 实验动物

纯种新西兰兔，月龄 5～6 个月，体重 2～2.5 kg。

2. 造模方法

动物置于笼具内，饲养于恒温动物室（平均温度 26 ℃，平均湿度 50%）。自由进食饮水。^{131}I 1.0mCi/kg，1 次/d，采用胃管给药，生理盐水冲洗。30 d 后进行甲状腺功能测定和甲状腺核素扫描、光镜及透射电镜检查。

【结果】

放射免疫分析法测定 FT_3、FT_4、TSH，各项指标均降低，给药时间越长指标越低。甲状腺核素扫描，甲状腺显影不清或随时间延长而消失。肉眼见甲状腺体积明显萎缩，外观呈白色，触之较硬。光镜见甲状腺滤泡明显减少、变形、萎缩，大小差异明显且不规则，滤泡少胶质，间质纤维组织明显增生、胶原化伴少量含铁血黄素沉着。电镜见甲状腺滤泡上皮细胞扁平，胞核大都完整，形态扁平异形，可见核膜皱缩凹陷，染色质疏松，电子密度增高。胞浆中细胞器数目明显减少，仅见少量溶酶体、线粒体及内质网，基质中可见杂乱排列的纤维、成纤维细胞及大量胶原。

【应用】

用于辐射损伤所致甲状腺功能低下的发病机制及治疗的研究。

【参考文献】

1. 蒋宁一，陈贵兵，刘雄英，等. ^{131}I 致兔甲状腺功能低下模型制作的探讨[J]. 现代临床医学生物工程学杂志，2005，11（6）：463-466.

2. 张金山，彭文明，陈次渝，等. ^{131}I的电离辐射对甲状腺功能早期影响的研究[J]. 广州医学院学报，2001，29（3）：16.

（二）碘缺乏诱导甲状腺功能减退

【原理】

碘缺乏影响甲状腺素合成，导致甲状腺功能减退。

【方法】

1. 实验动物

Wistar大鼠，雌雄各半，2月龄。

2. 造模方法

将雌、雄鼠以1：1合笼，以次日晨发现阴栓或阴道分泌物镜检发现精子者确定为妊娠0 d，记为E0°。于合笼前一周开始喂饲低碘饲料（碘含量：14.11±1.958 ng/g），饮去离子水，至仔鼠生后30 d。

【结果】

母鼠受孕率低，死产、流产率高，仔鼠体重增加慢，体形小，尾短，行动迟缓，反应迟钝，开眼晚，毛发萌出晚且稀疏。血清甲状腺激素FT$_3$、FT$_4$浓度水平明显降低。

【应用】

用于低碘所致甲状腺功能低下的发病机制及治疗的研究。

【参考文献】

1. 许静，张云芬，张雅中，等. 缺碘致甲状腺功能减退大鼠肾脏抗氧化能力降低[J]. 基础医学与临床，2010，30（4）：374-377.

2. 沈绍群. 甲状腺机能减退症动物模型研究进展[J]. 华西医学，2006，21（2）：416-417.

（三）丙基硫氧嘧啶诱导甲状腺功能低下

【原理】

丙基硫氧嘧啶是阻断甲状腺功能的常用药物，能抑制甲状腺激素的合成。

【方法】

1. 实验动物

Wistar大鼠，妊娠18 d母鼠，体重200～220 g。

2. 造模方法

妊娠18天母鼠，自妊娠18 d起给母鼠胃管给药，每天丙基硫氧嘧啶25 mg/100g，给药时间一直持续到其所生仔鼠全部处死为止。母鼠所生仔鼠分为5、10、15、20、30 d 5个日龄组，将达到所需日龄的仔鼠断头收集血清，为获得足量血清需收集几只小鼠的血作为一个样本。

【结果】

母鼠和各日龄仔鼠血清T$_4$水平明显降低。

【应用】

用于甲状腺功能低下对器官（特别是脑）发育影响的研究。

【参考文献】

1. 张桂华，刘家慧，马春节，等.甲状腺功能低下对大鼠小脑细胞凋亡的影响[J].中国地方病学杂志，1999，18（4）：241-244.

2. 陈祖培，王仁明，朱学良，等.脑发育临界期的实验研究[J].地方病通讯，1986，1（2）：87-91.

三、自身免疫性甲状腺炎

【原理】

高碘对甲状腺细胞具有直接损伤作用。碘可通过与甲状腺球蛋白结合生成碘化的甲状腺球蛋白，增加了甲状腺球蛋白的免疫原性，有利于抗原肽的递呈、致病性T细胞的增加。

【方法】

1. 实验动物

SD大鼠，雌性，体重120～140 g。

2. 造模方法

标准饲料喂养，饮用碘化钠碘水（0.05%NaI、现配现用、避光保存）。甲状腺球蛋白（PTg）和完全弗氏佐剂（CFA）等体积混合并充分乳化，在大鼠足垫部皮下注射PTg 100 μg/只。加强免疫：取PTg 100 μg/只+不完全弗氏佐剂（IFA）等体积混合乳化，第14 d后在大鼠四肢内侧及背部皮下多点注射，每周加强1次至8周结束。

【结果】

镜下观察，甲状腺滤泡呈圆形或椭圆形，内充深红色染胶质，滤泡胶质潴留、上皮细胞增生，新滤泡增生，间质水肿及毛细血管扩张，滤泡结构轻度破坏等。约20%的甲状腺组织被炎症细胞取代，炎症分级为2～3级。第38 d血清甲状腺球蛋白抗体（TgAb）增高，约为正常大鼠的5～6倍。

【应用】

用于对自身免疫性甲状腺疾病的发病机制及其治疗的研究。

【参考文献】

1. 姜玲，胡玲，黄慧钟.实验性自身免疫性甲状腺炎动物模型的比较[J].实用临床医学，2010，11（3）：7-9.

2. 唐伟，贾悦.实验性自身免疫性动物模型的建立[J].国外医学·免疫学分册，2003，26（4）：211-214.

四、缺碘性甲状腺肿

【原理】

大鼠对缺碘的敏感性比小鼠高，不同品系大鼠对缺碘的敏感程度也不同。Wistar大鼠接受低碘（15~18 μg/kg）1个月出现甲状腺增大，是用来复制缺碘动物模型最优选的品种。

【方法】

1. 实验动物

4周龄Wistar大鼠，雌雄各半，体重90~110 g。

2. 造模方法

大鼠均食用由缺碘地区粮食配制的低碘饲料，碘含量为60 μg/kg，饮用去离子水。喂养3个月后处死。

【结果】

甲状腺明显肿大、充血，甲状腺相对质量明显增大；尿碘值显著减低；甲状腺匀浆组织中碘、T_4和T_3含量显著减低。血清FT_4呈下降趋势，TT_4显著下降，FT_3和TT_3呈升高趋势，TSH显著升高。光镜下见滤泡变小、变形，甚至闭锁，上皮细胞增生肥大，呈高柱状复层排列，有时形成乳头状向滤泡腔内突起，滤泡和滤泡之间界限不清，滤泡腔内胶质稀薄。电镜下可见内质网明显扩张；线粒体肿大，嵴明显。随缺碘时间延长，内质网高度扩张，呈囊泡状，基质减少，甚至出现粗面内质网上的核糖体解聚、脱颗粒，线粒体被扩张的内质网所包绕，有的线粒体出现肿胀，嵴变形、模糊，有的嵴消失呈空泡化，且基质减少。

【应用】

用于缺碘性甲状腺肿、补碘对基础性碘缺乏甲状腺肿的发病及治疗的研究。

【参考文献】

1. 崇巍，陈威，滕卫平，等.缺碘性甲状腺肿动物模型的建立及评价[J].中国医科大学学报，2005，34（2）：111-113.

2. 杜红艳，陈祖培，阎玉芹，等.猕猴地方性甲状腺肿动物模型的复制[J].中国病理生理杂志，2000，16（2）：189-192.

第三节 甲状旁腺疾病

一、高磷饮食诱导甲状旁腺机能亢进

【原理】

高磷饮食可致血清钙降低，引起甲状旁腺腺体增生。

【方法】

1. 实验动物

成年大白兔，雌雄不限，体重2.0~2.5 kg，笼养。

2.造模方法

动物喂以高磷饮食，钙、磷浓度分别为0.48%和3.41%，m（Ca）:m（P）=1:7，饮用去离子水。喂养1～3个月，分别按1、2、3个月做血钙、血磷、血甲状旁腺素测定，甲状旁腺学检查。

【结果】

血甲状旁腺素水平明显增高，血钙水平明显降低，血磷水平无显著变化。甲状旁腺组织学检查，在1个月时无变化，在2个月时显示轻度增生，3个月时中度增生。

【应用】

用于研究原发性甲状旁腺机能亢进早期血清钙、磷和甲状旁腺素的变化，为该病的早期诊断及治疗的临床应用提供依据。

【参考文献】

1.白荣杰，柳淑云，于天龙，等.实验性原发性甲状旁腺机能亢进兔血清钙、磷、PTH水平分析[J].中国医科大学学报，2004，33（3）：209-211.

2.白荣杰，韩铭钧，吴振华，等.原发性甲状旁腺功能亢进动物模型的建立[J].中国医学影像技术，2003，19（12）：1591-1593.

二、手术切除甲状旁腺致甲状旁腺功能低下

【原理】

显微镜下行甲状腺大部切除，可彻底切除甲状旁腺，是较适合的甲状旁腺功能低下建模方法。

【方法】

1.实验动物

Wister大鼠，雌性，体重180～230 g。

2.造模方法

1%戊巴比妥钠35 mg/kg腹腔注射麻醉，仰卧位固定，颈部备皮，于10倍解剖显微镜下，沿颈中线切开，钝性分离颈阔肌，可见其下方的颌下腺，将其分离，牵向头侧。钝性正中分离气管前方的胸骨舌骨肌，可见暗红色呈蝴蝶样的甲状腺，行包括甲状旁腺在内的甲状腺大部切除术。切除后分别于1、2、3、4周取血测血清钙及甲状旁腺激素水平。

【结果】

去甲状旁腺后血清钙低于1.9 mmol/L，甲状旁腺激素低于200 ng/L作为甲状旁腺功能低下的诊断标准。若4次所测结果均符合诊断标准，则认为建模成功。

【应用】

用于甲状旁腺细胞、组织移植的研究。

【参考文献】

1.翟博，武林枫，胡凤丽，等.大鼠甲状旁腺功能低下模型建立方法的比较研究[J].中国现代普通外科进展，2005，8（4）：245.

2.周毅，宋纯，吕冰洁，等.胚胎干细胞转基因治疗甲状旁腺功能低下症[J].中华实验

外科杂志，2003，20（7）：611-613.

第四节　胰岛疾病

一、1型糖尿病

（一）链脲佐菌素诱导1型糖尿病

【原理】

链脲佐菌素具有抗菌、抗肿瘤的性能和致糖尿病的不良反应，对实验动物的胰岛β细胞具有高度选择性的毒性作用。

【方法】

1. 实验动物

SD大鼠，雄性，6周龄，体重180～200 g。

2. 造模方法

大鼠适应性饲养2周后禁食24 h，一次性腹腔注射1％链脲佐菌素溶液（65 mg/kg，pH4.0），链脲佐菌素诱导2 h后皮下注射胰岛素4 U/只，4 h后用25％葡萄糖2 mL灌胃以调节血糖。3 d后尾静脉取血，8周后取胰腺，置于10％中性甲醛溶液固定，石蜡包埋、切片，常规HE染色，光镜观察。

【结果】

多饮、多食、多尿症状明显。随病程进展，毛色逐渐出现干枯发黄、消瘦（体重随病程进展而逐渐降低）、动作迟缓等，8周后陆续出现白内障。3 d后血糖水平明显升高，4周后血糖明显增加，8周后的血糖与4周时相比无明显变化。8周时胰腺可见胰岛数量减少，分布稀疏，胰岛密度减低，胰岛细胞数减少。高倍镜下可见胰岛细胞发生退行性改变，胰岛细胞肿胀，胞质着色浅，细胞核固缩或呈残影。低倍镜下可见周围结缔组织和基膜不完整，胰岛体积减小，形态极不规则。

【应用】

用于1型糖尿病发病机制、预防和治疗的深入研究。

【参考文献】

1. 曹石金，何朝辉，李逊，等. 糖尿病大鼠模型的制备[J]. 解剖学研究，2012，34（4）：295-298.

2. 沈亚非，徐众成. 链脲佐菌素诱导实验性糖尿病大鼠模型建立的研究[J]. 实用诊断与治疗杂志，2005，19（2）：79-80.

（二）四氧嘧啶诱导1型糖尿病

【原理】

四氧嘧啶对胰岛细胞有很强的选择性杀伤作用，大剂量或小剂量多次注射可完全破坏胰岛β细胞。

【方法】

1. 实验动物

SD大鼠，雌性，2月龄，体重190～210 g。

2. 造模方法

适应性饲养3 d后，禁食（不禁水）12 h，腹腔注射5%四氧嘧啶（160～170 mg/kg）生理盐水液（现配），注射后恢复进食，24 h后用尿糖试纸测随机尿糖（不禁食情况下）和用血糖仪（取尾静脉血）测随机血糖，选择尿糖呈强阳性（在++++以上）和血糖大于16.7 mmol/L的大鼠为糖尿病模型动物，其余剔除。随后每周用尿糖试纸对糖尿病模型大鼠测1次随机尿糖和每2周测1次随机血糖，持续测6个月。

【结果】

尿糖在6个月内均呈强阳性（在++++以上），血糖增高。糖尿病动物模型稳定，而且存活时间较长。

【应用】

适合建立长期稳定的糖尿病动物模型，用于1型糖尿病发病机制、预防和治疗的研究。

【参考文献】

1. 代小思，康健，万芮菡，等. 四氧嘧啶1型糖尿病动物模型的建立[J]. 局解手术学杂志，2011，20（1）：20-21.

2. 崔明明，王三艳，周美娥，等. 建立四氧嘧啶糖尿病小鼠模型的研究[J]. 现代中西医结合杂志，2007，16（30）：4431-4432.

二、2型糖尿病

【原理】

高糖高脂饮食联合小剂量链脲佐菌素诱导2型糖尿病：胰岛素抵抗和胰岛素分泌不足是导致糖尿病发生的两个主要病因。胰岛素抵抗指胰岛素在促进葡萄糖摄取和利用方面受损，表现为胰岛素敏感性降低和胰岛素反应性降低。胰岛素抵抗是2型糖尿病发病的基本环节和主要特征之一。

【方法】

1. 实验动物

Whister大鼠，体重160～190 g。

2. 造模方法

自由进水，高糖高脂饲料进食，1个月诱导出胰岛素抵抗后，上午8时测量血糖，上午10时空腹腹腔注射链脲佐菌素（由Sigma公司提供，溶于0.1 mol/L枸橼酸-枸橼酸钠缓冲液中，pH4.3）28 mg/kg。注射7 d后，上午8时空腹尾静脉采血测量血糖，筛选血糖≥7.8 mol/L为2型糖尿病成功模型，其余弃之。

【结果】

1个月后大鼠体重明显增加，血糖有所升高，胆固醇、甘油三酯、空腹胰岛素水平均明显升高。注射链脲佐菌素后，大鼠的摄食量进一步增加，但其体重却有所下降；血糖增加明显，已经达到糖尿病标准。空腹胰岛素下降，但是甘油三酯、胆固醇继续增加。

【应用】

该模型发病过程与临床2型糖尿病更加类似，用于2型糖尿病发病机制及其慢性并发症的研究及保健食品功能的评价。

【参考文献】

1. 倪红霞. 高糖高脂饮食诱导的大鼠2型糖尿病模型[J]. 北华大学学报（自然科学版），2006，7（5）：40-442.

2. 孙晓凤，王海燕，李琳琳，等. 高糖高脂饮食诱导的2型糖尿病模型大鼠血脂的特点[J]. 新疆医科大学学报，2005，28（2）：104-106.

第五节　肾上腺疾病

【原理】

利血平可与肾上腺髓质嗜铬细胞内颗粒囊泡膜上胺泵呈难逆性结合，使胺类递质和多巴胺均不易被摄取，终使囊泡内递质趋向耗竭，从而反射性地刺激与嗜铬细胞以突触形式相接触的交感神经节前纤维，使酪氨酸氢化酶活性增强，儿茶酚胺合成增加。由于要合成大量的儿茶酚胺，肾上腺髓质首先出现适应性肥大，继而发生肾上腺髓质增生。

【方法】

1. 实验动物

Wistar大鼠，雌雄不限，体重200～220 g。

2. 造模方法

皮下注射0.1%的利血平1 mL/（kg·d），共6周。从第6周开始隔日收集大鼠24 h尿液。6周后下腔静脉穿刺采血，3000 r/min离心制备血清。氯胺酮50 mg/kg腹腔注射麻醉，取出肾上腺组织，10%中性甲醛固定，石蜡包埋。显微镜下用测微器分别测量髓质和皮质的切面厚度，计算髓质百分数：

$$髓质百分数 = 髓质切面厚度 / （髓质切面厚度 + 皮质切面厚度）× 100\%$$

【结果】

大鼠肾上腺髓质百分数大于28.55%，HE染色可见肾上腺皮质相对较薄，髓质细胞呈条索状或片状分布，细胞增生形成细胞巢，也可见髓质增生伸入皮质，将皮质分割成岛状。髓质细胞数量较多，胞核较大，呈增生活跃状态，胞浆内富含脂质，染色后呈空泡样。

【应用】

用于肾上腺髓质增生发病机制及疗效研究。

【参考文献】

1. 王卫星，杨军，程帆，等.肾上腺髓质增生模型的建立[J].武汉大学学报（医学版），2002，23（1）：66-68.

2. 王卫星，张孝斌，程帆，等.肾上腺髓质增生模型的动态观察[J].中华实验外科杂志，2003，20（1）：278-281.

第九章 血液系统疾病动物模型

第一节 凝血功能障碍

一、肿瘤化疗药诱导血小板减少

【原理】

骨髓抑制是抗恶性肿瘤药常见的限制性毒性反应，主要表现为血小板减少、白细胞减少和贫血等。

【方法】

1.实验动物

昆明小鼠，雄性，体重18～22 g。

2.造模方法

（1）丝裂霉素诱导血小板减少

首次腹腔注射丝裂霉素50 mg/kg，次日起给予维持量12.5 mg/kg，每天一次，连续给药2天，然后停药2天后再给维持量2天停药。自首次给药起第10天采血、血液学检查。

（2）5-氟尿嘧啶诱导血小板减少

首次腹腔注射5-氟尿嘧啶150 mg/kg，次日起给予维持量62.5 mg/kg，每天一次，连续给药2天，然后停药2天后再给维持量2天停药。自首次给药起第10天采血、血液学检查。

【结果】

造模10天后血小板、白细胞、红细胞均减少。

【应用】

用于肿瘤化疗后血小板减少、白细胞减少症的药效学实验研究。

【参考文献】

1.曹瑞，张波，王光建，等.丝裂霉素和5-氟尿嘧啶诱发小鼠血小板减少、白细胞减少动物模型的建立[J].西北药学杂志，2011，26（6）：432-433.

2.聂红，李孔燕.环磷酰胺诱导小鼠血小板减少症模型的建立[J].动物学研究，2009，

30（6）：645-652.

二、免疫法诱导血小板减少

【原理】

细胞免疫异常是血小板减少性紫癜发生机制中的主要环节，包括自身反应性T细胞的激活，分子模拟及表位扩展在内的一系列血小板减少性紫癜时机体免疫异常。

【方法】

1. 实验动物

BALB/c小鼠，雌雄各半，8周龄，体重18～22 g。

2. 造模方法

（1）血细胞测试方法

小鼠远端断尾4 mm，毛管取血20 μL，吹入盛有380 μL红细胞稀释液（氯化钠0.5 g、硫酸钠2.5 g、氯化汞0.75 g，加蒸馏水至100 mL）的试管内，充分混匀，显微镜下计数红细胞；同样毛管取血20 μL，吹入盛有380 μL白细胞稀释液（冰醋酸20 mL、美兰染液数滴，加蒸馏水至100 mL）的试管内，充分混匀，显微镜下计数白细胞；同样毛管取血20 μL，吹入盛有380 μL血小板稀释液（尿素10.0 g、枸橼酸钠0.5 g、甲醛0.1 mL，加蒸馏水至100 mL）的试管内，充分混匀，显微镜下计数血小板。

（2）兔抗鼠血小板免疫家兔的制备

小鼠麻醉后断头取血，EDTA抗凝管低速离心10 min（800～1000 r/min），吸取上层血浆，生理盐水洗涤3～4次并采样计数血小板，调整浓度至$0.5×10^9$～$1.0×10^9$/mL。将$1×10^9$洗涤小鼠血小板注入雄性家兔耳缘静脉；每7～10 d一次，共3次。末次免疫后10 d，经耳缘静脉取血制备抗血清。

（3）兔抗鼠血小板血清（APS）的制备

常规消毒，无菌条件下经家兔耳缘静脉行血管穿刺术，收集血浆10～20 mL；静置1～2 h，待凝固后，3000 r/min离心15 min，取上层血清，56 ℃水浴30 min；与等量洗涤BALB/c小鼠红细胞共孵育（37 ℃ 1 h 4 ℃过夜）；0.2 μm过滤器过滤，分装为0.5 mL，-20 ℃保存备用。同法另取正常家兔血清（NRS）5 mL亦经过56 ℃水浴30 min，0.2 μm过滤器过滤，分装为0.5 mL，-20 ℃保存备用。

（4）急性血小板减少小鼠模型的制备

经尾静脉一次性注射1∶4兔抗鼠血小板血清100 μL，造成小鼠急性免疫性血小板减少。于注射前和注射后第3、6、12 h尾静脉取血，进行红细胞、白细胞及血小板计数。

【结果】

各时间点血小板计数进行性减少，出血时间进行性延长。红细胞和白细胞计数无显著变化。

【应用】

用于针对血小板减少性紫癜的发病环节、机制及治疗的研究。

【参考文献】

1.秦巍，盛光耀.急性免疫性血小板减少动物模型的实验研究[J].四川生理科学杂志，2005，27（2）：56-57.

2.杨宇飞，周霭祥，麻柔.免疫性血小板减少性紫癜动物模型的建立[J].中华血液学杂志，1994，15（3）：160-161.

三、手术结扎脾静脉诱导血小板减少(继发性脾功能亢进)

【原理】

结扎脾静脉可造成脾脏肿大、外周血中白细胞、红细胞和血小板一系或多系减少的继发性脾功能亢进，其直接后果是凝血机制紊乱和机体免疫力下降。

【方法】

1.实验动物

成年杂种犬，雌雄不限，体重12～17 kg。

2.造模方法

动物空腹过夜，腹部备皮，戊巴比妥钠静脉注射（35 mg/kg）全身麻醉，无菌条件下行左上腹腹直肌切口，破腹。脾静脉汇入门静脉处结扎脾静脉主干后20 min，再于脾门处分别结扎扩张的脾静脉属支。手术后第2周再手术，结扎脾静脉侧支血管，第3周再次手术切除脾。手术后圈养，温度（24±2）℃，食水不限。手术前采外周血作为对照，手术后每周采外周血做血细胞和血小板计数。

【结果】

脾静脉结扎后第1周即出现红细胞和血小板下降，在第3周血小板、红细胞显著降低；脾切除术后红细胞和血小板逐渐恢复，2周基本恢复至正常。白细胞水平变化不显著。

【应用】

脾静脉结扎建立继发性脾亢方法简单、有效，脾静脉属支的彻底结扎是保证模型成功的关键。该模型可以作为脾功能亢进外科或介入治疗的较理想模型。

【参考文献】

1.刘全达，马宽生，何振平，等.快速建立继发性脾功能亢进的犬动物模型[J].第三军医大学学报，2003，25（4）：301-304.

2.安子元，张志利，徐大毅.脾内注射酒精治疗脾功能亢进（附2例报告并动物实验研究）[J].中华消化杂志，1997，17（1）：56-57.

四、兔脑粉诱导弥散性血管内凝血

【原理】

兔脑粉浸液含有大量组织凝血活酶和微小颗粒。注入血液后，组织凝血活酶激活外源性凝血系统；颗粒成分通过激活Ⅻ因子，启动内源性凝血系统；内源性凝血系统中被激活的因子Ⅸ和外源性凝血系统中被激活的因子Ⅶ可以相互激活，使内、外凝血系统相互沟通、相互促进，使凝血酶大量生成。在凝血酶作用下大量纤维蛋白原被分解成纤维蛋白，凝血系统被激活以后，纤溶系统也随之被激活，所产生的纤溶酶又可促使纤维蛋白原或纤维蛋白分解为纤维蛋白降解产物，导致弥散性血管内凝血。

【方法】

1. 实验动物

家兔，雌雄不限，体重2.5～3.0 kg。

2. 造模方法

兔脑粉浸液的制备：将家兔放血处死后，取脑，去除血管和脑膜，滤纸吸干表面水分。置研钵中将脑组织研磨压碎，研磨介质为丙酮，反复研磨6～7次，更换丙酮，去除水分与脂肪组织，直至脑质被捣成灰白色颗粒为止，最后将脑组织平铺于滤纸上，置37 ℃温箱中30 min，待丙酮蒸发脑组织成粉末状。用生理盐水配制成2%或4%的兔脑粉悬液。20%的乌拉坦按5 mL/kg慢速耳缘静脉注射麻醉，仰卧固定，颈部手术，颈动脉插管放血4.5 mL至盛有3.8%枸橼酸钠溶液0.5 mL刻度离心管内，立即混匀。从耳缘静脉补充消毒生理盐水5～10 mL，经静脉慢速（2 mL/min左右）注入2%兔脑粉浸液（按3 mL/kg）。20 min后，打开颈动脉夹，进行第2次放血。将前、后两次所得血液，以3000 r/min离心5 min，分离血浆做纤维蛋白原定量、白陶土部分凝血活酶时间、凝血酶原时间测定及做血浆鱼精蛋白副凝固试验。

【结果】

纤维蛋白原定量减少、白陶土部分凝血活酶时间延长、凝血酶原时间延长、血浆鱼精蛋白副凝固试验阳性。

【应用】

用于弥散性血管内凝血的发生机理、发生发展的规律及临床疾病诊断和治疗的研究。

【参考文献】

1. 李秀华，张兆龙，杨海萍，等.用兔脑粉浸液复制弥散性血管内凝血（DIC）[J].内蒙古医学杂志，1997，4（29）：204-205.

2. 李福龙，刘艳凯，牛春雨，等.实验性弥散性血管内凝血大鼠淋巴循环的变化[J].中国危重病急救医学，2006，18（8）：488-490.

五、创伤合并内毒素诱发弥散性血管内凝血

【原理】

由于炎症因子与凝血异常存在相互作用、相互影响，创伤后感染更易出现促炎细胞因子产生，炎细胞移行、外渗，凝血、纤溶系统激活，最后导致弥散性血管内凝血、多脏器功能衰竭。

【方法】

1. 实验动物

家兔，雌雄不限，体重2.5～3.0 kg。

2. 造模方法

肌注速眠新Ⅰ号（0.15 mL/kg）和盐酸氯胺酮（20 mg/kg）麻醉。仰卧固定，剑突下2 cm

沿腹正中做长约10 cm切口，进入腹膜腔，不损伤腹腔脏器。静脉滴注内毒素（LPS L2880美国Sigma公司），100 μg/(kg·h)，6 h，滴速10 mL/h左右。观察时点：造模前1 h和造模后2、6、12、24 h。

【结果】

精神极差、呼吸急促伴大量呼吸道分泌物、体温有不同程度升高（部分出现低体温）、口唇发绀、伤口渗血。6 h后，凝血活酶时间值延长超过5 s，凝血酶原时间大于3 s，血小板明显下降；D-二聚体阳性，达到DIC诊断标准。

【应用】

用于创伤后感染继发弥散性血管内凝血的机制及其防治研究。

【参考文献】

1. 林国强，王玮，李楠楠，等. 创伤合并内毒素诱发弥散性血管内凝血模型的建立[J]. 实用医学杂志，2011，27（19）：3491-3494.

2. 高全成，李亚峰. 制备弥散性血管内凝血动物模型的研究进展[J]. 中国美容医学，2012，21（8）：137-138.

六、盲肠结扎穿孔诱发弥漫性血管内凝血

【原理】

脓毒症是弥漫性血管内凝血形成的首要病因，模仿临床上阑尾炎穿孔或憩室炎穿孔的特点，诱发脓毒症，导致弥漫性血管内凝血，符合临床病理过程。

【方法】

1. 实验动物

昆明小鼠，8周龄，体重18～24 g。

2. 造模方法

手术前8 h禁食。乙醚吸入麻醉，常规消毒腹部，正中切口，打开腹腔寻找盲肠，小心分离其远端与大肠的系膜，避免碰伤肠系膜血管。盲肠内如有粪便，则轻轻将其挤向与其相连的结肠。用无菌4号丝线结扎盲肠远端1/2处，并用无菌7号针头在已结扎盲肠远端中央处贯通穿刺，然后把盲肠推回腹腔，逐层缝合关闭腹腔。手术后立即背部皮下注射生理盐水（50 mL/kg）行液体复苏治疗。整个实验过程在室温22～25 ℃环境进行，手术后自由饮食饮水。按术后即刻、2、6、12、24、48、72 h7个时间点取血标本检查。

【结果】

手术后6 h血小板计数、纤维蛋白原明显下降，凝血活酶时间、凝血酶原时间延长，D-二聚体、谷丙转氨酶升高；手术后12 h肌酐升高，组织病理显示肺和肠系膜出现不同程度的微血栓形成。

【应用】

用于弥漫性血管内凝血病理生理过程及脓毒症性弥漫性血管内凝血研究。

【参考文献】

1. 宋景春，林兆奋，王湛，等. 盲肠结扎穿孔建立小鼠弥漫性血管内凝血动物模型的

研究[J]. 中华临床医师杂志（电子版），2014，1（18）：3323-3327.

2. 林国强，王玮，李楠楠，等. 创伤合并内毒素诱发弥散性血管内凝血模型的建立[J]. 实用医学杂志，2011，27（19）：3491-3494.

第二节　白细胞减少和增多症

一、白细胞减少

（一）环磷酰胺诱导白细胞减少

【原理】

环磷酰胺是烷化剂类抗肿瘤药，属于细胞周期非特异性化疗药物，对增殖周期中各期细胞均有杀灭作用，但对 G 期细胞的作用较弱或几乎无作用。

【方法】

1. 实验动物

昆明小鼠，雌雄各半，体重 18～22 g。

2. 造模方法

腹腔注射环磷酰胺 40 mg/(kg·d)，连续注射 3 d。于末次注射后第 2、4、6 d 眼眶后静脉丛采血。血球计数仪测定外周血液中红细胞、血小板、白细胞总数及血红蛋白水平。处死动物并剥离左侧股骨，以 3% 醋酸 10 mL 冲出骨髓细胞，按白细胞计数方法，计算 1 根骨内的骨髓有核细胞数量。

【结果】

外周血液中白细胞数量极显著下降，并呈现出明显的时效关系，在末次注射后 24 h 为最低点，以后逐渐恢复。

【应用】

用于升白药物的药理作用研究。

【参考文献】

1. 黄厚才，彭蕴茹，罗宇慧，等. 2 种白细胞减少动物模型的血液学与免疫学指标比较[J]. 畜牧与兽医，2006，38（4）：42-43.

2. 赵喜新，王和平. 环磷酰胺引致的小鼠白细胞减少模型及动力学分析[J]. 实验动物与比较医学，1998，18（1）：12-14.

（二）桂皮酸钠诱导白细胞增多

【原理】

桂皮酸钠可刺激造血组织产生白细胞，或者使体内血液重行分配致使外周血白细胞增多。

【方法】

1. 实验动物

新西兰兔，雌雄不限，体重1.5～2.5 kg。

2. 造模方法

兔皮下注射桂皮酸钠1.5 mg/kg，连续3 d，于第一次注射后的第2天采血观察。

【结果】

注射后的第2天白细胞出现升高趋势，第5天显著升高（200%～250%），并可持续10 d以上。体温、行为等无异常。

【应用】

用于白细胞增多症发病机制及其治疗的研究。

【参考文献】

1. 王会贤，章灵华，杜守英，等.氧化苦参碱对淋巴细胞增殖的影响[J].中草药，1994，25（7）：362-363.

2. 白佳利，王德芝，沈秀，等.对甲基桂皮丹酚酯的合成及抗辐射活性研究[J].中国医药导报，2013，10（1）：20-22.

第三节　贫血

一、低铁饲料诱导缺铁性贫血

【原理】

饲喂低铁饲料，因缺铁导致缺铁性贫血。

【方法】

1. 实验动物

断乳健康SD大鼠，雌性，体重50～60 g。

2. 造模方法

饲喂足量基础饲料和自来水，适应5 d后，灌胃1.5 mL去离子水，饲喂低铁饲料（含铁量<15 mg/kg）。第30 d处死，取血测定血红蛋白含量、红细胞压积；每只取2 g肝组织匀浆离心，测定肝脏中铁的含量。

【结果】

血红蛋白含量、红细胞压积、肝脏中铁含量均显著降低。

【应用】

用于缺铁性贫血的营养学、内分泌学和毒理学研究。

【参考文献】

1. 魏华英，马刚，张莉，等.雌性SD大鼠缺铁性贫血模型的建立[J].四川动物，

2007，26（1）：190-191.

2. 张俊英，崔美芝，李春艳. SD大鼠缺铁性贫血模型[J]. 中国实验动物学杂志，2002，12（5）：278.

二、乙酰苯肼诱导溶血性贫血

【原理】

乙酰苯肼为一种强氧化剂，直接破坏红细胞膜蛋白和脂质，使膜溶解破裂，红细胞崩解，造成溶血性贫血。

【方法】

1. 实验动物

SD大鼠，5周龄，雌雄不限，体重105～125 g。

2. 造模方法

常规饲养，自由摄食饮水。于实验的第1、4、7天腹腔内注射2%乙酰苯肼生理盐水溶液，第1天剂量为1 mL/100 g，第4、7天剂量减半为0.5 mL/100 g。实验第8天断尾采血，检测血液指标。采血完成后，断颈处死大鼠，钝性分离出股骨，用生理盐水将血液冲洗干净，并以细针吸取骨髓，制作骨髓涂片，瑞氏染色后油镜下观察。

【结果】

第8天时实验组大鼠外周血白细胞稍有升高，红细胞、血红蛋白、血小板显著下降；间接胆红素浓度升高，血浆游离血红蛋白浓度升高；网织红细胞明显增多，体积明显增大。骨髓有核细胞增生活跃，以红系增生为主，其中又以中晚幼红细胞增生为主，粒系、淋系比例降低。

【应用】

该模型符合临床特征的溶血性贫血，可用于溶血性贫血治疗药效评价，尤其用于药物氧化性溶血性贫血的研究。

【参考文献】

1. 杜先健，宋林奇，谢人明，等. 复方阿胶浆对乙酰苯肼所致小鼠溶血性贫血模型的实验研究[J]. 中成药，2009，31（5）：790-793.

2. 李秀军. 五味子酚对药物氧化性溶血性贫血模型家兔外周血及超氧化物歧化酶活力和丙二醛含量的影响[J]. 贵州医药，2005，29（6）：500-503.

三、递增性强负荷运动诱导运动性贫血

【原理】

运动性贫血的原因是极其复杂的，主要与机械性刺激引发的血管内溶血、血液稀释造成的假性状态、饮食结构不合理形成的铁摄入和丢失之间负平衡及女性月经和出汗增加的铁丢失等方面有关。

【方法】

1.实验动物

SD大鼠，雄性，体重200～220 g。

2.造模方法

动物自由饮食、水，饲料为全价营养颗粒饲料。采用坡度可调动物跑台，参照下表方案训练，表中数据从左到右依次是跑台的坡度、速度（m/min）和运动时间（min）。训练过程中，若大鼠出现疲劳现象（不愿意跑，滞留跑台的后1/3，电击驱赶无效），允许动物休息2～3 min，然后继续运动，直到完成预定的训练计划。每2 d称体重和取尾静脉血检测血红蛋白含量，直到至少50%大鼠血红蛋白持续下降或处于正常值的下限后，继续训练2 d，然后将血红蛋白持续下降的大鼠编为运动性贫血阳性组。

递增负荷跑台训练方案表

	第1天	第2天	第3天	第4天	第5天	第6天
第1周	0,15,30	0,15,45	0,15,60	0,20,30	0,20,45	0,20,60
第2周	3,15,30	3,15,45	3,15,60	3,20,30	3,20,45	3,20,60
第3周	6,15,30	6,15,45	6,15,60	6,20,30	6,20,45	6,20,60
第4周	9,15,30	9,15,45	9,15,60	9,20,30	9,20,45	9,20,60

【结果】

随着训练负荷的加大，大鼠的饮食量逐渐减小，体重有下降的趋势。第4周，大鼠血红蛋白呈下降趋势，将血红蛋白持续下降的大鼠分开饲养，继续观察2 d，未发现改善现象者被视为造模成功。

【应用】

用于运动性贫血的发生机制以及防治的研究。

【参考文献】

1.郑陆，隋波，潘力平，等.过度训练动物模型的建立[J].中国运动医学杂志，2000，19（2）：179-181.

2.叶剑飞，余闽，岑浩望.过度训练的病理生理及康复——大鼠过度训练模型的建立[J].中国运动医学杂志，1992，11（2）：15-31.

四、⁶⁰Co合并环磷酰胺诱导骨髓抑制性贫血

【原理】

放射线直接损害干细胞和骨髓微环境，可造成骨髓抑制，对三系尤其对粒系造血影响明显。环磷酰胺能通过烷化作用直接破坏DNA并阻止其复制，主要作用是抑制骨髓，引起细胞下降，对粒细胞和红系的影响非常明显，对血小板作用较轻。

【方法】

1. 实验动物

BALB/c小鼠，雄性，8～12周龄，体重18～22 g。

2. 造模方法

^{60}Co-γ射线一次照射，剂量2 Gy，照射后给予环磷酰50 mg/kg，连续腹腔注射3 d，每天1次。第3、8天分别经眶静脉取血，检测全血细胞数，取一侧股骨冲洗骨髓，计数骨髓有核细胞数。

【结果】

动物精神萎靡、皮毛蓬松，少动倦怠，懒食易惊。全血细胞、骨髓有核细胞数全面下降。

【应用】

用于射线、药物对骨髓抑制作用的研究，抗放疗和化疗的药物研究。

【参考文献】

1. 陈志伟，祝彼得，严苏纯，等.骨髓抑制性贫血小鼠模型的研究[J].中国比较医学杂志，2006，16（5）：260-262.

2. 吴琦，赵娥玲，赵琳，等.加味当归补血汤对^{60}Co照射小鼠的免疫调节作用[J].北京中医药大学学报，1995，1（18）：40-44.

五、^{60}Co合并环磷酰胺、氯霉素诱导再生障碍性贫血

【原理】

放射线直接损害干细胞和骨髓微环境，可造成骨髓抑制，对三系尤其对粒系造血影响明显。环磷酰胺能通过烷化作用直接破坏DNA并阻止其复制，主要作用是抑制骨髓。氯霉素在遗传敏感的个体中，直接损伤其细胞DNA，造成骨髓造血干细胞和微环境的缺陷，从而导致骨髓造血功能衰竭。

【方法】

1. 实验动物

昆明小鼠，雄性，6～7周龄，体重19～20 g。

2. 造模方法

一次全身3.0 Gy ^{60}Co-γ射线照射（剂量率1.3531 Gy/min，距离170 cm，照射时间2 min 13 s），照射后于第4、5、6天，每天腹腔注射环磷酰胺50.0 mg/kg、氯霉素62.5 mg/kg。动物分别于照射后第8、12、16天摘取右侧眼球取血抗凝做血常规分析，并取血煌焦油蓝染色后推片计数网织红细胞。第8天时，取左侧股骨，Bouin液固定，塑料包埋，切片，骨髓活检。

【结果】

第8天，白细胞下降，此后略有回升，但至第16天时仍有下降，并在随后的10 d内维持在一个较低的水平。红细胞、血红蛋白、血小板和网织红细胞则随时间延长呈进行性下降，在18 d时红细胞等降至最低。淋巴细胞绝对值显著减低。另外，平均红细胞体积、平

均红细胞血红蛋白含量和平均红细胞血红蛋白浓度无明显差异，提示模型小鼠均为正细胞性贫血。骨髓活检见骨髓增生极度低下，造血细胞显著减少，脂肪细胞增多，间质水肿，血窦扩张，无巨核细胞等改变。

【应用】

用于再生障碍性贫血的发病机理及药物作用机制的研究。

【参考文献】

1. 孙纪元，王四旺，谢艳华，等.再生障碍性贫血的动物模型实验研究[J].中国实验动物学杂志，2000，10（4）：210-212.

2. 林庚庭.再生障碍性贫血动物模型研究进展[J].浙江中西医结合杂志，2004，14（3）：151-152.

六、⁶⁰Co合并异体淋巴细胞免疫诱导再生障碍性贫血

【原理】

^{60}Co射线照射使造血干细胞减少，并影响免疫功能；注射同种异体淋巴细胞，造成免疫功能紊乱，使T淋巴细胞亚群分布及功能异常，进而激活体内大量杀伤性T淋巴细胞，最终诱发T淋巴细胞对造血细胞的攻击，导致再生障碍性贫血的发生。

【方法】

1. 实验动物

BALB/c小鼠，雄性，8周龄，体重18～22 g。

2. 造模方法

BALE/c小鼠以5.5 Gy的^{60}Co-γ射线全身照射。源皮距80 cm，剂量率39.3 cGy/min，全身照射840 s。取DBA/2小鼠，断颈处死，在无菌环境下取胸腺、腋下、腹股沟等处的淋巴结，加RPMI-1640培养液，以除去表面血污及结缔组织，清洗后反复剪切组织成糊状，轻轻研磨后用200目尼龙网过滤，制成单细胞悬液。计数后浓度配成$1×10^6$/mL。取1滴锥虫蓝滴入玻片上鉴定淋巴细胞活性在95%以上。于照射后2 h于BALE/c小鼠尾静脉输入DBA/2小鼠胸腺、淋巴结混合细胞悬液1 mL。饲养于无菌环境下，濒死取样，从眼眶静脉取血进行血常规和网织红细胞检查，并取股骨置于bouin液固定、6%硝酸溶液脱钙、塑料包埋、切片，片度5 μm，进行骨髓活检。存活者于第14天取血后颈部脱臼处死，骨髓活检。

【结果】

自第8天起陆续出现体重下降，活动减少，苍白濒死。于濒死时或造模第14天取外周血常规计数，中性粒细胞、血红蛋白、血小板减少，网织红细胞减少。第14天断颈处死，解剖见各脏器苍白，胸腺、脾脏、淋巴结萎缩，部分小鼠小肠有出血点，取股骨骨髓，病理学检查显示骨髓造血细胞明显减少，非造血细胞增多。

【应用】

用于免疫机制对造血细胞损害的机制及再生障碍性贫血防治研究。

【参考文献】

1. 侯素敏，张丽春，张伟华，等. 免疫介导再生障碍性贫血小鼠模型外周血单个核细胞及脾脏干扰素的表达[J]. 中国药物与临床，2010，10（9）：997-999.

2. 赵忻，汪明春，廖继东，等. 免疫介导小鼠AA模型方法的改进[J]. 中国病理生理杂志，2002，1（86）：716-717.

第四节　血栓性疾病

一、创伤诱导肢体深静脉血栓形成

【原理】

机械损伤血管内膜后，使内皮下细胞外基质裸露，促使血小板与胶原接触而被激活和黏附，启动凝血过程，导致血栓形成。

【方法】

1. 实验动物

Wistar大鼠，雌雄不限，体重230～300 g。

2. 造模方法

自制击打装置：以髓内钉打拨器为基础自制击打装置，可测出不同击打能量。瞬间打击能量按$E_p=mgh$计算。戊巴比妥钠（35 mg/kg）腹腔内注射麻醉，使用自制击打装置，瞬间击打能量为2.4 J，击打大鼠双侧大腿近端外侧各1次（大转子至大转子下1 cm）。不造成股骨骨折，行髋人字石膏固定。动物自由饮水，颗粒饲料饲养，不用抗凝剂及抗生素。

【结果】

造模后12 h，大鼠双足开始肿胀；1～3 d，双足肿胀明显，颜色变青；5 d双足肿胀更明显，但未发生足坏死脱落；7 d后有足肿胀开始消退。3、5、7、9 d时肉眼可见隐大静脉不同程度血栓形成。3～5 d时镜下见静脉内膜轻度损伤，血管内皮细胞剥脱，隐大静脉出现不完全性血栓；7 d时静脉内膜损伤，血管内皮细胞剥脱，内皮下层裸露，血管壁炎性细胞浸润多为完全性血栓；9 d时部分血栓纤维化，可见新生血管内皮细胞形成迷路状可互相沟通的管道，使血管再通。各时相点动脉内均无血栓形成。

【应用】

用于创伤性肢体深静脉血栓形成的相关基础理论研究。

【参考文献】

1. 赵学凌，吴雪梅，王兵，等. 大鼠创伤性肢体深静脉血栓形成新型动物模型的建立[J]. 昆明医学院学报，2005，26（1）：4-8.

2. 张纪蔚，张柏根，赵意平，等. 兔静脉血栓形成后内皮细胞形态和功能演变实验研究[J]. 中华外科杂志，1997，35（6）：383.

二、低强度低频直流电刺激诱导血栓形成

【原理】

用低强度低频的直流电刺激颈总动脉，损伤血管内皮细胞，引起刺激部位产生血栓。

【方法】

1. 实验动物

Wistar大鼠，雌雄不限，体重200～250 g。

2. 造模方法

3%氨基甲酸乙酯（5 mL/kg）麻醉，气管插管，分离右侧颈总动脉，用静脉留置针进行动脉插管，插管通过压力换能器与BL-420物机能实验系统（成都泰盟科技有限公司）连接，记录血压曲线。于动脉内插管下方（近心端）0.5 cm处，用自制钩状保护电极接触颈总动脉，并将动脉适度提起，阻断血流，使血压曲线消失，变为直线。启动刺激器，用直流电连续刺激动脉。设刺激强度为3 mA，刺激频率为10 Hz，波宽为5.0 ms，延时为0.1 ms。刺激过程中观察刺激处动脉颜色的变化。当颜色变紫后，每隔20 s放松电极一次，但电极仍与动脉接触，观察有无压力曲线出现，如果出现压力曲线，说明血栓还未完全堵塞动脉，则继续刺激；如果无压力曲线出现，则停止刺激，记录刺激开始至压力曲线消失的时间，即血栓堵塞时间。

【结果】

血栓堵塞时间约15 min。

【应用】

用于药物对血小板功能、血栓形成影响的研究。

【参考文献】

1. 谢露，胡世凤，郭维坚.一种简易的体内血栓形成动物模型的研制[J].广西医科大学学报，2003，20（6）：974-975.

2. 陈铁军，陈瑞芳，杨果杰.一种家兔股动脉血管内制作血栓模型的简便方法[J].实验动物科学与管理，1997，14（2）：33-34.

三、光化学法诱导微血管内血栓形成

【原理】

静脉内注入光敏剂，经光照射后产生光化学作用引起血管内皮损伤、细胞黏附和血栓形成。

【方法】

1. 实验动物

Wistar大鼠，雌雄不限，体重220～250 g。

2. 造模方法

20%乌拉坦溶液（0.7 mL/100 g）肌肉注射麻醉，尾静脉注入血卟啉（0.125 mg/100 g），10 min后剪去腹部毛发，在腹部正中位做一长约2 cm垂直切口，暴露小肠，将大鼠放在观

察板上呈仰位，用小镊子轻轻拉出小肠，并将小肠展开放在观察板的观察孔上，选择直径为 40～50 μm 的细静脉，作为血栓形成的靶血管。用落射荧光显微镜 100 W 汞灯作光源经紫外滤光片（波长为 455 nm），照射在靶血管上，光斑直径为 200 μm，光照 1 min，连续观察 10 min，落射荧光显微镜观察，摄、录像记录微循环变化。

【结果】

注入血卟啉用紫外光照射 23 s 后血管内开始有血小板和白细胞黏附，光照 1 min 后血小板黏附逐渐增多，并形成壁栓，使管腔变窄。停止光照后，血小板黏附继续增加，血栓逐渐增大，部分血栓在 5～10 min 被血流冲掉，部分血栓逐渐增大，堵塞管腔，血流停滞。

【应用】

用于研究血栓形成过程的动态变化，尤其用于溶栓和抗栓药物药效的研究。

【参考文献】

1. 赵秀梅，刘育英，尹玲. 微血管内血栓形成实验模型的建立与应用[J]. 微循环学杂志，2002，12（2）：29-30.

2. 王伟，董为伟，傅各，等. 光化学诱导鼠大脑中动脉闭塞及再通模型[J]. 中国神经精神疾病杂志，1996，22（1）：27-30.

四、冠状动脉内铜网圈法诱导犬冠状动脉血栓形成

【原理】

冠状动脉内网状金属异物刺激使血小板活化并在局部沉淀、黏附、聚集而形成血栓，同时与网圈球囊扩张时使血管内膜受损激活外源性凝血系统也有一定关系。

【方法】

1. 实验动物

杂种犬，雌雄不限，体重 18～20 kg。

2. 造模方法

取直径 0.13 mm 的紫铜丝编织成网孔径 1.5 mm、长 16 mm、直径 2 mm 的网圈备用。犬手术前禁食 12 h，硫喷妥钠 40 mg/kg 腹腔注射麻醉，再以每小时 20 mg/kg 维持，8%硫化钠颈部去毛，仰卧位固定于导管床上。用针电极连接四肢，记录心电图，左股静脉插管测中心静脉压，并做采血标本用。颈部皮肤消毒铺巾后，穿刺左颈总动脉，置入 F₇ 动脉鞘，在导丝引导下，插入 F₇ 大腔 Judkins 右冠状动脉导管，在透视下，将导管插入左冠状动脉开口处后，推注造影剂并同步录像。静脉注射肝素 200 U/kg 抗凝，从冠状动脉导管内送入细导丝经左主干直至靶血管的远端。用直径 3.0 mm、长 20 mm 的球囊导管，将铜网圈仔细固定在球囊外，将套铜网圈的球囊沿导丝送到左前降支中段，用 607.9 kPa 扩张球囊 20 s，将网圈固定在冠状动脉内膜上，排空球囊连导丝一起退出血管，每 5 min 做冠状动脉造影并记录体表心电图。血栓形成前及血栓形成后 2 h 采血测血栓素 B2、6-酮-前列环素 F1α、内皮素和组织型纤溶蛋白酶原激活物及其抑制物的含量。最后处死动物，取出心脏，于缺血中心分别向两侧剪取 0.3 cm×0.3 cm 的组织 6 块，立即置入戊二醛固定液中，供电镜及光镜检查用，取左前降支做连续切片，将左心室横切成 0.5 cm 厚的肌片置入 0.1%四氮唑蓝溶液

204

中染色30 min，剪下不着色的梗死心肌，吸干水后分别称取梗死区与非梗死区心肌质量，计算梗死心肌占左室质量之百分比。

【结果】

冠状动脉造影显示网圈置入冠状动脉后在局部形成阻塞性血栓，血栓形成时间为11～21 min。血栓形成6 min时ST段抬高可达峰值，T波由平坦变为高耸，R波振幅先降低，以后逐渐回升。血栓形成后60 min时未见明显的Q波。可出现室性期前收缩、室性心动过速及心室颤动等。1、3、6 h处死动物，梗死心肌占左心室比重分别约为13%、18%、22%。

【应用】

用于急性心肌梗死的病理生理变化、心电生理改变、各种溶栓药物疗效等的研究。

【参考文献】

1. 潘伟民，叶红华，蒋建设，等. 冠状动脉血栓形成动物模型的建立[J]. 临床心血管病杂志，2000，16（7）：319-320.

2. 刘瑜，董小黎. 血栓动物模型的建立[J]. 首都医科大学学报，2002，23（3）：77-280.

五、自体血栓反复注射诱导慢性肺动脉血栓栓塞

【原理】

自体血液在试管内的凝固与静脉血栓形成过程极为相似，且栓塞的母血栓85%来自下肢静脉，更接近人体生理。

【方法】

1. 实验动物

家兔，雌雄不限，体重2.0～2.5 kg。

2. 造模方法

无菌条件下，从兔耳缘中动脉抽血1 mL/kg，加入凝血酶10 U/mL后注入无菌培养皿内混匀，静置20～30 min，待其自凝后，放入60～70 ℃水浴箱中，水浴10～15 min，置冰箱冷藏备用。手术时将血凝块取出，用手术刀片制成直径为1.0～2.0 mm、长为3～5 mm的柱形血凝块备用。手术前禁食12 h，给予质量浓度30 g/L戊巴比妥钠耳缘静脉注射麻醉。麻醉后仰卧位固定于手术台。经颈外静脉插入中心静脉导管，插入深度为3 cm左右。经导管缓慢注射事先准备好的血栓3～5个，每次注射完1个血栓后，推注生理盐水10 mL，以防栓子滞留于导管、颈静脉内或三尖瓣的腱索上。建模后，用8-0的Prolene线缝合血管插管口，普通丝线缝合切口。在第1次注栓后2、4、8周，重复上述麻醉和注栓实验步骤。在栓塞前、栓塞后30 min，4、8、12周分别测量动脉血氧分压、二氧化碳分压和D-二聚体、CT平扫和肺动脉CT血管造影扫描（对比剂为质量浓度300 g/L碘普罗氨和生理盐水按照10：3稀释后高压注射器团注）。

【结果】

动物出现活动减少，被迫活动后出现呼吸急促、口唇发绀和肺内有干（湿）啰音等肺栓塞体征。动脉血氧分压降低9.92±0.43 kPa；二氧化碳分压升高5.12±0.19 kPa，第4周后回到接近正常水平。D-二聚体质量浓度增加约80%。肺动脉CT造影均可见局部肺动脉截

断征，以及炎症、梗死、胸膜增厚等间接征象，肺动脉解剖及病理均可发现实验兔肺动脉血栓形成机化及慢性炎症改变。

【应用】

此模型能更好、更完全地栓塞肺动脉，更接近临床，可简便、快捷地用于指导治疗和评价疗效。

【参考文献】

1. 王海龙，杜振宗，周智鹏，等. 慢性肺动脉血栓栓塞动物模型的建立[J]. 中国组织工程研究与临床康复，2011，15（50）：9360-9364.

2. 贾一新，李简. 慢性血栓栓塞性肺动脉高压实验动物模型的建立[J]. 中国临床康复，2005，31（9）：119-121.

六、复合血栓诱导剂诱导脑血栓

【原理】

复合血栓诱导剂由二磷酸腺苷、凝血酶和肾上腺素配制而成。二磷酸腺苷可使纤维蛋白原与相应位点结合而致血小板聚集，凝血酶可使纤维蛋白原转变成纤维蛋白，肾上腺素能促使血管收缩，并能增强前二磷酸腺苷和凝血酶激活血小板的作用，有助于血栓形成。

【方法】

1. 实验动物

SD大鼠，雄性，体重 $2.5 \sim 3.0$ kg。

2. 造模方法

腹腔注射戊巴比妥钠（30 mg/kg）麻醉，于右颈动脉远心方向插入三通管。经三通管注入血栓诱导剂 0.1 mL/100 g（二磷酸腺苷 1.25 mmol/L-凝血酶 12.5 U/mL-肾上腺素 1 mg/mL，100：200：5），5 min后，注入0.2%伊文思兰（0.5 mL/100 g），再过5 min，迅速断头，取两大脑半球，称重，剪成碎片，置于匀浆器中，加入 0.5% Na_2SO_4 3 mL及丙酮7 mL，制成匀浆，密封，放置60 min以上，3000 r/min离心10 min，取上清液，以生理盐水调零，在620 mm处比色。以吸收度与脑重的比例表示伊文思兰的含量，以此表示脑血栓的严重程度。

【结果】

注射血栓诱导剂后，脑匀浆上清液吸收度增大，说明伊文思兰通过血脑屏障渗入脑实质的量增加。

【应用】

复合血栓诱导剂能更好地模拟病理过程，反映脑血栓形成时的实际情况是筛选抗脑血栓药物的较好方法。

【参考文献】

1. 周以华，申京建，王荣刚，等. 脑益嗪对实验性脑血栓形成及血小板聚集的抑制作用[J]. 药学学报，1988，23（8）：332-335.

2. 刘瑜，胡文立，宋爱利，等. 大鼠脑血栓模型的实验研究[J]. 实用医学杂志，2005，21（18）：1992-1993.

第十章　骨骼疾病动物模型

第一节　骨质疏松症

一、卵巢切除诱发大鼠骨质疏松症模型

【原理】

雌性动物卵巢切除造成的骨质疏松模型可以模拟女性雌性激素低落引起的骨质疏松特征，是研究绝经后骨质疏松症的良好模型。

【方法】

1. 实验动物

Wistar雌性大鼠，3～6月龄，180～250 g。

2. 造模方法

大鼠腹腔注射3%戊巴比妥钠（40 mg/kg）麻醉，无菌下腹部正中切口，分离包裹卵巢的乳白色脂肪团，将输卵管用细线结扎后切除黄红色的卵巢，同法再摘除另侧卵巢。手术后常规饲养，自由饮水和摄食，3～4个月后，可造成骨质疏松症模型。

【结果】

卵巢切除后模型大鼠血浆雌激素（E2）含量显著下降，骨密度、骨量也明显下降。镜下病理组织学观察显示，骨组织切片中骨小梁断裂，排列稀疏，形态结构完整性差。

【应用】

采用卵巢切除大鼠复制的骨质疏松症模型，是WHO和美国FDA推荐的研究绝经后骨质疏松症的最佳模型。

【参考文献】

1. 谢肇，李起鸿，孟萍，等.去卵巢大鼠骨质疏松模型的特点[J].中国临床康复，2006，10（28）：79-81.

2. 郑良朴，李远志，胡海霞，等.不同月龄大鼠去卵巢骨质疏松模型的比较[J].福建中医药，2009，40（2）：50-51.

二、去睾丸诱发大鼠骨质疏松症模型

【原理】

在成骨过程必需的蛋白质的合成中要有性激素参与，性激素不足则导致骨基质形成不足。雄激素减少会导致蛋白质合成不足，骨胶原合成量减少，从而使肠钙吸收减少造成成年性、低转换型骨质疏松并影响骨折愈合。

【方法】

1. 实验动物

Wistar大鼠，4～6月龄，240～260 g，雄性。

2. 造模方法

大鼠皮下注射5%苯巴比妥10 mg/100 g麻醉，碘酒消毒阴囊皮肤，纵隔正中切一纵形切口，剪开鞘膜后，分别将双侧睾丸与附睾分离并且切除睾丸，然后把附睾送回阴囊，缝合切口。适应性喂养2周后开始实验，至18周。

【结果】

模型组骨密度下降，骨小梁面积百分率、骨小梁数目显著降低，而骨小梁分离度显著增高。骨组织形态学显示骨形成率增加，骨小梁面积破骨细胞数增加。

【应用】

睾丸切除大鼠骨代谢转换率升高，骨质疏松主要发生于松质骨，但经雄激素补充治疗后，骨质疏松病变可以逆转。

【参考文献】

1. 刘红光，刘兴漠，区品中，等. 去睾丸大鼠骨质疏松模型的实验研究[J]. 中华临床医药，2003，4（1）：28.

2. 裴育，周学瀛，孟迅吾. 睾丸切除大鼠骨质疏松动物模型的研究及应用[J]. Foreign Medicalences：Section of Endocrinology，2002，22（04）：224-226.

三、糖皮质激素致大鼠骨质疏松症模型

【原理】

骨吸收增加与骨形成减少是糖皮质激素诱导骨质疏松的两个方面，复制此模型的机制，主要是超生理剂量的皮质类固醇激素可抑制机体成骨细胞活性，使骨形成减少；同时引起机体的钙、磷、维生素D和甲状旁腺代谢改变，促进骨吸收，导致骨代谢处于负平衡状态，出现骨量丢失，诱发骨质疏松。

【方法】

1. 实验动物

Wistar大鼠，3月龄，雌性。

2. 造模方法

大鼠肌内注射地塞米松1 mg/kg，每周2次，连续8周后形成骨质疏松症。

【结果】

给药结束时模型大鼠体重明显降低，模型组血清骨钙素显著下降。骨组织切片镜下观察显示，骨小梁面积下降，骨小梁间隙增大，矿化沉积速率和骨形成率降低。

【应用】

本模型对研究人类糖皮质激素引起的继发性骨质疏松有积极意义。

【参考文献】

1. 刘和娣，李星海，佟晓旭，等. 地塞米松与维甲酸致大鼠骨质疏松动物模型的比较[J]. 中国病理生理杂志，2004，20（4）：697-699.

2. 陆邦超，王坚，乔飞. 地塞米松致糖皮质激素性骨质疏松动物模型的实验研究[J]. 中国老年学杂志，2003，23（9）：605-606.

四、维甲酸致大鼠骨质疏松症模型

【原理】

维甲酸是维生素A的衍生物，临床上主要用于各种皮肤科疾病的治疗，但其伴有骨质疏松副作用。研究表明维甲酸既可促进成骨细胞的增殖和分化，又可增加破骨细胞的骨吸收，造成高转化型的骨质疏松，但总趋势是骨吸收大于骨形成。

【方法】

1. 实验动物

SD大鼠，3月龄。

2. 造模方法

大鼠灌胃维甲酸70～90 mg/kg（以1%纤维素或花生油溶液配制），每日1次，连续2周后停用。给药停止后，动物在标准颗粒饲料和自由饮水条件下饲养14 d，可诱发形成骨质疏松。

【结果】

大鼠体重明显减轻，活动减少。血清钙、磷、雌二醇含量显著降低，血碱性磷酸酶活动增高。镜下表现为骨小梁稀疏，骨皮质变薄，骨髓腔扩大，骨生物力学性能下降。

【应用】

本模型制作方法简便，造模时间短，模型成功率高，动物骨质疏松表现典型，在国内中药开发研究中被普遍采用。

【参考文献】

1. 刘和娣，李星海，佟晓旭，等. 地塞米松与维甲酸致大鼠骨质疏松动物模型的比较[J]. 中国病理生理杂志，2004，20（4）：697.

2. 马勇，徐又佳. 维甲酸致骨质疏松模型鼠铁调素变化[J]. 中国医学会全国骨质疏松和骨矿盐疾病学术会议，2011：815-817.

除了以上4种常用的骨质疏松症动物模型外，尚有以下几种特殊研究用途的骨质疏松症动物模型：

①失用性骨质疏松症模型

其造模的方法有很多种，但其目的都是将实验部位制动，造成骨质疏松。现主张在制动模型的基础上，加卵巢切除或睾丸切除进行老年性骨质疏松的研究，前者模拟老年人体力活动减少造成的骨质疏松，而后者模拟性腺功能衰退造成的骨质疏松。

②钙缺乏致大鼠骨质疏松症模型

长期给予大量低钙（0.025%）膳食时，机体也就不得不排出钙，即为钙的强制性排出。该模型的制备对研究因营养缺陷引起的骨质疏松有重要意义，通过给动物喂饲缺乏钙、磷、维生素 D 等的饮食，可使骨密度下降，血钙磷浓度上升，尿钙增加，符合骨质疏松的表现。

③乙醇致大鼠骨质疏松症模型

乙醇可以引起骨质形成减少而引起骨质丧失。乙醇中毒可以引起骨量减少、骨髓内脂肪组织增多，导致继发性骨质疏松症。机制是诱导骨高转换率，其中抑制成骨细胞的增殖，而轻微增加破骨细胞的骨吸收作用，使破骨细胞的作用大于成骨细胞。

第二节　骨关节炎

一、关节固定诱发兔骨关节炎模型

【原理】

将兔后肢牵拉使其处于伸直位固定8周，造成骨关节炎动物模型。

【方法】

1.实验动物

新西兰白兔，6~8月龄，体重2.4~3.0 kg，雌性。

2.造模方法

将兔置于固定盒内，露出右后肢，牵拉使其处于伸直位，在肢体前、后方各放置一块大小为 180 mm×25 mm×1.5 mm 的塑料板，骨凸处用棉花衬垫，医用胶布缠绕固定。动物分笼饲养，每日观察夹板固定情况，随时调整以保证固定效果。连续固定8周。

【结果】

模型组兔右大腿肌肉萎缩，7周后X射线片显示右膝关节间隙明显变窄。解剖右膝关节可发现关节囊及滑膜充血、水肿，可见不同程度的软骨缺损。模型组软骨关节甲状旁腺激素相关肽（PTHrP）阳性细胞百分率显著高于正常组。

【应用】

继发性关节炎中，关节应力的改变及关节局部血供的异常是重要原因。因此，运动使关节失稳或改变应力或减少关节血供造成静脉回流不畅，均可造成与临床相似骨关节炎模型。

【参考文献】

1. 江捍平，王大平.骨关节炎动物模型[J].中国现代医学杂志，2005（06）：153-154.

2. 刘建湘，杜靖远，杨述华，等.大鼠实验性骨关节炎模型的建立及病理特征[J].华中科技大学学报：医学版，2009，38（1）：98-102.

二、Hulth模型

【原理】

将大鼠内侧1/3的半月板切除，并剪断前交叉韧带，4周后形成骨关节炎模型。

【方法】

1. 实验动物

清洁级SD大鼠，雌雄各半，体重220～280 g。

2. 造模方法

将动物固定后，氯胺酮腹腔注射麻醉，无菌条件下取膝关节内侧纵切口，长约2 cm，显露膝关节，然后切断前后交叉韧带及内侧副韧带，完整切除内侧半月板，保留关节软骨面。手术后不固定伤肢，自由活动，手术后7 d驱赶动物，每日30 min，分2次驱赶，驱赶动物4周后即得明显的骨关节炎模型。

【结果】

模型组关节腔内滑膜增生明显，关节液明显增多。关节面均略显粗糙，尤其是股骨内踝。软骨组织病理学检查发现表面变粗糙，表面有明显的糜烂，滑膜可见明显增生，炎症细胞浸润。

【应用】

Hulth法诱发骨关节炎模型成功率高，稳定性好，特别适用于膝关节内注药预防和减轻骨关节炎病理改变的研究。

【参考文献】

1. 王贤波，蒋青.大鼠骨性关节炎模型的构建及其稳定性观察[J].中国临床康复，2005，9（7）：72-73.

2. 胡阿威，张磊，张功礼，等.改良Hulth法骨关节炎动物模型的建立[J].临床论坛，2003，3（9）：5-6.

三、切断臂肌诱发骨关节炎模型

【原理】

关节生物力学的紊乱是骨关节炎的主要病因之一，但关节内手术途径所得到的骨关节炎模型不能排除手术所致创伤性滑膜炎对实验的干扰。

【方法】

1. 实验动物

HDP种雄性豚鼠，体重500 g左右。

2. 造模方法

以豚鼠右髋为手术造模侧，左髋为对照侧。豚鼠腹腔注射1%异戊巴比妥钠40 mg/kg麻醉。完全切断附着在右髋髂嵴上的臀大肌及深部的臀中肌、臀小肌，切除远侧断端1 cm。手术后12周可形成骨关节炎模型，手术后24周最为明显。

【结果】

手术造模侧与对照侧步长差值显示自12周起，右后肢步长显著加大。股骨切片显示造模侧软骨表面不光滑，并可见大量双柱状、巢状软骨细胞增生。软骨扫面电镜观察12周以后胶原纤维增粗、杂乱、丢失，出现糜烂及溃疡面。

【应用】

利用这种动物模型为观察骨关节炎早期病理改变以及对治疗骨关节炎术式选择和药物筛选提供可能性。

【参考文献】

1. 白希壮，任继晓. 选择性臀肌切断诱发骨关节炎实验模型[J]. 中华骨科杂志，1994，14（2）：118-120.

2. 江捍平，王大平. 骨关节炎动物模型[J]. 中国现代医学杂志，2004，14（6）：153-136.

四、木瓜蛋白酶诱发大鼠骨关节炎模型

【原理】

木瓜蛋白酶是一种蛋白水解酶，将其注入膝关节后，肉眼即可观察到关节软骨表面的改变。

【方法】

1. 实验动物

SD大鼠，雌雄各半，体重180～220g。

2. 造模方法

将4%木瓜蛋白酶溶液与0.3 mol/L半胱氨酸溶液1：1混置0.5 h后，分别在造模的第1、3、7 d将混合液20 μL注入大鼠右膝关节腔内，正常饮食，4周后处死大鼠测定各项指标。

【结果】

模型组大鼠关节活动范围降低，而关节滑膜厚度明显增高。膝关节滑膜蛋白含量低于空白对照组，滑膜液炎症细胞增多。镜下观察到负重区关节软骨表面糜烂、腐蚀，软骨细胞坏死，软骨下骨硬化。

【应用】

将木瓜蛋白酶注入膝关节的方法可以获得骨性关节炎的动物模型。

【参考文献】

1. 蓝旭，刘雪梅，葛宝丰，等. 豚鼠原发性骨关节炎的生化研究[J]. 中国骨伤，2001，14（4）：212-213.

2. 杨峰，史宗道. 用木瓜蛋白酶建立兔颞颌关节骨关节炎模型的研究[J]. 华西口腔医学杂志，2002，20（5）：330-332.

骨关节炎分原发性和继发性，故其动物模型可从制作方法上分为两大类：一类为上述的诱发模型，即通过各种操作方法如关节制动、手术、关节内注射药物等诱导骨关节炎产生；另一类为自发模型，即不用任何外界干预，动物自发产生，如C57小鼠、STR/ort小鼠等；除以上两类模型外，还有一种模拟骨关节炎模型的方法，即关节软骨细胞体外培养。

第三节 类风湿关节炎

一、胶原诱导性关节炎模型

【原理】

已有研究证实，类风湿关节炎患者血清及滑液中存在抗胶原抗体，且这种对胶原组织的自身免疫反应可以解释类风湿关节炎所具有的系统性和慢性持续性发展的特点。

【方法】

将Ⅱ型胶原（一种免疫血统隔绝的蛋白质，大量存在于关节软骨中）溶于0.1 mol/L的醋酸中，在4℃下搅拌充分溶解，浓度为2 g/L，置4℃冰箱过夜，再将灭活卡介苗（BCG）置于液状石蜡中，配成2 g/L的完全弗氏佐剂，将两者等体积混合、乳化，制成Ⅱ型胶原乳剂。将该乳剂于小鼠的尾根部皮内注射0.1 mL致炎，第21 d腹腔注射乳剂0.1 mL作为激发注射。

【结果】

致炎后24 d，小鼠出现关节肿胀，先两个后足，然后蔓延到前足和尾部，并日渐加重，36 d达高峰。光镜下，早期滑膜组织有中性粒细胞、单核细胞、淋巴细胞浸润，继之滑膜细胞增生、排列紊乱，胶原纤维沉着，纤维素样坏死，即滑膜炎表现。

【应用】

胶原诱导性关节炎模型（CIA）作为类风湿关节炎（RA）的动物实验模型，表现为多发性外周关节炎，关节局部红肿，严重致关节畸形。体内可检出针对自身Ⅱ型胶原的高滴度的IgG抗体。这些临床表现及实验室指标与人RA密切相关，是筛选和研究治疗RA药物的较理想模型。

【参考文献】

1. 李艳，刘宁，李频，等. 胶原诱导性关节炎大鼠模型的建立与优化[J]. 福建医药杂志，2013，35（1）：45-48.

2. 杨波，梁清华，谢薇，等. 胶原诱导性关节炎大鼠滑膜病变的蛋白质组学研究[J]. 中华风湿病学杂志，2006，10（08）：474-477.

二、佐剂性关节炎动物模型

【原理】

20世纪50年代细菌学家 Freund 创立了佐剂性关节炎（AA）模型（又称弗氏佐剂关节炎模型），该方法是免疫性关节炎动物模型制作的基本方法。

【方法】

将液状石蜡高压灭菌，BCG 80 ℃灭活 1 h，把 BCG 加入液状石蜡配成 10 g/L 的乳剂，充分碾磨、混匀，即得 CFA，于大鼠左后足跖皮内注射 CFA 0.1 mL 致炎。

【结果】

MRI 检测 AA 大鼠关节局部病理改变，继发性对侧足爪在病程中有两个明显阶段。第一阶段出现于第10～18天，以滑膜炎、滑膜纤维素沉着、关节囊肿胀为特征的关节周围炎症；第二阶段在第18～30天，表现为持续性软组织炎症，伴有骨质溶解性骨膜炎、骨膜新骨形成、单核细胞浸润、血管翳形成、关节完全粘连。

【应用】

大鼠或小鼠类风湿关节炎动物模型均与人类类风湿关节炎有许多相似之处，但目前还没有一种模型能完全模拟人类风湿关节炎的状况。不同的动物模型可为类风湿关节炎的病因病理提供独特的研究内容。

【参考文献】

1. 陈柏松，徐玉东，钟淑琦，等. 大鼠佐剂性关节炎模型的建立与评价[J]. 哈尔滨医科大学学报，2006，39（6）：489-491.

2. 李培培，解国雄，宋珊珊，等. 大鼠佐剂性关节炎模型表现特征及评价指标[J]. 中国免疫学杂志，2012，28（5）：453-457.

三、卵蛋白性关节炎模型

【原理】

卵蛋白诱发关节炎的发病机制主要是关节内抗原的持续存在，刺激滑膜细胞分泌抗体，形成抗原-抗体-C3复合物，使滑膜炎持续存在，滑膜增生，血管翳形成。

【方法】

将卵蛋白溶解于生理盐水配成 20 g/L 的溶液，然后与等量弗氏佐剂充分混合。动物背部皮下注射，1次/周，连续3周致敏，末次注射后2周于关节内注入 5 mg 溶解的卵蛋白。

【结果】

卵蛋白诱发的关节炎的病理改变有增生、血管翳形成和软骨及骨破坏。第一阶段为关节内注入抗原后24 h关节肿胀，病理表现为急性滑膜炎，大量渗出液。第二阶段为1～4周，关节滑膜明显增生，血管翳形成。第三阶段在4周后，不可逆的关节软骨及骨破坏出现，有软骨细胞的坏死、软骨纤维化、软骨下新骨形成，最后可出现骨变形。

【应用】

卵蛋白诱发关节炎模型可在兔、羊等动物上复制，由于不需要使用近交系动物，炎症

214

的发生易于复制，且关节相对较大，比较适用于类风湿关节炎的治疗研究。

【参考文献】

1. 魏东明，赵学，刘敬珍. 卵蛋白性关节炎模型的诱导及研究[J]. 河北中医，2001，33（1）：114-116.

2. 赵学，魏东明. 日本大耳白兔卵蛋白性关节炎的诱导及研究[J]. 中医药学刊，2005（5）：926-927.

第四节 强直性脊柱炎

一、小鼠强直性脊柱炎模型

【原理】

对BALB/c小鼠腹腔注射重组人VG1和完全弗氏佐剂，诱发强直性脊柱炎模型。

【方法】

1. 实验动物

BALB/c小鼠，雌雄各半，6周龄，体重18～22 g。

2. 造模方法

（1）抗原准备：应用RT-PCR方法从人角质细胞中获得VG1的cDNA片段。

（2）对BALB/c小鼠腹腔注射75 μg的重组人VG1和150 μL完全弗氏佐剂，并分别于第16、43、63、88、116天各注射一次（完全弗氏佐剂改为不完全弗氏佐剂，抗原不变）。以单纯注射弗氏佐剂的BALB/c小鼠为对照组。

【结果】

注射VG1后小鼠出现了病理学上的脊柱炎表现，于韧带和椎间盘连接处可见单核细胞浸润，在一些晚期病变可以见到椎间盘结构和骨质的破坏，还出现了骶髂关节炎的病理学表现，在关节屈炎症细胞浸润。单用佐剂免疫组未出现这种病变。

【应用】

对BALB/c小鼠腹腔注射重组人VG1和完全弗氏佐剂，成功诱发强直性脊柱炎模型。

【参考文献】

1. 朱剑，黄峰，赵锦松等. 蛋白聚糖VersicanV1区诱导小鼠脊柱炎和骶髂关节炎模型的建立[J]. 解放军医学杂志，2004，29（6）：486-488.

2. 潘彩彬，刘献祥. 强直性脊柱炎病因及其动物模型研究进展[J]. 风湿病与关节炎，2014（07）：74-76.

二、基因缺陷鼠强直性脊柱炎模型

【原理】

带有C3B6背景的基因缺陷鼠制作强直性脊柱炎模型。

【方法】

1. 实验动物

带有C3B6背景的基因缺陷ank/ank鼠，引自美国Jackson实验室。

2. 造模方法

在34 d龄时，检出前肢僵直者，作为实验动物。

【结果】

模型组动物的前后肢小关节、脊柱在86日龄时均发生了强直。X射线检查显示脊柱各椎体间模糊，骨桥形成，椎体前后缘均有骨赘突起。模型组脊柱的椎间盘外层纤维环骨化，髓核组织由软骨细胞侵占达50%以上。骶髂关节间隙有新生的纤维结缔组织充满整个骶髂关节。

【应用】

带有C3B6背景的基因缺陷鼠制作强直性脊柱炎模型。

【参考文献】

高根德，Hollis E K. 中药治疗强直性脊柱炎的实验研究[J]. 中国中医骨伤科杂志，2002，10（1）：11-14.

三、转基因小鼠强直性脊柱炎模型

【原理】

HLA-B27与强直性脊柱炎（AS）存在密切联系。目前已发现HLA-B27有11种亚型，白种人强直性脊柱炎主要与HLA-B2705相关，而我国人则主要与HLA-B2704相关。

【方法】

应用显微注射器将HLA-B2704基因注入C57BL/6 X昆明鼠和昆明鼠×昆明鼠F1代受精卵，出生动物及其后代经PCR初筛，采用斑点杂交和Southem杂交对阳性标本做进一步鉴定和整合基因拷贝数测定，阳性者进行免疫组化染色和流式细胞术检测HLA-B2704蛋白表达水平。

【结果】

首先建立转基因小鼠表达HLA-B2704基因。阳性动物外周血淋巴细胞、皮肤和胃肠道上皮细胞内均有HLA-B2704蛋白表达。与昆明鼠×昆明鼠F1代相比，C57BL/6 X昆明鼠F1代更适用于转基因动物制备。

【应用】

HLA-B2704转基因动物模型的建立，极大地促进了免疫学对HLA-B2704的研究和风湿病学对AS等脊柱关节病发病机制的研究。

【参考文献】

1. 丁海民，吕厚山，陈占昆，等. HLA-B2704转基因小鼠模型的建立[J]. 中华风湿病学杂志，2004，4（1）：11-14.

2. 陈占昆，吕厚山，蒋东芳，等. 携带HLA-2704基因转基因小鼠技术的建立[J]. 中国生物化学与分子生物学报，2004，18（2）：245-249.

第五节　关节软骨损伤

一、兔关节软骨损伤模型

【原理】

对兔股骨髁间窝软骨面处钻孔，制作关节软骨损伤动物模型。

【方法】

1. 实验动物

新西兰白兔，体重2.0～2.5 kg，雌雄兼用。

2. 造模方法

兔膝部皮肤脱毛后，3%戊巴比妥钠30 mg/kg静脉注射麻醉，固定体位后，无菌条件下选膝关节前切口，纵向切开皮肤，逐层深入暴露股骨髁间窝关节面，用手钻做一直径为3.0 mm、深5.0 mm的软骨缺损。止血后用等渗生理盐水冲洗伤口，逐层缝合。伤后连续3 d注射青霉素钠盐，不外固定，笼内喂养。

【结果】

手术后将兔处死，观察关节面损伤处凹陷，发现不规则高出周围软骨，膝关节腔内有粘连、软骨破碎、骨赘形成。软骨组织病理学检查，模型组以肉芽组织为主，见大量纤维细胞增殖。

【应用】

本模型较多用于近年生物科学发展的新领域：组织工程修复关节软骨缺损，即制备用于替代缺损组织而再生新组织的一门科学。本方法建立的创伤性关节软骨损伤动物模型，可用于观察组织工程修复物对动物体关节软骨细胞的作用。

【参考文献】

1. 贾小林，陈文直，司海鹏，等. 超声对兔关节软骨损伤的修复作用[J]. 中华创伤杂志，2004，20（2）：97-99.

2. 高刚，卫小春. 关节软骨损伤修复的动物模型[J]. 中华实验外科杂志，2005（2）：253-254.

二、兔关节软骨的骨折错位模型

【原理】

建立兔膝关节股骨内侧髁全厚（0.5 mm）及两倍厚（1.0 mm）关节软骨的骨折错位模型。可研究不同纵向错位程度及运动方式对关节运动功能的恢复及关节软骨损伤修复的影响。

【方法】

1. 实验动物

新西兰白兔，体重2.3～2.9 kg，雄兔。

2. 造模方法

对兔耳缘静脉注射3%戊巴比妥钠30 mg/kg麻醉，左膝正中旁切口，使髌骨人工脱位，暴露股骨内侧髁。然后膝关节旋转130°，用手术刀片（韧厚0.5 mm）第一刀切在股骨内侧髁中部伴行韧带之前，且大致平行于髁间窝。第一刀切骨深为6 mm，第二刀垂直于第一刀，完成切骨，造成0.5 mm骨折错位模型。切骨复位后用两枚细克氏针交叉固定，髌骨复位，伤口逐层缝合。

【结果】

测量关节伸屈活动范围及组织形态学检查。

【应用】

重建软骨表面，恢复关节功能，模拟临床实际情况进行研究。

【参考文献】

1. 李宝文，陈要武，陈维钧，等.兔关节软骨损伤的修复与重建[J].中国康复医学杂志，2003，18（6）：336-338.

2. 李宝文，高政，刘丽梅，等.兔关节内骨折错位关节软骨的自身修复[J].中国临床康复，2003（2）：220-221.

三、大鼠胫骨平台关节软骨塌陷性骨折模型

【原理】

人为将大鼠关节面制成深约3 mm、宽约3 mm的缺损，构成胫骨平台关节软骨塌陷性骨折。

【方法】

1. 实验动物

大鼠，体重350～450 g，雌雄兼用。

2. 造模方法

人为将大鼠关节面制成深约3 mm、宽约3 mm的缺损，分别处死大鼠，取缺损处关节面进行HE染色和特殊染色，观察关节软骨的变化，并将蜡块做Ⅰ型、Ⅱ型胶原免疫组化。观察不同时间的组织病理学变化。

【结果】

1周可见多量纤维组织增生，2周可见纤维组织胶原化，细胞成分减少；4周可见纤维组织及肉芽组织形成或瘢痕组织。

【应用】

软骨的构成主要是软骨细胞、基质和纤维，而构成基质的主要成分是胶原纤维，本模型同时研究了Ⅰ型、Ⅱ型胶原的生长情况。

【参考文献】

1. 赵承斌，陈福，陈鹤，等. rhBMP和bFGF在大鼠关节软骨损伤后的修复作用[J]. 哈尔滨医科大学学报，2003，37（1）：25-27.

2. 刘建斌，李春龙，丁伟业. 自体髂骨修复胫骨外侧平台陈旧性骨折畸形愈合伴关节软骨塌陷[J]. 中华创伤骨科杂志，2007，9（1）：31-33.

四、缺血再灌注致大鼠关节软骨损伤模型

【原理】

采用大鼠后肢股动脉夹闭的方法模拟缺血再灌注的动物模型，模拟断肢再植，造成断肢再植术后关节软骨破坏、关节功能障碍。

【方法】

1. 实验动物

Wistar大鼠，体重250～300 g，雌雄兼用。

2. 造模方法

（1）将动物随机分组，分为正常组、肢体单纯缺血8 h组（IG）、缺血再灌注8 h组（IRG）。其中IRG手术后分别饲养1周、3周、8周（IR1G组、IR3G组、IR8G组）。

（2）动物模型的复制：大鼠于左侧股中部环形切开皮肤、皮下组织、显露游离并保护股动脉、股静脉、大隐静脉、股神经及坐骨神经。环形切断所有肌肉，牙科钻钻透股骨前侧皮质，棉球填塞以阻断髓腔内血流，血管夹夹闭股动脉、静脉，缝合股后外侧肌肉和皮肤；每隔2 h改变一次夹闭部位，共夹闭8 h。松开血管夹，恢复血运，缝合剩余肌肉和皮肤，饲养观察。

【结果】

软骨病理学检查，缺血再灌注1周，软骨细胞层数明显增多，细胞开始排列不规则，层次不清，软骨细胞有变性坏死；缺血再灌注后3周软骨细胞数目明显增多、排列比较混乱，陷窝处出现空泡样改变，钙化层相对增厚；缺血再灌注后8周，软骨厚度变薄，细胞层数减少，钙核肥大或固缩，出现崩解，死亡。

【应用】

此模型模拟缺血再灌注研究断肢再植术后关节软骨的破坏、关节功能障碍。

【参考文献】

1. 周建伟，王成琪，周继红等. 缺血再灌注后关节软骨中金属基质蛋白酶-3/组织抑制剂-1比例变化与关节软骨损伤的关系[J]. 中国临床修复，2004，8（23）：47-50.

2. 周建伟，王成琪，周继红等. MMP-3/TIMP-1在大鼠肢体再灌注后关节软骨损伤的作用[J]. 中国骨与关节损伤杂志，2004，19（5）：325-327.

第六节　重症肌无力

一、乙酰胆碱受体诱发小鼠重症肌无力模型

【原理】

采用乙酰胆碱受体（AchR）加完全弗氏佐剂作为免疫原，建立小鼠实验性自身免疫性重症肌无力（EAMG）模型。

【方法】

1. 实验动物

C57BL/6小鼠，4～8周龄，体重15～20 g，雄性。

2. 造模方法

将动物随机分为模型组和对照组。模型组小鼠注射AchR加完全弗氏佐剂；对照组小鼠只注射完全弗氏佐剂。模型组注射AchR抗原35 μg加完全弗氏佐剂200 μL于小鼠爪垫及背部多处皮下，10 d后在同样部位注射同样剂量抗原及佐剂，第二次注射后10 d后检查。

【结果】

模型组肌肉收缩递减度较对照组高；模型组小鼠肌力呈递减趋势而对照组小鼠肌力无明显改变。模型组淋巴细胞转换率较对照组显著增加。模型组抗AchR抗体OD值较对照组增加。

【应用】

重症肌无力主要累及神经-肌肉接头突触后膜上的乙酰胆碱受体（AchR）。乙酰胆碱受体抗体（AchR-Ab）的增加是重症肌无力发病机制中的主要因素，此模型的制备对重症肌无力的治疗方法和病理探讨有待进一步完善。

【参考文献】

1. 姜石松，叶天星，栖嗣坤，等. 抗树突状细胞单克隆抗体对小鼠实验性自身免疫重症肌无力的作用[J]. 第二军医大学学报，1989，10（6）：524-527.

2. 杨丽，程焱. 乙酰胆碱受体α亚单位125-147段多肽致实验性自身免疫性重症肌无力[J]. 中华神经科杂志，2004，36（1）：32-34.

二、nAchR单克隆抗体mAb35诱发小鼠重症肌无力模型

【原理】

mAb35是大鼠的一种单克隆抗体，成分为IgG_1，可直接作用于多种品-系AchRα-亚单

位主要免疫区肽段，并可与患者血清IgG竞争结合小鼠AchR，是建立重症肌无力被动转移模型的理想抗体。

【方法】

1. 实验动物

C57BL/6雌性小鼠，4～5周龄，体重12～14 g。

2. 造模方法

将动物随机分为模型组和对照组。模型组每只小鼠分别按体重1.0 mg/kg经腹腔注射含mAb35的Ringer's液0.2 mL，对照组仅注射Ringer's液0.2 mL。

【结果】

模型组小鼠在注射mAb35后，6～8 h部分小鼠出现摄食、运动减少，毛皱、易脱落、失去光泽、肌张力低等症状；12 h后体重开始下降，至24 h模型组所有小鼠均出现轻重不等的肌无力症状。重复频率电刺激检测模型组出现不同程度波幅递减。模型组小鼠血清抗nAchRAb水平较对照组明显增高。

【应用】

将AchR-Ab转移至动物体内，在短期内诱发重症肌无力症状，目前国际上较多采用。特点是起病迅速，发病率高，易于观察，完全可以成为研究人类儿童重症肌无力的发病机制和免疫学治疗的一种可靠而理想的实验动物模型。

【参考文献】

1. 黄志，徐秀娟. nAchR单克隆抗体建立重症肌无力被动转移小鼠模型的研究[J]. 第三军医大学学报，2006，28（13）：1397-1400.

2. 刘睿，李柱一，王桂平. 用nAchR单克隆抗体建立大鼠重症肌无力被动转移模型的研究[J]. 中国神经免疫学和神经病学杂志，2005，12（2）：79-82.

第七节　股骨头缺血性坏死

一、液氮冷冻法

【原理】

所有股骨头缺血性坏死基本病理变化一致，即首先是骨细胞坏死，然后是修复反应。本模型中股骨头缺血性坏死发生原因是血供中断和冷冻。

【方法】

实验犬按30 mg/kg的剂量经静脉注射苯巴比妥钠麻醉后，于动物一侧后肢后外侧切口，钝性分离并暴露近端股骨，切断圆韧带，使股骨脱位游离。用消毒纱布及棉垫包裹周围软组织，防止冻伤，将液氮不停地灌注于股骨头上约2 min，回纳股骨头，缝合关节囊保持关节稳定。

【结果】

手术后1～3 d模型动物镜下主要表现为骨髓组织水肿，造血细胞凝固性坏死；手术后5～7 d骨细胞和骨母细胞坏死消失，骨髓腔内大量红细胞漏出，血管内有血栓形成；手术后12 d骨小梁变细、断裂、崩解，出现炎症反应；手术后19～33 d骨小梁进一步崩解，断裂呈颗粒状改变，小血管及成纤维细胞长入坏死区，新骨形成，胶原纤维逐步形成。

【应用】

本模型采用液氮冷冻法制作，其病变处于坏死到修复时期骨髓的变化，本模型反映的是早期股骨头缺血性坏死的病理改变。

【参考文献】

杨述华，杨操，许伟华，等.液氮冷冻建立兔股骨头缺血性坏死模型[J].中国矫形外科杂志，2001（1）：48-49.

二、激素法

【原理】

本模型先用马血清致兔Ⅲ型变态反应，抗原-抗体复合物沉积在血管壁上引起超敏性血管炎，同时应用糖皮质激素抑制胶原和弹性纤维的合成。

【方法】

实验兔先注射马血清10 mL/kg，共2次，前后间隔2周，末次注射马血清后2周，连续3 d每日按40 mg/kg的剂量经腹腔内注射甲泼尼龙。

【结果】

造模8周时可见模型动物空骨陷窝，髓内脂肪细胞增大；16周时可见坏死骨小梁出现断裂，死骨片出现，髓内脂肪细胞融合成片；24周时骨小梁纤细、断裂，小梁间距增大，死骨片染色较深，结构模糊，造血髓为脂肪组织代替。

【应用】

肾上腺皮质激素引起的股骨头缺血性坏死占非创伤性骨坏死的多数，以往单纯用激素诱导的股骨头缺血性坏死动物模型与人的临床表现差异较大，本模型的复制更接近临床表现，利于研究。

【参考文献】

1.余开湖，冯敢生，郑传胜，等.激素性兔股骨头缺血性坏死模型的实验研究[J].中华放射学杂志，2005，39（04）：362-365.

2.刘德宝，卜海富，桂斌捷.大剂量激素诱导建立兔股骨头缺血性坏死模型[J].中国组织工程研究与临床康复，2009，13（2）：284-287.

第十一章 感觉器疾病动物模型

第一节 眼科疾病动物模型

一、白内障

（一）D-半乳糖诱导白内障

【原理】

半乳糖引起自由基产生增加、晶体渗透压改变等，导致晶状体上皮细胞损伤，引起晶状体混浊诱发白内障。

【方法】

1. 实验动物

SD大鼠，3周龄。

2. 造模方法

造模动物常规消毒，给大鼠散瞳，裂隙灯下检查以排除其他眼病，于颈背部每日经皮下注射50%半乳糖（30 mL/kg），每天一次，连续30 d。每周以裂隙灯观察晶状体情况。

【结果】

造模7 d左右晶状体周边皮质开始出现空泡，2周、3周、4周分别出现不同程度的晶状体浑浊。模型复制成功率约为90%。

【应用】

用于眼科临床糖尿病性白内障及老年性白内障的发生机制及其药物治疗的研究。

【参考文献】

1. 陆红玲，余晓，李琴山，等.建立皮下注射α-半乳糖大鼠白内障动物模型[J].遵义医学院学报，2002，25（4）：308-309.

2. Ai Y, Zheng Z, O'Brien-Jenkins A, et al. A mouse model of galactose - induced cataracts[J]. Hum Mol Genet, 2000, 9（12）：1821-1827.

（二）紫外线照射诱导白内障

【原理】

紫外线可通过角膜且几乎全部被晶状体吸收，长期紫外线蓄积引起自由基产生增加、晶状体内还原性物质降低等，导致晶状体上皮细胞损伤，引起晶状体混浊诱发白内障。

【方法】

1. 实验动物

成年豚鼠。

2. 造模方法

造模动物散瞳，裂隙灯下检查以排除其他眼病。一侧眼做对照，一侧照射，用1%阿托品液将双眼散瞳，每周至少2次，使瞳孔扩大保持在5 mm以上，豚鼠置于代谢笼内，被照射的眼对向紫外线管，每天照射8 h，持续8个月，定期以裂隙灯观察晶状体情况。

【结果】

造模6～8个月左右晶状体出现点状、空泡状及片状等不同程度的浑浊，晶体核染色不均，上皮增厚，电镜见晶体纤维肿胀、纤维间隙增宽等表现。

【应用】

用于眼科临床长期慢性紫外线照射引起的白内障的发生机制及其防治的研究。

【参考文献】

1. 祝芷，童文秋. 紫外线照射致豚鼠白内障的动物模型[J]. 南京医科大学学报：自然科学版，1994，14（1）：35-36.

2. 崔蓓，付清，柳林，等. 紫外线辐射致大鼠白内障模型的建立[J]. 国际眼科杂志，2009，9（5）：836-838.

（三）外伤性白内障

【原理】

外伤致晶状体前囊破裂，房水浸入，晶状体纤维吸水后浑浊肿胀，从而形成白内障。

【方法】

1. 实验动物

青紫蓝兔，3～4月龄。

2. 造模方法

以0.5%阿托品滴眼液滴眼2次，复方托品酰胺滴眼液滴眼3次，30 min后肌肉注射氯胺酮及异丙嗪麻醉，并用0.5%丁卡因滴于结膜囊局部麻醉。在手术显微镜下用一次性1 mL注射器针头在角膜偏中央部位刺穿角膜，用针头深达晶状体中央沿前囊创口划开数次。手术完毕后结膜囊涂抹抗生素眼膏，每日用裂隙灯显微镜检查晶状体情况。

【结果】

造模2周左右，手术眼即形成白内障，晶状体完全混浊，且体积较造模前明显减小。

【应用】

用于眼科临床外伤性白内障的发生机制及其相关治疗的研究。

【参考文献】

1. 万光明，张效房.外伤性白内障动物模型的制作探讨[J].中华眼外伤职业眼病杂志，2002，24（6）：617-618.

2. 石云峰，王峰，谢志，等.大鼠外伤性白内障晶状体上皮细胞中MMP-2和TIMP-2的表达[J].国际眼科杂志，2010，10（4）：636-638.

（四）钝挫伤性白内障

【原理】

对模型动物眼睛进行多次、持续打击，导致晶状体上皮细胞损伤，引起晶状体混浊，诱发白内障。

【方法】

1. 实验动物

SD大鼠，雌性，4周龄。

2. 造模方法

以复方托吡卡胺滴眼液给大鼠散瞳，裂隙灯下检查以排除其他眼病，以3 mL/kg的剂量腹腔注射10%水合氯醛麻醉，固定动物于操作台后用20 g小球从20 cm高处落下打击大鼠眼球，每周一次，每次100下，重复数周。

【结果】

造模5周左右，可见晶状体出现放射状、环状、点状或片状浑浊，电镜下见晶状体前囊膜出现典型凋亡细胞，细胞间距增加，胞体缩小，胞核核膜破损，染色质凝集，线粒体数量下降。

【应用】

用于眼科临床钝挫伤性白内障的发生机制及其相关治疗的研究。

【参考文献】

1. 杨瑶华，姚克，章征，等.大鼠钝挫伤白内障模型的建立及其晶状体上皮细胞的超微结构观察[J].中华实验眼科杂志，2004，22（3）：247-250.

2. 张晶，赵桂秋，车成业，等.大鼠顿挫性眼外伤所致白内障动物模型中晶状体上皮细胞IKKα的表达[J].中华实验眼科杂志，2008，26（7）：522-525.

（五）硒性白内障

【原理】

高含量硒可引起自由基产生增加，导致晶状体上皮细胞过氧化，从而诱发白内障。

【方法】

1. 实验动物

SD大鼠，12 d龄。

2. 造模方法

造模动物经腹腔注射0.1%亚硒酸钠溶液（0.26 mL/kg），一次注射即可使大鼠发生白内障，以裂隙灯观察晶状体情况。

【结果】

造模5 d左右晶状体核出现严重混浊，注射3～5 d即可迅速造成核性白内障，模型形成速度快，重复性好。

【应用】

用于眼科临床糖尿病性白内障及老年性白内障的发生机制及其药物治疗的研究。

【参考文献】

1. 崔淑芳，余琛琳，蔡丽萍，等. 大鼠硒性白内障动物模型制备效果评价指标体系的研究[J]. 实验动物与比较医学，2009，29（3）：185-191.

2. 濮祖茂，季晖. 硒性白内障的实验模型研究[J]. 中国药科大学学报，1996，27（2）：102-105.

二、高眼压

（一）急性高眼压

【原理】

生理盐水灌注眼前房，经加压灌注获得高眼压。

【方法】

1. 实验动物

家兔，体重2.5～3 kg。

2. 造模方法

（1）造模方法1

硫喷妥钠麻醉家兔，用26号针头（针尖堵死，旁开侧孔）贯穿入前房，接生理盐水输液瓶，在输液器上加压，压力维持在70 mmHg（9.3 kPa），测眼压，保持眼压维持稳定，持续3 h。

（2）造模方法2

麻醉后，兔眼前房穿刺，接生理盐水，用血压计加压，可建立60 mmHg眼压以上的高眼压模型。

【结果】

模型动物眼压大幅升高，视网膜及小梁组织中氧自由基升高，组织损伤，出现急性闭角型青光眼病理改变。

【应用】

用于眼科急性青光眼病理、发生机制及降眼压药物的疗效评价研究。

【参考文献】

1. 刘学丽，余黎. 实验性高眼压动物模型[J]. 眼科新进展，1998，18（3）：178-180.

2. Morrison J C, Nylander K B, Lauer A K, et al. Glaucoma drops control intraocular pressure and protect optic nerves in a rat model of glaucoma[J]. Invest Ophthalmol Vis Sci, 1998, 39（3）：526-531.

（二）慢性高眼压

【原理】

甲基纤维素黏稠度高，注射后引起长期慢性高眼压。

【方法】

1. 实验动物

家兔，体重2.5～3 kg。

2. 造模方法

硫喷妥钠麻醉家兔，抽取房水0.25 mL后再注入20 g/L甲基纤维素，如手术后观察发现眼压降低，再注射甲基纤维素0.1 mL，维持试验中眼压在4～5 kPa，高眼压可维持2～3周。

【结果】

模型动物眼压升高，视盘加深、筛板处形态凹陷等。

【应用】

用于眼科慢性青光眼病理、发生机制及降眼压药物的疗效评价。

【参考文献】

1. 王昌鹏，杨新光，王晓娟，等.兔慢性高眼压模型的建立[J].医学争鸣，2004，25（7）：606-609.

2. 马建洲，贺翔鸽，谢琳，等.慢性高眼压青光眼动物模型的构建和鉴定[J].国际眼科杂志，2007，7（4）：951-955.

三、低眼压

【原理】

利用冷凝术对眼睫状肌进行破坏，减少房水的形成。

【方法】

1. 实验动物

家兔，体重2～2.5 kg。

2. 造模方法

裂隙灯下检查以排除其他眼病，肌肉注射复方速眠新（0.15 mL/kg）麻醉，测眼压，用复方托吡卡胺滴眼液滴眼，3 min第一次，共3次，然后进行睫状体冷凝术，冷凝头直径为22 mm，前缘置于角巩膜缘，上半部180°范围，平均冷凝6点，冷凝条件为-80℃，60 s。

【结果】

造模约5 d模型动物眼压可达最低，后逐渐回升，镜下可见睫状体出现病理损伤。

【应用】

用于眼科低眼压的发生机制、病理病性改变及其临床预防和治疗的研究。

【参考文献】

李维娜，孙兴怀.实验性低眼压动物模型[J].中华实验眼科杂志，2004，22（5）：557-

560.

四、结膜炎

（一）卵蛋白诱导的变应性结膜炎

【原理】

Ⅰ型变态反应诱发变应性结膜炎。卵白蛋白注射诱导IgE产生，IgE与结膜组织中肥大细胞的受体结合而致敏，当抗原再次侵袭时，局部肥大细胞脱颗粒释放介质，引起血管通透性增加；DDT可破坏结膜的黏液屏障功能，使卵白蛋白易于穿透结膜与IgE结合；静脉注射的伊文思蓝可以从通透性增加的局部毛细血管中渗出至组织，用于评估血管通透性及炎症程度。

【方法】

1. 实验动物

SD大鼠，4~6周龄。

2. 造模方法

腹腔注射卵白蛋白磷酸缓冲液1 mL（PBS，含卵白蛋白100 µg，硫酸铝钾10~20 mg，pH 7.4）。2周后，各眼滴10~2 µL DDT（1 mol/L）。5 min后静脉注射0.125%伊文思蓝溶液1 mL，同时用5%卵白蛋白PBS液10 µL滴眼，以判断模型动物血管通透性变化；对于仅判断临床及组织学改变的动物，不注射伊文思蓝，仅用5%卵白蛋白PBS液滴眼。

【结果】

造模10~20 min即出现结膜炎表现，患眼流泪、结膜充血肿胀，分泌物增加，可使上下眼睑封闭，影响进食及饮水。

【应用】

用于眼科临床常见的Ⅰ型变态反应所致的变应性结膜炎的发生机制及其抗过敏药物的筛选。

【参考文献】

李长优，高美华，杨玲玲，等. 局部应用CpG ODN治疗变态反应性结膜炎的实验研究[J]. 眼科新进展，2008，28（3）：172-176.

（二）带抗原诱导的变应性结膜炎

【原理】

Ⅰ型变态反应诱发变应性结膜炎。豚草粉刺激结膜及鼻黏膜产生的IgE抗体与肥大细胞的受体结合而致敏，再次接触抗原时即引起肥大细胞脱颗粒释放介质，使局部血管通透性增加，发生炎症。

【方法】

1. 实验动物

小鼠，雌性，4~6周龄。

2. 造模方法

将豚草粉1.25 mg用微量移液管喷入动物鼻孔和结膜下穹隆部位，1次/d，连续5 d。

一周后再将 1.25 mg 豚草粉喷入结膜下穹隆，20 min 后裂隙灯下观察（判断标准同卵白蛋白诱导的变应性结膜炎）。

【结果】

造模 10～20 min 左右即出现结膜炎表现。

【应用】

用于模拟人眼花粉症性结膜炎的发生机制及其抗过敏药物的筛选。

【参考文献】

1. 包秀丽，赵菲菲，韩军. 免疫刺激序列对鼠实验性过敏性结膜炎的作用研究[J]. 眼科新进展，2013，33（5）：427-430.

2. 朱敬敬，李兵. 青蒿素在小鼠花粉过敏性结膜炎早期反应相中的作用[J]. 国际眼科杂志，2016，16（6）：1032-1035.

（三）组胺诱导的变应性结膜炎

【原理】

Ⅰ型变态反应诱发变应性结膜炎。组胺是过敏介质，滴眼或注射可引起变应性结膜炎，使结膜血管通透性增加、组织水肿。

【方法】

1. 实验动物

豚鼠，雌性。

2. 造模方法

静脉注射伊文思蓝溶液 1 mL（1 g/L），40 min 后给动物 20 μL 受试药物滴眼；滴眼 30 min 后麻醉动物，用 25 μL 组胺（7.5～10 μg/mL）滴眼，或 300 ng/μL 组胺结膜下注射攻击。

【结果】

组胺滴眼或注射后很快即出现结膜炎症状。

【应用】

用于眼科临床抗过敏药物的筛选及研究。

【参考文献】

徐岩，陈祖基. 变应性结膜炎动物模型[J]. 解放军医学高等专科学校学报，1998，26（1）：18-20.

五、视神经损伤

（一）加持压榨致视神经损伤

【原理】

加持视神经阻断神经细胞的部分轴浆运输，营养因子不能通过受损部位的细胞传送到神经节细胞，使其失去营养供给，发生不可逆死亡。

【方法】

1.实验动物

SD大鼠，雌性，4周龄。

2.造模方法

3%戊巴比妥钠溶液（1 mL/kg）腹腔注射全麻，固定大鼠于操作台，显微镜下垂直于睑缘方向剪开上睑中部，直到眶上缘，沿同样方向剪开球结膜和部分穹隆结膜，暴露并分离上直肌，钝性分离视神经，剪断上直肌，向下牵引眼球充分暴露视神经。用特制显微咬合钳（加持力40 g）于球后1～2 mm处加持视神经4 s，逐层缝合结膜和眼睑。

【结果】

手术后可见动物瞳孔逐渐散大，损伤后4 d，视网膜神经节细胞较正常对照组下降显著。

【应用】

用于眼科临床视神经损伤的发生机制及其相关治疗的研究。

【参考文献】

1.江冰，蒋幼芹.大鼠视神经压榨伤模型的建立[J].眼科学报，2001，17（2）：99-102.

2.苏颖，王继群，王峰，等.定量大鼠视神经损伤模型的建立[J].中国病理生理杂志，2005，21（6）：1242-1245.

（二）间接视神经损伤

【原理】

采用开放式击打，致低强度损伤视神经。

【方法】

1.实验动物

家兔，2～2.5 kg。

2.造模方法

戊巴比妥钠溶液（30 mg/kg）耳缘静脉注射全麻，固定家兔于操作台，手术显露两侧眶上切迹和眶壁，咬骨钳咬除眶壁（深7～8 mm，宽6 mm），兔头置于致伤管（长2 m，内径25 mm）下，致伤卡头卡在视神经孔上方眶板上，45 g的致伤球从管上端自由落下击于卡头致伤，间接光反射消失为致伤成功。

【结果】

手术后见神经组织部分区域脱髓鞘改变，组织疏松呈网状，部分轴突裸露，神经软膜有细胞浸润，胶质细胞分布不均，细胞线粒体肿胀，部分变性髓鞘形成洋葱样小体，有灶性水肿软化区存在。

【应用】

用于眼科临床视神经损伤的发生机制及其相关治疗的研究。

【参考文献】

1.王一，周继红，许立军.间接视神经损伤动物模型的研制[J].中华创伤杂志，1999，

15（4）：287-289.

2. 姜荔，马志中. 兔视神经间接损伤的视神经组织压观察[J]. 中华创伤杂志，2000，16（4）：238-240.

六、视网膜脱离

（一）孔源性视网膜脱离

【原理】

在玻璃体内注射透明质酸酶，将玻璃体支架中的透明质酸分解，使其失去吸附水分的能力，再用注射器反复抽取玻璃体，用针头的狭小空腔破坏玻璃体的胶原纤维支架，短时间内将玻璃体充分液化，再利用高速液流将视网膜冲破形成裂孔。

【方法】

1. 实验动物

家兔，体重2～2.5 kg。

2. 造模方法

（1）造模方法1

眼部检查无异常，将动物固定于操作台，冲洗双眼，1%阿托品眼药水散瞳，耳缘静脉注射苯巴比妥钠（30 mg/kg）麻醉，开睑器开睑，于角膜巩膜缘后4 mm处剪开，球结膜做巩膜板层切口，用7号针头刺穿巩膜，将针头尽量接近视网膜但不可触及，将注射器中的透明质酸酶0.2 mL（3000 U）注入视网膜表面，抽取局部玻璃体0.2 mL再缓慢注入，反复3～5次，最后抽取0.3 mL快速冲击视网膜，借助高速冲击形成视网膜裂孔，缝合巩膜及结膜，涂红霉素眼膏。

（2）造模方法2

家兔肌肉注射速眠新注射液（0.5～0.6 mL）麻醉，沿角膜缘剪开结膜，分别于6：00、12：00距角膜缘3 mm处板层巩膜缝线牵拉，6：00距角膜缘后12 mm处定为裂孔部位。12：00牵引点旁开3 mm穿刺，于6：00定位裂孔处为顶压部位，以12号平口注射器自穿刺口进入，使针头接近视网膜，抽出0.5 mL玻璃体。以50 nm玻璃微管从穿刺口进针，以玻璃微管针口顶住自外部顶起的视网膜最高点，注入生理盐水0.5 mL。见视网膜球状隆起后左右摆动微管，适度扩大裂孔直径约2 mm，然后缝线封闭穿刺口。

【结果】

手术后1～3 d观察可见房水闪烁、玻璃体轻度混浊，3 d后眼底清晰，视网膜裂孔呈圆形、卵圆形或火山口状。病检见视网膜脱离。

【应用】

用于眼科临床视网膜脱离的发生机制、影响因素、治疗方法及预后的评价。

【参考文献】

1. 高永峰，张哲. 孔源性视网膜脱离和增生性玻璃体视网膜病变的动物模型[J]. 中华实验眼科杂志，2000，18（1）：92-93.

2. 王建洲，惠延年，王雨生，等. 一种简易的兔视网膜脱离模型[J]. 眼科新进展，

2004，24（5）：352-354.

（二）牵引致视网膜脱离

【原理】

同种异体皮肤成纤维细胞注射入玻璃体内，细胞不断增殖形成增殖物牵拉视网膜使其剥离。

【方法】

1. 实验动物

家兔，体重2～2.5 kg。

2. 造模方法

无菌条件下自家兔臀部皮肤提取原代成纤维细胞，以RPM1640培养液（含15%胎牛血清，青霉素及链霉素100 U/mL），在37 ℃含5% CO_2条件下培养。长至7～10日成纤维细胞贴满培养瓶底部，用0.25%胰蛋白酶消化处理，培养液吹打离心（1000 r/min，离心5 min），将细胞悬液稀释至3×10^6 /mL细胞浓度，用结核菌素注射器抽取0.1 mL备用。兔眼滴1%阿托品眼液扩瞳，肌肉注射氯胺酮（5 mg/kg）全麻。角膜表面滴1%甲基纤维素并放置接触镜，在手术显微镜下由角膜缘后3 mm进针，从瞳孔区见到针尖抵达玻璃体中央时使针尖斜面向上，缓慢注入细胞悬液。

【结果】

检眼镜下可见玻璃体内有尘埃状浑浊物，注射路径最为密集，4 d后逐渐形成条索状增殖物，7～14 d视网膜血管扩张或出现皱襞，视网膜脱离，较少出现视网膜裂孔形成。

【应用】

用于眼科临床增殖性玻璃体视网膜病变的发生机制及其防治效果的评价研究。

【参考文献】

1. 李锦文，荣翱，李长生. 牵引性视网膜脱离动物模型的制备[J]. 南京铁道医学院学报，1994，13（4）：211-212.

2. 孙晓东，张哲，陈荣家，等. 视网膜脱离模型的实验研究[J]. 眼视光学杂志，2000，2（3）：153-155.

七、视网膜中央动脉堵塞

（一）玻璃体腔药物注射法

【原理】

通过玻璃体腔内注射血管内皮收缩因子导致血管收缩，血供中断，引起动脉阻塞。

【方法】

1. 实验动物

家兔，体重2～2.5 kg。

2. 造模方法

将血管收缩剂内皮因子-1注射到兔眼玻璃体腔内，产生完全性血管痉挛和视网膜血液循环的部分中断，剂量为1～1000 pmol。

【结果】

1 h内，内皮因子-1完全阻断了视网膜小动脉的血流而不影响脉络膜的血流，视网膜电图检查显示眼内层视网膜功能没有明显影响。

【应用】

用于眼科临床视网膜中央动脉阻塞的发生机制、预防及治疗的研究。

【参考文献】

石华，颜华. 视网膜中央动脉阻塞的动物模型及介入治疗研究进展[J]. 中华眼底病杂志，2003，19（5）：324-326.

（二）光化学法

【原理】

四氯四碘荧光素钠在特定波长激发光照射下发生能级跃迁，使氧分子转变为氧自由基，引起血管内皮细胞膜脂质过氧化，引起损伤、血小板黏附、血栓形成。

【方法】

1. 实验动物

家兔，体重2～2.5 kg。

2. 造模方法

家兔耳缘静脉注射3%戊巴比妥钠溶液（30 mg/kg）麻醉，固定于手术台，将上下睑穿线牵引显露球结膜，于球结膜靠近角膜缘的内、外、下三处，置3根缝线牵引，使眼球微凸出于眶外，从眼球下侧入路，剪开球结膜，分离、结扎并切断下斜肌和下直肌，暴露出视神经腹侧面，分离视网膜中央动脉，找到视网膜中央动脉穿入视神经点以确认，用无菌四氯四碘荧光素钠溶液（50 mg/kg）自耳缘静脉注入，2 min内用LG-150B冷光源系统绿色光垂直照射视网膜中央动脉表面（约10 min），庆大霉素液冲洗创口，缝合下直肌、下斜肌及球结膜，涂红霉素眼膏。

【结果】

造模后1～3 h，视网膜中央动脉阻塞，内皮细胞坏死脱落，基底膜暴露，附有血栓，内含大量纤维素样结构。24 h后，眼底荧光血管造影可见视网膜中央动、静脉无荧光充盈，血管变细。

【应用】

用于眼科视网膜中央动脉阻塞导致的视网膜缺血及局部血栓形成的防治研究。

【参考文献】

1. 晁栋，王四旺，谢艳华. 光化学法诱导家兔视网膜中央动脉阻塞[J]. 医学争鸣，2000，21（7）：S167-S169.

2. 姚勇，蔡季平，周韵秋，等. 光化学法建立视网膜中央动脉阻塞模型[J]. 中国微循环，2000，4（4）：232-234.

八、视网膜静脉堵塞

【原理】

血红蛋白吸收大量氩激光，产生热效应引起血管强烈缩窄闭塞。

【方法】

1. 实验动物

家兔，体重2～2.5 kg。

2. 造模方法

5%美丽多-P滴眼液双眼散瞳，用布包裹固定，0.4%倍诺喜滴眼液滴眼麻醉眼表，4.5号头皮针经耳缘静脉注射3%孟加拉红（30 mg/kg）10 s后，在视盘附近颞侧静脉用氩激光击射15点，形成一段约1/4DD的静脉阻塞区。氩激光条件是波长514.5 nm，能量1.5 W，光斑直径50 μm，曝光时间0.5 s。直至被封闭的静脉段变细发白，血流停滞，远端迂曲扩张。

【结果】

24 h后，后极部为主的视网膜广泛出血水肿，累及视网膜各层。内层视网膜静脉瘀血，血管内皮细胞损伤；神经纤维层变性、纤维断裂，神经节细胞减少、排列疏松；内核层输送、部分缺如；外丛状层变性水肿。视网膜水肿增厚，黄斑区附近最严重，较正常增厚1～2倍。

【应用】

用于眼科临床视网膜静脉阻塞的发生机制、预防及治疗效果的研究。

【参考文献】

1. 张晓丽，胡运韬，马志中，等.应用光动力学方法制作实验性视网膜静脉阻塞模型[J].中华眼科杂志，2003，39（4）：220-223.

2. 姚勇，吴又凯，蔡季平，等.光化学法建立兔视网膜分支静脉阻塞模型[J].中华眼底病杂志，2002，18（1）：23-25.

九、角膜内皮损伤

【原理】

低温冷冻铜探头置于动物角膜表面一段时间，导致角膜内皮细胞损伤、坏死等。

【方法】

1. 实验动物

成年家兔，2～2.5 kg。

2. 造模方法

用0.25%氯霉素滴眼液滴眼，每日4次，连续3 d，第4日经耳缘静脉注射1.5%戊巴比妥钠（2 mL/kg）麻醉，用0.4%倍诺喜滴眼液做眼表面麻醉。将铜冷冻探头（$d=8$ mm）浸入液氮中，待探头温度显示-120 ℃时，将其垂直放于兔眼表面，充分接触5～15 s。

【结果】

造模后模型动物角膜内皮细胞完全被破坏，损伤区与未损伤区域界限清晰，冷冻时间越长损伤及水肿越严重。

【应用】

用于眼角膜内皮损伤后自发反应及其药物治疗的研究。

【参考文献】

1. 杨蕊，郭绒霞，孙乃学，等.冷冻伤致家兔角膜内皮损伤动物模型的建立[J].西安交通大学学报（医学版），2000，21（1）：56-58.

2. 杜海涛，傅少颖，崔静.bFGF和PDGF对家兔角膜内皮损伤修复作用的研究[J].中华眼外伤职业眼病杂志，2007，29（12）：901-904.

角膜内皮损伤模型还包括机械损伤法、超声波损伤法及碱烧伤法等。机械损伤法一般用环钻钻取动物角膜后用棉签拭去内皮细胞，再将角膜移植片重新缝合于自体植床，操作难度大；另一方法是在角膜边缘做切口，将特制的器械置入前房对内皮进行刮除，但增加眼内感染的机会。超声波损伤法是经角膜边缘的切口处将晶体超声乳化器置入前房，使内皮受到非接触式的超声波损伤。碱烧伤法是将一定大小的浸有氢氧化钠溶液的圆形滤纸片放在兔眼角膜表面接触一定时间，造成内皮损伤，但愈合过程中再生内皮细胞会发生继发性崩溃，使结果复杂化。

十、角膜病变

（一）角膜炎

1. 单纯疱疹病毒性角膜炎

【原理】

单纯疱疹病毒导致免疫反应，引起炎症细胞浸润，角膜上皮及内皮细胞损伤、坏死、组织水肿等，从而导致严重的角膜炎甚至角膜溶解等。

【方法】

1. 实验动物

Balb/c 小鼠，雌性，4～6周龄。

2. 造模方法

检查双眼无异常后，腹腔注射戊巴比妥钠麻醉（45 mg/kg），显微镜下用 1 mL 注射器针头交叉划伤鼠眼角膜上皮，将 5 mL 2×10^8 PFU 病毒（HSV-1RE株）滴在划伤的角膜表面。

【结果】

造模 3 d 时角膜透明度变差，7 d 时角膜浑浊失去透明性，出现树枝状角膜上皮炎，甚至发展为地图状角膜溃疡。

【应用】

用于眼科临床单纯疱疹病毒性角膜炎的机制研究，早期快速治疗及疗效评价。

【参考文献】

1. 聂爱芹，席蕾，席兴华，等.单纯疱疹病毒性角膜炎小鼠模型的建立及鉴定[J].国际眼科杂志，2012，12（11）：2059-2061.

2. 靳雷.兔眼单纯疱疹病毒性角膜炎模型的实验研究[J].徐州医学院学报，2002，22（4）：359-360.

2. 细菌性角膜炎

【原理】

细菌感染引起炎症反应，导致角膜上皮及内皮细胞损伤、坏死、组织水肿等。

【方法】

1. 实验动物

成年家兔，2～2.5 kg。

2. 造模方法

检查双眼无异常后，用速眠新滴于兔眼（0.2～0.3 mL 每只眼），3～5 min后待兔眼局部麻醉，用7 mm和4 mm直径角膜环钻轻轻按压角膜造成环形创伤，于结膜囊内滴入0.1 mL 2×10¹²/L菌液（绿脓杆菌或化脓性链球菌）。

【结果】

造模1 d后模型动物出现典型角膜炎症状，1、3、5 d时检测细菌培养呈阳性，镜检可见角膜水肿、上皮细胞脱落、溃疡、炎细胞浸润。

【应用】

用于眼科临床糖尿病性白内障及老年性白内障的发生机制及其药物治疗的研究。

【参考文献】

1. 鲍玉洲，韩秀娴，陈祖基，等.家兔细菌性角膜炎动物模型的建立[J].眼科研究，1991，（2）：71-74.

2. 肖毅，李晨，梅其炳，等.家兔眼损伤型细菌性角膜炎动物模型的建立[J].陕西医学杂志，2003，32（2）：187-188.

（二）角膜瘢痕

【原理】

CO_2激光灼烧造成角膜全层热损伤，从而形成不同程度的角膜创伤及瘢痕。

【方法】

1. 实验动物

成年家兔，体重2～2.5 kg。

2. 造模方法

检查双眼无异常后，氯胺酮麻醉，以能量密度为127、102、51和31 J/cm²的连续CO_2激光原光（d=0.5 cm²）垂直照射角膜中央1 h，以裂隙灯观察角膜情况，每2 d 2次氯霉素眼药水滴眼，持续30 d左右。

【结果】

造模30 d左右模型动物出现角膜浑浊、云翳甚至白斑。

【应用】

用于眼科临床糖尿病性白内障及老年性白内障的发生机制及其药物治疗的研究。

【参考文献】

1. 陈华，李春海，刘根明，等. CO₂激光复制兔角膜创伤及瘢痕模型[J]. 实验动物科学，1995，12（4）：1-5.

2. 徐碣敏，周淑英，胡富根，等. CO₂激光对角膜损伤阈值的研究[J]. 中国激光，1985，（12）：37-39.

（三）角膜新生血管

1. 物理方法诱导角膜新生血管

【原理】

埋入缝线引起角膜炎症反应，诱导新生血管形成。

【方法】

1. 实验动物

成年家兔，体重2～2.5 kg。

2. 造模方法

检查双眼无异常后，冲洗结膜囊，丁卡因（12.5 g/L）滴眼3次，开睑器开睑，用二脚针（3/8）穿1-0丝线于上方角膜做3针缝线，缝线上端距角膜缘约2.5 mm，缝线埋入角膜基质层的长度约为3 mm，角膜表面留线头长度约1 mm。造模后3 d可见新生血管开始生长，2周后生长旺盛。

【结果】

造模成功后可见角膜新生血管沿缝线两侧呈局限性生长，角膜透明度降低。

【应用】

用于角膜新生血管生长的观察、机制研究及治疗评价。

【参考文献】

1. 唐维强，柳林，李静，等. 角膜缝线诱导建立大鼠角膜新生血管模型[J]. 国际眼科杂志，2004，4（5）：820-823.

2. 余洪华，邓金印，陆晓和. 缝线诱导角膜新生血管形成：术后核因子κB表达的动态变化[J]. 中国组织工程研究，2007，11（49）：10004-10008.

2. 化学方法诱导角膜新生血管

【原理】

碱烧伤法引起角膜损伤，从而诱导角膜新生血管生成。

【方法】

1. 实验动物

成年家兔，体重2～2.5 kg。

2. 造模方法

注射氯胺酮（50 mg/kg）和赛拉嗪（10 mg/kg）进行全麻，用0.5%盐酸丙氧苯卡因滴眼局麻。将滤纸片（$d=7$ mm）浸泡在氢氧化钠（1 mol/L）溶液中10～20 s，置于兔角膜中央2 min，第1 min后加用4 mol/L的氢氧化钠溶液25 μL，点在滤纸中央，再放置1 min，然后用平衡盐溶液（15 mL）冲洗1 min。

【结果】

造模3 d后，角膜边缘血管网长入角膜，1周可达到烧伤区，角膜透明度降低。

【应用】

用于异种角膜移植所致的免疫原性角膜新生血管的发生机制及移植后排异反应的治疗评价。

【参考文献】

1. 周炼红，邢怡桥，张云成. 角膜碱烧伤后VEGF的表达与新生血管的关系[J]. 眼科新进展，2005，25（4）：315-317.

2. 周金子，夏晓波，杨卓，等. 兔角膜碱烧伤后VEGF的表达与新生血管的关系[J]. 国际眼科杂志，2007，7（6）：1543-1546.

3. 免疫原性方法诱导角膜新生血管

【原理】

HLA和ABO抗原系统诱发机体的排异反应，产生免疫活性细胞、抗体、补体等，出现强烈的免疫反应，从而诱导新生血管生成。

【方法】

1. 实验动物

大鼠，体重180～200 g。

2. 造模方法

大鼠腹腔注射0.1～0.5 mL戊巴比妥钠（30 mg/mL）麻醉，呋喃西林溶液清洗结膜囊，酒精消毒眼周。固定眶部后沿眼眶壁以一定角度斜向内朝视神经孔方向进针，向肌锥内注射0.01～0.02 mL利多卡因（20 mg/mL剂量），制备供体角膜植片。行角膜移植术，将同种异体的植片缝合于另一只大鼠的植床上，缝合8针，手术后4 d、7 d、15 d及30 d时裂隙灯下观察角膜新生血管生长情况。

【结果】

手术后供体发生水肿，移植角膜7 d左右角膜新生血管面积最大，血管密集增殖，后逐渐下降，30 d时降至50%。

【应用】

用于同种异体角膜移植所致的免疫原性角膜新生血管的发生机制及移植后排异反应的治疗评价研究。

【参考文献】

1. 张研，陆晓和，李祥. 大鼠角膜移植后新生血管的演变[J]. 眼科新进展，2009，29

(6)：431-434。

2.凌士奇，张雪菲，张慧.强力霉素抑制角膜移植后的角膜新生血管[J].哈尔滨医科大学学报，2008，42（2）：126-128。

十一、近视眼

【原理】

长期限制视距、微弱光线照射，经常习惯性近距离视物造成动物近视眼。

【方法】

1.实验动物

新西兰乳兔，出生3～5 d。

2.造模方法

用厚花布做成花面向内的严密围盖的实验笼，笼内再用厚花布纵横分别组成多个方格，各方格的大小以能容纳一只幼兔为宜，将乳兔饲养在方格中，幼兔可自由活动，但视距不超过5～10 cm。随着幼兔成长，逐渐扩大笼的容积，但视距始终保持5～10 cm。为了迫使幼兔近距离用眼，将食料切细并掺入2倍量的碎石粒，使其从中选择食料。乳兔时期的奶瓶、食槽和水罐都放在被围盖的方格外，使幼兔只能伸出头来进食。每隔3～5 d不断调换奶瓶、食槽和水罐的位置，训练幼兔用眼择食，饲养25周。

【结果】

眼球眼轴长度或屈光系统均产生结构性改变。

【应用】

用于儿童近视眼的形成及其预防和治疗的研究。

【参考文献】

1.赵富清，张翠岚，彭兆云.幼兔近视模型及大光明护眼液的疗效[J].南京军医学院学报，2001，23（1）：5-9.

2.朱小松，刘家琦，陈瑞英，等.实验性近视眼模型的形态学和病理学研究[J].中国斜视与小儿眼科杂志，1994，2（1）：24-29.

第二节 耳疾病

一、中耳炎

（一）分泌性中耳炎

【原理】

利用卵清蛋白致敏并在耳内激发局部免疫反应，诱导分泌性中耳炎。

【方法】

1. 实验动物

Balb/c小鼠，6～8周龄。

2. 造模方法

耳窥镜检查排除外耳道及中耳感染。将卵清蛋白（1.2 mg）溶于磷酸盐缓冲液（PBS，0.6 mL），以5.14 mg氢氧化铝为免疫佐剂给小鼠腹腔注射，1次/周，连续2周，全身致敏。2周后腹腔注射20%乌拉坦（5 mL/kg）麻醉，无菌条件下将1 g/L卵清蛋白和PBS的混合液15 μL经鼓膜前下方注入鼓室。24 h后小鼠再次麻醉，并重复注射2次，耳内激发，造成分泌性中耳炎。于2次激发后2 d，处死动物取双侧听泡，固定脱钙做病理切片，HE染色光镜下观察。

【结果】

注射24 h后鼓膜及周围组织出现红斑，36 h后鼓膜失去光泽呈淡黄色或琥珀色，鼓膜活动受限，中耳腔内有淡黄色透明稀薄液体，黏膜充血水肿，上皮纤毛脱落，炎症细胞浸润。

【应用】

用于临床分泌性中耳炎的发生机制及其相关治疗的研究。

【参考文献】

1. 孙荣，洪苏玲，唐新业. 小鼠分泌性中耳炎动物模型的建立[J]. 中国耳鼻咽喉颅底外科杂志，2004，10（6）：327-330.

2. 康全清，郑国玺，汪立，等. 豚鼠分泌性中耳炎动物模型的建立[J]. 西安交通大学学报（医学版），2003，24（3）271-273.

（二）化脓性中耳炎

【原理】

注射肺炎链球菌于动物的听泡内，诱发化脓性感染，引起中耳炎。

【方法】

1. 实验动物

SD大鼠，雄性，体重220～320 g。

2. 造模方法

（1）造模方法1

检查大鼠排除其他耳病，听觉脑干诱发电位阈值20～30 dB，腹腔注射戊巴比妥钠（35 mg/kg）麻醉。显微镜下用75%乙醇消毒动物外耳道，于一侧鼓膜前下象限注入预先制备的肺炎链球菌悬液0.05 mL（5×10⁶ CFU/mL），另一侧注入无菌生理盐水0.05 mL做对照。

（2）造模方法2

大鼠分别做头颈腹侧正中切开，将皮肤牵至两侧，分离两侧颊肌和下颌二腹颚肌后部，沿肌筋膜间隙在颊肌内后2/3部深面近颈正中线侧，有薄而脆隆起的泡状骨质，即为听泡。以小穿刺针刺入，左右侧注入肺炎链球菌悬液或生理盐水（同方法1）。

【结果】

手术后7 d至14 d，鼓膜明显增厚呈黄色化脓样改变，听泡内充满成团黄色物质，黏膜层明显增厚。

【应用】

用于临床中耳炎的发病机制及其疗效评价的研究。

【参考文献】

1. 邹艺辉，黄德亮，孙建和，等. 听泡内注射法建立大鼠化脓性中耳炎模型[J]. 中华耳科学杂志，2004，2（1）：64-65.

2. 薛涛，乔莉，卢连军，等. 豚鼠慢性化脓性中耳炎鼓室硬化模型[J]. 中国耳鼻咽喉头颈外科杂志，2007，14（7）：413-415.

二、神经性耳聋

【原理】

经鼓膜注射大肠杆菌脂多糖诱发感染，损伤听觉和前庭感觉细胞。药物卡那霉素进入内耳损害内耳血管纹、血-迷路屏障，进而损伤内淋巴囊，听觉和前庭感觉细胞发生退行性改变，导致听力下降。

【方法】

1. 实验动物

豚鼠，体重400～500 g。

2. 造模方法

（1）造模方法1

动物检查排除其他耳部疾病。G⁻菌内毒素脂多糖1 g/L，显微镜下经双耳鼓膜注入大肠杆菌脂多糖，对照组注入等量生理盐水。

（2）造模方法2

肌肉注射卡那霉素（400 mg/kg剂量），1次/d，共7～10 d。造模前1 d、造模后10 d检查耳郭听力反射和脑干诱发电位。

处死动物，从圆窗及蜗尖分别灌注1%硝酸银或3%戊二醛固定，做耳蜗铺片及扫描电镜观察。

【结果】

造模后动物脑干诱发听电位变化及听力显著降低，出现中耳炎表现，耳蜗螺旋器毛细胞损害严重，耳蜗螺旋轴静脉和毛细血管充血，炎细胞浸润。

【应用】

用于临床感染性神经性耳聋的发生机制及防治研究。

【参考文献】

1. 王宜男，王朝永，姬长有，等. 感染性神经性耳聋动物模型的建立及评估[J]. 中国临床康复，2005，9（6）：147-150.

2. 王朝永. 感染性神经性耳聋的研究进展[J]. 山东大学耳鼻喉眼学报，2004，18（1）：

56-58.

三、外周前庭损伤

【原理】

机械法破坏一侧迷路，造成前庭损伤。氯仿为有机溶剂，有较强的细胞毒性，引起前庭化学损伤。

【方法】

1. 实验动物

SD大鼠，体重180～200 g；豚鼠，体重450～500 g。

2. 造模方法

（1）造模方法1

大鼠用戊巴比妥钠（20 mg/kg）及氯胺酮（60 mg/kg）混合液肌肉注射麻醉，然后采用机械法破坏一侧迷路，用骨钳剪除部分鼓室泡骨壁，显微镜下切开圆窗膜，经耳蜗底暴露球囊、椭圆囊及壶腹嵴，缝合伤口。

（2）造模方法2

检查豚鼠排除耳部疾病。吸入氟烷麻醉豚鼠，采用化学法破坏其一侧迷路，无菌手术切开颞区皮肤并暴露鼓室泡骨壁，用手术刀尖钻开直径约0.5 mm的小孔，经此孔将0.1 mL氯仿注入中耳腔，也可以经鼓膜穿刺注入。

试验结束后麻醉动物，心脏插管，生理盐水及10%甲醛溶液分别灌注，取颞骨做病理切片镜检。

【结果】

注射氯仿后，豚鼠出现平衡失调的特征，可有水平方向为主的眼球震颤，慢相朝向损伤侧；之后动物沿身体长轴向用药侧连续翻滚，1 min后逐渐缓慢，停止翻滚；随后动物沿地面垂直轴向用药侧连续转圈爬行，伴头部向用药侧倾斜，步态蹒跚，身体左右晃动，眼震、翻滚。大鼠第二特征发作的潜伏期比豚鼠长。后遗体征为持续近1周的眼震及长期的头部倾斜。损伤一侧迷路后，损伤侧的前庭神经紧张性背景活动突然降低，使前庭神经元紧张性自发放电，出现两侧严重不对称，导致一侧前庭运动反射的传出冲动明显增加，因此诱发出眼震及姿势与运动失衡的三大体征。

【应用】

用于临床单侧外周性前庭损害代偿和失代偿的机制研究及其治疗效果的评估。

【参考文献】

1. 胡岢. 外周性前庭损害的动物模型[J]. 中华航空航天医学杂志，1995，6（2）：109-110.

2. 迟放鲁，王正敏，李宽嬚. 外周前庭器官损伤后传出性前庭神经系统降钙素基因相关肽的变化[J]. 中华耳鼻咽喉头颈外科杂志，1999，34（1）：11-13.

四、自身免疫性内耳病

【原理】

应用IEAg造模，诱导免疫反应，炎性细胞浸润局限于内耳组织。

【方法】

1.实验动物

C57BL/6小鼠，4周龄。

2.造模方法

检查排除其他耳部疾病。小鼠麻醉后心脏灌注，取颞骨，在4℃无菌含1 mg/L抑肽酶的10 mmol/L Tris缓冲液中剥离全部内耳膜性组织，制成匀浆并离心，取上清液-20℃冻存；沉淀在含0.5%十二烷基碘酸钠、0.5%β-巯基乙醇、1%甘油、2 mmol/L苯甲基磺酰氟、10 mmol/L N-乙基顺丁烯二甲亚胺的50 mmol/L Tris缓冲液中匀浆，计算蛋白量，-80℃分装冻存。用制备的内耳抗原（IEAg）免疫小鼠，每只模型小鼠颈背部皮下多点注射IEAg完全弗氏佐剂（CFA）乳剂，足背皮肤注射百日咳减毒活菌50 μL（含25×10⁹个菌体），IEAg含量为100 μg。免疫后做小鼠双侧耳听性脑干反应（ABR）测试：动物麻醉后置声、电屏蔽室内，采用诱发电位仪测试。取刺激声0.1 ms为短声，间隔时间为50 ms，滤波100～3000 Hz，扫描时间为10 ms，叠加500次。低于刺激声30 dB的白噪声对侧耳做掩蔽。以波Ⅱ的反应阈为标准判断ABR的反应阈。分别在造模后7、14、21、28 d检测动物血清中抗IEAg抗体，并取颞骨组织，制作内耳组织切片做HE染色镜检。

【结果】

经IEAg免疫后2周内，模型动物体重进行性下降；3周后体重可逐渐恢复至免疫前水平；动物可出现活动减少、耳郭反射不敏感、走路不稳等表现；造模后第7天ABR反应阈显著提高。病检见内耳组织炎症细胞浸润，前2周多见内淋巴积水，螺旋神经节细胞肿胀及坏死样改变，细胞数量减少。

【应用】

用于临床自身免疫性耳病的发生机制及其相关治疗的研究。

【参考文献】

1.柴亮，高扬，顾之燕，等.自身免疫性内耳病动物模型的建立[J].中华耳鼻咽喉头颈外科杂志，2004，39（3）：147-151.

2.龚树生，汪吉宝.自身免疫性内耳病的实验研究[J].中华耳鼻咽喉头颈外科杂志，1995，30（1）：9-12.

第十二章 感染及传染性疾病动物模型

第一节 心肌炎

【原理】

柯萨奇病毒属于小RNA病毒科肠道病毒属，为无包膜的单链RNA病毒，可在胃肠道复制，经粪-口传播，也可通过呼吸道传播，具有直接的溶细胞作用，产生的溶细胞毒素可直接损害心肌。根据病毒对乳鼠的致病特点及对细胞敏感性的不同，将柯萨奇病毒分为A、B两组，其中柯萨奇病毒B组有6个血清型，以CVB_3致病力为最强，故制造病毒性心肌炎模型一般选用CVB_3。

【方法】

1. 实验动物

BALB/C小鼠，4周龄，雄性，体重17～20 g。

2. 造模方法

CVB_3 Nancy株病毒经Hep2细胞活化增殖，细胞病变程度达75%以上时收获，其滴度为$10^7 TCID_{50}/0.1$ mL。动物室保持空气流通，相对湿度在60%左右，温度（22±2）℃。常规消毒后，腹腔注射接种CVB_3病毒浓度为10^{-5}即$10^2 TCID_{50}/0.1$ mL CVB_3 0.1 mL。接种病毒的次日定为第1天，于第7、21天时称取体重，采血，离心分离血清后冻存，处死小鼠并留取心脏称重、组织病理学检查。

【结果】

感染后第7天心肌均有变性、坏死、炎症细胞浸润或有钙盐沉着，炎症细胞灶性浸润，分布在溶解坏死的心肌周围。血清肌酸激酶同工酶水平明显增高。

【应用】

用于病毒性心肌炎的发生、发展机制的研究，治疗药物的筛选等。

【参考文献】

1. 李岳春，任江华，曹茂银，等. 制备小鼠病毒性心肌炎模型最适柯萨奇病毒B_3浓度的实验研究[J]. 浙江医学，2007，29（11）：1166-1168。

2. 陈志坚，廖玉华，唐省三，等. BALB/c小鼠巨细胞病毒性心肌炎模型的特征[J]. 中国病理生理杂志，2008，24（3）：466-469.

第二节　肝炎

一、接种乙型肝炎病毒(HBV)诱导乙型肝炎

【原理】

HBV感染所引起的肝损伤一般认为是通过免疫细胞（主要是CTL）对肝细胞表面HBV抗原的识别所介导的。树鼩小型的体格、较强的环境适应能力、相对方便的实验室培育管理，以及其与灵长类的亲缘关系，提示其可以成为良好的实验动物。

【方法】

1. 实验动物

树鼩，雄性，6～10月龄，体重150～180 g。

2. 造模方法

HBV感染血清制备：经定量PCR检测HBV DNA拷贝数在2×10^8 copies/mL以上的感染者静脉血在促凝管中凝固析出淡黄色透明血清后，2000 r/min离心10 min，吸取上清，编号后于-20 ℃保存备用。接种前用HBV DNA荧光定量PCR试剂盒测定混合血清的HBV DNA拷贝数。根据所测结果等比稀释，得到浓度为10^4 GE/mL、2×10^4 HBV DNA阳性混合血清。树鼩经腹部皮下注射氢化可的松注射液（15 mg/kg），2 d后经腹腔注射0.5 mL含不同浓度HBV的人混合血清，接种血清后第2天再次经腹部皮下注射氢化可的松注射液（15 mg/kg）。接种前2 d和接种后第4天起按时间段采集血清（剪去树鼩尾部末端的毛发，将尾部浸入50 ℃的温水中浸泡2 min以使尾部静脉扩张，然后剪尾尖收集血液于促凝管中），采血约1.5 mL/只，立即轻轻颠倒混匀，室温放置1 h，待血液完全凝固后2000 r/min离心10 min，取上清分装并保存于-20 ℃。用荧光定量PCR法检测血清中HBV DNA浓度；罗氏Elec-sys2010型电化学发光免疫分析仪检测血清中乙型肝炎病毒表面抗原（HBsAg）、乙型肝炎病毒表面抗体（HBsAb）、乙型肝炎病毒e抗原（HBeAg）和乙型肝炎病毒e抗体（HBeAb）水平。全自动生化分析仪检测血清中丙氨酸氨基转移酶（ALT）水平。取肝组织HE染色观察和HBV抗原表达。

【结果】

早期血清中即出现HBV DNA、HBsAg和HBeAg，此后HBV DNA和HBsAg水平迅速升高，在第3～6周达到较高水平，血清ALT水平正常，肝组织无明显病理改变，类似于慢性乙型肝炎的免疫耐受期。第6周血清中出现HBeAb，HBV DNA和HBsAg水平下降，ALT水平升高，肝组织出现肝细胞损伤和炎性浸润，类似于慢性乙型肝炎的免疫清除期。从第9周以后，血清HBeAg阴性，HBV DNA和HBsAg降至低水平，类似于慢性乙型肝炎免疫控制期。此后，血清中HBsAb水平逐渐上升，HBV DNA和HBsAg水平进一步下

降，并在第 15～21 周之间转为阴性，最终清除 HBV 感染。

【应用】

树鼩接种 10^4 GE HBV 造成的感染过程表现出类似于人类慢性乙型肝炎的免疫耐受期、免疫清除期和免疫控制期，虽然由于 HBV 感染的清除而缺乏免疫逃逸期，但可以在一定程度上模拟慢性乙型肝炎的过程。用于乙型肝炎病程和致病机制研究及药物评价。

【参考文献】

1. 李军，刘宏利，韩超，等.病毒接种剂量对 HBV 感染成年树鼩的影响[J].免疫学杂志，2012，28（12）；1056-1060.

2. 张博雅，沈中阳，宋红丽.感染乙型肝炎病毒动物模型的建立与应用[J].实用器官移植电子杂志，2014，2（2）：124-128.

二、接种甲型肝炎病毒（HAV）诱导甲型肝炎

【原理】

HAV 的宿主范围局限于人及非人灵长类动物，其中人是最敏感者。在非人灵长类动物中，黑猩猩、非洲绿猴、恒河猴、普通狨猴及鹰猴等也被证实是敏感者。HAV 在猴体内有活跃的增殖过程，能诱导机体产生细胞免疫和体液免疫反应。

【方法】

1. 实验动物

成年恒河猴，雌雄不限，体重 2～5 kg。

2. 造模方法

感染样品制备：HAV 野型病毒株合 11、合 52 及合 32 均取自甲肝急性患者粪便，其中合 11 为提纯样品，合 52 及合 32 为未经提纯的粪便悬液。实验前进行 HBsAg、抗 HAV 以及 ALT 等肝功酶活性检测筛选，适应性饲养 5 周。氯胺酮麻醉后，采血、肝穿刺，留取对照样品。随后静脉或皮下接种 0.25～1.0 mL 感染样品。从实验前 4 周至实验后 1 周及实验后 8～16 周，每周空腹采血检测抗 HAV、ALT 或 LDH5/ICD。间隔 2～4 周做肝穿活检，16 周后处死动物进行尸检及肝脏组织病理学检查。部分动物于 4～22 天间收集粪便标本，置 -30 ℃ 保存，进行培养分离或酶标直接检测病毒。

【结果】

接种 2 周出现精神萎靡、食欲不振、黄疸等；2～6 周出现抗 HAV 阳转，抗体效价于 8～12 周达峰值；血清酶值波动，约有 2 周次以上异常升高；感染后 1～3 周在粪便中间隙性排出 HAV，一般排毒量较大，可经直接酶标法检出。合 52 感染者，个别只在肝脏的汇管区出现单核细胞浸润。

【应用】

恒河猴是 HAV 敏感动物，其 ALT 等血清酶指标能有效反映 HAV 的强毒或弱毒性质，可用于甲肝发病机制、药效及减毒活疫苗株的研究。

【参考文献】

1. 练幼辉，曹逸云，陈统球，等.甲型肝炎病毒恒河猴模型的评估[J].中国生物制品学

杂志，2004，17（2）：99-101.

2.练幼辉，曹逸云，黄小琴，等.甲型肝炎病毒动物模型研究[J].现代预防医学，1997，24：303-305.

三、丙型肝炎患者血清诱导丙型肝炎

【原理】

丙型肝炎是由丙型肝炎病毒（HCV）引起的一种肝脏疾病，很容易产生慢性化。其传播途径为母婴传播、血液传播及性传播等，主要是通过血液传播，而肝细胞则是公认的HCV复制的主要场所，丙肝的病理变化与其他型肝炎类似，主要为肝损伤及脂肪变性。

【方法】

1.实验动物

树鼩，雄性，6～10月龄，体重150～180 g。

2.造模方法

HCV感染血清制备：丙型肝炎患者血清，用RT-PCR法筛选HCV RNA阳性血清，用ELISA法检测IgM抗HAV、HBsAg、HBeAg，IgG抗HEV HDVAg，IgG抗HEV，IGV抗HGV均为阴性；IgG抗ICV阳性血清，-20 ℃冻存，用前过滤除菌。树鼩适应性饲养一周后，经尾静脉接种患者血清0.3 mL，第3天腹腔内再注射0.2 mL。于接种前和接种后定期在3%戊巴比妥钠麻醉下，行肝组织活检，4%多聚甲醛固定。取肝组织后第3天无菌采集心血约0.8 mL立即分离血清检测血清ALT，余标本-20 ℃冻存。第28周处死动物，收集心、肝、脾、胆囊、胰腺、肾脏、小肠及性腺组织。

【结果】

接种后，第1～8周出现精神差、活动少、被毛粗乱无光、食欲下降、反复出现稀便或间歇性腹泻，体重明显下降；血清ALT不同程度升高，第2周、6～8周两次达到高峰。第1周血清正链HCV、RNA阳性；肝组织HCV抗原表达呈持续阳性，少数肝细胞肿胀、气球样变性，形态结构尚完整。第28周后心肌细胞、胰岛细胞及肾小管上皮细胞有HCV、NSF、NSS及CP10抗原阳性信号；脾脏、胆囊、小肠、睾丸及外周血单个核细胞阴性。肾小管上皮细胞轻度水肿，心肌及胰腺组织结构正常。

【应用】

可用于丙型肝炎病程和致病机制研究及药物评价。

【参考文献】

1.刘志，毛青，王宇明，等.丙型肝炎病毒感染成年树鼩的实验研究[J].第三军医大学学报，1998，6（2）：472-475.

2.李尧，代解杰，孙晓梅，等.树鼩作为丙型肝炎动物模型的HCV受体研究进展[J].动物学研究，2011，32（1）：97-103.

四、丁型肝炎病毒(HDV)和HBV感染血清诱导丁型肝炎

【原理】

丁型肝炎病毒（HDV）原称Delat因子，是一缺陷性RNA病毒，其感染需依赖嗜肝DNA病毒的帮助，故凡能提供感染HDV所需条件的，如对HBV敏感的灵长类动物及对其他嗜肝DNA病毒敏感的非灵长类动物，均可成为HDV的宿主。树鼩是对人HBV易感并能感染HDV的动物。

【方法】

1. 实验动物

树鼩，雄性，6～10月龄，体重150～180 g。

2. 造模方法

制备HDV/HBV感染血清：从丁型肝炎患者中筛选出HBsAg阳性、HDAg强阳性血清，经斑点杂交检测HBV DNA弱阳性，HDV RNA阳性血清，置-20 ℃保存，用前过滤除菌。经尾静脉接种感染血清0.2 mL/次，隔日1次，共4次。于接种前、后每周采心血1次，分离血清置-20 ℃冻存待检，同时在戊巴比妥钠麻醉下行部分肝切除，留取肝组织标本，共收集16周。

【结果】

接种HBV DNA和HDV RNA阳性血清在2～4周后，血清HBsAg、HDAg和丁肝抗体（抗HD）相继转阳，部分血清或肝内检出HDV RNA，持续1～6周，并均伴有血清ALT升高。

【应用】

为丁型肝炎发病机理和药物筛选提供研究基础。

【参考文献】

1. 李奇芬，丁明权，王洪，等.树鼩感染丁型肝炎病毒的实验研究[J]. 中华医学杂志，1995，75（14）：611-613.

2. 苏建家，严其瑞，甘友全，等.成年树鼩实验感染人乙型肝炎病毒的研究[J]. 中华病理学杂志，1987，16：103.

五、戊型肝炎病毒(HEV)RNA阳性粪便提取液诱导戊型肝炎

【原理】

戊型肝炎病毒（HEV）是一种RNA病毒，经消化道传播，取其粪便上清液即可解决感染源。HEV的易感动物有黑猩猩、恒河猴等，SD大鼠也被认为是HEV易感动物。

【方法】

1. 实验动物

SD大鼠，雌雄不限，体重200～250 g。

2. 造模方法

试验前常规检测血清HEV IgG及丙氨酸转氨酶（ALT）、谷草转氨酶（AST）、碱性磷

酸酶（ALP或AKP）、总胆红素（TBIL），结果均为阴性，试验期间分笼饲养。接种猪HEV阳性粪便悬浮液上清液，每只尾静脉接种1 mL。大鼠于接种后于第4、8、13、18、23、28、33、38、60 d处死，采集肝脏、脾脏、肠系膜淋巴结，10%甲醛固定，石蜡包埋，备用；采集新鲜血液及粪样，分离血清，冻存，备用。血清样本用于检测AST、ALT、ALKP、TBIL，用双抗原夹心酶联免疫吸附试验（ELISA）法检测HEV IgG抗体；用荧光RT-PCR法检测血清及粪便中的HEV RNA。各脏器的HEV抗原的分布及石蜡包埋组织用常规PE染色。

【结果】

接种后TBIL水平均正常，感染后血清ALT、AST、ALKP水平均同步上升；肝脏组织出现肝细胞变性、肿胀等变化；脾脏组织出现多核巨噬细胞增多、淋巴细胞稀少等变化；淋巴结无病理变化。感染第5天在肝脏、脾脏、淋巴结细胞核内均检测到HEV病毒抗原。粪便和血清中均能检测到HEV RNA，第28天没有检测到病毒，说明SD大鼠是HEV4型的易感动物。

【应用】

用于戊型肝炎诊断试剂及戊型肝炎疫苗的研究。

【参考文献】

1. 贡嘎，华修国，张文，等. 戊型肝炎病毒感染SD大鼠动物模型的建立[J]. 特种养殖，2012，5：166-167.

2. 毕胜利，Mccausland K A，江永珍，等. 戊型肝炎病毒黑猩猩动物模型的建立[J]. 中华实验和临床病毒学杂志，1998，12（1）：5-6.

第三节　结核病

【原理】

标准人型结核菌株$H_{37}Rv$诱导肺结核，在结核病实验动物研究中，一般认为豚鼠、小鼠是建立结核病模型较为理想的实验动物，大鼠对结核菌不敏感。但豚鼠价格昂贵，使用受限。小鼠抵抗力弱，成模后病死率高，而大鼠具有价格低廉、抵抗力强、血标本容易采集等优点，更能适应大批量科研的需要。

【方法】

1. 实验动物

Wistar大鼠，雌雄不限，体重200～300 g。

2. 造模方法

取标准人型结核菌株$H_{37}Rv$悬液（1 mg/mL）0.5 mL，加入19.5 mL的生理盐水混匀，配成0.01 mg/0.4 mL的菌悬液。将大鼠放入特制的长形塑料盒子中，拉出尾巴，放入温开水中浸泡后用干净纱布拭干，再用酒精消毒。找到尾静脉，用生理盐水充盈的4号头皮针穿刺成功后，注射结核杆菌菌悬液 0.4 mL（含菌 0.01 mg）。拔针后穿刺部位压迫止血 3 min，然后无菌纱布包扎。感染后第6周处死，打开胸、腹腔，肉眼观察肺、肝、脾等器官，取右肺及肝、脾做病理观察。再取左肺做组织匀浆，罗氏培养基培养，观察结核菌菌落生长。肺组织表面可见灰白色或灰黑色颗粒病灶，均匀分布于肺野。HE 染色可见增生型结核结节和淋巴结节，即病灶处类上皮细胞和巨噬细胞聚集成团，周围有淋巴细胞浸润，个别结节内可见多核巨细胞；肺泡结构消失，较多淋巴细胞浸润、聚集。抗酸染色见巨噬细胞内暗红色短小结核杆菌，呈并列、交叉或重叠排列。肺组织匀浆培养均有结核菌菌落生长。

【应用】

用于研究结核病发病机制、评估抗结核新药、疫苗和诊断试剂。

【参考文献】

1. 陈虹，罗永艾，向理科，等. 实验性大鼠结核病模型的特点[J]. 中国防痨杂志，2001，23（4）：248-249.

2. 何桥，谢灿茂，谭守勇，等. 大鼠结核性胸膜炎模型和胸腔炎症免疫反应的研究[J]. 中华结核和呼吸杂志，2005，28：117-121.

第四节　脑脊髓炎

一、Ⅲ型脊髓灰质炎病毒感染诱导转基因小鼠脊髓灰质炎

【原理】

脊髓灰质炎病毒是引起小儿麻痹症的病原体，属于人类肠道病毒属，分3个血清型。绝大部分的病毒株只能引起灵长类动物感染。所以，灵长类动物是仅有的动物模型，这在很大程度上限制了对病毒本身生物学性质的研究和对减毒疫苗株神经毒力的评价。随着脊髓灰质炎病毒分子生物学的研究进展，不仅澄清了该病毒的基因结构，而且克隆出可使人细胞感染的人脊髓灰质炎病毒细胞受体基因，继而建立了携带这种受体基因的转基因小鼠系，这种转基因小鼠对3个血清型的脊髓灰质炎病毒都具有一定的敏感性。

【方法】

1. 实验动物

ICR-PVR Tg21 系转基因小鼠，雌雄不限，6～7周龄。

2. 造模方法

氯胺酮腹腔注射麻醉，25 μL 微量注射器将 5 μL 脊髓灰质炎病毒株（Sabin-3，致麻痹剂量为 $10^{1.1}$ $TCID_{50}$）样品注入小鼠的脊髓腰膨大处。每天观察2次，记录麻痹死亡情况。共观察 14 d。

【结果】

14 d内可观察到明显的临床麻痹出现和死亡，在腰部、颈部和脑干及大脑皮层均可出现不同程度的神经元损伤和炎性细胞浸润等反应。

【应用】

用于脊髓灰质炎病毒的生物学特性研究和脊髓灰质炎减毒活疫苗神经毒力评价。

【参考文献】

1. 郭仁，陈淑范，罗其胜，等. Ⅲ型脊髓灰质炎病毒感染转基因小鼠敏感性的研究[J]. 中国医学科学院学报，1998，20（1）：70-75.

2. 郭仁，陈淑范，罗其胜，等. 转基因小鼠用作脊髓灰质炎活疫苗神经毒力实验动物模型的研究[J]. 动物学研究，1999，20（4）：241-246.

二、接种乙脑病毒Ⅰ株鼠脑悬液诱导乙型脑炎

【原理】

乙脑病毒通过直接和间接两种途径杀伤神经元。间接杀伤是病毒入侵引起机体释放大量炎性反应因子等，引起神经元死亡，可引起人或动物中枢神经系统中广泛的神经元感染并产生炎症反应，软脑膜模糊，脑实质斑点状出血点或脑灰质出血、斑点状溶解坏死。

【方法】

1. 实验动物

昆明种小鼠，雌雄不限，三周龄，9～11 g。

2. 造模方法

鼠脑传15代的乙脑病毒京卫研Ⅰ株鼠脑悬液稀释100倍，经腹腔接种0.3 mL。于接种后1、2、3、4、5、6和7 d处死，取材观察。

【结果】

接种后第3天，动物毛蓬起，活动减少，第4天出现神经系统症状，第5天出现后肢瘫痪，5～7 d多数动物处于濒死状态。病检见，接种后第1、2天部分神经细胞胞浆增多，略嗜碱性，核仁明显且数目增多，脑膜和脑内血管扩张充血，周围有单核细胞浸润。第3天部分神经细胞核固缩、胞浆嗜酸性。脑内血管内皮细胞轻度增生、肿胀，血管周围有少数单核细胞浸润。第4天，部分神经细胞核固缩、胞浆肿胀，尤其丘脑、海马、中脑和延脑显著。血管周围炎细胞增多，少数向邻近脑实质浸润。第5天后，神经细胞核多固缩或溶解，胞浆淡染，重者仅留下细胞轮廓。脑实质，尤其灰质出现各种形状软化灶。脑内血管周围炎细胞浸润非常显著，形成以血管为中心的炎细胞结节。脑膜和脑内血管扩张充血均非常显著。

【应用】

用于乙型脑炎发病机制与临床治疗、乙型脑炎病毒的生物学特性研究。

【参考文献】

1. 林厚基，殷国庆，欧阳武智，等. 流行性乙型脑炎脑损伤机理及治疗研究[J]. 南京大学学报（自然科学版医学专辑），1994，（2）：91-94.

2. 施新献，张明杰，王玉清. 恒河猴乙型脑炎动物模型的建立及应用[J]. 中国实验动物学杂志，1991，2：95.

第五节　流行性出血热

【原理】

^{60}Co 射线辐照干预后接种流行性出血热病毒（EHFV）诱导流行性出血热（EHF）。EHFV 感染实验动物，几乎无症状感染，不能作为 EHF 模型动物。^{60}Co 射线辐照干预后再接种 EHFV，能够改变豚鼠对 EHFV 的反应性，出现某些类似人患病的临床表现。

【方法】

1. 实验动物

健康豚鼠，雌雄不限，体重 180～200 g。

2. 造模方法

乳鼠脑内感染 EHFV 76～118 株，病毒滴度为 $LD_{50}=10^{8.4}/0.02$ mL，实验用 10%乳鼠脑悬液。豚鼠放入辐照盒内，^{60}Co（剂量为 100Rda/只）辐照，48 h 后腹腔注射 EHFV 悬液 2 mL。动物分别饲养在大白鼠代谢笼中，观察 28 d。每日收集尿液、采集外周血、用肛表测体温（正常值为 38.5～39.5 ℃），第 28 天解剖观察肝、脾、肾、肺、肠及皮下淋巴结出血现象，EHFV 抗原检测，取肺、肾等，固定、保存、待检。

【结果】

接种后 6～10 d 内出现发热、尿蛋白阳性、血小板下降，白细胞变化不明显，EHFV 抗原阳性。病理检查可见肺小静脉和肺泡壁毛细血管明显充血，肾小球及间质明显充血，肾曲管上皮坏死。

【应用】

用于 EHFV 实验性感染、EHF 发病过程和临床表现以及防治的研究。

【参考文献】

1. 胡玲美，刘江秋，李忠义，等. 流行性出血热实验动物模型研究 ^{60}Co 辐照豚鼠感染 EHFV 后的临床指征观察[J]. 中国公共卫生学报，1992，11（1）：47-49.

2. 李德荣，宋光昌，何锦芳，等. 建立流行性出血热（EHF）实验动物模型的研究[J]. 中国人民解放军军事医学科学院院刊，1985，2（36）：179-182.

第六节　单纯疱疹病毒感染

一、疱疹病毒科HSV-1感染诱导皮肤单纯疱疹

【原理】

疱疹病毒科HSV-1在人群中感染率高达80%，可致多种疾病，其中最常见的为单纯疱疹。

【方法】

1. 实验动物

豚鼠，雄性，体重300～350 g。

2. 造模方法

HSV-1 SM44株在Hep-2细胞上增殖，病毒滴度为10^6TCID$_{50}$/L。动物去毛剂（硫化钠25 g、面粉35 g、滑石粉35 g、肥皂粉5g，用双蒸水配成糊状）涂在豚鼠背部，直径3 cm，圆形。15 min后脱毛，暴露皮肤，碘酒、酒精消毒，皮下注射0.1 mL HSV-1（10^6TCID$_{50}$/L）病毒液。观察并记录疱疹出现时间和特征。

【结果】

感染48 h后，皮肤出现丘疹，周围皮肤红肿，以后丘疹逐渐增多且融合，皮肤红肿范围逐渐增大。68 h后，融合的丘疹出现脓疱，局部结痂，周围皮肤红肿范围增大，呈典型的皮肤单纯疱疹病变。以后疱疹结痂逐渐增大，脓疱干枯也被结痂覆盖。第6天，结痂少许脱落红肿，范围缩小。第10天，结痂脱落，红肿消失，疱疹几近愈合。第14天，疱疹结痂完全脱落，疱疹痊愈。感染16 h即可检出病毒，2 d病毒滴度达最高，以后病毒滴度逐渐下降，至第8天后，检测不出病毒。感染后8 h至10 d内在皮损处标本均能扩增出HSV-1特异性的阳性带。

【应用】

此模型简易而实用，用于观察皮肤疱疹临床表现和抗疱疹病毒药物的疗效评估。

【参考文献】

1. 李向群，毛琳，肖红，等.简易的豚鼠皮肤单纯疱疹动物模型的建立及应用[J]. 基础医学与临床，2001，21（2）：176-179.

2. Antman E, Hummel K, Sauer G. The therapeutic efficacy of Xanthate compound on herpes simplex virus in skin lesions of mice and Guinea-pigs[J]. J gen virol, 1985, 66: 1953-1960.

二、面神经耳后支接种HSV-1诱导面神经麻痹

【原理】

HSV-1是一种嗜神经病毒，可经传入神经转运至神经中枢，也可以经传出神经从外周

逆行转运到中枢。HSV-1接种在面神经分布区域，由于宿主对病毒抗原的免疫反应引起面神经炎症，造成神经肿胀，当肿胀达到某一临界值后，受炎症和骨管压力的双重作用，神经出现传导阻滞，表现为面神经麻痹。

【方法】

1. 实验动物

BALB/c小鼠，雌性，4周龄，体重10～12 g。

2. 造模方法

Hep-2细胞作为HSV-1支持细胞，培养于MEM培养基，将病毒悬液按10倍递次稀释法稀释成病毒悬液，接种培养，逐日观察细胞病变。至接种后第7天对照细胞全部老化脱落时终止观察，按照Reed-Muench法计算病毒的组织培养半数感染量（tissue culture infectious dose 50，$TCID_{50}$）。腹腔内注射戊巴比妥钠（60 mg/kg），取耳后纵切口，于腮腺后上缘暴露面神经耳后支，切除约1 mm，于神经断端放置2 mm×3 mm明胶海绵，右侧滴加25 μL病毒液，左侧滴加25 μL 2%胎牛血清作为对照，缝合皮肤。

【结果】

接种后第1天出现轻微的全身症状，表现为行动较迟缓、皮毛竖立，第2、3天完全恢复。2～5 d发生右侧面神经麻痹，表现为右侧眨眼反射、触须活动减弱或消失。第3天，HE染色显示患侧颞骨骨管内面神经明显肿胀、面神经和面神经骨管之间的间隙明显变小；面神经内出现炎细胞浸润、细胞排列紊乱、胞体肿大、细胞质内出现空泡变性；锇酸染色显示面神经髓鞘消失和变薄。

【应用】

用于面神经损伤的病理生理变化以及面神经疾病的病因和治疗的研究。

【参考文献】

1. 刘稳，高志强，神平，等. 单纯疱疹病毒性面神经炎的动物模型[J]. 中华耳鼻咽喉头颈外科杂志，2006，41（1）：17-21.

2. Sugita T, Murakami S, Yanagihara N, et al. Facial nerve paralysis induced by herpes simplex virus in mice: an animal model of acute and transient facial paralysis[J]. Annotol Rhinol Laryngol，1995，104：574-581.

三、单纯疱疹病毒尾静脉注射诱导坏死性肝炎

【原理】

HSV通过静脉感染动物后将发展成坏死性肝炎，这是由于病毒在体内组织器官中传播感染的系统性表现之一。

【方法】

1. 实验动物

NIH小鼠，雌雄各半，3～4周龄，体重15～20 g。

2. 造模方法

HSV-2（单纯疱疹病毒2型），经传代后，用人胚肾细胞滴定$TCID_{50}$为10^{-8}。液氮低温

保存，使用时用无菌磷酸盐缓冲液稀释。取HSV-2（logTCID$_{50}$ 5.5/0.1 mL）0.1 mL尾静脉注射。第4天剖腹观察肝表面坏死损伤情况。

【结果】

接种4 d后，肝表面可见直径约0.5 mm以上的坏死灶。

【应用】

用于抗病毒药物在体内的实际疗效的评价研究。

【参考文献】

1. 马桂璋，李剑，李叔田，等.小鼠单纯疱疹病毒性肝炎动物模型的建立[J].广州医学院学报，1998，26（4）：4-6.

2. 李红毅，范瑞强.单纯疱疹病毒感染动物模型的实验研究进展[J].深圳中西医结合杂志，2011，11（2）：115-118.

四、巨细胞病毒（HCMV，又称人疱疹病毒5型）全身播散型感染

【原理】

HCMV感染多发生在儿童期，原发感染后病毒往往潜伏于机体某些特殊部位，当机体免疫力降低时，潜伏病毒可再活化增殖。免疫缺陷个体及器官移植患者则可导致全身播散型感染，严重者导致死亡。

【方法】

1. 实验动物

BALB/c小鼠。

2. 造模方法

小鼠自由进食，适应性饲养1周。雌性，6～8周龄，体重18～22 g。甲基泼尼松龙注射液每只2 mg，每4天肌肉注射1 d；第1次注射后第2天，小鼠腹腔接种1×10^4 PFU MCMV Smith病毒悬液。接种后第14天眼球摘除法处死小鼠取唾液腺，用无血清Dubecco MEM Eagle培养液1 mL充分匀浆；离心取上清分装，置-80 ℃冰箱保存待用。4周龄BALB/c小鼠，体重9～12 g，腹腔内接种MCMV Smith病毒悬液（5×10^{3}PFU）0.2 mL。每天观察体重、食欲、活动、反应变化并记录；第7天，眼球摘除法处死小鼠，无菌分离小鼠肝、肺、肾和心脏组织，常规病检。

【结果】

唾液腺分离出小鼠巨细胞病毒，肝、肺、肾和心脏组织病理损害明显。

【应用】

用于整体水平药物治疗巨细胞病毒感染疗效和作用机制及巨细胞病毒感染致病机制的研究。

【参考文献】

1. 徐翼，方峰，董永绥，等.小鼠巨细胞病毒全身播散型感染模型的建立[J].临床儿科杂志，2008，26（6）：517-520.

2. 刘志峰，方峰，董永绥，等.用重组病毒株建立鼠巨细胞病毒性肝炎的实验模型[J].

临床儿科杂志，2002，20（5）：298-300.

第七节　轮状病毒感染

【原理】

腹泻患儿粪便轮状病毒（RV）病毒液灌胃诱导RV感染。自然状况下，RV可感染婴幼儿和其他年幼的动物引起急性肠炎。大多数实验动物都只对分离自同种属的RV敏感。但低龄动物对人RV感染也较敏感，出现典型的腹泻症状。

【方法】

1. 实验动物

ICR小鼠，雌雄不限，7周龄，体重18～22 g。

2. 造模方法

取儿科住院急性期3 d以内的腹泻患儿稀水样粪便标本，经RV-ELISA法检测RV-Ag阳性，RT-PCR法证实为G3型RV感染，标本保存于-70 ℃。测定时冻融，取粪便上清直接3000 r/min离心30 min，后再取上清1000 r/min离心10 min，取上清，依次用0.45、0.20 μm微孔滤膜过滤，用BCA蛋白法测定蛋白浓度为30 μg/μL。小鼠适应性饲养3 d后，RV病毒液150 μL灌胃，隔天1次，共3次。隔离饲养，连续6 d观察。

【结果】

感染后第2天出现明显的RV感染肠外症状，主要表现为活动减少，呆滞，蜷缩嗜睡，体毛蓬松，食欲不振，大便量明显减少，并逐渐加重，第3天症状达到顶峰但始终无腹泻，第6天症状完全消失，但体重明显下降。感染后连续6 d动物大便中检测到和感染病毒一致的轮状病毒基因带。

【应用】

用于轮状病毒感染的肠外症状及相关的并发症研究。

【参考文献】

1. 杨美芬，侯宗柳，黄永坤，等.轮状病毒感染成年鼠肠外症状的实验研究[J].中国微生态学杂志，2006，18（5）：357-358.

2. 陈军华，刘作义.轮状病毒感染动物模型研究[J].国外医学·病毒学分册，2003，10（6）：190-193.

第八节　禽流感

【原理】

H5N1 AIV 原液滴鼻诱导禽流感（AI）。H5N1 AIV 感染对不同实验动物有不同的致病性，BABL/C 小鼠的致病敏感性最强，其临床症状、体温变化、体重变化、死亡率、病理变化都是最明显的。

【方法】

1. 实验动物

SPF 级 BALB/c 小鼠，雌雄各半，体重 18～22 g。

2. 造模方法

将 100 μL/20 g H5N1 AIV 原液用移液枪滴入小鼠鼻腔，每天取血检测抗体、取组织分离病毒和观察病理。接种后正常饲养，供给饲料量为标准日粮，水用高压蒸汽灭菌水，足量供给；雌雄分笼饲养。

【结果】

接种 0～24 h 潜伏期，无明显症状；第 1 天前驱期，精神沉郁、弓背、竖毛、反应迟钝、活动减少，食欲不振，体重下降，出现呼吸道症状，体温迅速降低；24 h 测量时，体温已降到 34 ℃以下；2～7 d 发病期，症状明显，主要表现为呼吸急促，拒食，很快陷于昏睡状态，双耳、四肢和尾巴青紫或苍白，极度消瘦，触之发凉，死亡；8～9 d 恢复期，症状开始减轻，饮食量增加，精神状态好转，活动增加，体温、体重逐渐恢复至正常。病检显示：在发病期，肺上皮细胞破坏脱落，有肺炎和间质性炎症。血管周围炎性细胞浸润；支气管内充血，支气管腔内炎性渗出，部分管壁细胞坏死、脱落；肺泡水肿，肺泡中有大量出血和炎性细胞浸润，肺泡融合，呈气肿状，有的肺泡实变塌陷，镜下可见间质性肺炎的表现和结构破坏，肺泡壁明显增宽，肺间质充血、水肿、淋巴细胞浸润。在恢复期，支气管内渗出物和出血明显减少，上皮细胞肿胀逐渐减轻，变性坏死减轻；肺泡内出血和渗出物明显减少，肺泡也逐渐恢复正常；肺间质出血、渗出减少，血管瘀血减轻，结缔组织水肿减轻，出现肺间质纤维化。抗体检测，从第 7 天开始检出抗体，持续到第 14 天，OD 值达到 1.4。

【应用】

用于 AI 发病机制、临床表现，抗 AIV 药物疗效和作用机制的研究和疫苗效果评价。

【参考文献】

1. Dybing J K, Sehultz C S, Swaynede, et al. Distinct Pathogenesis of Hong Kong-origin H5N1 Viruses in Mice Compared to that of Other Highly Pathogenic H5 Avian Influenza Viruses[J]. J Virol, 2000, 74（3）: 1443-1450.

2. Nishimura H, Itamura S, Iwasaki T, et al. Characterization of Human Influenza A（H5N1）

Virus Infection in Mice: Neuro, Pneumo and Adipotropic Infection[J]. Journal of General Virology, 2000, 81（10）: 2503-2510.

第九节　艾滋病

【原理】

SIVmac239 静脉注射诱导艾滋病（AIDS）。AIDS 是指机体感染人类免疫缺陷病毒（HIV）后出现全身免疫系统缺陷所导致的获得性免疫缺陷综合征。恒河猴的基因序列、血液生化指标等与人相近，感染猴免疫缺陷病毒（SIV）后发病机理、疾病过程、临床症状表现与人艾滋病相似，并在感染后出现免疫系统的损害和多系统多器官组织的病变，所以猴艾滋病模型成为艾滋病研究的动物模型。

【方法】

1. 实验动物

恒河猴，雄性，4～8岁，体重3.5～7 kg。

2. 造模方法

动物外观健康，无浅表淋巴结肿大，经血清学检测猴免疫缺陷病毒（SIV）、猴反转录D型病毒（SRV）和猴T淋巴细胞I型病毒（STLV-1）抗体阴性，结核菌素阴性，痢疾菌阴性。每日喂食标准猴饲料，自由饮用蒸馏水。SIVmac239（美国 Aaron Diamond 艾滋病研究中心），5 MID100（5个100%猴感染剂量）1 mL静脉注射。

【结果】

一般情况观察：精神好，毛色光泽，食欲一般。血常规检查：红细胞、血红蛋白、血小板无异常，白细胞较低。病毒载量检测：第10～14天达到高峰，随后出现下降趋势，第10周下降至最低水平。T淋巴细胞亚群检测：$CD_3^+\%$、CD_3^+计数两个指标出现上升趋势，$CD_4^+\%$出现下降趋势，但CD_4^+计数却出现增加趋势。$CD_8^+\%$和CD_8^+计数两指标出现上升趋势；CD_4^+/CD_8^+感染后在病毒载量高峰期时出现最低值，随后随着病毒载量下降而出现明显上升趋势。

【应用】

用于AIDS发病机制、临床表现，抗HIV药物疗效和作用机制的研究。

【参考文献】

1. 何金洋，符林春，沈强，等.艾可清对猴艾滋病模型的治疗作用[J].广州中医药大学学报，2011，28（6）：613-617。

2. 李平，关崇芬.SIVmac感染恒河猴诱发猴艾滋病模型的免疫学特征[J].中国中医基础医学杂志，2004，10（6）：30-33。

第十三章　肿瘤动物模型

第一节　诱发性肿瘤动物模型

一、鼻咽癌

(一) 3-甲基胆蒽诱导鼻咽癌

【原理】

三甲基胆蒽 (3-MC) 能与上皮的谷氨酸脱氢酶 (GDH) 蛋白结合,使酶失去活性,引起细胞分裂加快以合成更多的 GDH 而引起表皮细胞的增生。3-MC 引起一些与细胞分化有关的酶的活性降低,使细胞代谢失去正常的平衡,导致另一些与细胞分裂有关的酶活性增高。由此认为,3-MC 的致癌作用,主要是扰乱了细胞代谢的调节机制,而非直接促使细胞的分裂。

【方法】

1. 实验动物

大鼠,雌雄不限,体重 120 g 左右。

2. 造模方法

取直径 2~3 mm 的硬质塑料管,在酒精灯上加热拉成锥形,长约 3~4 cm,管内填充 3-MC 晶体,小管一端封闭,另一端刺出若干小孔,使药物能从小孔中溢出。大鼠麻醉后将塑料管插入鼻腔,尖部达到鼻咽部。小管可长期留置,达到预定时间或动物死亡时取材、病检。

【结果】

病检,可见不同类型的病理变化,包括增生、异型增生、原位癌、早期浸润癌及浸润癌,诱癌率可达 60% 以上。

【应用】

用于鼻咽癌发病机制、病理分型及临床防治研究。

【参考文献】

1. 孙宁,唐慰萍,蔡琼珍,等.化学诱癌过程中大鼠鼻咽上皮非典型增生与癌变的相关性分析[J]. 癌症，1994，13（2）：112-115.

2. 柯霞，洪苏玲. 鼻咽癌动物模型研究进展[J]. 重庆医学，2010，39（11）：1367-1369.

（二）二乙基亚硝胺诱导鼻咽癌

【原理】

二乙基亚硝胺（DEN）是一种DNA羟化物，具有中毒性和致癌性双重效应，局部代谢产生活性氧自由基，可和DNA作用形成各种DNA加合物，如8-羟脱氧鸟苷、04-乙基脱氧胸苷等，导致基因突变，并通过DNA合成而固定成为持久的遗传学改变，促使不典型增生。

【方法】

1. 实验动物

大鼠，雌雄不限，体重120 g左右。

2. 造模方法

大鼠麻醉后，用磨平针尖的8号针头，从前鼻孔轻轻插入，针尖可达鼻咽腔，以注射器灌注用1%的吐温-80新配制33.3%DEN悬液0.02 mL（含DEN6.7 mg），每周一次，共15～20次。

【结果】

主要为鳞状细胞癌，有分化较好、分化较差、少数未分化型；癌组织中有明显的间质变化和淋巴细胞浸润。在发病动物中鼻咽黏膜有的呈增生、化生和明显异型性，鼻咽黏膜腺体亦有明显变化，有的腺上皮呈化生或恶变。

【应用】

用于鼻咽癌发病机制及临床防治药效研究。

【参考文献】

1. Yeh K T，Chang J Q，Chen Y J，et al. Mutation analysis of the putative tumor suppressor gene PTEN/MMAC1 in hepatocellular carcinoma[J]. Cancer Invest，2000，18：123-129.

2. 湖南医学院肿瘤研究室. 亚硝胺类化合物诱发大鼠鼻咽癌的实验研究[J]. 科学通报，1978，（12）：756-760.

二、舌癌

【原理】

4-硝基喹啉-1-氧化物（4NQO）属芳香胺杂环化合物，是一种前体致癌剂，体内通过4NQO还原酶的作用形成近致癌物4-羟氨基喹啉-1-氧化物，进一步经脯氨酰基化作用代谢为终致癌物4-乙酰氨基喹啉-1-氧化物，最后与靶器官DNA亲核结构结合，形成DNA加成物，使鼠第7号染色体上H ras-1基因第12位密码子发生G-A转换等，致组织发生癌变，其中4NQO还原酶起关键作用。众多动物中大鼠该酶含量为最高，尤以其舌背黏膜集中，且后部显著高于前部，因此，4NQO诱导的动物模型癌变多位于舌背人字沟附近。

【方法】

1. 实验动物

大鼠，雌雄不限，体重180～220 g。

2. 造模方法

4NQO用蒸馏水配制成2.0 g/L浓度，4 ℃保存，2周配一次。大鼠4只一笼饲养，将4NQO用自来水稀释成20×10⁻³ g/L浓度置避光瓶内作为大鼠饮用水，每天更换饮水，平均饮水量每只20 mL/d，至32周处死所有动物检查。

【结果】

大鼠舌背人字沟附近黏膜可见新生物呈溃疡状或菜花状浸润生长，侵及肌层，舌运动受限，进食困难，动物呈恶病质状态。病检可见舌黏膜过度角化，基底细胞层数增加，极性消失，层次紊乱，表现为异常增生等。

【应用】

本模型有与人口腔癌相似的致癌过程和生物学行为，用于口腔癌的基础与临床研究。

【参考文献】

1. Mikita H，Tanaka T，Fujitsuka H，et al. Chemoprevention of 4-nitroquinolion-1-oxide induced rat oral carcinogenesis by the dietary flavonoids chalcone，2-hydroxy chalcone and quercetin[J]. Cancer Res，1996，56：4904-4909.

2. 兴坤，何荣根，陈万涛，等.4NQO饮水诱发大鼠舌癌模型的建立[J]. 中华口腔医学杂志，1999，34（6）：354-356.

三、颌下腺肿瘤

【原理】

二甲基苯丙蒽（DMBA）为一种有效的致癌诱导剂，选择的部位常为颌下腺。因啮齿类动物颌下腺较大，常用的动物为大鼠和小鼠。致癌过程至少应包括两个阶段，即启动阶段和促进阶段。在启动阶段，正常细胞被不可逆地被转化为潜在的肿瘤细胞，而在随后的促进阶段，这些细胞进一步进入增殖状态，肿瘤发生。不同剂量DMBA产生的肿瘤不同，多发生鳞癌。剂量大，产生的肿瘤多。

【方法】

1. 实验动物

SD大鼠，雌雄不限，体重180～220 g。

2. 造模方法

用分析纯丙酮配制4%的DMBA溶液，麻醉大鼠，固定于手术台上，剪毛、备皮、消毒，摘除胸腺，缝合创面，给予抗生素肌内注射预防感染。在双侧下颌下做斜形切口约0.5 cm，暴露颌下腺体，用4号皮试针头注入上述4%DMBA的丙酮溶液0.05 mL，连续3次，每次间隔2周。实验1周后给予含0.05%苯巴比妥的饲料喂养3个月。

【结果】

诱癌率可达60%，病检可见鳞癌或纤维肉瘤等。手术后1周颌下出现炎性硬结，腺泡大量萎缩破坏，炎症反应强烈；5周时逐渐变大，质变硬，界不清，与局部粘连，腺泡消失，纤维大量增生，导管鳞状化生；6～8周肿块增大明显，鳞状细胞呈实性癌巢，并向周围腺体内浸润；16周时颌下肿物巨大，导管鳞状化生，已无正常腺泡存在，部分为纤维肉瘤，有少量腺癌。

【应用】

用于颌下腺肿瘤的组织学类型、生物学行为、发病机制及临床防治研究。

【参考文献】

1. 李怀奇，邢树忠，宋晓陵，等. SD大鼠颌下腺肿瘤动物模型的建立[J]. 口腔医学，2005，25（2）：108-110.

2. 陈玲，武和明，万飞. 二甲基苯丙蒽诱发大鼠颌下腺腺癌的实验研究[J]. 口腔医学研究，2009，25（3）：367-270.

四、食管癌

（一）甲基苄基亚硝胺诱导食管癌

【原理】

甲基苄基亚硝胺（MBNA）是从食管癌高发地河南林县人胃液与膳食中分离与鉴定出来的亚硝胺类化合物，能特异地诱发动物食管癌。在体内，亚硝胺经代谢活化后能对DNA产生乙酰化或甲基化作用，从而致癌。

【方法】

1. 实验动物

Wistar大鼠，雌雄不限，体重100 g左右。

2. 造模方法

用0.2%或0.005%的MBNA水溶液，给动物经口灌喂，每天1次，灌注剂量为1 mg/kg，11个月食管癌的发生率为53%。

【结果】

造模30 d，食管发现单纯性增生；90 d，发现不典型增生；120 d，发现乳头状癌。不同时间段病检可见食管黏膜粗糙，呈轻、中、重度增生，原位癌、浸润癌表现等。

【应用】

用于食管癌发病机制及临床应用药物治疗的研究。

【参考文献】

1. 皇甫超申，许靖华，秦明周，等. 亚硝酸盐与癌的关系[J]. 河南大学学报（自然科学版），2009，39（1）：35-41.

2. 施文荣，谢佐福，刘艳，等. 亚硝胺诱发大鼠食管癌survivin mRNA转录水平及与病理变化的关系[J]. 肿瘤防治研究，2011，38（10）：1112-1116.

（二）4-硝基喹啉-1-氧化物诱导食管癌

【原理】

4-硝基喹啉-1-氧化物（4NQO）化学致癌原理同4NQO诱导舌癌。

【方法】

1. 实验动物

C57BL/6小鼠，雌雄不限，体重20 g左右。

2. 造模方法

动物适应性饲养1周。每周用去离子水将4NQO配制成2%的浓度，置4 ℃冰箱避光保存，每次配的浓缩剂量仅限于1周所有小鼠的使用量。每天用时以灭菌水配制成100 μg/mL浓度于避光瓶内通过正常饮水方式给予饮用。在实验第15周后饮用水中撤掉4NQO诱癌剂，而改为灭菌水。第15周后，按不同时间段麻醉下处死动物，取材病检。

【结果】

第15周，食管壁增厚，食管黏膜粗糙；镜检见轻度（异型上皮细胞累及上皮层的1/3）、中度（异型上皮细胞累及上皮全层的2/3）、重度（异型上皮几乎累及全层）不典型增生。第18周，食管各段出现肉眼可见呈球形、半球形、卵圆形乳头状突起或丘状的新生物；镜检见中度以上不典型增生。第21周，除中、重度不典型增生外，出现食管鳞状上皮细胞癌。第24周时，食管鳞状上皮细胞癌出现率达50%以上。即随着时间的推移，食管组织病变有加重的趋势。

【应用】

用于食管癌前病变各阶段的基础及逆转食管癌前病变的作用机制研究。

【参考文献】

1. 杜展，王超，张勇，等.C57BL/6小鼠食管鳞状细胞癌早期病变的形态学改变[J].世界华人消化杂志，2013，21（2）：116-121.

2. 雷秋香，赵连梅，颜晰，等.连翘叶乙醇提取物对人食管癌细胞增殖抑制作用的研究[J].肿瘤防治研究，2012，39（4）：394-399.

五、肺癌

（一）二乙基亚硝胺诱导肺癌

【原理】

二乙基亚硝胺（DEN）化学致癌原理同DEN诱导鼻咽癌。

【方法】

1. 实验动物

A系小鼠，6周龄左右，雌雄不限。

2. 造模方法

每周皮下注射1%DEN水溶液1次，每次剂量56 mg/kg，DEN总剂量达到868 mg，观察时间为100 d左右时，发癌率可达40%。而DEN总剂量达到1176 mg，观察时间为半年左右时，发癌率可达94%。

【结果】

病检可见良性肺部肿瘤有肺泡或终末支气管腺瘤、较大支气管乳头状腺瘤；恶性肿瘤有肺泡腺瘤恶变、支气管内乳头状腺癌、支气管鳞状上皮癌。肺癌组织多呈鳞癌癌变，有鳞状化生、不典型增生、原位癌、早期癌、浸润癌等表现，部分有间质性肺炎表现。

【应用】

用于多中心性生长、多类型特点的肺癌组织学研究。

【参考文献】

1. 四川医学院肿瘤研究室. 二乙基亚硝胺（DEN）诱发小鼠肺癌的观察[J]. 肿瘤防治研究，1976（4）：243-246.

2. 余琛琳，崔淑芳. 肺癌动物模型的制备与应用[J]. 中国实验动物学报，2008，16（6）：470-474.

（二）乌拉坦（脲酯）诱导肺癌

【原理】

乌拉坦原是用于动物麻醉的药物，后来发展为一种致癌剂，可用于诱导肺癌的发生。乌拉坦转化细胞能在软琼脂上生长并形成克隆，具有一定的肿瘤细胞特性。转化细胞内代偿性线粒体增多，以保证其高能量需求，分子生物学检测见转化细胞内基质金属蛋白酶-9（MMP-9）及转化生长因子-β_1（TGF-β_1）水平较正常细胞表达增多，可能与其致癌机制有关。

【方法】

1. 实验动物

C57BL/6 小鼠，雌性，体重18～22 g。

2. 造模方法

小鼠腹腔注射乌拉坦 800 mg/kg（用生理盐水配制 8%的乌拉坦，0.1 mL/10 g），每周2次，连续5周；造模结束后，正常饲养，每周监测体重1次，造模开始第15周、25周、35周随机处死动物，剖离肺脏观察肺部成瘤情况。

【结果】

第15周肺癌发生率就达到100%。15周时，可见早期肺腺癌病理特征，与临床人肺腺癌早期病变相似；25周时，可见中期肺腺癌病理特征，表现为腺圈内大量癌细胞浸润，与临床人肺腺癌中期病变相似；35周时为晚期肺腺癌病理特征，表现为腺圈消失，腺圈内浸满肿瘤细胞，排列密集杂乱，与临床晚期肺腺癌病理相似。

【应用】

该模型重现性好，与临床肺腺癌有较高的一致性，适合抗肿瘤药物的筛选与评价，也有利于肺癌发病机制研究和制定合理的治疗方案。

【参考文献】

1. 李怡岚，何宁，乔姗姗，等. 不同品系小鼠对乌拉坦诱导肺肿瘤的敏感性[J]. 中华劳动卫生职业病杂志，2006，24（11）：671.

2. 陈婷，王双，张恋，等. 多次注射乌拉坦诱导的BALB/C及C57BL/6小鼠肺癌模型的比较[J]. 四川动物，2014，33（2）：275-278.

六、胃癌

（一）甲基硝基亚硝基胍诱导胃癌

【原理】

甲基硝基亚硝基胍（MNNG）可以使细胞中的染色体发生突变，这种损伤与肿瘤尤其是胃癌的发生密切相关。

【方法】

1. 实验动物

Wistar大鼠，雄性，体重100 g左右。

2. 造模方法

自由饮水中加入0.01%的MNNG（100 mg/mL），隔日1次，实验过程中不再给予其他饮水，可诱发大鼠胃腺癌。

【结果】

肉眼可见大鼠胃明显缩小，黏膜皱缩，有灰白色斑块状隆起或结节状病灶。镜下可见胃腺体肠上皮化生伴非典型增生，纤维组织增生、淋巴细胞及浆细胞浸润等，胃黏膜细胞和结构排列异型，有原位癌、浸润癌等表现。

【应用】

多用于验证相关抗肿瘤药、中成药对胃癌保护以及抑制作用的观察或研究。

【参考文献】

1. 朱正纲，燕敏，尹浩然，等. 甲基硝基亚硝基胍诱发大鼠胃癌的实验研究[J]. 上海第二医科大学学报，1992，12（2）：121-124.

2. 袁育韬，管文贤. 胃癌实验动物模型的进展[J]. 中华普外科手术学杂志，2015，9（4）：294-296.

（二）三甲基胆蒽诱导胃癌

【原理】

三甲基胆蒽（3-MC）化学致胃癌原理同3-MC诱导鼻咽癌。

【方法】

1. 实验动物

Wistar大鼠，雄性，体重120～200 g。

2. 造模方法

手术前将普通棉线结放入盛有3-MC的玻璃试管内，滴加少量苯，并在酒精灯上加温沸腾，使3-MC渗入线结。每线结含3-MC约1 mg。手术前动物禁食半天，在乙醚麻醉和无菌条件下打开腹腔，近幽门小弯处的腺胃前或后壁做2～3 mm切口，带线结的缝针自切口处进入胃腔，再从黏膜面肌层和浆膜层穿出，使线结紧贴于腺胃黏膜面，在浆膜面打结固定，缝合腹壁。手术后笼饲养，禁食半天。根据需要，分别于第15天、第30天、第60天、第100天、第150天用乙醚麻醉处死动物、病检。

【结果】

埋线后100 d后可成功地诱发胃癌，病检可见大部分为腺癌。150 d后出现浸润癌。

【应用】

用于胃癌的发生和发展过程中各段病理变化的研究及抗肿瘤药筛选。

【参考文献】

1. 徐建国，包可杰.三甲基胆蒽诱发大、小鼠胃癌的实验观察[J].白求恩医科大学学报，1992，18（5）：466-467.

2. 董来炜，曾庆彪，刘盛惠，等.20-甲基胆蒽诱发大白鼠腺胃胃癌病理形态学的观察[J].天津医药肿瘤学附刊，1981，8（2）：117-119.

七、肝癌

（一）二乙基亚硝胺诱导肝癌

【原理】

二乙基亚硝胺（DEN）是一种亚硝胺类化合物，具有中毒剂和致癌剂的双重作用，该物质致癌率高，对肝脏致癌专一性强，是最常用的肝癌诱癌剂。

【方法】

1. 实验动物

SD大鼠，雌雄不限，体重100～120 g。

2. 实验方法

（1）方法1

以无菌DEN水溶液（100 mg/L）25 mL/d作为大鼠饮用水，并用普通灭菌水补充饮用水不足，喂养18周，诱癌率100%。

（2）方法2

大鼠第1周腹腔注射DENA 100 mg/kg，从第2周起，按照每周DEN 70 mg/kg水溶液剂量，连续灌胃16周，第18周检查。

【结果】

动物随给药时间的延长饮食量逐渐下降，反应迟缓，体重增长缓慢。第7周至第12周，肝脏质地变硬，表面逐渐粗糙，出现粟粒状结节改变；镜下见肝细胞水肿及脂肪样变性，肝细胞增生及胆管增生扩张，可见典型肝细胞增生结节，结缔组织增生并向小叶内延伸包绕增生的肝细胞结节，形成典型的假小叶改变。第13周至第16周，肝脏遍布大小不等的灰白色结节，切面可见出血坏死；镜下见肝细胞不典型增生明显，肝癌细胞排列成条索状或团块状，并向周围正常肝细胞浸润生长，部分肝癌结节可见出血坏死及炎细胞浸润，组织学类型为肝细胞癌。第5周后各时间段，肝组织匀浆谷胱甘肽S-转移酶（GST）及血液生化指标GST、γ-谷氨酰转移酶（GGT）、碱性磷酸酶（ALP）、谷草转氨酶（AST）、谷丙转氨酶（ALT），肝组织中凋亡抑制及凋亡诱导基因（bcl-2/bax）免疫组化表达等，均出现不同程度的变化。

【应用】

本模型是一种较理想的肝癌研究动物模型，适用于抗肿瘤药物的筛选与评价，也有利于肺癌发病机制研究和制定合理的治疗方案。

【参考文献】

1. 李笑岩，白咸勇，刘同慎，等. 二乙基亚硝胺诱发大鼠肝癌模型的建立及病理学改变[J]. 滨州医学院学报，2007，30（6）：401-406.

2. 姜幼纯，董奇男，肖邦良. 非坏死剂量二乙基亚硝胺诱发大鼠肝癌模型的研究[J]. 华西医科大学学报，2001，32（4）：555-558.

（二）黄曲霉素 B_1 诱导肝癌

【原理】

黄曲霉素（AF）为二氢呋喃香豆素的衍生物，主要为黄曲霉寄生曲霉产生的次生代谢产物，目前已经发现20多种，其中以黄曲霉素 B_1（AFB_1）最为常见，且毒性最强。其毒性可以导致肝细胞脂肪变性及出血性坏死等，黄曲霉素 B_1 的致癌力极强，是目前已有的最强致癌物之一。按体外实验，AF可与DNA结合，而妨碍一系列与DNA有关的代谢。动物体内检验，AF可明显降低大鼠肝细胞中胸腺嘧啶核苷量；观察到AFT能阻止胸腺嘧啶核苷合成DNA。

【方法】

1. 实验动物

Wistar大鼠，雌雄不限，体重150～180 g。

2. 实验方法

二甲基亚砜（DMSO）溶解黄曲霉素 B_1 后，按300 μg/kg溶解液腹腔注射2周，每周6次。注射结束后，改用含0.015%的2-乙酸氨基芴（2-AFF）饲料喂养大鼠2周，然后改为普通饲料。在进食含2-AAF饲料第7天，所有动物施行2/3肝切除术，在实验的第4、6、7、8和9周末分批处死动物。

【结果】

6周后，肉眼可见肝表面有数量不等的灰白色结节，从针尖大到直径3 mm不等。镜下见肝细胞增生灶和增生结节，其细胞形态多样，呈双行或多行排列，有的呈腺样结构；肝窦不规则；少数较大的结节内有囊腔形成；汇管区常见卵圆细胞和假胆管增生。

【应用】

该模型灵敏可靠，适用于筛选能抑制 AFB_1 致癌作用的有效物质及肝癌发病机制的研究。

【参考文献】

1. 陈志英，严瑞琪，覃国忠，等. 建立黄曲霉毒素B致肝癌作用体内短期实验模型的进一步研究[J]. 广西医学院学报，1985，2（3）：17-22.

2. 马林，张桥. 黄曲霉素 B_1 诱发大鼠肝癌前期GST-P和r-GT酶动态变化[J]. 癌变·畸变·突变，1991，3（1）：5-7.

八、胆管癌

（一）氨基比林和亚硝酸钠诱导肝内胆管癌

【原理】

氨基比林和亚硝酸钠在小鼠胃内生成亚硝胺类化合物，后者可因动物种属不同，诱发肿瘤的靶器官和肿瘤的组织类型也不同。上述诱癌剂易于在叙利亚地鼠诱发肝内胆管癌。

【方法】

1. 实验动物

雄性叙利亚地鼠，6周龄。

2. 实验方法

每日以蒸馏水新鲜配制氨基比林和亚硝酸钠混合溶液（二者浓度均为800 mg/L），并调整pH值至7.0，作为实验组动物饮用水，每周连续饮用6 d，第7天饮用自来水，连续饮用24周。第8、16、24周，分批处死、解剖、病检。

【结果】

8周时，少数动物出现小胆管管状增生，增生的小胆管多位于汇管区或大胆管周围。也可见呈囊状扩张的小胆管囊性增生。16周，胆管上皮杯状细胞化生、乳头状增生，胆管纤维化。在乳头状增生的基础上出现不典型增生，上皮细胞呈多层排列，极向消失，核大，深染，核浆比例失调。24周，出现胆管腺瘤和高分化腺癌。

【应用】

该模型肿瘤发生率较高，组织学类型单一；癌变过程与人类肝内胆管癌的发生过程类似，可用于肝内胆管癌病因、发生机制、预防和治疗等方面的研究。

【参考文献】

1. 梁平，庄大勇，陈海，等. 氨基比林和亚硝酸钠诱发的肝内胆管癌动物模型[J]. 第三军医大学学报，2001，23（8）：963-964.

2. 梁平，陈海，庄大勇，等. DIPN诱发金仓鼠肝内胆管癌动物模型[J]. 第三军医大学学报，2001，23（6）：677-679.

（二）血吸虫与二甲基亚硝胺联合诱发胆管癌

【原理】

华支睾吸虫感染引起胆管上皮细胞脱落和再生，形成腺瘤样组织，并有胆管周围纤维组织增生，肝细胞不同程度地变性坏死，肝小叶内细胞索紊乱，形成假小叶，发展成肝硬化。而这些增生的胆管上皮细胞及肝细胞对二甲基亚硝胺（DMN）的敏感性增高，在内外多种因素作用下，导致癌变。

【方法】

1. 实验动物

叙利亚地鼠，雌雄不限，6周龄。

2.造模方法

胃内注入20只华支睾吸虫囊蚴使其感染，30 d后，当鼠粪中查见华支睾吸虫卵时，开始避光自由饮服含0.0025%DMN的饮用水10周。21周后肝内胆管癌即诱发。

【结果】

病检见胆管癌细胞多呈立方状，呈腺状排列，腺腔大小不一，排列紊乱，细胞核大，染色质较丰富，核分裂象显著，甚至可见癌组织侵犯至肝小叶。

【应用】

用于原发性肝细胞性肝癌和原发性胆管癌发病机制及临床治疗的研究。

【参考文献】

1.王磊，肖锡昌，唐永煌，等.华支睾吸虫与二甲基亚硝胺诱发动物肝癌的初步实验研究[J].中国寄生虫病防治杂志，1994，7（3）：201-203.

2.李玉泽，任克，徐克.胆道肿瘤动物模型建立的研究现状[J].中国比较医学杂志，2011，21（2）：56-59.

九、大鼠大肠癌

（一）甲基硝基亚硝基胍诱导大肠癌

【原理】

甲基硝基亚硝基胍（MNNG）可以使细胞中的染色体发生突变，为强烈的直接致癌剂，诱癌率高，效果确切，但一般剂量太小不易诱发成功。

【方法】

1.实验动物

Wistar大鼠，4周龄。

2.造模方法

MNNG用37%乙醇配制成1.2%的MNNG乙醇溶液，现配现用。用灌肠器将烧钝的尖端缓缓插入大鼠肛门，实验初（4周龄）时插入4 cm左右，以后随大鼠不断长大加深到7～8 cm，注入1.2%MNNG乙醇溶液，每次0.2 mL，隔日1次，灌注2周后改为每日1次，灌肠剂量逐渐增加至每次0.5 mL，至30周。

【结果】

从灌注10周开始，每2周取大鼠麻醉剖腹观察，并取病变标本做病检，16周可见局限黏膜层发生癌变，22周可见黏膜下层癌变，26周可见肌层内癌变，30周时肠壁发现不同时期癌肿，同时可见大小不等的息肉状、结节状或环绕肠壁生长的肿瘤。

【应用】

用于大肠癌发生、发展及治疗等方面的研究。

【参考文献】

1.聂春生，赵玲辉，薛红杰，等.大肠癌动物模型的构建[J].第四军医大学吉林军医学院学报，2001，23（1）：23-24.

2.杨树才，马晶，刘宝全，等.血管内皮生长因子C及其受体在MNNG诱发的大鼠大肠癌细胞及淋巴管的表达[J]. 解剖学报，2007，38（1）：98-101.

（二）二甲肼诱发大肠癌

【原理】

二甲肼（DMH）主要在肝脏被氧化成甲基偶氮甲醇，与β-葡萄糖醛酸结合，一部分经尿排出，一部分随胆汁进入肠道。在肠道细菌和肠黏膜上皮的β-葡萄糖苷酸酶作用下，氧化甲基偶氮甲醇又重新游离出来，代谢成终致癌物，导致大肠黏膜上皮癌变。

【方法】

1. 实验动物

昆明种小鼠，雄性，5～6周龄，体重24～28 g。

2. 造模方法

生理盐水将二甲肼配制成1%的溶液，抽滤除菌，4 ℃冰箱保存备用，保存期不超过2周。以30 mg/kg剂量，于小鼠背部皮下注射，每周1次，连续给药11周。

【结果】

第12周后，大肠黏膜表面粗糙，皱褶变粗而不规则，可见单发或多发结节或带蒂结节，多分布于大肠远端及近肛门处。大肠黏膜上皮依次出现轻、中、重度不典型增生，腺瘤，腺癌。

【应用】

肿瘤的发生部位、组织学类型以及肿瘤的发生过程均与人类大肠癌十分相似。可用于模拟人体大肠癌发生发展的实验研。

【参考文献】

1. 刘成霞，张尚忠，李铁军，等. 二甲肼诱导昆明小鼠大肠癌的研究[J]. 中国肿瘤生物治疗杂志，2005，11（5）：63-64.

2. 钟献，朱永良，郑树. 二甲肼致大肠上皮细胞转化过程中的基因谱改变研究[J]. 实用肿瘤杂志，2013，28（2）：128-131.

十、乳腺癌

（一）二甲基苯丙蒽诱导乳腺癌

【原理】

二甲基苯丙蒽（DMBA）直接或间接损伤正常细胞，导致细胞代谢异常、激素靶向调节失常，代谢物的积聚诱导细胞和线粒体基因突变，促使细胞向癌前细胞演化。DMBA诱导的乳腺癌多表现为催乳素依赖。

【方法】

1. 实验动物

Wistar大鼠，雌性，50日龄。

2. 造模方法

将二甲基苯蒽溶于芝麻油制备成10 mg/mL，每只大鼠每次灌胃含二甲基苯蒽的芝麻油

1.5 mL，间隔1周，一共2次，14周后检查。

【结果】

取乳腺组织肿块病检，可见不同程度的不典型增生和癌变，第7周时即开始出现乳腺肿块，14周时癌变率可达70%以上。

【应用】

该模型与临床人乳腺癌相似，可用于乳腺癌病因和药物治疗的研究。

【参考文献】

1. 姜军，陈意生，詹新恩，等.二甲基苯蒽诱导大鼠多发性原发性恶性肿瘤模型的观察[J].第三军医大学学报，1996，22（5）：423-425.

2. 邹利光，张松，戚跃勇，等.二甲基苯蒽诱发大鼠乳腺癌的病理及淋巴管生成的研究[J].实用癌症杂志，2012，27（1）：1-3.

（二）N-甲基亚硝基脲诱导乳腺癌

【原理】

N-甲基亚硝基脲（MNU）属亚硝基化合物中的N-亚硝酰胺（NAD）类，广泛存在于环境中，为直接致癌剂，与细胞内某些结构的烷基化有关，它能使细胞大分子，特别是核酸的鸟嘌呤分子发生烷化作用，在体内不需代谢活化就可对多种脏器产生致癌活性，对靶器官的作用多呈渐进的动态过程，因而被用于多种动物肿瘤模型的研究，如乳腺癌、膀胱癌、恶性淋巴瘤、胃癌、结肠癌等。

【方法】

1. 实验动物

SD大鼠，雌雄不限，3周龄，体重50~80 g。

2. 造模方法

适应性饲养7 d后腹腔注射MNU 50 mg/kg（用前用含0.02%冰醋酸的无菌生理盐水配成浓度为10 mg/mL的溶液，30分钟内使用），1次/周，共2次诱发乳腺肿瘤。用MNU后每周1次触摸鼠乳腺部位，隔周称体重，每周检查肿瘤有无发生。当发现肿瘤的最大直径超过1 cm时，即可处死鼠。

【结果】

成瘤率为88.57%，乳腺肿瘤直径为（2.76±0.78） cm。瘤体与周围血管和表皮粘连，瘤体内存在腺管、腺泡结构或完全失去腺管、腺泡，大量增生细胞无序充填。

【应用】

MNU诱导建立的各种动物肿瘤模型在很大程度上类似于人类肿瘤，对于认知和了解人类肿瘤的病因学、发病机制、肿瘤与宿主的关系、侵袭性以及治疗措施的有效性具有重要意义。

【参考文献】

1. 江丹贤，吴华，梁彩霞，等.塞来昔布联合三苯氧胺对甲基亚硝基脲诱导大鼠乳腺肿瘤的影响[J].中国肿瘤临床，2013，40（14）：824-827.

2. 黄榕芳，余英豪.N-甲基亚硝基脲在动物肿瘤模型研究中的应用现状[J].中国误诊学杂志，2008，8（4）：774-776.

十一、泌乳素腺瘤

【原理】

己烯雌酚诱发泌乳素腺瘤。雌激素长期作用于敏感种系大鼠可以导致其垂体前叶泌乳素细胞增生，大量分泌泌乳素，以及泌乳素腺瘤形成。

【方法】

1. 实验动物

Wistar大鼠，雌雄不限，28～30日龄，体重80～100 g。

2. 造模方法

腹腔注射己烯雌酚（DES）5 mg/kg，1周2次。雌性连续注射8周，雄性8周以上。

【结果】

大鼠血清泌乳素（PRL）水平升高，垂体质量增加，组织较软、易碎、切面可见出血，病检见细胞体积增大，数目增多，可见新生血管，免疫组化染色泌乳素阳性细胞充满视野。

【应用】

用于泌乳素腺瘤的形成机制和寻找有效的治疗措施的研究。

【参考文献】

1. 初明，胡志强，魏兰兰，等. 己烯雌酚诱发大鼠泌乳素腺瘤动物模型的建立[J]. 中国微侵袭神经外科杂志，2003，8（7）：318-321.

2. 徐春，梁立武，刘晓军. 中药降乳散对己烯雌酚诱发的大鼠泌乳素瘤的抑制作用[J]. 中华中医药杂志，2007，22（1）：37-40.

十二、恶性胸膜间皮瘤

【原理】

温石棉诱发恶性胸膜间皮瘤。石棉粉尘在胸腔内不易排出，因长期滞留可诱发恶性胸膜间皮瘤，故被国际肿瘤研究中心机构确定为致癌物质。但石棉致恶性胸膜间皮瘤所需石棉纤维量阈值、机制尚不清楚。

【方法】

1. 实验动物

Wistar大鼠，雌雄不限，体重80～120 g。

2. 造模方法

配制温石棉纤维为20 mg/mL浓度的混悬液，使用前高压消毒，每毫升加入1 U青霉素。大鼠麻醉固定于手术台，选右侧腋前线平第2乳头位置做穿刺点，先用7号针头穿刺，然后用磨钝的11号注射针头顺针眼进入皮肤穿过肌层并沿肌间隙适当进针。用1 mL注射器装好1 mL石棉溶液与三通管相连，三通管另一头连11号注射针头，当11号针头穿破胸膜腔后有明显突破感时，开通三通管见注射器内气泡顺呼吸上下移动，此时应注意固定好进针深度，将1 mL石棉溶液（20 mg/mL）缓慢注入胸膜腔内。每月1次，每次1 mL，连续2个月，共2次，观察2年。诱发率可达70%以上。

【结果】

大鼠胸腔内可见蓝色石棉斑，脏、壁层胸膜粘连，瘤结节广泛累及胸腔脏器，病理类型可见上皮型、纤维型和混合型。

【应用】

用于恶性胸膜间皮瘤的基础及临床研究。

【参考文献】

1. 王朝俊，刘学泽，罗素琼.石棉诱发大鼠胸膜间皮瘤的形态发生学观察[J].华西医科大学学报，1992，23（2）：181-184.

2. 韩丹，巫北海，杨鸿生，等.诱发性大鼠恶性胸膜间皮瘤动物模型的研究[J].临床放射学杂志，2005，24（3）：260-263.

十三、膀胱肿瘤

【原理】

N-甲基亚硝基脲诱发膀胱癌。N-甲基亚硝基脲（MNU）化学致癌原理同MNU诱导乳腺癌。

【方法】

1. 实验动物

Wistar大鼠，雌性，6～7周龄，体重150～180 g。

2. 造模方法

实验前一天将MNU置于4 ℃冰箱中过夜，用pH6.0的枸橼酸缓冲液配制浓度为20 mg/mL的MNU。戊巴比妥钠腹腔注射麻醉（30 mg/kg）后，用1‰的新洁尔灭消毒尿道外口，用消毒后的硬膜外导管导尿后，膀胱灌注。每次2 mg，每2周1次，共4次，MNY总量为8 mg，8周诱癌率100%。

【结果】

大体标本见膀胱黏膜菜花样肿块或玉米粒样新生物，镜下见膀胱黏膜细胞大小不一，移行上皮层数明显增多，核染色质颗粒状，分布不均，核质比例失衡，核分裂象明显，黏膜有中度慢性炎症。

【应用】

用于膀胱肿瘤病理过程的动态观察，膀胱癌的发生及临床治疗研究。

【参考文献】

1. 钱立新，刘训良，丁鸿，等.N-甲基亚硝基脲诱导大鼠膀胱肿瘤作用的动态观察[J].中华实验外科杂志，2004，21（5）：563-564.

2. 潘春武，胡明明，唐小莹，等.大鼠原位膀胱癌模型的建立及CT鉴定方法[J].现代泌尿生殖肿瘤杂志，2011，3（1）：29-33.

十四、宫颈癌

【原理】

二甲基胆蒽埋线诱发宫颈癌。二甲基胆蒽（DMC）可能与细胞的谷氨酸脱氢酶（GDH）蛋白结合，使酶失去活性，另一方面，乳酸脱氢酶（LDH）活性的增高使GDH活性降低。由于GDH对于细胞的生长极为重要，它的失活可能引起细胞分裂加快，引起细胞的增生。说明引起一些酶活性降低，扰乱细胞代谢的调节机制是DMC的致癌机制。

【方法】

1. 实验动物

小鼠，雌性，体重18～22 g。

2. 造模方法

以附有0.1 mg二甲基胆蒽（DMC）的棉纱线结在动物不麻醉的状态下，借助阴道扩张器及磨钝的弯针将线穿入宫颈，经右宫颈角由背部穿出，使线结固定于宫颈口，线的另一端固定于背部肌肉，缝合皮肤。挂线后同时开始注射青霉素2～3 d，预防手术后感染。半年左右处死动物观察。

【结果】

病检可见子宫颈有不典型增生、乳头状瘤、内生上皮瘤、原位癌、浸润癌等组织学表现。

【应用】

用于宫颈癌的基础及临床研究。

【参考文献】

1. 王志洁，孙瑜，刘知惠. 从人类及小鼠宫颈癌LDH同工酶谱的变化探讨宫颈癌的发病机理[J]. 中国肿瘤临床，1991，18（5）：338-340.

2. 董来炜，曾庆彪，刘盛惠，等. 2-甲基胆蒽诱发大白鼠腺胃胃癌病理形态学的观察[J]. 肿瘤学附刊，1981，8（20）：117-119.

十五、大鼠卵巢癌

【原理】

二甲基苯丙蒽诱发卵巢癌。二甲基苯丙蒽（DMBA）致癌原理见DMBA诱导乳腺癌。

【方法】

1. 实验动物

Wistar大鼠，雌性，6周龄，体重80～120 g。

2. 造模方法

二甲基苯丙蒽加温融化后，将备用的细棉线浸入药液中，每根线的含药量为0.2 mg。动物麻醉后于下腹正中切开腹壁约2 cm，暴露卵巢后将含药棉线缝入卵巢后关腹。25～50周诱癌率可达60%以上，70周诱癌率可达70%以上，可有远处转移。

【结果】

取肿块可见卵巢形态不规则，灰白色或暗红色，表面结节状伴出血坏死，与周围组织粘连，镜下可见卵巢组织有炎性细胞浸润，失去上皮正常特征，癌细胞大小不规则，排列紊乱，有癌巢形成，可有短乳头状凸起。

【应用】

用于卵巢癌的基础及临床研究。

【参考文献】

1. 胡志勇，李冰燕，冯晓青，等. 二甲基苯丙蒽卵巢被膜下注射诱发小鼠卵巢肿瘤模型[J]. 环境与职业医学，2011，28（8）：496-498.

2. 程湘，程天民. 大鼠卵巢肿瘤模型和癌细胞黏附腹膜模型的建立[J]. 中华妇产科杂志，1999，34（3）：184.

十六、脑肿瘤

（一）乙基亚硝基脲诱发大鼠脑肿瘤

【原理】

乙基亚硝基脲（ENU）和甲基亚硝基脲（MNU）属亚硝基化合物，与细胞内某些结构的烷基化有关，它能使细胞大分子，特别是核酸的鸟嘌呤分子发生烷化作用，在体内不需代谢活化就可对多种脏器产生致癌活性，有很高的中枢神经系统肿瘤诱发率。

【方法】

1. 实验动物

Wistar大鼠。

2. 造模方法

用0.5%～1% ENU按60 mg/kg的剂量给予。

（1）经孕鼠胎盘给药致子代鼠成瘤：选正常妊娠的健康Wistar大鼠（体重340 g左右），在妊娠晚期（距预产期7 d）经尾静脉一次性缓慢注射1% ENU溶液。

（2）经新生鼠皮下给药致瘤：选3日龄健康Wistar大鼠（体重4 g左右），于肩胛部或腰骶部一次性皮下注射0.5% ENU溶液。

【结果】

观察12个月，可见星形细胞瘤、少突胶质细胞瘤、混合性胶质细胞瘤、室管膜瘤等组织病理类型。

【应用】

用于脑肿瘤的基础及临床研究。

【参考文献】

1. 陈乾，张彦芳，王象昌. ENU经胎盘诱发大鼠脑肿瘤时间和剂量的初步研究. 中华神经医学杂志，2005，4（8）：769-771.

2. 杨军，尤玉才，张彦芳，等. 经胎盘诱发脑肿瘤动物模型的建立及bFGF对其发生发展的影响[J]. 江苏医药，1999，25（11）：814-816.

（二）三甲基胆蒽诱发脑肿瘤

【原理】

三甲基胆蒽（3-MC）致癌原理同3-MC诱导鼻咽癌。

【方法】

1. 实验动物

健康昆明种小鼠，雄性，6～8周龄，体重20～22 g。

2. 造模方法

将三甲基胆蒽粉加热熔解后再冷却成大小为1 mm、重1.0～1.2 mg药丸。硫苯妥钠麻醉，无菌手术切开左顶皮肤、颅骨和脑膜，将三甲基胆蒽丸植入脑实质，覆盖倾片，缝合切口。植入2个月以后，小鼠可表现颅骨隆起，肢体无力或反射迟钝，尾不能屈曲或尾巴反射消失，兴奋抽搐或呆滞昏睡，阴茎勃起或脊柱后突，眼球凸出，眼球震颤。有上述一种或数种症状者，即为模型成功。

【结果】

一般瘤体较小，多数局限在颅内，在致癌剂周围呈浸润性生长，无包膜，胶冻状，瘤体切面有小出血和坏死灶，部分有蛛网膜下腔或脑室内播散。诱发胶质瘤为分化不良星形细胞瘤，多形性胶质母细胞瘤，室管膜瘤，少突胶质细胞瘤。

【应用】

用于脑肿瘤的发病机理和生物学特征的研究和脑肿瘤放疗、化疗疗效的评价。

【参考文献】

1. 陈炳桓，邵文钊，徐庆中，等.实验性小鼠胶质瘤的诱发和G422胶质母细胞瘤瘤株的建立[J].北京医学，1981，3（1）：15-18.

2. 李明，冯华，王宪荣.脑肿瘤动物模型[J].中国神经肿瘤杂志，2004，2（2）：144-148.

十七、皮肤癌

【原理】

三甲基胆蒽（3-MC）致癌原理同3-MC诱导鼻咽癌。

【方法】

1. 实验动物

小鼠，雌雄不限，体重24～30 g。

2. 造模方法

用硫化钡溶液在背部脱毛，脱毛部位涂抹0.5%三甲基胆蒽麻油溶液，每周3次，每次2滴，滴后用小毛刷涂匀。每日观察小鼠一般状况及背部皮肤变化，如背部有毛长出，仍用硫化钡再脱毛或剪毛，涂抹三甲基胆蒽。150～200 d后诱发癌变。

【结果】

小鼠表皮不典型增生，可见鳞癌组织学类型，基底膜断裂不完整，厚度不一，甚至无线性基底膜可见。

【应用】

用于皮肤癌的基础及临床研究。

【参考文献】

1. 纪志武，钟建明，曾毅. 火殃簕、铁海棠、扭曲藤和红背叶对3-甲基胆蒽诱发小白鼠皮肤肿瘤的作用[J]. 癌症，1992，11（2）：120-122.

2. 邓卫安，余舰，张锚链. 实验性小鼠皮肤癌基底膜分布变化的研究[J]. 遵义医学院学报，1998，21（3）：12-13.

十八、大鼠胰腺癌

（一）1-氧-4-羟基氨基喹诺啉诱发大鼠胰腺癌

【原理】

1-氧-4-羟基氨基喹诺啉（4NQO）化学致癌原理同4NQO诱导舌癌。

【方法】

1. 实验动物

Wistar大鼠，6～7周龄。

2. 造模方法

6～7周龄大鼠，尾静脉注射4-HAQO溶液（6～10 mg/kg），50周后造模成功。

【结果】

胰腺组织不典型增生，并由不典型增生的腺泡细胞瘤聚集成滤泡或结节，镜下见细胞排列紊乱，呈结节状、乳头状或管状结构，腺泡细胞呈圆形或椭圆形，体积明显增大，胞核增大，染色加深。

【应用】

用于胰腺癌的基础及临床研究。

【参考文献】

1. 徐峰，李占元. 外分泌胰腺癌的动物模型[J]. 国外医学·外科分册，1995，22（4）：208-210.

2. 徐峰，寿楠海，姜希宏. 重氮乙酰丝氨酸诱导大鼠胰腺癌癌前病变的实验研究[J]. 山东医科大学学报，1997，35（3）：1.

（二）二甲基苯丙蒽诱发胰腺癌

【原理】

二甲基苯丙蒽（DMBA）诱癌原理见DMBA诱导颌下腺肿瘤。

【方法】

1. 实验动物

SD大鼠，雄性，体重150～200 g。

2. 造模方法

首先将DMBA晶体用分析天平分成6 mg小包装待用。大鼠手术前24 h禁食不禁水。

10%水合氯醛（0.3 mL/kg）腹腔注射麻醉，消毒，上腹正中切口，解剖暴露胰腺，于胰体尾部切开胰腺被膜，置入DMBA晶体6 mg，6-0无损伤线荷包缝合包埋药物于胰腺内。普通环境中饲养，手术后4个月开始出现胰腺癌。

【结果】

瘤体约0.5～1.5 cm，灰白色，质地坚硬，肿块向四周浸润形成癌性粘连，伴有大量血性腹水。镜下见炎性细胞浸润，血管扩张瘀血，不同程度的纤维组织和腺体增生；胰腺瘤内可见粗大的纤维间隔，实质区细胞大小形态一致，囊性区常见片状出血坏死，并见较多的乳头状结构；癌细胞呈腺管样分布，腺腔大小不一，核异型明显，并可见癌细胞巢。

【应用】

用于动态观察胰腺癌发生、发展过程及防治研究。

【参考文献】

1. 陈启龙，窦怀豹，朱功兵，等.二甲基苯丙蒽诱导大鼠原位胰腺癌模型的建立[J]. 新疆医科大学学报，2008，31（11）：1531-1533

2. 秦仁义，爱德，邹声泉，等.一种新型大鼠胰腺癌模型的制备[J]. 中华实验外科杂志，2000，17（5）：462-463.

十九、骨肿瘤

【原理】

超铀元素^{241}Am诱导大鼠骨肉瘤。超铀元素^{241}Am是比活度很高的α辐射元素，它和其他的超铀核素（^{239}Pu、^{238}Pu、^{237}Np）一样，一旦进入体内就会在肝、骨等组织中沉积，晚期可诱发骨肉瘤。

【方法】

1. 实验动物

Wistar大鼠，雌雄不限。

2. 造模方法

^{241}Am硝酸盐溶液，其纯度以质量计大于97%，注射液pH在1～2之间，中毒活度为$3.7×10^4$ Bq·kg^{-1}，由左后肢肌肉注入。约500 d诱发骨肉瘤，诱癌率为41%～81%。

【结果】

肿瘤组织出现硬化型和溶骨型组织类型，瘤细胞高度特异性，梭形，大小不一，排列紊乱，出现肿瘤性骨基质，骨膜有不规则增生，骨基质疏松，骺软骨细胞不规则增生，骨小梁消失，骨髓水肿，血窦扩张等，甚至有远处转移。

【应用】

用于辐射损伤，尤其是如何最大限度地降低骨肉瘤发生率及其防治的研究。

【参考文献】

1. 王玉民，韦志康，尤占云，等.^{238}Pu和^{241}Am诱发骨肉瘤实验动物模型及其剂量-效应相关模式[J]. 辐射防护通讯，1987，（2）：20-25.

2. 王玉民，尤占云，韦志康，等. 辐射诱发骨肉瘤实验动物模型和细胞模型[J]. 中华医学杂志，1988，4：208-211.

第二节　移植性肿瘤动物模型

移植性肿瘤动物模型，是指把动物或人的肿瘤移植到同系、同种或异种动物体内，经传代后组织类型明确，移植成活率、生长速度、自发消退率、宿主荷瘤寿命、侵袭和转移等生物学特征稳定，并能在受体动物中继续传代。建立移植性肿瘤要符合模型来源可靠、生物学特征明确、实验周期合适、成瘤率高、具有可重复性等要求。根据肿瘤是否移植于同系或同种动物体内，可以将移植性肿瘤分为同种移植和异种移植两大类，前者具有成瘤率高、生长速度快等特点，且已建立起多种可移植肿瘤细胞系，后者多采用免疫缺陷动物作为实验对象。

同种可移植性肿瘤来源于动物自发性肿瘤和诱发性肿瘤，其中自发性动物肿瘤包括腹水瘤、实体瘤、白血病瘤株等，而异种可移植性人类肿瘤主要来源于人癌细胞株和临床标本。移植性肿瘤模型的复制受到实验动物的种属、年龄以及性别的影响，根据肿瘤移植部位不同又可分为异位移植和原位移植，实验要求不同则选择不同。异位移植部位包括皮下、肌肉、脑内、腹腔等，其中皮下是异位移植的最常用部位，且以颈背部以及背侧部近腋部皮下为多，腋下最佳。由于移植方式多样，皮下移植又可分为肿瘤组织块移植法、肿瘤细胞悬液接种法、匀浆法、培养细胞接种法等。

第三节　自发性肿瘤动物模型

自发性肿瘤动物模型是指实验动物未经任何有意识的人工处理，在自然情况下所发生的肿瘤。自发性肿瘤发生的类型和发病率可随实验动物的种属、品系及类型的不同而各有差异，也和动物的健康情况、饲育环境及营养等因素有关。目前通常使用的肿瘤动物模型多为人为定向培育而成，以近交系小鼠最为常用。肿瘤实验中，一般应当选用高发病率的实验动物肿瘤模型作为研究对象，而把低发病率的肿瘤动物模型作为对照。

选用自发性肿瘤为研究对象的优点：首先，自发性肿瘤通常比实验方法诱发的肿瘤在组织发生、临床过程和组织形态学上与人类所患的肿瘤更为相似，更利于将动物实验结果推及于人；其次，这一类肿瘤发生的条件比较自然，可以着重观察遗传因素在肿瘤发生上的作用。自发性肿瘤的另一个重要意义是作为移植性肿瘤的来源。但应用自发性肿瘤模型也存在一些缺点：肿瘤的发生情况可能参差不齐，不可能在短时间内获得大量肿瘤学材料，观察时间可能较长，实验耗费较大，较少用于药效学研究。

由于医学研究使用小鼠和大鼠较多，所以目前对小鼠和大鼠自发性肿瘤的种类及其发病率的认识也较多。在肿瘤的发生部位上，以乳腺、肺、肝和造血系统为多，其中乳腺肿瘤发病率最高。在组织学类型，小鼠自发性癌较肉瘤常见。而大鼠的体形较大，供给的组织较多，便于手术、注射等实验操作，大鼠自发瘤在肿瘤研究中的应用仅次于小鼠，其发生率不仅与品质有关，与营养和传染病也有很大关系。总体来看，与小鼠相比，大鼠自发瘤发生率较低，且组织学上肉瘤多于癌。

第十四章　中医脏腑辨证动物模型

第一节　阴虚证

【原理】

短期内给实验动物应用较大剂量的甲状腺激素，可以造成动物体内甲状腺素水平升高，形成甲状腺功能亢进。甲状腺功能亢进具有多汗、怕热、急躁、震颤、心率加快等症状，类似于阴虚证的病理现象，可用于模拟阴虚证。

【方法】

1. 实验动物

雌/雄昆明小鼠，体重 20～22 g。

2. 造模方法

甲状腺素片混悬液灌胃，300～320 mg/(kg·d)，共 5 d。

【结果】

造模后小鼠活动增加，饮水饮食增加，体重增长减缓或下降，尿量减少伴大便出现干结。血清中 T_3、T_4 水平上升，促甲状腺激素释放激素水平下降，血糖水平升高，下丘脑中去甲肾上腺素含量减少，血浆皮质醇水平升高。

【应用】

用于阴虚证的药物疗效观察和临床研究。

【参考文献】

1. 付晓伶，方肇勤.阴虚证动物模型的造模方法及评析[J].上海中医药大学学报，2003，18（2）：51-54.

2. 苗明三，朱鹏飞.常用医药研究动物模型[M].北京：人民卫生出版社，2007.

第二节　阳虚证

【原理】

应用抗肿瘤药物羟基脲，可以抑制 DNA 合成，从而影响蛋白质合成，导致动物体内多种生理生化代谢水平的下降和功能的紊乱。

【方法】

1. 实验动物

日本种大耳白家兔，雄性，体重 2000 g 左右。

2. 造模方法

羟基脲混悬液喂饲，500 mg/(kg·d)，连续 8 d。

【结果】

家兔逐渐出现体重体温下降、少食少动、反应迟钝等一般阳虚证表现，毛发无光且脱毛，造模后期可出现死亡。造模后家兔血液中 Cu、Zn、Fe 等微量元素含量显著下降，总胆固醇、总蛋白、乳酸脱氢酶水平显著下降，尿素氮、肌酐、谷丙转氨酶水平上升，肝、脾、骨髓 DNA 合成减少。家兔冰水游泳及耐冻能力下降。

【应用】

用于阳虚证的药物疗效观察和临床研究。

【参考文献】

1. 卢文丽，方肇勤. 阳虚证动物模型诊断指标与评析[J]. 上海中医药杂志，2005，39（4）：42-46.

2. 苗明三，朱鹏飞. 常用医药研究动物模型[M]. 北京：人民卫生出版社，2007.

第三节　寒证

【原理】

过服寒凉药物可致体质改变，出现机体功能受到抑制的寒证表现。

【方法】

1. 实验动物

大鼠，雌性，体重 170～220 g。

2. 造模方法

先于腹腔内注射白百破三联疫苗 1 mL/只，注射 2 d。制备寒凉药水煎剂：龙胆草 12 g、黄连 12 g、黄檗 10 g、金银花 10 g、连翘 10 g、石膏 20 g。灌喂寒凉药水煎剂，每日每只

20.5 g/kg，连续用药20 d。

【结果】

动物出现少动、蜷缩畏寒、腹泻多尿等一般寒证表现，并有体温下降，心率减慢，基础痛阈升高。尿17羟皮质类固醇、肾上腺素排出量下降，肾上腺DβH活性下降，血清DβH及TSH下降，垂体TSH增高。血清黄体酮含量下降，生殖周期延长。

【应用】

用于中医寒证的药物疗效观察和临床研究。

【参考文献】

1. 梁月华，王晶. 电刺激对寒证、热证动物痛阈及惊厥阈值的影响[J]. 中医杂志，1982（11）：68-70.

2. 马清翠，杨伟娜，王洪海，等. 中医寒证动物模型造模方法研究进展述评[J]. 江苏中医药，2009，41（8）：80-82.

第四节　热证

一、实热证动物模型

【原理】

根据"气有余便是火""阳盛则外热"等理论，气化过剩则产生伤津耗液的实火实热证，在实验动物体内应用大剂量补气药可以模拟这一病理过程，实现实热证的动物造模。

【方法】

1. 实验动物

Wistar大鼠，雌性。

2. 造模方法

用黄芪、党参制备补气药水煎剂，灌喂1周。随后，持续3天皮下注射致热性物质松节油2 mL以引发发热。

【结果】

应用补气药物后，动物出现暴躁多动、舌质偏红等一般实热证表现，被抓取时喘气声粗，更具攻击性。动物心率快而强，持续时间更长，注射松节油后动物发热可达到40.3 ℃。与虚热证相比，实热证造模使动物中枢神经系统兴奋性增强，交感神经-肾上腺系统活动增强。

【应用】

用于实热证的基础机制、药物疗效观察和临床研究。

【参考文献】

1. 梁月华. 寒热本质研究进展[J]. 中医杂志，1996，37（12）：747-750.

2. 元颖，陈怡宏. 中医热证动物模型造模方法概述[J]. 江苏中医，2001，22（4）：42-43.

二、虚热证动物模型

【原理】

过服热性药物可使动物体质转变，长期给予实验动物较大剂量温热药物，是间接以温热因素致虚，模拟虚热证病理变化。

【方法】

1. 实验动物

Wistar大鼠，雌性，体重160～200 g。

2. 造模方法

熟附子、肉桂、干姜以1∶1∶1的比例制备成20%浓度的水煎剂，附子先煎，灌喂，4 mL/次，1次/d；再将肉桂、干姜以1∶1的比例制备成20%浓度的水煎剂，灌喂，4 mL/次，2次/d，造模第17天起改为3次/d。总用药天数为28 d。

【结果】

出现口渴、基础体温升高、心率加快等一般热证表现。造模过程中体重增长缓慢，饮食略减少，精神萎靡，少动，竖毛，游泳实验时间减少。血清皮质醇含量、T含量、E_2/T比值出现下降趋势，肾上腺指数升高。

【应用】

用于虚热证的药物疗效观察和临床研究。

【参考文献】

1. 元颖，陈怡宏. 中医热证动物模型造模方法概述[J]. 江苏中医，2001，22（4）：42-43.

2. 周永生，樊雅莉，张宇鹏. 大鼠虚热证模型的研制[J]. 中国中医基础医学杂志，2001，7（9）：23-26.

第五节　气虚证

【原理】

根据"人之所受气者，谷也""谷不入半日则气衰，一日则气少矣"等中医理论，采用限制动物日摄食量的方法，建立气虚证动物模型。

【方法】

1. 实验动物

雌/雄昆明小鼠，体重18～22 g。

2. 造模方法

控制饲料量为 $100\sim125g/(kg\cdot d)$，造模时间为 $9\sim14\ d$。

【结果】

出现活动减少、精神萎靡、反应迟钝等一般气虚证症状。造模过程中，动物出现体重下降、免疫功能下降、应激能力下降等表现，后期可伴有严重贫血。

【应用】

用于气虚证的药物疗效观察和临床研究。

【参考文献】

1. 李军兰，方肇勤. 气虚证动物模型造模方法综述[J]. 上海中医药大学学报，2004，18（3）：56-60.

2. 周爱香，李小芹. 益气生血片对脾虚动物造血和免疫功能的影响[J]. 中药新药与临床药理，2002，12（2）：95-97.

第六节   血虚证

【原理】

中医理论认为，血的生成不足和失血过多过快是血虚证形成的主要原因，采用放血加适当限食的方法可以模拟失血和"化源不足"两种基本病因，进而形成血虚证动物模型。

【方法】

1. 实验动物

雌/雄日本大耳白兔，体重 $2.2\sim3.1\ kg$。

2. 造模方法

日本大耳白兔，耳部静脉常规消毒，在耳根部注射 $1.5\ mL$ 浓度为 1.5% 的普鲁卡因局麻，使血管扩张，用注射器从兔耳中央动脉、静脉，耳缘静脉抽血，隔日 1 次，共 7 次，每次放血量为全血容量的 10%。造模开始后，给予动物半量饲料。

【结果】

造模后动物出现体重下降、精神萎靡、倦怠少动、毛枯蓬松、唇色淡白、睑结膜苍白等一般血虚证表现。伴有 RBC、Hb 数量显著下降，SOD 活性显著下降，LOP 含量显著增加，红细胞变形性显著降低。

【应用】

用于血虚证的基础机制研究、药物疗效观察和临床研究。

【参考文献】

1. 龚文君，沃兴德. 血虚证的现代研究概述[J]. 现代生物医学进展，2007，7（6）：934-937.

2. 欧敏，陈如泉. 血虚家兔模型红细胞变形性与 SOD、LPO 变化的实验研究[J]. 湖北中医杂志，1996，18（3）：52-53.

第七节　血瘀证

一、全身血液循环系统改变血瘀证

【原理】

应用高分子右旋糖酐模拟急性血瘀证的形成，原理是高分子右旋糖酐是一种水溶性多聚化合物，作为一种桥联大分子能被红细胞吸附，在红细胞之间形成较多稳定的桥连结构，从而导致红细胞的聚集。

【方法】

1. 实验动物

Wistar大鼠，雌性，体重250～300 g。

2. 造模方法

大鼠肌肉注射戊巴比妥钠全麻，剂量为50 mg/kg；静脉注射肝素钠全身抗凝，剂量为700 U/kg。分离颈总动脉和颈总静脉，行颈总动脉插管，通过压力换能器记录血压，血压稳定20 min后，用10%高分子右旋糖酐经颈静脉注射，剂量为10 mL/kg，1 min注完。

【结果】

微循环障碍形成，表现为微血管收缩、血流变慢及微血栓形成，血流流态变为絮状、断线状。血小板黏附率、聚集率明显增强，红细胞变形指数明显降低。

【应用】

用于急性血瘀证的药物疗效观察研究。

【参考文献】

1. 刘艳凯，刘圣君，张玉平，等.川芎嗪、当归注射液对急性微循环障碍大鼠血小板功能和器官血流量的影响[J].中国医学物理学杂志，2005，22（5）：660-662.

2. 魏蕾，欧阳静萍，王雄.当归对高分子右旋糖酐诱导人红细胞聚集性增强的影响[J].微循环学杂志，2001，11（1）：30-31.

二、气滞血瘀证

【原理】

选取家兔作为模型动物，给予电针反复刺激，使动物产生疼痛、惊恐等情志反应，可使家兔处于交感神经亢奋状态，血液中去甲肾上腺素含量升高，进而产生微循环障碍，血黏度、血浆蛋白原水平升高，可观察到小血管瘀血、出血和小血管血栓形成。

【方法】

1. 实验动物

家兔，雄性，体重2500 g左右。

2. 造模方法

家兔双耳皮下分别刺入针灸针，接电针仪施以断续波刺激，每10 min刺激一次，每次持续0.5 min，每天持续6 h，造模共15 d。

【结果】

给予疼痛刺激时家兔可出现惊叫、蹬腿、咬断导线等抗伤害反应，血浆去甲肾上腺素水平升高，红细胞内SOD活力显著下降，淋巴细胞内ANAE阳性百分率先上升后下降，表明细胞免疫功能先动员后下降。血浆黏度、全血黏度、纤维蛋白原含量均增加，红细胞形变能力变差，可观察到小静脉瘀血、肺毛细血管扩张，有散在性出血和血栓形成。

【应用】

用于气滞血瘀证的基础机制研究和药物疗效观察。

【参考文献】

1. 田金洲，王永炎. 血瘀证动物模型的种类、评价与研究[J]. 北京中医药大学学报，2006，29（6）：396-400.

2. 卢振初，周淑英，罗宇慧. 疼痛所致家兔"血瘀证"模型研究[J]. 南京中医学院学报，1991，7（3）：149-150.

三、寒凝血瘀证

【原理】

通过给予动物一定的冷冻刺激，模拟中医理论中"寒邪伤阳""寒凝血瘀"的病理状态。

【方法】

1. 实验动物

SD大鼠，雌性，体重210~250 g。

2. 造模方法

将大鼠置于0~1 ℃冰水中20 min，每日1次，持续2周。

【结果】

大鼠受冻后出现寒战、少动、反应迟钝、喜蜷缩扎堆等一般表现，可见爪尾部颜色紫暗，耳色暗红，饮水少，小便色清，大便湿烂。造模后大鼠毛细血管清晰度下降，管径减小，血流减慢，大鼠的全血比黏度、血浆比黏度、红细胞压积、红细胞聚集指数、红细胞变形指数等指标出现显著升高，血浆内皮素水平上升、NO水平下降且差异显著。

【应用】

用于寒凝血瘀证的药物疗效观察和临床研究。

【参考文献】

1. 郑小伟. 寒凝血瘀证动物模型的量化研究[J]. 浙江中医学院学报，1999，23（2）：

43-45.

2. 成秀梅，杜惠兰. 寒凝血瘀证动物模型的建立[J]. 中国中医基础医学杂志，2005，11（8）：604-605.

四、气虚血瘀证

【原理】

外伤血瘀证主要是指由于外科手术、打伤、砸伤、摔伤等造成的血瘀证，给予实验动物外力击打，是符合病因的造模方法。

【方法】

1. 实验动物

Wistar大鼠，雄性，体重230 g～270 g。

2. 造模方法

采用特制的"击伤器"，将大鼠的右后肢平放于击伤器底座平台上，释放"击伤器"的重锤造成重创。

【结果】

动物经受击打后精神萎靡、食欲不振，患处肌肉损伤较重，出现肿胀并有成片瘀血块，皮肤紫暗发热。造模后，动物血液处于高黏状态，具体表现为纤维蛋白原水平明显升高，血浆黏度明显下降，血小板聚集功能明显升高，凝血时间明显延长。

【应用】

用于外伤血瘀证的药物疗效观察和临床研究。

【参考文献】

1. 温瑞兴，李溟，李文，等. 外伤血瘀证和阳虚血瘀证动物模型血液流变学的比较研究[J]. 中国中医基础医学杂志，2005，11（11）：833-836.

2. 梁爱华，杨洪军，刘建勋. 血瘀证动物模型的研究概况[J]. 中国实验方剂学杂志，2003，9（2）：55-58.

五、血虚血瘀证

【原理】

中医理论中，温热病邪灼伤津液，使津液不足不能载血运行，血行不畅则易于瘀塞凝结，形成血瘀证。应用绿脓杆菌感染动物，可以模拟一种血瘀热结的病机，形成接近于温病的热毒血瘀证的动物模型。

【方法】

1. 实验动物

青紫蓝兔，雄性，体重2.16～2.56 kg。

2. 造模方法

通过预实验测定绿脓杆菌菌液的浓度，稀释至1亿/mL备用。静脉注射感染绿脓杆菌，剂量为1亿/kg。

【结果】

造模后体温明显升高，5 h平均增加2 ℃，24～72 h增加1 ℃以上，保持在40 ℃水平；白细胞数量先在短期内下降随后升高，24 h明显升高，72 h可维持在较高水平，伴淋巴细胞百分比下降、中性多核白细胞百分比增加等急性感染特征；微循环改变有：微血管形态明显改变，红细胞聚集，血流流态改变，出现微小血栓和管壁渗出；凝血机制中促凝机制亢进，具体表现为血中纤维蛋白原含量明显增加，凝血酶时间和凝血酶原时间缩短，血小板聚集功能亢进；病理学改变48 h最为显著，多组织出现肿胀伴毛细血管瘀血和出血，有微血栓形成。

【应用】

用于热毒血瘀证的药物疗效观察和临床研究。

【参考文献】

1. 杨进，路平成. 家兔"热毒血瘀证"系列动物模型的试制[J]. 南京中医药大学学报，1995，11（2）：70-72.

2. 王殿俊，刘小浩，金辉，等. 热毒血瘀证动物模型的研制[J]. 南京中医学院学报，1992，8（1）：18-21.

第八节 肝脏病证

一、肝郁证

【原理】

肝郁证多因消极应激和不良情绪体验而产生，肝郁证的核心症状在于精神抑郁和"多愁善感"，实质是兴趣或愉快感的减少，而慢性可变的应激程序优于单一应激，所以利用慢性不可预知的多种应激随机组合的方法，可以较好地模拟临床情志异常引发的肝郁证。

【方法】

1. 实验动物

SD大鼠，雄性，体重240～260 g。

2. 造模方法

应用不可预知的慢性应激刺激方法，刺激方法包括：断食、水24 h各3次；冰水游泳5 min共3次；45 ℃热环境5 min，共3次；160次/min水平振荡30 min，共3次；夹尾刺激1 min，共3次；24 h明暗颠倒，共3次。每日随机安排一种刺激，使动物不能预知次日刺激，造模时间共3周。

【结果】

造模后动物表现出活动减少、激惹等逃避反应，胡须倒垂、贴边、扎堆等一般表现。造模过程中大鼠体重持续低于对照，血浆ACTH浓度持续升高，1%蔗糖水摄取量下降，说表现出了对奖赏的低敏感，模拟出了动物的快感缺失。

【应用】

用于肝郁证的药物疗效观察和临床研究。

【参考文献】

1. 金光亮，南睿，郭霞珍. 慢性应激肝郁证大鼠模型的建立[J]. 北京中医药大学学报，2003，26（2）：18-21.

2. 金光亮，王胜兰. 关于建立肝郁证动物模型的思考[J]. 山东中医药大学学报，2004，28（6）：408-409.

二、肝阳上亢证

【原理】

肝阳上亢证的主要病理生理基础为外周交感-肾上腺髓质功能偏亢，应用温里药、麻黄碱和盐水三因复合法可以构建这一模型。高盐摄入可以引起水钠潴留，交感-肾上腺活动增加，血管内皮素增多；麻黄碱具有升压作用；附子、肉桂、干姜可导致肝肾精血亏虚，形成肝阳上亢证的重要病机基础。

【方法】

1. 实验动物

Wistar大鼠，雄性，体重180～200 g。

2. 造模方法

制备温里药水煎剂，附子、肉桂、干姜等比配伍，水煎浓缩至含药量1 g/mL；造模第1周，中药煎液中加麻黄碱3.25 mg/mL，第2周到第4周加至5 mg/mL，使动物适应。灌喂上述混合液，剂量为1 mL/100 g，每日1次，并给予1%NaCl自由饮用。造模持续至血压稳定，约4周时间。

【结果】

造模期间大鼠表现出易激好斗、烦躁不安、饮水量增加、排尿增加等一般变化，造模第2周开始血压上升，至第4周稳定。血压变化具体为收缩压、舒张压、左心室压均升高，心肌收缩力增强；尿液中TMN、NE含量升高，提示交感-肾上腺髓质功能改变，儿茶酚胺类分泌增多；血液中血管紧张素Ⅱ、血栓素B_2、环核苷酸水平上升，6-酮前列腺素$F_{1\alpha}$/血栓素B_2比值降低，提示机体缩血管效应增强。

【应用】

用于肝阳上亢证的药物疗效观察和临床研究。

【参考文献】

1. 黄文权，肖鸿，袁林贵. 肝阳上亢证型实验动物模型研究初探[J]. 中国中医急症，1996，5（1）：36-37.

2. 杨雯晴，王晓冰，李运伦. 原发性高血压肝阳上亢证动物模型的评价与思考[J]. 山东中医杂志，2015，34（6）：403-405，429.

第九节　心脏病证

【原理】

中医理论认为："谷不入半日则气衰，一日则气少矣。""惊则心无所依，神无所归，虚无所定，故气乱矣。""劳则喘息汗出，外内皆越，故气耗矣。"控制饮食的饥饿造模方法可以损耗心气，强迫负重游泳可以模拟"惊""劳"病因，应用心得安和垂体后叶素可以形成增加氧耗、损伤心肌的病理过程，进而模拟损耗心气的病机。

【方法】

1. 实验动物

NIH小白鼠，日龄35 d左右，体重18～26 g。

2. 造模方法

造模共24 d，期间全程连续控食，每只小鼠每日喂小白鼠精饲料75 g/kg，每日强迫负重游泳10 min，负重量按小鼠体重5%计算。造模20 d后，每日灌服浓度为1 mg/mL的普萘洛尔溶液0.5 mL，连续用药4 d。第23天腹腔注射垂体后叶素0.2 mL（5 U/mL）。

【结果】

造模中，前7 d动物出现活动增加，觅食增加，频咬铁笼等行为，2周后活动减少，行动迟缓，毛发枯槁且竖立，鼠尾颜色淡白。灌服普萘洛尔后呼吸急促，强迫游泳后加重。造模完成后数据显示，小鼠体重下降，随着造模时间延长小鼠负重游泳时间逐渐减少。造模第5天始，模型动物心率显著加快，第10天始心率减慢，第20天始心率减慢出现显著性差异。造模过程中，模型小鼠结代脉发生频率显著增高，心功能检测多项指标下降，心肌SOD水平下降，伴MDA、CK和LDH水平上升。

【应用】

用于心气虚证的药物疗效观察和临床研究。

【参考文献】

1. 李少芝，朱文峰，黄献平.心气虚证动物模型的研制[J].中国中医基础医学杂志，2000，6（7）：46-52.

2. 程志清，吴玉芙，唐烨霞.SD大鼠心气虚证动物模型的建立与评价[J].实验动物科学与管理，2003，20（3）：1-6.

第十节　脾胃病证

一、脾阴虚证

【原理】

饮食不节、劳倦过度等因素可以使动物形成脾气虚证，继而应用甲状腺素及利血平等具有"伤阴"作用的药物，可以模拟脾阴虚证的病理过程。

【方法】

1.实验动物

SD大鼠，雄性，体重158～182 g。

2.造模方法

先以饮食不节、劳倦过度等因素造成脾气虚证模型，约7 d。从第8天起，单日喂食甘蓝10～15 g，滚带式跑步机快跑5 min，双日用猪油脂2 mL+甲状腺素、利血平各1 mL灌胃。

【结果】

造模初始，动物表现出活动量减少，进食减少，大便时软时干，偶有溏便。开始给予甲状腺素、利血平后，动物表现为易激惹，喜咬斗，进食量无明显变化，大便干燥，饮水略增。造模过程中可出现咬斗死亡。

【应用】

用于脾阴虚证的基础机制研究及药物疗效观察。

【参考文献】

1.王晓明，易杰，廖世新.脾虚证动物模型的客观评估[J].中国中医药杂志，2006，21（7）：406-408.

2.陈德珍，魏睦新.大鼠脾阴虚证病理模型的建立[J].新消化病学杂志，1997，5（1）：8-10.

二、脾阳虚证

【原理】

脾阳虚证动物模型的制作依据"脾主运化"的中医理论，在应用饮食失节、劳倦过度等损伤脾气的因素基础上，给予动物番泻叶、大黄等寒凉药以达到苦寒泻下伤脾阳的目的，这种复合因素造模方法更贴合实际临床患者的病因病机。

【方法】

1.实验动物

SD大鼠，雄性，体重170～200 g。

2. 造模方法

制备番泻叶水浸液：单味番泻叶水浸过夜，按每毫升含生药克数制成浓度为60%的煎剂。造模过程共20 d，单日喂食甘蓝并上跑台跑步，双日胃饲猪油脂2 mL；造模5 d后，每日灌喂番泻叶2 mL。

【结果】

大鼠出现进食减少，体重下降，大便溏泄，肛门周围有污物，毛发枯槁无光泽，蜷卧懒动喜扎堆等一般表现，解剖可见胃肠胀气。血液中丙二醛含量明显上升，硒谷胱甘肽过氧化物酶活性明显下降，提示造模后机体过氧化速率增强，抗氧化能力下降；动物红细胞共轭双烯含量升高、过氧化氢酶活性降低，提示动物体脂质过氧化的发生。

【应用】

用于脾阳虚证的药物疗效观察和临床研究。

【参考文献】

1. 李芹，张会永，吴天石，等.脾阳虚证动物模型造模方法与模型评价的研究进展[J].世界科学技术——中医药现代化，2015，17（8）：1721-1728.

2. 刘艳明，李德新，王晓明，等.脾阳虚证大白鼠模型脂质过氧化速率和抗氧化能力的研究[J].辽宁中医杂志，1994，21（1）：13-17.

三、脾气虚证

【原理】

中医理论文献中关于脾虚病因的论述包括"饮食自倍，肠胃乃伤""劳则气耗""饮食劳倦则伤脾"等，清代医家张景岳则认为"脾胃之伤于外者，唯劳倦最能伤脾"。诸多病因理论提示，可以采用较长时间的劳倦和饥饱失常相结合的方法模拟脾气耗伤的病理模型。

【方法】

1. 实验动物

Wistar大鼠，雄性，体重120～150 g。

2. 造模方法

强迫大鼠隔天在跑步机上跑步30 min，单日精炼猪油灌胃，每日2次，每次3 mL，双日喂食大白菜，不限量。造模时间共20 d。

【结果】

动物出现体重下降、体温降低、眼眯小、毛乱无光泽、拱背、粪便异常（小干或溏）、耳色淡白、尾色灰白、倦怠喜扎堆等一般类似脾虚证表现。夜间活动情况记录表明，模型大鼠站立、行走、抓痒、理毛等动作曲线振幅降低、频率变小；生化代谢方面出现乳酸脱氢酶活性增高、红细胞膜ATP含量降低、骨骼肌糖原含量下降及线粒体肿胀等变化；另外，还可出现消化道排空时间缩短、浮便率升高等变化。

【应用】

用于脾虚证的基础机制研究、药物疗效观察和临床研究。

【参考文献】

1. 陈小野. 脾气虚证动物模型初步规范化的造模方法和思路[J]. 中国中医基础医学杂志，2003，9（1）：3-5.

2. 杨云，陈小野，郭育芝，等. 劳倦和饥饱引起的大鼠脾虚证模型的造型及实验研究 [J]. 中国医药学报，1989，4（2）：65-67.

四、胃寒证

【原理】

利用"冰水灌胃法"制作动物胃寒证模型，原理是模拟"嗜食生冷"这一贴近临床实际的致病因素，中医理论认为阴寒之品入胃、寒邪凝滞，长此以往则发展成胃寒证；考虑到"寒邪直中"也是胃寒证的发病原因之一，故在"冰水灌胃法"基础上又增加了10℃凉水泡浴这一操作，使模型动物的制作更接近胃寒证实质。

【方法】

1. 实验动物

Wistar大鼠，雄/雌性，体重180～200 g。

2. 造模方法

给以冰水灌胃每日3次，10 mL/kg，并增加10℃凉水泡浴每日1次，每天15 min/次，持续5周。

【结果】

模型组大鼠出现总体食量上升、饮水减少、体重下降、精神萎靡淡漠、喜群聚等一般表现，伴见耳郭、爪趾、鼻唇颜色变淡、舌色变淡。冰水灌胃7 d后，模型大鼠大便发黄、质软较湿润，加用凉水泡浴后粪便异常更为明显，且偶见泄泻、大便稀黄。解剖观察见模型大鼠胃黏膜颜色呈浅红色或苍白色，部分皱襞收缩。病理切片见局部胃黏膜坏死等轻度慢性胃炎改变，造模后发现胃黏膜炎症因子IL-2水平升高。

【应用】

用于胃寒证的基础机制研究、药物疗效观察和临床研究。

【参考文献】

1. 杨万斌，文彬，张凌航，等. 大鼠胃寒证模型造模方法探索[J]. 中国中药杂志，2015，40（20）：4031-4036.

2. 李冀，柴剑波，毕珺辉，等. 大黄黄连泻心汤、理中丸对胃寒证、胃热证模型大鼠基础代谢的影响[J]. 中医药学报，2010，38（5）：55-57.

五、胃热症

【原理】

临床上胃热证多因嗜食辛辣肥腻、化热生火，或情志不遂、气郁化火，或热邪内犯等引起，可以参照常见病因作为造模因素，采用喂食辣椒汁等辛辣之品联合夹尾激怒致气郁的方法引起相应的热象反应，实现大鼠胃热证的制作。

【方法】

1. 实验动物

SD大鼠，雄性，体重180～200 g。

2. 造模方法

制备辣椒汁白酒混合液：新鲜的小辣椒洗净榨汁，双层纱布过滤后与60度白酒1∶1混合备用。模型大鼠每天给予上述混合液灌胃，0.1 mL/10 g；造模第6天开始，用尖端缠有纱布的止血钳夹其中一只大鼠尾部，令其与其他大鼠厮打，间接激怒全笼大鼠，每次刺激持续30 min，以不破皮、不流血为度。每隔3 h刺激一次，4次/d，共2 d，全部造模过程共8 d。

【结果】

造模后大鼠出现体温升高、体重减少、饮水量增加、食量减少、大便量减少且干燥、小便呈金黄色等一般表现。解剖后光镜下观察可见胃黏膜层变性、坏死、脱落，黏膜下层有炎性细胞浸润，可见溃疡形成。血浆中IL-2、IL-8、TNF-α、TXB_2、6-keto-PGF1α水平显著升高。

【应用】

用于胃热证的基础机制研究、药物疗效观察和临床研究。

【参考文献】

1. 梁念海，宓穗卿，劳绍贤.中医胃热证基础机制研究进展[J].中药新药与临床药理，2003，14（5）：360-362.

2. 山丽梅，赵艳玲，孔维军，等.大鼠胃热证动物模型的建立[J].中国实验方剂学杂志，2009，15（2）：30-32.

第十一节　肺脏病证

一、肺气虚证

【原理】

中医理论认为"肺为娇脏"，易受寒邪等致病邪气的侵袭，饮用冰水以及在低温条件下游泳都使动物暴露在寒邪刺激中，易于形成肺气虚证。烟雾燃烧会产生多种有毒的化学药品，对支气管黏膜是一种毒性刺激，长期暴露于该种刺激下，气管和支气管黏膜的杯状细胞和黏液腺会分泌大量影响纤毛运动的黏液，进而促进了病原微生物的侵袭和繁殖，引发支气管黏膜的慢性炎症，而这种炎症反应的临床表现与肺气虚证相类似，故联合采用烟熏法和寒冷因素刺激法可以模拟制作肺气虚证的动物模型。

【方法】

1. 实验动物

BALB/c小鼠，雌雄不限，6～8周龄。

2. 造模方法

将小鼠置于熏箱（体积约30 L，设有2个1 cm²的通风口）中进行烟熏，连续烟熏2支香烟，每只香烟约燃烧10 min，2只香烟间隔5 min，每天烟熏2次；每天将小鼠置于4 ℃水中游泳2～3 min，并给予冰水饮用，造模过程持续15 d。

【结果】

模型动物出现活动量减少、饮食量减少、拱背蜷卧、行动迟缓、体重增幅减轻、呼吸急促、咳嗽频作等一般表现。模型动物可见两肺呈膨胀状态、表面略有不平、出现小囊泡状突起等慢性支气管炎的特征性病理改变，光镜可见气管黏膜上皮部分脱落、杯状细胞及腺体增生肥大、炎性细胞浸润等肺气肿表现，电镜可见支气管纤毛明显受损。

【应用】

用于肺气虚证的基础机制研究和药物疗效观察。

【参考文献】

1. 杜祥月，李永亮，张俊，等.肺气虚证小鼠模型造模方法及其对小鼠免疫功能的影响[J]. 华北农学报，2014，29（5）：92-98.

2. 李泽庚，彭波，张杰根，等.肺气虚证模型大鼠的建立[J]. 北京中医，2005，24（1）：53-55.

二、肺热证

【原理】

温病学认为温邪侵袭人体具有从鼻而入的特点，认为"温邪上受，首先犯肺"，从鼻腔滴入病毒液的方法可以模拟肺热病的感邪和发病特点。临床上肺热证以发热、气喘、咳嗽、胸痛为主要表现，而典型的病毒性肺炎症状、急性期病理改变及病理性修复分期均与肺热证相似，可用于肺热证造模。

【方法】

1. 实验动物

昆明小鼠，雄雌不限，体重18～22 g。

2. 造模方法

制备仙台病毒液，鸡胚传代后血凝效价为1∶640。乙醚轻度麻醉小鼠，经小鼠鼻腔定量滴入仙台病毒液（感染病毒的鸡胚尿囊液），每只小鼠50 μL。

【结果】

小鼠自造模第2天开始出现耸毛、蜷缩、少食、少动、饮水增加、大便干燥、呼吸急促、体重减轻等一般表现。造模第4天开始，小鼠肺部出现表面颜色不均、明显出血和大块瘀血、肺质量和肺指数增加等病理变化，在水中半浮沉，切开有红色液体流出；镜下可见肺泡大小不一，有缺损及融合，泡内见轻重不一的浆液渗出、红细胞渗出和胞核碎片、淋巴细胞浸润等表现，亦可见泡间隔变宽充血、终末及细小支气管黏膜上皮细胞脱落、炎症细胞浸润等变化。但从第14天开始各病理指征明显减轻，可见病毒性肺炎中晚期病理表现，至第24天可基本恢复。

【应用】

用于肺热证的药物疗效观察和临床研究。

【参考文献】

1. 龚婕宁，杨进，陆平成. 家兔病毒性肺热证模型的建立[J]. 中国中医基础医学杂志，1995，1（3）：35，46-48.

2. 陆平成，龚婕宁，杨进，等. 仙台病毒小鼠肺热证模型的实验研究[J]. 南京中医药大学学报，1996，12（3）：22-24.

第十二节　肾脏病证

一、肾气虚证

【原理】

大剂量应用卡那霉素时，药物不能完全经由尿液排出，小部分被近端小管重吸收，导致药物在肾皮质蓄积。卡那霉素抑制肾皮质细胞溶酶体内的磷脂酶A和C，导致磷脂和磷脂酰肌醇的蓄积，进一步造成溶酶体的破裂和细胞损伤。在动物体内应用大剂量卡那霉素，可以影响肾脏的正常代谢和内分泌功能，且卡那霉素具有耳毒性，与"肾开窍于耳"的理论契合，所以将其用于模拟肾气虚证。

【方法】

1. 实验动物

SD大鼠，雄雌不限，体重230～270 g。

2. 造模方法

腹腔注射卡那霉素，用药量为250 mg/kg，分2次注射，用药14 d，自由进水进食。

【结果】

造模动物出现毛稀松、畏寒、食欲下降、精神萎靡、体重下降等一般表现。肾功能变化：尿量增多，尿相对密度减低，差异明显；血浆尿素氮和肌酐浓度显著升高；肾组织AQP2等蛋白表达水平显著下调。内分泌方面变化结果：胸腺指数和胸腺质量显著下降，垂体质量亦有下降趋势，皮质醇含量升高且睾酮、甲状腺素含量显著下降。另外，听毛细胞和肾脏、肾上腺组织可见明显病理形态学改变。

【应用】

用于肾气虚证的基础机制研究和药物疗效观察。

【参考文献】

1. 太史春，王哲，孙大宇，等. 肾气虚模型大鼠肺肾组织AQP1的蛋白表达研究[J]. 辽宁中医药大学学报，2008，10（3）：124-125.

2. 王德山，王哲，太史春，等. 消酐散对肾气虚模型大鼠肾组织AQP2表达的影响[J]. 中国中西医结合肾病杂志，2010，11（1）：25-27.

二、肾阳虚证

【原理】

大剂量氢化可的松促进动物蛋白质、脂肪的大量分解，具有降低糖的利用及抑制免疫的作用，可以使动物出现体重减轻、活动减少、反应迟钝、肢尾冷、卷曲拱背、毛松等类似于"形寒肢冷"表现的肾阳虚现象。

【方法】

1. 实验动物

Wistar大鼠，雄雌不限，体重150～300 g。

2. 造模方法

（1）肌内注射法

应用醋酸氢化可的松注射液，剂量为25 mg/kg，用药9～14 d，停药6～14 d。

（2）灌胃法

应用地塞米松混悬液灌胃，剂量为0.670 mg/kg，用药14 d，停药14 d。

【结果】

造模后动物出现体重下降、恶寒蜷卧、活动迟缓、精神萎靡、拱背少动、毛松消瘦等一般情况；动物耐力相关实验表明游泳时间缩短，耐冻能力下降，死亡率增高；病理观察可见肾上腺质量减轻后又恢复，精子活动力下降，肝细胞胞浆中颗粒减少出现空泡、出现核固缩及线粒体形态的异常，停药后肝细胞变性减轻，伴有脾脏缩小和淋巴细胞的减少。

【应用】

用于肾阳虚证的药物疗效观察和临床研究。

【参考文献】

1. 苗明三，朱鹏飞. 常用医药研究动物模型[M]. 北京：人民卫生出版社，2007.

2. 陈英华，孙琪，欧阳轶强，等. 肾阳虚动物模型造模方法综述[J]. 中国医药学报，2003，18（6）：370-372.

三、肾阴虚证

【原理】

肾上腺皮质功能亢进患者，临床表现类似于中医肾阴虚证。给实验动物应用过量的促肾上腺皮质激素，可以促进肾上腺皮质激素的合成和释放，制作出肾上腺皮质功能亢进模型，进而模拟中医肾阴虚证。

【方法】

1. 实验动物

SD大鼠，雄性，体重200～300 g。

2. 造模方法

腹腔注射促肾上腺皮质激素，剂量为16 μg/kg，每天给药1次，用药14 d。

【结果】

造模后动物出现体重下降、恶寒蜷卧、拱背少动、精神萎靡、活动迟缓、毛松体瘦等一般表现，生化检测可观察到尿中去甲肾上腺素、肾上腺素、多巴胺含量明显增加，单胺氧化酶活性降低，DOPA/DA 比值下降。

【应用】

用于肾阴虚证的药物疗效观察和临床研究。

【参考文献】

1. 苗明三，朱鹏飞. 常用医药研究动物模型[M]. 北京：人民卫生出版社，2007.

2. 王萍，王喜军. 肾阴虚证动物模型研究概况[J]. 中医药信息，2013，30（4）：123-125.

四、肾精虚证

【原理】

环磷酰胺能够抑制细胞DNA合成，进一步导致蛋白质合成障碍，破坏骨髓造血细胞的增殖能力。应用环磷酰胺所造成的贫血与临床再生障碍性贫血相似，可作为肾精虚证的动物模型。

【方法】

1. 实验动物

SD大鼠，雄性，体重110～150 g。

2. 造模方法

（1）腹腔注射法

环磷酰胺剂量为50～70 mg/kg，每日给药1次，用药3～5 d。

（2）灌喂法

配制环磷酰胺浓度为0.1%的生理盐水溶液，按照12 mg/kg的剂量每天上、下午给药，持续21 d。

【结果】

实验小鼠出现体质消瘦、活动减少、蜷卧、毛松、四肢发凉、大便稀溏等一般表现。动物胸腺指数、脾指数显著下降，吞噬率和吞噬指数也明显下降，病理观察可见肝细胞胞浆内出现空泡、粗面内质网显著减少，肾上腺细胞外胞浆内严重空化，部分线粒体消失，粗面内质网部分消失。

【应用】

用于肾精虚证的药物疗效观察和临床研究。

【参考文献】

1. 苗明三，朱鹏飞. 常用医药研究动物模型[M]. 北京：人民卫生出版社，2007.

2. 郑莉明，敖海清，徐志伟. 肾精不足模型造模方法文献分析[J]. 中国中医基础医学杂志，2015，21（10）：1323-1326.

第十五章　基因工程动物模型

第一节　转基因小鼠技术

转基因小鼠技术是指通过转基因技术将可遗传的外源基因或特定DNA片段导入小鼠组织细胞内的技术。1974年，美国学者Jeanisch和Mintz应用显微注射法将SV40病毒DNA注射到小鼠囊胚中，获得了基因组整合了SV40DNA的小鼠。1976年，他们用反转录病毒感染小鼠囊胚，获得了SV40DNA转基因小鼠，导入的反转录病毒可遗传给子代。1982年，Palmiter等通过受精卵原核注射获得了含人生长激素基因的融合基因的小鼠。这种转基因小鼠的体重远比同窝的正常野生型小鼠要大，因而被称为"超级小鼠"。超级小鼠的出现，证明了导入的基因可以在小鼠体内表达并发挥作用，并且人类的基因同样可以在小鼠体内发挥与原来相同或相似的作用，从而为利用转基因技术人为改造物种或生物状态奠定了实验基础。转基因小鼠技术不仅可以进行基因表达调控研究，也可以建立特定遗传疾病动物模型，研究导入基因表达产物在体内的功能。

【原理】

将改建后的目的基因（或基因组片段）用显微注射法注入供体小鼠的受精卵（或着床前胚胎细胞），然后将此受精卵（或着床前胚胎细胞）再植入受体动物的输卵管（或子宫）中，使其发育成携带有外源基因的转基因动物，通过分析转基因和实验小鼠表型的关系，研究揭示外源基因的功能，而且可进行工程动物的大量生产。

【方法】

1. 实验动物

供体雌鼠（杂交一代F1，如C57×CBAF1或C57×DBA/2F1），4～5周，体重22～25 g。受体雌鼠（杂交小鼠，或C57、ICR等），6～8周，体重22～25 g。

一、转基因表达载体的构建

转基因表达载体构建之前，要根据研究项目的不同，选择合适的转基因载体。质粒载体一般不超过12 kb，如果到了13～15 kb，操作起来就相对困难。反转录病毒载体质粒不可以超过12 kb，其中病毒包装区一般不超过8 kb，大于8 kb后不易完成病毒安装过程。

黏粒不超过45 kb。酵母人工染色体、噬菌体P1衍生的人工染色体和细菌人工染色体都能携带300以上碱基的DNA片段。

转基因小鼠载体的构建主要包括启动子序列、内含子序列（备选）、拟表达的目的基因和多聚腺嘌呤加尾信号四个部分。其中，启动子的选配是决定外源基因在受体细胞能否正确表达的关键。非特异性的表达基因可选择广谱型启动子。而特异性表达的基因启动子要具有严格的时空作用特异性。如果要增强基因的特异性表达，就必须设计出单一型增强子或复合型增强子与之相匹配。启动子选择不合理，将影响外源基因的表达。由于5′非编码区是同核糖体识别相关并启动翻译的重要区域，而不同基因在5′非编码区具有不同的结构特点。因此，构建载体时要注意靶基因的5′非编码区的结构。5′非编码区的结构不合理，也将影响外源基因的表达。编码区的遗传密码在不同物种中有所偏爱，如在小鼠中表达细菌、植物或其他种类动物的基因时，应把一些密码置换成小鼠偏爱的同义密码子，这样可以提高表达效率。如分泌蛋白的分泌信号区可以同非分泌性蛋白靶基因融合形成分泌性蛋白。具有特异性细胞定位蛋白的靶基因整合可形成特异细胞定位的融合蛋白。为了提高外源基因的表达，还可以在靶cDNA5′端加一个内含子。终止子提供PolyA结合蛋白和起始复合物的相互作用位点，是转基因成败的关键。一般商业化的表达载体都包含终止子。此外，内核糖体进入序列（IRES）在同一载体中表达一个以上的基因时，可以在两个基因之间插入IRES序列，使得两个基因分开翻译成不同的蛋白。

二、转基因小鼠的建立

（一）取得供体受精卵

【原理】

建立转基因小鼠常见的方法就是小鼠受精卵原核注射，主要通过自然排卵法、人工注射性激素诱发排卵法和体外受精等方式获得受精卵。为了获得足够数量的受精卵，通常会采用联合注射孕马血清促性腺激素（PMSG）和人绒毛膜促性腺激素（HCG）诱发排卵。

【方法】

1. 输精管切除术

输精管切除小鼠用于与晶胚转移母鼠交配使母鼠假孕。三溴乙醇腹腔注射麻醉剂量为240 mg/kg。

（1）称重后麻醉小鼠，背位固定小鼠，大剪刀贴近皮肤剪毛，75%的乙醇涂擦消毒手术切口部位，以防止毛发污染切口。

（2）在生殖器前方大约1.3 cm处横行剪开下腹部皮肤，做约1 cm的切口，用浸75%乙醇的纱布擦拭切口部位以清理毛发。

（3）切开腹膜，进行膀胱定位。每侧都可见有一条管道走行，用镊子轻轻夹持左侧管道，提起部分使手术视野清晰可见，确定其为输精管。

（4）将镊子插进输精管下方，使它们处于自然状态，其末端垂直。同时在该位置两端用缝线结扎输精管，距离大约4~5 mm。在两结扎点间剪断输精管，置其于纱布上以确定当侧手术完毕。

（5）将输精管两个断端轻轻放回腹腔，如上处理右侧输精管。两侧手术完毕后，2～3根单独缝线缝合腹壁切口。待用缝线提前浸泡在75%乙醇中，保持缝线湿润，防止结扎时黏附组织。用2个或3个自动小夹夹闭皮肤。

（6）为保暖，包裹小鼠于纱布中或将其放置于热垫内使其苏醒，处于麻醉状态下的小鼠应该严格监护直到其完全苏醒（30～40 min）。手术后小鼠饲养2周后确定手术是否成功。

（7）实验性饲养：将1～2只雌鼠与输精管切除小鼠合笼饲养，次晨进行阴道栓检查。有阴道栓的母鼠，用磷酸缓冲液处理后24 h，其输卵管潮红。卵细胞应该处于单细胞期或未受孕状态，若处于双细胞期，则输精管切除未完全，雄性小鼠应进行再筛选。

2.受精卵的收集

（1）受精卵的采集

受精卵获得的方法分自然排卵和激素诱发排卵以及体外受精三种方法。此处介绍诱发排卵法。

诱发排卵法：雌性小鼠生后3～6周达到性成熟，性周期均为4～5 d，其排卵时间可用饲养室的明亮和黑暗进行调节，所以必须对饲养室的明暗规律进行准确、严格的管理。

性周期是尿促卵泡素和黄体生成素相互作用的结果，我们可以从外部给予这些激素诱发排卵。向成熟雌小鼠腹腔内注射5国际单位（IU）的孕马血清促性腺激素（PMSG）之后，约在48～54 h后再将2.5～5.0 IU的人绒毛膜促性腺激素（hCG）注射于同一小鼠腹腔内，约12 h后即可诱发排卵。排卵数量可达自然排卵的2倍，效果很好。雌小鼠给予hCG后应立刻与雄性小鼠合笼。成熟雄性小鼠应按每笼饲养1只，雄性小鼠大小在3～6周。合笼时，须将激素化雌性小鼠放进雄性小鼠的笼中。雄性小鼠释放促雌性发情的外激素，在交配过程中建议不换笼，交配过的雄性小鼠，间隔1周后再进行下次交配。

显微注射的受精卵最好于交配后次晨注射前几小时收集，此时易进行注射操作。交配后过夜小鼠的阴道栓易见，可用交配指示剂指示。对超排卵的交配母鼠体内进行阴道栓计数一般正常。低比率的有栓母鼠说明促性腺激素失去效力或雄性小鼠交配过度或雄性小鼠老龄化。收获受精卵必须打开小鼠腹腔，输卵管必须仔细切开。输卵管冲洗术或输卵管壶腹部切开术都可作为收集受精卵的方法。

（2）腹腔内输卵管的切开

①通过颈椎脱臼法或二氧化碳吸入快速处死小鼠。

②将动物背位固定在无菌干燥的吸水纸上，剪毛并用75%的乙醇彻底涂擦手术部位，以避免毛发污染手术视野。

③持眼科镊捏紧下腹部正中线皮肤，用外科剪做小的横切口，剪刀钝性分离充分暴露手术视野，或钝性撕开皮肤暴露腹膜。用眼科剪打开腹膜，充分暴露腹腔与子宫角部手术视野。子宫为Y形，为起自盆腔膀胱后的肌性器官，向上分支为两侧子宫角，向上横行深入腹腔。

④用镊子距输卵管卵巢6～7 mm处夹持子宫角翻转后轻轻拖出腹腔，在镊子捏点下部子宫角下方附近刺破肠系膜，清除肠系膜组织远离子宫角与输卵管，并防止用力过大压破

子宫角与输卵管连接处。

⑤用镊子拖出脂肪垫、卵巢、输卵管以及子宫部件。小心剪掉卵巢与输卵管之间的薄层膜，然后剪下输卵管和部分子宫角，将其盛放在盛M2培养液的小玻璃皿中，对另一侧输卵管重复上面操作。

（3）离体输卵管内受精卵的收集

解剖镜下观察近输卵管漏斗部上部明显潮红，此为壶腹部。用眼科镊子撕开膨大的壶腹部即看到包绕受精卵的丘细胞团。

①转移输卵管于含M2培养液的小玻璃皿中。

②眼科镊子夹持壶腹部，并用另一只眼科镊子撕开膨大的输卵管，游离的受精卵慢慢流出，也可以用镊子轻轻挤压输卵管将受精卵推出裂口。

（4）透明质酸酶处理与受精卵的漂洗

M2培养液中受精卵可能成团状，微注射用的受精卵必须是单个细胞，而且无细胞碎片。漂洗细胞时，首先用M2培养液除去细胞碎片。不成团细胞可用无菌移液管收集到盛M2培养液的玻璃小皿中，注意把握移液管的张力。溶解在工作液中的透明质酸酶对细胞团以及复合体进行消化时必须严密观察，一旦细胞团溶解立即将单细胞转移到新鲜M2培养液中，防止消化过度。尽可能减少受精卵在透明质酸酶中的停留时间。

用M2培养液漂洗2～3次，清除碎片后，用无菌移液管将受精卵置于特殊培养基（M16），放于37 ℃、5% CO_2孵箱中待注射，此培养基上层覆盖高压消毒矿物油，可防止污染，同时防止培养基水分蒸发影响pH。受精卵在体外发育较体内快，在孵育过程中注意观察，一些受精卵清晰可见原核形成，在此期间可先选出原核清晰的卵（形态稍不规则）用于注射，其他卵继续培养。注射后，再筛选，再注射，直至得到满意的注射卵数。

（二）显微注射

1. 导入DNA的制备

显微注射首先涉及导入DNA的制备，显微注射的转入基因通常为去除载体序列的线状DNA，转基因所用载体是真核表达载体，即含有在哺乳动物细胞内表达的真核启动子。所谓组织特异性的实现多是通过组织特异性启动子来实现组织特异性表达的。制备转基因小鼠，必须对待导入DNA进行分离纯化。实验必须用经过琼脂糖电泳鉴定并确定其纯度的DNA，对导入基因的大小没有特别的限制，长链DNA也可成功。导入DNA纯度要高，无酚、无酒精、无DNA酶和RNA酶及其他不溶解物质。实验中注意防止一些杂质堵塞注射针，如琼脂糖颗粒、纤维物质等，需尽量超速离心除去。

DNA的注射质量是实验成功的关键。研究表明DNA的浓度<1 μg/mL时，整合效率低。DNA的浓度>3 μg/mL时，受精分裂降低。1 μg/mL≤DNA≤3 μg/mL时，整合效率可达20%～40%。

2. 导入DNA的制备程序

（1）通过在Tris-acetate-EDTA缓冲液中进行琼脂糖凝胶电泳从载体中分离待插入DNA，用5 mg/mL溴乙啶染色。

（2）为防止对插入DNA的溴乙啶的破坏，用长波紫外光显影。

（3）切下目的基因所在凝胶片，电泳制备目的DNA，或用Qiaex凝胶抽提试剂盒进行抽提。

（4）乙醇沉淀目的DNA。在样品中加入1/10体积的3M乙酸钠，混匀，再加入2～2.5倍体积无菌100%乙醇进行沉淀。

（5）孵育过夜后，超速离心机10000 r/min，离心5 min，收集沉淀，重悬沉淀于Elutip缓冲液。

（6）用Elutip-D微型柱对目的DNA过柱处理。

（7）按照步骤（4）重新沉淀DNA，用70%乙醇漂洗沉淀2～3次，真空干燥沉淀。清洗与干燥过程极其重要，因为残余的盐和乙醇对受精卵的发育是致命的。

（8）注射缓冲液（10 mmol/L Tris-HCl-0.1 mmol/L EDTA，pH 7.5）重悬沉淀，缓冲液必须是Milli-Q纯化水配制。

（9）通过荧光光度计或凝胶电泳比色法评估目的DNA的浓度10 μg/mL。

（10）用注射缓冲液调整目的DNA的浓度在1～3 μg/mL。

3. 器械准备

（1）注射针的制作

注射针是内含玻璃细丝的薄壁毛细吸管，它可以通过毛细管虹吸作用进行载样。用拉针仪（SUTTER，P2000）可以把注射针水平或垂直扯下来。必须保证制备的毛细管可以进入拉针仪，这样加热组件大约在毛细管的中央位置。一般用内径为1.0 mm的微电极管为材料制作注射针，微电极管可以买到，它与拉针仪是匹配的。另外，应该对拉针仪的设置进行选择，使细丝温度和扯拉力度（主拉力和次拉力）处于最佳状态。具体需要预实验来确定其最佳设置。待用注射针应该用蒸馏水严格清洗以除去残留炭化物颗粒。严格的实验微电极管在使用前应经过泡酸、泡蒸馏水和硅化的程序，但有人省略了此步也有较好的结果，经拉针仪拉针后就没法清洗，好的拉针仪是不会残留炭化物颗粒的，若拉成后清洗其针尖很容易断掉，也可用PN-30拉针仪。

（2）持卵管的制作

持卵管内径要能吸住受精卵，而又不把卵吸入管内。为便于操作，持卵管可进一步调整使其末端轻微弯曲（15°）。持卵管的内径很重要，可用铂金灯丝灼烧管口，使其内径为20～30 μm。为避免机械损伤，持卵管口应该是钝性末端而且其孔隙有限，使受精卵轻轻依附在负压管道中。这种高度密实可抵抗密封系统的破损，而密封可以减少受精卵注射时的旋转运动。持卵管的口部应该光滑、平整及与其长轴垂直。具体制备操作：双手执毛细玻璃管的两端，将管的中部置酒精灯外焰烧红至变软后离开火焰，同时双手外伸，将烧软的部分拉细。用玻璃刀或细砂轮小心将细管切开，在镜下观察切口应平齐（如不平齐，应重新切割）。然后于酒精灯火焰底部的蓝焰边缘处将切口钝化处理（即将管口于蓝焰边缘处做短暂灼烧，然后于显微镜下检查管口形状，如此反复，直至满意）。如实验室配有持卵管制作仪，则可在显微镜下直接监视热灯丝对持卵管管口灼烧后的形状，及时调整二者之间的相对位置，更易得到满意的持卵管。持卵管应该做调整，用熔断仪将其打弯使其末端成15°（不同的显微注射仪度数可能有差异，打弯成25°左右，一般为20～25°）轻微弯曲以方便使用。此持卵管为不含细丝的玻璃，显微镜下用含刻度目镜确定持卵管的外径应该为50～100 μm。

（3）洗卵管的制作

点燃酒精灯，调节火焰到最佳。捏持玻璃毛细吸管或巴氏移液管在火焰上旋转过火。注意制备过程中离开火焰的时间以及扯拉的力度，尽量保证制备吸管的一致性。当吸管开始变软时，快速撤离火焰，向外急剧扯拉使吸管变长，形成口径大约150 μm。

为使吸管平分，轻柔地折断吸管，辨别其声音是否清脆，或扯拉吸管或只做弯曲直到两根同分数的吸管断裂为止。

解剖镜下（要在熔断仪上）检查吸管，并对其进行调整，确定其口径以及管口光滑平整。

（4）移卵管的制作

用于转移注射后受精卵到假孕鼠体内的吸管制作过程同上持卵管。不同的是，这些吸管的口径稍微小一些，大约150 μm（150～160 μm），比单受精卵的直径略大一些，将促使卵细胞精细地充满移卵管并转移到输卵管。移卵管在打磨过程中要求管口更光滑平整以减轻插入输卵管时对输卵管的损伤，同时必须注意移卵管头在火焰上时间不可太长，防止融化堵塞。管口要平且要钝化。

（5）凹玻片的准备

必须准备适合承载用于微注射的受精卵的凹玻片做微注射槽，也可用培养皿做注射槽，载玻片上的受精卵应该浸润在pH缓冲工作液中，如M2溶液，使受精卵在孵箱外保持30～40 min能受到保护。

具体凹玻片的准备程序：

①在超净台内利用手动移液器将M2溶液加入凹玻片窝的基底部形成直径大约0.6 cm液面，液滴的液面要水平平整，避免液体的折射效应。吸取胚胎实验用矿物油于M2溶液上，矿物油的量以刚刚达M2溶液最高液面为宜，将凹玻片置于倒置显微镜的载物台上，在低倍镜下调节焦距，使M2溶液液滴的底面清楚为止。

②覆盖矿物油的作用：防止液滴脱水以及浓缩；使受精卵处于无菌状态；固定M2溶液液滴。

③从孵箱中取出受精卵，用移卵管吸出受精卵并用M2溶液洗涤2～3次，调整实验用量，将其置于凹玻片的M2溶液中，调焦使在低倍镜下清楚地看到受精卵的轮廓，并且保证受精卵有足够空间自由移动，用持卵器将卵汇聚到一起，移卵时注意不要将气泡移入，以免影响操作视野。

（6）显微注射设备

显微注射仪的基本工作原理是运用立体倒置相差显微镜进行观察监测，显微镜两侧各置一台显微操作仪，一侧接持卵管，另一侧接注射针，可调节持卵管或注射针的空间位置。持卵管通过塑料管连接一个装满矿物油的带微调的注射器，通过调节压力控制卵的运动。注射针通过塑料管连接有压力泵的注射仪。将注射时间与压力固定后，进行注射操作。操作系统有LEICA AS TP基因转殖操作系统等，具体操作程序按其说明书严格进行。

4. 注射针内DNA的装载

把注射针的钝性头浸在盛待注射DNA的管中，溶液通过毛细吸管的虹吸作用进入注射针。注射针的末端应该一直留在DNA溶液中直到注射针末端有小泡形成（这说明DNA溶液装载完毕）。仔细检查注射针针头末端，距其几毫米处可见一个小凹液面。最后可将载满DNA溶液的吸管装在持针器或固定在器械环中待用。

5. 受精卵的显微注射

受精卵的显微注射过程相对简单，制作大量样品过程中，为保证显微注射量的一致性，必须通过大量反复有效的练习才可以成功。

（1）置凹玻片于显微镜下，低倍（6.3×10）聚焦。

（2）调节持卵管，注射针与受精卵在同一视野下后，转换到高倍镜（32×10）下时位置稍微低于受精卵，以便自如地操作受精卵。

（3）挨近注射针到工作液或油界边缘，稍微进入油界。在注射前，增加注射针的压力可见DNA溶液泡在油内形成囊状，以此确定DNA溶液流存在。

（4）如果未见DNA溶液流，则轻轻摩擦持样器钝缘，渐渐地打开注射器针头。针头重新进入油内确定DNA溶液流的存在。

（5）移动持卵管回到受精卵下部。通过微分驱动水压控制系统使持卵管内产生温和的负压，并使持卵管末端吸住受精卵。此操作必须确保受精卵基底部与凹玻片基底部轻轻接触。注意不宜吸得过紧，否则会使卵变形，甚至会将卵吸入持卵器内。

（6）对持卵管内真空进行缓慢调节，使持卵管内受精卵轻柔地旋转，使卵内原核位于持卵管口的远侧端。

（7）维持持卵管稳定，使注射针的针头紧靠受精卵的透明带，进行调节并使针与原核处于同一平面上。用注射针依次刺破透明带、细胞外膜、前核核膜，进入核膜内，受精卵的透明带易被针尖刺破，前核核膜相当有弹性，应用不同的方法进行尝试突破此结构。操作时避免与核接触损伤核仁。

（8）保持注射针位置固定，轻轻增加压力使DNA溶液流入前核中。注射过程中可能出现的现象如下：

①注射后原核将膨大到原来的2倍左右，表明注射成功，然后直接抽出注射针。

②一气泡出现在注射针尖端，透明带可能膨胀，表明受精卵的膜非常坚固，没有被刺破，此时需继续向内进针，直到尖端进入核，同时要小心注射针尖端极易破损。

③注射针压力较大，看不到任何现象，可能是注射针堵塞，需换针或更换DNA溶液。

④若见胞质颗粒涌出到卵黄周围空间，说明受精卵破裂。注射过程中，发现卵破裂数目较多，则需更换注射针。一支注射针一般可注射5～10枚卵。

（9）用持卵器移动受精卵到凹玻片凹内相对隔离的位置，以区分注射组与非注射组。重新安装持卵管并进行下一组操作。

（三）胚胎移植

1.受体小鼠准备

（1）动情期的探测

在转基因动物模型的建立中，雌鼠动情期的监测有很高的技巧性。小鼠的动情期主要划分为四个时期：

①动情后期：阴道口无扩张，周围组织为灰白色，阴道口周围无膨大。

②间情期：阴道开口小，周围组织为灰色或蓝色。

③动情前期：阴道口逐渐扩张，阴道周围组织由粉红色变为红色。

④动情期：阴道周围组织颜色由红色转为粉红色，阴道口背侧唇可见条纹，阴道口腹侧唇可见肿大，阴道有分泌液外渗。

随机选择动物，任何时间都可能有20%～25%的动物处于动情期。大多数鼠科动物的动情期平均持续4～5 d，所以对群居性动物的个体进行动情周期的同步化处理后可能在任一时期产生大量发情动物。动情期动物的选择需两个指标：阴道周围组织色泽和组织膨胀的程度。动情期动物阴道组织为深粉红色，但并不同于炎症时的色泽。另外，阴道口周围背腹部组织肿胀而有光泽，起初其腹部可见条纹。个别阴道口组织色泽较深，但无膨胀，或阴道口稍微扩大且略带灰色者为非动情期动物，切勿误选它们用于交配。

（2）交配的确认

阴栓形成。动物合笼后，确定雄性个体是否与母鼠成功交配非常有必要。由于雄性精液可在阴道内凝固成柔软栓性物，成功交配后不久有阴道栓形成。以手的中指、小指和拇指捏住雌性小鼠尾根处，使小鼠头部向下，仔细观察阴道口部位，交配过的雌性小鼠可见有白色橡皮擦状的阴道栓，肉眼即可看到，难以确定时可用小探针检查阴道深部是否有栓子存在。检查阴栓应在每天早上的早些时间，因为随着时间的推移，阴栓将被排出体外。

2.受精卵的输卵管注射

（1）将麻醉小鼠放置于一塑料平皿盖上，固定小鼠牙齿于皿缘以确保小鼠气道通畅。用75%乙醇涂擦切口部位。也可预先在手术部位剔除毛发。

（2）将受精卵从培养液转移至工作液内。因受精卵在转移过程中在孵箱外操作，所以应该将其从培养基中移到工作液中。

（3）用移卵管装载受精卵。移卵管的正确装载对输卵管转移的成功非常重要。吸取一定量的工作液在移卵管尖端，然后吸取些许空气制成一个小气泡。再吸取与气泡体积大约相当的工作液，紧接着再吸取另外一个小气泡。收集受精卵于尽可能小容积的工作液中，将其线形排列于移卵管中。当所有的卵被负载后，再吸取小量气体制成小气泡，接着吸取最终容量的工作液。气泡将有利于对压力进行调节，更容易使卵移动。

（4）手术暴露输卵管复合体。在离中线约0.5 cm、背驼峰与后腿髋关节之间做横形切口。仔细用75%乙醇涂擦切口部位，并擦去毛发。捏住一侧切口皮肤，钝性分离皮下组织。移动皮肤直到腹壁神经走行清晰可见。这时可看到腹壁下红色卵巢或浅色卵巢脂肪垫。用眼科镊捏住腹壁，并做约0.5 cm横形切口，钝性分离组织，轻轻移出脂肪垫、卵巢、输卵管以及子宫。用弹簧夹夹住脂肪垫并保持子宫在适当位置。若子宫及子宫角频繁滑回腹腔，在保证气道通畅的前提下，可适当重新布置其位置。

（5）轻轻移动塑料平皿，使小鼠位于解剖显微镜下，适当调节显微镜及小鼠位置使其输卵管卷曲部清晰可见。

（6）用眼科镊于漏斗部透明囊膜处钝性撕开小口，并防止撕裂血管，引起出血。必要时撕裂口部位局部应用肾上腺素以减少出血，并用纱布擦拭保持操作视野干净。

（7）一旦漏斗部清晰可见，用镊子夹持其边缘并充分暴露漏斗管口。在避免壶腹损伤的前提下，尽可能插入移卵管。

（8）在压力可调节的前提下，轻轻把卵吸吹进入漏斗部。气泡可以阻止卵回流而且很容易使卵进入输卵管漏斗管。若吹卵的压力太大，那么移卵管口可能抵在输卵管壁上，这时可稍微后撤移卵管再进行操作，也可能由于血块堵塞移卵管，若这样，则应该吹出细胞在培养皿中，重新吸卵。

（9）移卵操作完成后，撤回移卵管，去除器械，按原本位置将各器官重置于腹腔内。

（10）缝合切口，用小夹夹持皮肤。常用自动小夹代替缝线，这样可以避免小鼠啃撕缝线使切口裂开。

（11）若进行双侧手术，则于另一侧子宫角重复上述操作。

（12）手术完成后，安置小鼠于清洁的笼中。麻醉状态下，小型哺乳动物无法有效维持机体温度，所以应该注意小鼠的保温。可以用热垫保持其温度直到动物苏醒。所有的动物在回笼前20～30 min可苏醒。由于妊娠很容易使受体母鼠产生应激反应导致流产或食崽，所以对受体母鼠必须严格监护。

注射后期监护：手术后严格监护、防止并发症的发生非常重要。麻醉易诱导小鼠出现血压升高，所以手术后必须严密监护至少2 h，同时推荐进行保温处理。

处于麻醉状态的小鼠应该用软纱布包裹，而且笼中加垫草垫以及软材料，并保持鼠笼温度。正常体温的维持可以缩短动物处于麻醉状态的时间。

手术后小鼠常规4～5 d观察一次以确保小鼠处于恢复中，清醒小鼠应活动自如。腹腔手术后小鼠有发生肠疝的可能。所以手术时保持切口尽量小，缝合严密，而组织胶水的正确应用可以避免此类并发症的发生。皮肤必须用缝线或不锈钢夹夹闭，手术后1～2周可拔除。如果动物状态不良，表现厌食、脱水或明显弓背，通过动物饮水可给予羟苯基乙酰胺以及同类止疼药。若发生脱水，可腹腔注射0.9%生理盐水或林格氏液。若仍无改善可在麻醉状态下重新打开手术切口确认是否有疝发生。若动物状态无明显好转，最终采用安乐死措施。

三、转基因小鼠的鉴定

这种通过DNA受精卵显微注射方法建立的转基因小鼠，外源基因在小鼠染色体上的插入是随机的。通常采用聚合酶链反应（PCR）和DNA印迹（Southern印迹法）来鉴定转基因是否成功。

1. 基因组 DNA 的提取

（1）将离乳期小鼠（>4 周龄）麻醉。

（2）用一只手抓住小鼠，另一只手持消毒剪剪下小鼠耳朵组织并标号。

（3）将剪下的鼠耳放入 500 μL 消化缓冲液中（50 mmol/L Tris-HCl，pH8.0；100 mmol/L EDTA；100 mmol/L NaCl；1%SDS），并加入蛋白酶 K 使其终浓度为 100 μg/mL，55 ℃下震荡过夜孵育。

（4）加入 5 μL RNA 酶 A，37 ℃孵育过夜。

（5）DNA 的分离纯化。

2. PCR 检测

转基因的初始筛选通常采用 PCR 检测技术。该技术操作简便、快速、费用低而有效，适合大量标本的分析。由于该技术特别敏感，可能产生假阳性结果。因此，在操作过程中必须特别小心，避免质粒 DNA 或其他标本的基因组 DNA 的污染。假阳性的产生对转基因小鼠的筛选工作将是致命的。阳性结果最好用 Southern 杂交技术进一步证实。

3. Southern blot 分析

该技术虽然没有 PCR 技术那样敏感，且费力费时，但是避免了因污染导致假阳性结果的麻烦，可以得到目的基因整合后的基因组、整合位点数目、转基因拷贝数等的确切信息。

四、转基因小鼠的繁育和品系建立

转基因阳性的小鼠称首建者，呈杂合子状态。转基因杂合子小鼠交配后，鉴定出转基因纯合子小鼠。用于建系和种系保存的转基因小鼠一般饲养于 SPF 级环境中。

饲养室内的温度保持在 22～26 ℃，相对湿度维持在 50%～60%，饲养盒内温度一般比外界环境高 1～2 ℃，湿度高 5%～10%。昼夜明暗交替时间为 12 h/12 h；噪音 <60 dB；氨浓度不超过 $2×10^{-11}$，换气次数应达到 10～20 次/h；饲养室内每天用紫外灯照射 2 h 杀菌，定期用消毒水进行清洁消毒。

饲料：采用 ^{60}Co-γ 射线灭菌的无菌全价营养颗粒饲料，并可定时喂少量葵花籽。成年转基因鼠采食量一般为 3～7 克/d，转基因幼鼠一般为 1～3 克/d，应每周添料 3～4 次，在鼠笼的料斗内应经常有足够量的新鲜干燥饲料，在转基因小鼠大群饲养中，每周应固定两天添加饲料，其他时间可根据情况随时注意添加。

饮用水：纯净水装瓶后高压灭菌，每周换水 2～3 次，成年鼠饮水量一般为 4～7 mL/d，要保证饮水的连续不断，应常检查瓶塞，防止瓶塞漏水造成动物溺死或饮水管堵塞使小鼠脱水死亡。

垫料：使用经高压灭菌的混合木屑或者玉米芯；鼠笼采用 M5 型小鼠饲养笼，高压灭菌。鼠笼和垫料每周更换 2 次。各种操作均在超净工作台内按照无菌操作进行。

日常登记和观察：每天登记各环境数据和小鼠状况，密切观察小鼠饮食、活动及全身情况，若发现异常状况，需登记并检查原因。外观判断小鼠健康的标准是：

①欲旺盛；②睛有神，反应敏捷；③毛光滑，肌肉丰满，活动有力；④无伤痕，尾不

弯曲，天然孔腔无分泌物，无畸形；⑤便黑色呈麦粒状。

即将产崽或刚产崽的转基因鼠尽量不去打扰，以免刺激到母鼠，可提前加足水和饲料；产崽前可在笼盒内添加一定量的棉絮供其筑窝用。对于即将运用于实验的转基因小鼠，如无特殊体质缺陷（如营养缺陷、免疫缺陷等），可使用普通小鼠的饲养标准。

五、转基因小鼠外源基因表达的鉴定

转基因小鼠导入外源基因的目的就是获得符合设计要求的外源基因的表达，而导入的外源基因在小鼠中的表达受到很多因素的影响。如表达载体的设计、一些不可控因素以及外源基因在小鼠染色体上的插入位置和插入拷贝数。而这些因素中，外源基因在小鼠染色体上的插入位置和插入拷贝数对外源基因的表达影响最为显著。常见的检测导入的外源基因是否表达的方法主要有如下几种：

1. 反转录酶-聚合酶链反应（RT-PCR）

RT-PCR实验中一般采用导入基因的cDNA，不含内含子，因此这时要防止抽提的RNA样品中有污染基因组DNA。因为转录的RNA和基因组DNA在序列上没有区别。除此之外，实验中还要设置严格的对照，以确定PCR的结果是来自反转录的RNA序列。定量或半定量检测转基因小鼠组织或细胞中转基因特异表达的mRNA，且非常敏感，Northern印迹未能检测到的转录子，该技术亦可检测到，甚至可测出1000个细胞中的一个拷贝的转录子。

2. RNA印迹（Northern blot）

用于定性检测转基因动物组织或细胞中转基因转录的相对水平。

3. 蛋白质印迹（Western blot）

用于转基因小鼠组织或细胞中转基因编码蛋白的表达水平。

4. 免疫组化分析

用于检测转基因编码蛋白表达在转基因小鼠中的组织分布。

【参考文献】

1. Marten H, Hofker, Jan van Deursen. Transgenic Mouse Methods and Protocolls[J]. Methods in Molecular Biology, 2003, 209: 289-359.

2. Gordon J W, Ruddle F H. Integration and stable germ line transformation of genes injected into mouse pronuclei[J]. Science, 1981, 214 (4526): 1244-1246.

3. Brinster R L, Chen H Y, Trumbauer M, et al. Somatic expression of herpes thymidine kinase in mice following injection of a fusion gene into eggs[J]. Cell, 1981, 27 (1/2): 223-231.

4. Costantini F, Lacy E. Introduction of a rabbit beta - globin gene into the mouse germ line [J]. Nature, 1981, 294 (5836): 92-94.

第二节　小鼠的基因剔除技术

小鼠的基因剔除技术是利用基因打靶技术产生转基因小鼠。1981年，Evans和Martin等利用小鼠胚胎内细胞团建立的体外可以连续扩增和传代的具有发育全能性的胚胎干细胞（即ES细胞）。1986年，Robertson等对ES细胞进行转基因操作，并获得ES细胞来源的小鼠个体。1988年，Thomas等在ES细胞中利用DNA同源重组的原理实现了对预定基因进行基因打靶，基因剔除技术正式建立，1993年，Gu等将Cre-LoxP系统用于ES细胞的打靶，建立了条件性基因剔除和基因敲入技术。利用基因打靶技术产生基因剔除小鼠，一般包括以下程序：

①构建基因打靶载体；

②ES细胞DNA转染和基因剔除阳性细胞克隆的筛选；

③ES细胞的囊胚注射和胚胎移植；

④基因剔除杂合子小鼠的获得、纯合子小鼠的获得及表型研究。

【原理】

利用细胞内染色体DNA可以和导入细胞的外源DNA在相同序列的区域内发生同源重组的现象，在小鼠胚胎干细胞（ES细胞）中定点破坏内源的基因，然后利用ES细胞发育的全能性，获得从ES细胞发育而来的带有预定基因缺陷的杂合子小鼠，通过遗传育种最后获得目的基因纯合缺陷的小鼠个体。

一、基因打靶载体的构建

基因打靶载体的设计是利用细胞内DNA之间可以发生同源重组的原理来进行的，它通常包括两段和染色体靶基因同源的DNA片段，根据其对应到靶基因上的位置和方向，分别称为5′同源重组臂和3′同源重组臂，这两个DNA片段是用于引导打靶载体和染色体上的靶基因发生同源重组。

基因剔除中，基因打靶的原则是，外源DNA片段含有与目的基因的某一段核酸序列相同或相近的同源序列，同源重组就发生在这两个序列之间。外源DNA序列的定位整合有两种方式，即插入型和置换型。与此相对应，打靶载体可分为插入型载体和置换型载体。

（一）插入型载体

这类载体线性化位点位于同源序列内，载体与基因组序列只发生一次交换，整个载体序列全部插入到目的位点，造成基因组序列的倍增或重复。此种载体的构建和载体与目的序列的整合方式都较为复杂，为鉴定和分析重组带来一定困难。设计插入型载体时，选择基因在同源序列之外或之内，导入宿主细胞，需将打靶载体在同源区制造一个线性化缺口，这样会使同源重组效率提高。插入型载体与靶基因在同源区发生一次单交换后，将造成整个载体插入染色体同源区，从而使同源序列增加一个拷贝。这种方法的缺点是不能直接区别和筛选出外源DNA定点整合的细胞克隆和随机插入的细胞克隆，留下的选择标记及其启动子、增强子可能会影响邻近基因的表达，并且产生的串联序列不稳定，有可能发生第二次重组。

（二）置换型载体

这类载体对目的基因进行修饰的突变序列位于同源序列之间，为便于以后筛选，突变序列两侧的同源序列分为长片段和短片段，一般长片段的长度应在6 kb以上，短片段至少1 kb。线性化位点位于同源区域的外侧，载体序列与目的基因序列呈共线性关系。基因组序列通过两次交换事件被同源序列和同源序列之间的序列所替代，并同时失去载体骨架，这又称为"基因转换"。这个方式的基因打靶不会出现基因组成序列的倍增与重复。此种载体的构建较插入型载体简单，载体与基因组序列的整合方式更易预测，基因打靶技术载体应用更广泛。

同源重组臂的DNA片段可以通过基因组文库的筛选获得，也可以利用PCR扩增的方法得到。但是其中无论是构建文库所需要的DNA还是作为PCR模板的DNA，最好都和打靶的ES细胞DNA同源，以防止小鼠不同种属之间可能存在的基因组DNA差异。在打靶载体的两个同源重组臂之间是正筛选基因，最常用的是细菌氨基糖苷磷酸转移酶基因（neo），这一基因的表达产物可以赋予细胞抵抗抗生素G418的毒性；在有些打靶载体的设计中，同源臂的外侧还连接有疱疹病毒胸苷激酶基因（tk），作为副筛选基因。tk基因常放在较长的同源臂一侧，如果打靶载体DNA和细胞染色体发生同源重组的随机插入，那么tk基因常会伴随插入染色体DNA中，这一基因的表达产物可以赋予细胞对抗疱疹病毒药物敏感，造成细胞死亡。因此，这一策略可以降低筛选到发生随机整合的概率。

当打靶载体和细胞染色体上的靶基因发生同源重组后，正筛选基因将取代染色体靶基因中两同源臂序列之间的DNA序列，从而将靶基因从基因组序列中剔除，正筛选使得带有该基因的ES细胞能在筛选培养条件下被富集。打靶载体DNA进入ES细胞后发生同源重组的比例很低，大部分是发生随机整合。要剔除一个基因的功能当然可以通过剔除整个基因序列来实现，但是通常并不需要对整个基因序列进行剔除，特别是对于一些序列很长的基因，同源重组臂相距太远可能带来重组效率的较低。在实际应用中，打靶载体的构建只剔除一个或几个关键的基因外显子序列就可以了。最常见的是剔除含有翻译起始密码子的缺失和筛选基因的插入，因此在打靶后，靶基因的转录产物就无法获得翻译或者进行正确的翻译。在设计打靶载体的同时，需要很好地考虑后继的筛选方案，比如筛选PCR引物的设计和Southern blot的酶切方案。有条件的话，对于Southern blot的酶切方案，同源重组后能产生较内源性基因组酶切条带小的片段，以利于实验检测的确定性。

二、ES细胞的DNA转染和基因剔除阳性细胞克隆的筛选

打靶载体质粒构建好后，按DNA转染的质量要求进行大规模质粒提取，并用合适的限制性内切酶切成线状。如果载体构建中采用了tk基因，那么用于线性化的酶切点常选择无tk基因的同源重组臂一侧。ES细胞的培养是基因剔除实验的技术关键，所有的目标是

围绕如何保持ES细胞的分化全能性。采用滋养层细胞和白血病抑制因子（LIF）对抑制ES细胞的分化和保持ES细胞的分化全能性具有重要意义。

选取发育第4～5 d的胚胎干细胞（ES），将打靶载体导入胚胎干细胞。同源重组并筛选打靶成功的阳性细胞——基因敲除细胞。

小鼠ES细胞是从小鼠3.5 d的胚胎中分离出来的，它们来源于囊胚的内细胞团，可以在体外培养条件下传代生长，保持全能性，并在一定条件下可以分化成各种组织的细胞。ES细胞的神奇之处是当这一在体外生长的细胞再重新注射进小鼠3.5 d的胚胎后，它们可以和囊胚中正常的内细胞团细胞一样分化成小鼠的各种组织脏器细胞，使得最终形成的小鼠成为一种由两种来源细胞共同构成的嵌合小鼠。由于ES细胞发育的全能性，在嵌合小鼠体内ES细胞也可以形成生殖细胞（精子或者卵子），因此嵌合小鼠能通过常规繁殖将ES细胞所带的遗传信息传给后代。

为了防止ES细胞在体外培养过程中分化，通常让ES细胞生长在有小鼠胚胎成纤维细胞的饲养层上，因为胚胎成纤维细胞可以分泌一些能够抑制细胞分化的物质，如白血病抑制因子（LIF）或分化抑制因子（DIA）等。必要时也可直接在培养液中补充一些LIF。

用作转化的目标载体DNA最好用氯化铯密度梯度法制备，而且要适当地限制酶将其消化为线性。常用电转移的方法将线性化好的打靶载体DNA转染ES细胞，电转后，ES细胞接种在细胞培养皿中，筛选抗性的细胞克隆。具有抗性的细胞克隆大多是打靶载体DNA随机插入的结果，只有少部分是发生了同源重组。因此，我们需要对所有的抗性细胞克隆进行基因组鉴定，以筛选出打靶成功的细胞克隆。PCR和Southern blot是常规采用的鉴定方法。

可用于克隆的方法有多种。在实际工作中，我们可根据自己的习惯和实验室的条件而自行选择。但有两点需要注意：一是挑选的克隆数一般为200～300个；二是在随后的培养中除了有饲养层之外，还应加入LIF，以便有效地防止ES细胞的分化。

在对ES细胞克隆进行筛选和鉴定时首先需要提取ES细胞基因组DNA。由于克隆很多，如果用常规方法进行提取，其工作量相当大。可采用异丙醇平板法，它省去了有机溶剂提取和离心等步骤，而且整个过程可以在同一块24孔培养板上完成。

在PCR筛选方案的设计中，两个引物的位置常常采用一个放在中间的筛选基因序列上，另一个放在靶基因的基因组序列上同源重组臂的外侧，这样只有发生了正确的同源重组才会扩增出正确大小的条带，结合DNA测序分析就可以判断是否获得正确的细胞克隆。PCR引物的设计，可以用来检测纯和缺失的ES细胞克隆和纯合子基因剔除小鼠。Southern blot的优点是有比较明确的质量指标，可以判断实验系统是否可行，避免PCR筛选方法中可能出现的假阴性情况。因为打靶载体和基因组发生同源重组的机会不多，而在细胞中和两条同源染色体都发生同源重组的机会就更少。因此，在Southern blot中未发生同源重组的那条染色体将提供杂交是否成功的标志。根据预测，如果发生了正确的同源重组，Southern blot将可以检测出另一条由于基因剔除产生的杂交条带，选择Southern blot杂交探针的原则通常也是选择同源重组臂外侧的序列。对于同源重组细胞克隆的鉴定，通常需要对两侧的重组情况都进行鉴定。这是由于在某些情况下，同源重组的发生会引起靶基因结构的其他变化，如基因的缺失、重排等等。这些变化不是基因打靶的设计所要求的，因此，这样的细胞克隆如果用于后继实验可能会出现和原设计无关的其他表型的变化。

在得到符合设计要求的克隆之后，通常要对它们进行中期染色体分析，以放弃有染色体异常的克隆，从而减少后续嵌合体制备成功的因素，其方法可按培养细胞染色体制备的常规方法。

三、ES细胞的囊胚注射和基因剔除杂合子小鼠的获得

获得基因打靶成功的ES细胞克隆后，利用ES细胞的分化全能性的特点，将该ES细胞发展成一个小鼠个体。将基因敲除ES细胞注射入胚胎，形成嵌合胚胎。将10～20个胚泡植入假孕小鼠子宫。将5～15个ES细胞注入囊胚腔中，当ES细胞被注入胚泡腔后，如果参与胚胎的发育，所得到的小鼠个体就是嵌合体，即其中一部分组织或器官是由所导入的工程化ES细胞发育而来的，而另一部分则是从本身的胚胎细胞发育来的。此步工作的目的是得到其生殖系是由所导入的工程化ES发育而来的、有发育能力的嵌合体小鼠，以建成相应的能够稳定遗传的工程化小鼠品系。为了提高工程化ES细胞进入生殖系的可能性，目前常用的ES细胞系大多来自雄性129小鼠。有人认为雄性的ES细胞容易参与生殖系的发育，而且所得到的嵌合体小鼠也都为雄性，可以提高产生后代的能力，因此有利于低概率的ES细胞进入生殖系而得到有意义嵌合体。大多数实验室都是将来源于129小鼠的ES细胞导入C57BL/6小鼠的胚泡腔。这样有利于在由操作过的胚胎所发育成的小鼠中选出嵌合体。因为129小鼠的皮毛颜色为野灰色，C57BL/6小鼠的皮毛颜色为黑色，如果所得到的小鼠的皮毛有野灰色斑块出现，就可认为这是一个有129小鼠ES细胞掺入的嵌合体。随后就可对嵌合体小鼠进行测交，由于野灰色对黑色是显性，故也可以根据F_1代中皮毛颜色选出具有129小鼠表型、能够通过生殖系向后代传递的个体。

四、基因剔除纯合子小鼠的获得和表型分析

获得靶基因剔除的杂合子小鼠后，将雌、雄靶基因剔除杂合子小鼠合笼。依据遗传规律，其子代含有基因剔除纯合子小鼠。利用聚合酶链反应（PCR）和DNA印记（Southern blot）方法来鉴定基因剔除纯合子小鼠。PCR鉴定中，扩增的部分选在被剔除的基因片段内，纯合子小鼠将不能扩增出相应的片段。DNA印记杂交的结果中内源性基因杂交的条带消失，只留下基因剔除后的杂交条带。基因剔除小鼠的表型分析和转基因小鼠一样，是一个涉及学科面很广的研究。有些表型在杂合子小鼠上就已经显现出来，这些结果说明靶基因的剂量效应对表型的影响；有些基因剔除后，即使是纯合子小鼠也观测不到表型的变化，可能是基因组的冗余和生物体的代偿使得靶基因剔除后对表型的影响被掩盖，此时需要一些外在的刺激，或是改变小鼠的生存环境来显现靶基因剔除对个体的影响。如果被剔除的基因在小鼠的发育过程中起重要的作用，那么基因剔除的后果是纯合子胚胎死亡。在这种情况下，两个杂合子小鼠交配后在出生的后代中检测不到纯合子小鼠。而通过不同时期的胚胎可以研究基因剔除对胚胎发育的影响，也是发育生物学重要的研究课题。如果需要在成体中研究这类基因剔除对成体小鼠的影响，可以选择条件性基因剔除或是条件性

RNA干扰的方法。

【参考文献】

1. Austin C P, Battey J F, Bradley A, et al. The Knockout Project[J]. Nat Genet, 2004, 36: 921-924.

2. Goodwin N C, Ishida Y, Hartford S, et al. Delbank: a mouse ES-cell resource for generating deletions[J]. Nat Genet, 2001, 28: 310-311.

3. Robertson E, Bradley A, Kuehn M, et al. Germ-line transmission of genes introduced into cultured pluripotential cells by retroviral vector[J]. Nature, 1986, 323 (6087): 445-448.

4. Kuehn M R, Bradley A, Robertson E J, et al. A potential animal model for Lesch-Nyhan syndrome through introduction of HPRT mutations into mice[J]. Nature, 1987, 326 (6110): 295-298.

第三节　常见疾病基因工程小鼠

一、阿尔兹海默病

阿尔兹海默病（Alzheimer disease，AD）是一种最常见的中枢神经系统退行性疾病，患者的大脑皮质的高级中枢神经系统功能受到严重破坏，主要表现为进行性认知障碍和记忆力损害。其主要的病理特征为大脑萎缩、脑组织内形成老年斑（senile plaque，SP）、神经元纤维缠结（neurofilament tangles，NFT）和脑血管淀粉样改变等。临床及实验研究结果表明AD与遗传因素有关，其中淀粉样前体蛋白（amyloid precursor protein，APP）、早老素-1（presenilin 1，PS-1）、早老素-2（presenilin 2，PS-2）的基因突变与早发家族性AD有关，而载脂蛋白E（apolipoprotein E，Apo E）等位基因ε_4和α_2-巨球蛋白（α_2-macroglobulin protein，A2M）基因是迟发型AD的易感基因。

（一）APP基因

APP基因是第一个在早发家族性AD家系中发现的基因，定位于人染色体21q21.1～21.3，含19个外显子，其中第16和17外显子编码的APP水解片段Aβ被证实为AD患者脑中SP的主要成分。在正常人脑内，APP由α-分泌酶水解后释放到胞外区，在此过程中将Aβ分裂为两半，从而阻止Aβ的形成。APP基因发生突变，导致其代谢异常，易为β-分泌酶水解，并在γ-分泌酶作用下形成游离Aβ。游离Aβ具有细胞毒性作用，Aβ共聚体可形成不溶性沉淀，最终导致SP的形成。

1. Tg（PDGF-APP^{V717P}）转基因小鼠模型

1995年，Games等用由血小板源生长因子的启动子序列和β淀粉蛋白（APP）突变基因拼接而成的外源基因构建了PDGF-APP^{V717P}转基因小鼠，这种转基因小鼠高表达伦敦突变的人APPcDNA，其下丘脑和前皮质层中具有早发性（6～8月龄）AD特有的神经病变，大脑皮质上有大量淀粉斑点，斑点周围出现营养不良性神经炎、突触丢失。除此之外，还出现星形胶质细胞病变和神经元萎缩。水迷宫试验发现小鼠行为学异常，在斑块形成之前小鼠CA1区树突棘密度就大量减少，成功模拟了AD中的突触损伤进程。PDAPP转基因小鼠动物模型可用于APP筛选分析、寻找阻止可溶性β淀粉样蛋白沉积或防止其他神经突变发生的药物等。

2. C57BL/6J-TgN（PDGF-hAPP^{V717P}）ZLFILAS痴呆症小鼠模型

中国医学科学院实验动物研究所秦川等建立了PDGF-hAPP^{V717P}转基因小鼠，在小鼠大脑皮层、海马、丘脑、小脑及脑干等脑组织有明显的hAPP^{V717P}特异性表达，尤其是丘脑、小脑及脑干等脑区高度表达。转基因小鼠是研究痴呆症的疾病模型，在6月龄出现认知行为学变化，在10月龄出现老年斑。

3. Tg（prp-APP$^{K670N\&M671L}$）转基因小鼠模型

1996年，Hsiao等人建立了Tg2576转基因小鼠品系，在prp启动子调控下高表达双突变的APP cDNA（K670N和M671L瑞士突变），其脑内转基因的人APP表达量比内源性的鼠APP表达量高5.5倍，9～11月龄的小鼠能够出现AD样病理特征。同样通过水迷宫试验，发现Tg2576小鼠在8月龄左右就出现轻微的记忆缺陷。体内和体外实验都已证实小鼠海马区长时程增强效应以及皮质区突触间连接均遭到破坏，从而解释观察到的记忆损伤。

4. 双突变APP痴呆症小鼠模型（PGDF-hAPP$^{London/Swedish}$）

APP基因瑞士突变（Swedish Mutation）：位于膜内区的第595及596位点（按APP695计算）的氨基酸同时发生了赖氨酸-天门冬酰胺与蛋氨酸-亮氨酸的突变，此位点距Aβ的第1位氨基酸（即β分泌酶酶切位点）仅1～2个氨基酸。瑞士突变带来的蛋白构象变化使得APP蛋白更容易被β分泌酶切割。

伦敦突变（London Mutation）：位于跨膜区内第642位点（按APP695计算）的氨基酸发生缬氨酸（Val）-异亮氨酸（Ile）突变，此位点距Aβ的第42位氨基酸（即γ分泌酶酶切位点）仅4个氨基酸。伦敦突变带来的蛋白构象变化使得APP蛋白更容易被γ分泌酶切割。

基于以上两种突变，中国医学科学院实验动物研究所秦川实验室建立了C57BL/6J-Tg（hAPP$^{695V642I/K595N/M596L}$）London/Swedish双突变APP695转基因小鼠。免疫组织化学结果显示双突变APP695转基因小鼠在3月龄时即表达Aβ，5月龄时就出现老年斑。行为学检测显示双突变APP转基因小鼠在3月龄时就出现了学习记忆障碍，并且与同月龄单突变APP转基因小鼠比较，其学习潜伏期延长约1倍，穿越目的象限的次数减少了44%。

5. Tg（Thy1.2-APP$^{K670N\&M671L}$）转基因小鼠模型

该转基因小鼠是在鼠源Thy1.2启动子作用下大量表达瑞士突变的APP cDNA，这类小鼠在6月龄左右就出现淀粉样斑和淀粉样血管病。与上述的模型一样，APP23在行为学试验中同样出现了记忆缺陷，但在APP23的CA1区大约14%的神经元丢失，而在皮质区却未观察到。

6. Tg-CRND8转基因小鼠模型

Sturchler等建立的该种转基因小鼠由sPrP（Syrian hamster prion）启动子调控，同时表达出包括瑞士双突变（K670N和M671L）和伦敦突变（V717F）的APPcDNA，从而加速了斑块的形成。

7. Tg（Thy1-APPSwDutIowa）转基因小鼠模型

2004年，Davis等人建立了Tg（Thy1-APPSwDutIowa）BWevn/J小鼠模型，该模型在Thy1启动子调控下，表达APP770基因且该基因携带了瑞士突变K670N/M671L、荷兰突变E693Q及爱荷华州突变D694N。该小鼠在皮质、海马区和脑干均能检测到APP的表达，而在小脑区APP表达水平降低；3月龄时小鼠脑内就出现进行性Aβ40和Aβ42的聚集；并且Aβ多肽载脑微管中聚集的量比其在前脑区聚集量高12～14倍；6月龄之后弥散型类淀粉样斑块在嗅球及丘脑区大量生成，同时出现小胶质细胞和星形胶质细胞增生；12月龄时淀粉样斑块沉积在整个前脑区都能检测到。

8. 双转基因痴呆症小鼠模型（PrP-hApp/hPS1双转基因）

中国医学科学院实验动物研究所秦川实验室建立的C57BL/6J（APP/PS1）ZLFILAS，利用PrP-hAPP$^{K595N/M596L}$痴呆症模型小鼠和PrP-hPS1^{dE9}痴呆症模型小鼠杂交培育而成。新加坡进口的双突变小鼠具有类似的表型，但出现老年斑略早。双转基因小鼠是研究痴呆症的疾病模型小鼠，在3月龄出现认知行为学变化，5月龄出现老年斑，12月龄有大量老年斑形成。

9. APP基因剔除小鼠（APP Knock out）

中国医学科学院实验动物研究所保存的C57BL/6J-KO（APP）BRC小鼠，剔除了类淀粉样前体蛋白（AMYLOID BETA A4 PRECURSOR PROTEIN；APP）基因，APP基因剔除小鼠是研究APP基因功能、老年斑形成、痴呆症、帕金森病等的工具小鼠。

（二）PS基因

PS基因包括PS-1基因和PS-2基因，是与AD相关的又一个重要的基因，主要与早发性AD有关。PS-1基因定位在人染色体14q24.3上，含467个氨基酸残基；PS-2基因定位在1q41.2上，含448个氨基酸残基，它们均包括7～9个亲水的跨膜结构区域，二者功能仍不清楚。有研究认为PS蛋白可通过其对γ-分泌酶的作用来调节APP的加工，导致Aβ蛋白前体代谢异常，最终产生过量的Aβ蛋白，引起SP的形成和神经元的退行性变。此外，PS蛋白也可通过干扰细胞的钙稳态增加细胞对损伤的敏感性来介导神经元的凋亡或死亡。

1. Tg（M146L）1，Tg（M146L）76，Tg（L286V）198和Tg（PS1wt）转基因小鼠模型

Janus等建立了表达突变型和野生型的人PS1基因Tg小鼠，对6～9月龄Tg小鼠实施Morris水迷宫试验，测试其感觉运动能力和空间学习记忆能力。结果显示，突变型Tg小鼠的游泳速度快于野生型Tg小鼠和非转基因小鼠，但游泳速度的差异并不明显影响其水迷宫试验的空间学习，所有组别小鼠在探索试验中的路径相似。当小鼠月龄达到9个月的时候，小鼠对学习获取空间信息的能力提高了。突变型Tg小鼠在水迷宫试验中并没有出现渐进性的空间学习障碍，并不能推测在其他认知测试中的受损情况，却可以提示突变的PS1等位基因致病性可能需要其他AD相关基因的共同表达。

2. Tg（Thy1-PS1^{L286V}）转基因小鼠模型

M. Grilli等建立了转基因小鼠过度表达人类家族性相关的PS-1变型（L286V突变，

Thy1启动子）和转基因小鼠过表达野生型PS-1模型。PS-1突变体具有增强凋亡活性分子的作用，加速了AD患者脑的退行性过程，导致家族性AD具有发病早的特点，而且突变型PS还抑制胆碱能神经元神经递质的合成，提示具有调节神经元表型的作用；模型中基因异常导致AD及兴奋毒易感神经元溃变。该模型已用于对老年痴呆疾病机制和治疗药靶的研究。

3. Tg（mPrP-APPswe /PS1dE9）双转基因小鼠模型

Savonenko A.等建立了APPswe/PS1dE9双转基因小鼠模型，APPswe表达人鼠嵌合的APP-695（含突变KM593/594NL），其中PS1dE9为PS1的第9个外显子缺失。该模型中小鼠自7月龄在海马和大脑皮质出现淀粉样蛋白斑，其中Aβ40与Aβ42的比率是0.75：1。小鼠出现空间学习能力异常和空间参考记忆能力异常等中枢神经系统行为学表现。本模型主要应用于神经生物学研究，包括行为以及学习能力缺陷、神经退行性变疾病。

4. 痴呆症模型小鼠（PrP-hPS1^{dE9}）

中国医学科学院实验动物研究所秦川实验室建立的C57BL/6J-TgN（PDGF-hPS1^{dE9}）ZLFILAS，利用小鼠元蛋白启动子在神经系统表达PS1缺失突变基因（Human presenilin 1 delta E9 mutation ，PS1delta E9）。PS1基因突变是早老性痴呆症最主要的病因，神经组织特异PS1deltaE9突变转基因小鼠是研究痴呆症发病机制和药物筛选的重要动物模型。

5. B6.129P-Psen2tm1Bdes/J转基因小鼠模型

Herreman A.等建立了B6.129P-Psen2tm1Bdes/J转基因小鼠模型，用磷酸甘油酸酯激酶（phosphoglycerate kinase）启动子，使用一个潮霉素片段代替第5外显子，从而在第4以及第6外显子之间引入移码突变。该模型表现出多种肺组织形态学异常和心血管系统表现异常，如肺实质凋亡、支气管上皮细胞凋亡、肺血管内皮组织细胞凋亡、肺组织纤维化、在3月龄至6月龄出现肺泡出血等；但神经系统未见到明显的形态学改变。该模型主要应用于心血管系统的研究和神经生物学研究。

6. 前脑特异性PS1基因敲除和前脑特异性PS1/PS2基因双敲除小鼠模型

上海脑功能基因组学研究所冯瑞本等建立了前脑特异性PS1基因敲除小鼠和前脑特异性PS1/PS2基因双敲除小鼠。10～12月龄的早老基因双敲小鼠大脑实质萎缩，主要表现为大脑皮层厚度下降48%、锥体神经元几乎全部消失、大脑皮质的层状构造崩溃、胼胝体厚度下降63%、海马分子层厚度下降38%，同时侧脑室极度扩张，表现出典型的老年痴呆脑组织蜕变形态特征。此模型主要应用于对老年痴呆疾病机制和治疗药靶的研究。

（三）ApoE基因

ApoE基因定位于人染色体19q13.2，有4个外显子。ApoE具有基因多态性和遗传异质性，它在同一基因位点上有3个等位基因ε_2、ε_3、ε_4，分别编码3种形式的ApoE蛋白异构体ApoE2、ApoE3和ApoE4。在脑内，ApoE主要在星形胶质细胞和小胶质细胞表达，在胆固醇的转运、神经元的细胞膜和髓鞘的修复中发挥重要作用。目前已公认ApoE等位基因ε_4是AD的危险因素，与散发性和迟发家族性AD关系密切，并与AD发病率呈剂量依赖性关系，使发病年龄提前。ε_2在散发性AD中起保护作用，可降低AD的发病风险，推迟发病年龄。

1. B6. 129P2-Apoetm1Unc/J 转基因小鼠模型

由 Nobuyo Maeda 等人建立的 B6. 129P2-Apoetm1Unc/J 转基因小鼠模型是一种 ApoE 转基因小鼠模型。该模型小鼠表现出异常高血脂症状，在 3 月龄时即出现动脉脂肪堆积，随着月龄增加将出现大量类似动脉粥样硬化前期的损伤。17 月龄时小鼠脑内将出现脂瘤性纤维瘤，同时还有脂质小球和泡沫细胞。最新研究还发现该转基因小鼠的学习记忆能力出现障碍，长时程发生改变以及突触损伤。

2. JB6. Tg（GFAP-ApoE3-Leiden）转基因小鼠模型

由 Lutgens E 等人于 1999 年建立的 ApoE3-Leiden 转基因小鼠模型，使用了 GFAP 启动子，转入 ApoE3-Leiden 基因。该小鼠模型在处于高脂高胆固醇饮食状态下，在 6 月龄以后才会出现细胞凋亡及动脉粥样硬化沉积的现象，而在正常饮食状态下，小鼠不会出现上述现象，说明转入的 ApoE3-Leiden 基因不会影响肝超低密度脂蛋白的分泌及胰岛素的敏感度，ApoE3 基因发挥着保护性机制，同时为研究 APOE3 在阿尔兹海默病病程中发挥的作用提供了工具。

3. J B6. Cg-Tg（GFAP-ApoE2）37Hol Apoetm1Unc/J 转基因小鼠模型

该小鼠模型是通过转 ApoE2 转基因小鼠与 ApoE 转基因敲除小鼠杂交获得。该小鼠在神经胶质纤维酸性蛋白（GFAP）启动子作用下表达 ApoE2，同时不表达鼠内源性的 ApoE。在成年该细胞分泌出的 ApoE2 脂蛋白形式与高密度脂蛋白结构和大小相似。并且 ApoE2 蛋白在小鼠前脑组织的蛋白水平与成年人脑皮质区水平相似。该小鼠个体形态正常，并没有出现行为学异常。该模型将作为研究 ApoE2 在中枢系统的功能及 ApoE2 在阿尔兹海默病病理进程发挥何种作用的重要研究工具。

4. B6. Cg-Tg（GFAP-ApoE4）1Hol Apoetm1Unc/J 转基因小鼠模型

该小鼠模型也是通过转 ApoE4 转基因小鼠与 ApoE 转基因敲除小鼠杂交获得。将人 ApoE4 基因插入到人 GFAP 启动子下游。在小鼠的发育期及成年期都能在胶质细胞检测到人 ApoE4 的表达，同时发现小鼠在前脑区产生的 ApoE4 蛋白水平与成年人皮质区 ApoE4 的蛋白水平相似，而且小鼠星形胶质细胞分泌的 ApoE4 与人高密度脂蛋白的大小一致。这类小鼠品系为将来研究 ApoE4 在中枢神经系统的作用以及 ApoE4 在阿尔兹海默病中所发挥机制的研究提供了模型。

5. B6. 129-Apoetm1 Unc Ldlerm1 Her/J 双转基因小鼠模型

该模型同时发生两个基因突变，一个是 ApoE 敲除，一个是 Ldlr 基因突变。该小鼠的胆固醇水平与 B6. 129P2-Apoetm1 Unc/J 小鼠模型相似。然而该双转基因小鼠的 ApoB48 和 ApoB100 水平显著增加，且 ApoAIV 水平也增高。该双转基因模型已经成为阿尔兹海默病及高脂血症、动脉粥样硬化等多种疾病的研究工具。

6. 脑组织特异 ApoE 转基因小鼠

中国医学科学院实验动物研究所张连峰实验室建立了脑组织特异的三种人类不同 ApoE 等位基因的转基因小鼠（C57BL/6J TgN（ApoE2）ZLFILAS；C57BL/6J TgN（ApoE3）ZLFILAS；C57BL/6J TgN（ApoE4）ZLFILAS）。脑组织特异表达的 ApoE2、ApoE3 和 ApoE4 转基因小鼠是研究 ApoE 基因和痴呆症发病机制的重要模型。

（四）A2M基因

A2M基因作为一种可能的候选基因已被应用于AD发病研究之中。A2M基因包括36个外显子，定位于人染色体12p12.3～q13.3，编码一种能调节Aβ的降解和清除的蛋白酶抑制剂。当A2M基因发生突变时，可以减慢淀粉样蛋白的清除，从而导致这种蛋白质的堆积而产生毒性作用。Blacker等报道A2M-2外显子的缺失使AD患病风险增加4倍。此外，A2M与APP、ApoE相互影响，ApoE的过量表达妨碍A2M对淀粉蛋白的清除和降解，两者协同作用，可引起淀粉样蛋白的急剧堆积。

（五）tau基因

tau基因位于人染色体17q21，含16个外显子，由于编码的mRNA在转录后进行不同的剪切，正常成人脑中的tau蛋白有6种同工异构体，相对分子质量为45000～60000，包括C末端含3个或4个重复序列，可结合微管的3R tau和4R tau，以及N末端有0个、1个或2个插入序列。正常tau蛋白可通过其羧基端的微管连接序列与微管蛋白结合形成微管，或与已经形成的微管结合以维持其稳定性，氨基端则游离于微管，与其他细胞骨架成分或细胞膜连接。最新研究发现tau蛋白还可以影响动力蛋白和动力蛋白样分子与微管表面的接触，从而阻碍通向末端的轴突运输；另有报道tau蛋白可通过其脯氨酸富含区与Src家族的酪氨酸激酶fyn以及磷脂酶C-γ连接，提示tau蛋白还可能参与调节这两种酶介导的信号转导；也有报道称tau蛋白过度表达和磷酸化可对抗凋亡。因此，tau蛋白的功能丰富而复杂，还需进一步研究。

tau蛋白是AD特征性病变神经元纤维缠结（NFT）中异常的超微结构双螺旋丝（paired helicalfilament，PHF）的主要成分，除了高度聚积外，该病理状态的tau蛋白有过度磷酸化以及糖基化、异常截断作用等异常修饰。已发现有37个丝氨酸或苏氨酸残基磷酸化位点及若干酪氨酸残基；其异常糖基化还可通过在底物水平加速磷酸化及抑制去磷酸化从而维持NFT结构；截断作用是指tau蛋白的N端或C端可以被某些酶切除而自身变短的过程，截断后的tau蛋白更容易形成二聚体并失去其正常的生物学活性。tau蛋白的基因突变包括基因编码区突变（第12外显子点突变）和编码区错义突变（位于第9、10、13外显子），这些突变可促进tau的异常磷酸化、加速tau的聚积甚至NFT的形成。此外，tau蛋白还有非编码区突变，如外显子10剪切位点的突变可引起外显子10异常剪切，使患者脑内3R tau和4R tau组成比率改变。

1. 野生型tau转基因鼠

（1）Tg-mPrP-3Rtau（0N）^{WT}（htau44）转基因小鼠模型

1999年Ishihara等建立了表达人类最短tau蛋白转基因鼠。对1～12个月的模型鼠研究发现外源性tau蛋白较高量表达的情况下，表现出依赖于年龄的中枢神经系统病理改变，包括高度磷酸化的不溶性tau蛋白的出现，皮质、脑干和脊髓区出现含tau阳性细丝、嗜银的神经元包涵体，星形胶质细胞增生，快速轴突运动受损以及伴随轴突变性出现的渐进性运动能力减弱等。2001年此研究小组对该模型中12～24月龄鼠进行研究，发现18～20月龄鼠皮质内出现刚果红、银染和thioflavin-S染色阳性，形态上类似于Alzheimer病中神经原纤维缠结的胞内包涵体，超微检测表明这些包涵体由人和鼠的tau蛋白直丝混合而成。

（2）Tg-hThy1-4Rtau（2N）[WT]（ALZ7）和 Tg-mHMG-CoAR-3Rtau（0N）[WT]（htau44）转基因小鼠模型

Brion和Goötz等分别建立了Tau4R-tau和Tau3R-tau同工型转基因小鼠模型。尽管未观察到NFT的病理变化，小鼠仍可表现出树突定位、tau蛋白过度磷酸化等NFT前期阶段的表型。但是tau蛋白随着年龄增长逐渐不可溶了，尽管tau蛋白可溶性减少，NFT也仅在小鼠非常老的时候才形成。行为学测试说明tau蛋白聚集将直接影响记忆测试的表现，而且即使没有出现NFT，也能导致行为障碍。

2. 突变型tau转基因鼠

（1）Tg-mPrP-3Rtau（2N）[P301L]（JNPL3）转基因小鼠模型

P301L突变是位于10号外显子的错义突变，导致301位的脯氨酸变为亮氨酸，降低了tau蛋白与微管的结合能力。2000年Lewis等建立了表达P301L突变的tau蛋白转基因鼠模型。杂合子在6.5月龄、纯合子在4.5月龄出现运动和行为缺陷，表现为直立反应延迟，伴有体重下降、忧郁等改变。外源性tau蛋白的表达量与内源性tau蛋白的表达量相当，纯合子的表达量为杂合子表达量的2倍，外源性tau蛋白主要分布在小脑和海马。通过免疫组化检测，发现在杏仁核、隔核、视前核、下丘脑、中脑、脑桥、延髓、小脑深部核团和脊髓存在神经元纤维缠结及类似于Pick体的神经病变，在皮质、海马和基底神经节出现缠结前病变。脊髓前角运动神经元数目减少约48%，这种改变合理地解释了模型所出现的肌肉神经萎缩和运动能力减退。超微检测显示纤维聚集定位于神经元核周和树突区，磷酸化和非磷酸化抗体反应阳性，大多数细丝呈直丝状，部分呈扭曲条带状。周围胶质细胞反应性增大，胞体内含大量神经胶质丝。

（2）Tg-mThy1.2-4Rtau（2N）[P301L]（PR5）转基因小鼠模型

Goötz等于2001年建立了突变鼠过量表达P301L突变的人类tau蛋白的转基因小鼠模型，表现出磷酸化tau蛋白的聚集，并有神经元纤维缠结形成。对该小鼠组织进行蛋白组学分析，显示代谢相关的蛋白质出现改变，这些蛋白质主要包括：线粒体呼吸链复合物组件、抗氧化酶和突触蛋白，同时功能分析显示该转基因鼠线粒体功能异常伴有NADH辅酶Q10氧化还原酶的活性降低，且随着年龄增长，线粒体呼吸链和ATP合成功能受损。在对转基因小鼠的行为分析中发现，通过开场实验、条件恐惧实验和条件性味觉厌恶实验的测试，P301L小鼠较野生型小鼠能更快区别出条件性味觉厌恶。

（3）Tg-mPDGF-tau[V377M]（Tg214）转基因小鼠模型

2002年Tanemura等使用PDGF启动子建立了该转基因鼠模型，V377M突变是位于12号外显子的错义突变，11月龄转基因鼠海马CA1、CA2、CA3区神经元胞体及邻近树突内检测到人tau蛋白表达，存在多个位点的异常磷酸化。神经元出现体积变小、表面向外突起等形态改变。Thioflavin-S、刚果红阳性，PI染色发现浆内RNA累积。超微检测观察到磷酸化tau蛋白阳性的神经元出现胞质和核浓缩、高电子密度、核糖体聚集、脂褐素出现、核膜皱缩等改变。海马神经元活力降低。转基因鼠行为学方面也出现了异常。这一模型鼠表现出与人类神经退行性病（尤其阿尔兹默病）类似的神经病理和行为特征。

（4）Tg-CaMKⅡ-4Rtau（2N）^{R406W}转基因小鼠模型

2002年Tatebayashi等建立了含R406W突变的tau转基因鼠模型。5月龄鼠tau蛋白在海马区最高，新皮质次之，中脑、小脑和脊髓未发现，不溶性tau蛋白仅出现在老年鼠。超微检测发现成束的tau蛋白直丝，JM阳性。在海马CA1区和CA2区观察到形状异常的神经元，电镜下呈高电子密度，胞质内充满核糖体、线粒体、脂褐素和成束的细丝，无微管。小鼠行为学方面表现出记忆能力和运动能力减退，类似于阿尔兹默病的行为学改变。

二、帕金森病

帕金森病（Parkinsons disease，PD）是一种常见的中老年慢性神经系统变性疾病，其发病率仅次于阿尔兹海默病。其病理特征表现为黑质多巴胺（Dopamine，DA）能神经元变性缺失和路易小体形成。临床表现为静止性震颤、运动迟缓、肌张力增高和姿势平衡障碍等。近年来，随着诸多PD相关易感基因的发现，人们意识到遗传因素对PD发病所起的重要作用。迄今为止，已确定的PD相关易感基因有α-突触核蛋白（α-synuclein）、帕金蛋白（Parkin）、泛素羧基末端水解酶L1（Ubiquitin Carboxyl - Terminal Hydrolase L1，UCH-L1）、PTEN诱导激酶1（PTEN induced putative kinase 1，PINK1）等基因。以下是几个较主要的基因。

（一）α-synuclein基因

α-synuclein基因定位于人染色体4q21～q23，含6个外显子，全长117 kb。α-synuclein基因编码α-突触核蛋白，由140个氨基酸组成，在脑内富集，主要参与突触可塑性和多巴胺能神经元递质的转运。1997年，在一个意大利家系和3个不相关的希腊家系常染色体显性遗传的家族性PD中发现了α-突触核蛋白基因突变。序列分析发现该基因的两个错义突变与PD相关联，前者由于第4外显子第209位核苷酸发生了G→A突变，使蛋白质第53位的丙氨酸（Ala）变成苏氨酸（Thr）；后者是在第3外显子88位点上存在G→C突变，使蛋白质第30位丙氨酸（Ala）变成脯氨酸（Pro）。这些突变使得蛋白质分子的α-synuclein蛋白形成路易小体，引起神经元变性。Feany等成功制作了产生正常人的α-突触核蛋白、家族性PD有关的两种突变型α-突触核蛋白（Ala53Thr和Ala30pro）的转基因果蝇家系，利用果蝇体内表达α-突触核蛋白建立的帕金森病模型，研究证实α-突触核蛋白是参与PD发病机制的主要物质之一，至少它的聚集可以导致多巴胺神经元变性和胞浆内包涵体形成。Masliah等利用帕金森病转基因动物模型研究发现β-突触核蛋白在治疗帕金森病中能阻止淀粉样斑块的形成，可以作为治疗神经退化性紊乱的新手段。

1. Tg（PDGF-β-αSN^{WT}）转基因小鼠模型

为了阐明路易小体中α-synuclein聚集在神经变性疾病发病机制中的作用以及α-synuclein在PD中的可能作用机制，人们开始尝试建立相关动物模型。Masliah等成功地制作和分析了人类野生型α-synuclein转基因小鼠。α-synuclein在血小板源性生长因子-β（platelet-derived growth factors-β，PDGF-β）启动子的调控下表达。转基因鼠的大脑中均有人α-synuclein mRNA表达，同时也在蛋白水平检测到了人α-synuclein。该基因高度表达的各组转基因鼠均可检测到DA能神经元减少和运动功能的减退。电镜和免疫电镜显示

DA能神经元的胞质和核内有电子致密包涵体，内含人α-synuclein。尽管这些结果尚有待于进一步证实，但已经提示野生型α-synuclein表达增加和细胞内聚集可能在PD的发病机制中起关键作用。

2. Tg（Thy1-αSN^{A53T}）和 Tg（Thy1-αSNA^{WT}）转基因小鼠模型

2000年，Putten等成功制作了野生型和A53T突变型α-synuclein小鼠模型。首先应用PCR寡核苷酸直接诱变法（mutagenesis）将野生型α-synuclein变为A53T突变型，然后分别将二者转入纯合子（homozygous）C57BL/6鼠卵内而产生转基因C57BLe6鼠家系，结果发现两种转基因鼠的神经系统均出现了与PD患者相似的α-synuclein病理学改变。

3. Tg（Thy-1αSN^{A30P}）和 Tg（Thy1αSN^{WT}）转基因小鼠模型

2000年，Kahle等也通过建立转基因鼠研究野生型和A30P突变型α-synuclein的亚细胞定位，发现两种类型的α-synuclein分别在其转基因鼠的神经元和轴突中都有异常聚集。可见A30P突变型α-synuclein在轴突中的转运未受损害，但它的转基因表达明显导致异常的细胞内聚集。

4. α-Syn$^{-/-}$基因敲除小鼠模型

2000年，Abeliovich等人建立了α-synuclein基因敲除小鼠模型。与野生型小鼠相比，α-synuclein基因敲除小鼠不表现明显的病态特征，组织学检查在黑质中发现TH阳性的DA能神经元与正常野生型的DA能神经元无明显的形态学不同。二者的区别表现在基因敲除小鼠纹状体DA减少18%。这些证据表明α-synuclein不是小鼠脑组织生长发育和保持DA能神经元功能完整所必需，它在突触前囊泡DA的释放中起调节作用。通过研究α-synuclein转基因小鼠，可以描述帕金森病的基本发病机制和识别介导α-synuclein毒性的异常物质，为研究α-synuclein的毒性聚集过程提供了宝贵的研究工具。α-synuclein转基因鼠的研究应用必将为揭示PD的发病机制发挥重要作用。

5.（PDGF-hα-Synuclein）帕金森模型小鼠

中国医学科学院实验动物研究所秦川实验室利用PDGF神经特异启动子，在小鼠神经系统分别表达α-synuclein的错义突变A53T、A30P和WT三种基因，建立的C57BL/6J-TgN（α-Synuclein^{A30P}）ZLFILAS、C57BL/6J-TgN（α-Synuclein^{A53T}）ZLFILAS和C57BL/6J-TgN（α-Synuclein-WT）ZLFILAS三种转基因小鼠在4月龄时较阴性对照小鼠表现出协调能力差，运动能力下降。7月龄时运动能力下降更加明显，A53T、A30P和SYN-WT三种转基因小鼠与阴性对照鼠相比分别下降45.4%、46.2%和45.5%。

（二）parkin基因

parkin基因定位于人染色体6q25.2～q27，全长500 kb，含12个外显子，编码蛋白含465个氨基酸。parkin蛋白是一种泛素连接酶，对神经细胞有保护作用。Kitada等在日本常染色体隐性遗传性青少年型帕金森综合征（autosomal recessive juvenile parkinsonism，AR-JP）家系中定位并克隆了AR-JP的致病基因，命名为parkin基因。parkin基因突变是早发型PD患者发病原因之一，parkin基因突变导致parkin蛋白缺失、功能障碍、酶活性减弱或消失，造成细胞内异常蛋白的累积，最终导致多巴胺能神经元损伤。

最近Goldberg等建立出parkin基因敲除小鼠模型，它们没有明显的临床和病理表现，这些相对的正常或许来自生长过程中适应性的改变，或许胚胎发生后敲除parkin基因能够导致更严重的表现。

（三）PINK1基因

PINK1基因最早是作为一种激酶被认知，它可在肿瘤抑制基因PTEN（phosphatase and tensin homolog deleted on chromosome ten）超表达时发生上调，故命名为PTEN诱导的激酶。PINK1是一种线粒体蛋白激酶，其基因定位于人染色体1p36，包含8个外显子，长1.8 kb，编码581个氨基酸的蛋白质，相对分子质量为63000。其转录本普遍表达，预测编码34个氨基酸组成的线粒体定向转移模体（在34和35残基之间有一个线粒体加工肽酶的切割位点）和一个高度保守的蛋白激酶结构域，与Ca^{2+}/钙调素（Calmodulin）调节的丝氨酸/苏氨酸蛋白磷酸酶具有高度的同源性。

PINK1的生理功能和生理底物均不清楚，野生型PINK1可以保护神经元免于应激引起的线粒体功能障碍和细胞凋亡，这种保护作用可能是通过磷酸化线粒体蛋白来完成的，而突变体不具备这种功能。

Valente等的研究发现PINK1基因突变可导致早发型常染色体隐性遗传性PD，从而把PINK与PD联系到一起，PINK1在N末端有一个具有线粒体靶向作用的肽。PINK1是第一个把线粒体异常与PD直接联系起来的基因，野生型和突变型PINK1蛋白都定位于线粒体嵴。

最近，Kitada等人对PINK1敲除小鼠研究发现，多巴胺神经元、纹状体多巴胺水平和多巴胺受体在PINK1敲除小鼠中都没有改变。安培计记录显示，在纹状体切片中，多巴胺激发释放降低。在分离的嗜铬细胞中，儿茶酚胺的数量规模以及释放频率都有所减少。多巴胺主要的靶细胞纹状体棘状神经元（striatal medium neurons）的胞内记录显示皮质纹状体（corticostriatal）的长时程增强（potentiation）和抑制（depression）在PINK1敲除小鼠被损伤。与多巴胺激发释放降低一致，这些纹状体可塑性损伤可以通过多巴胺受体激活或代偿（如amphetamine安非他明或L-多巴）来增强多巴胺释放所弥补。这些结果揭示PINK1在黑质纹状体循环的多巴胺释放和纹状体突触的可塑性中起着非常重要的作用。在黑质纹状体变性过程中，多巴胺系统的生理改变是发生在早期的。

（四）DJ-1基因

Nagakubo等在1997年检测人类蛋白与原癌基因c-mye蛋白的相互作用时首次克隆出一条新的人类cDNA，并命名其为DJ-1，DJ-1基因定位于人染色体1p36，长24 kb，有8个外显子，在进化中高度保守。其中外显子1A和1B不编码，在mRNA中被可变剪切；外显子2~7包含开放性阅读框，编码一个含189个氨基酸的蛋白质。其主要转录产物约1 kb，均有一高度保守的THij结构域，是THij/pfp I超蛋白家族的一员，以同源二聚体的形式存在，N末端螺旋与2个C末端螺旋共同构成一个疏水区，参与蛋白质二聚化。DJ-1在脑内及身体的其他部位广泛表达，且皮层下较皮层表达更高，人类与鼠DJ-1蛋白的氨基酸序列有90%相同。目前已报道的DJ-1基因功能有：参与细胞周期的调节、精子成熟和受精、控制基因转录、调节mRNA稳定性和参与细胞应激反应等。

到目前为止，已发现 DJ-1 有 10 余种不同的突变，包括错义突变、截短突变、剪切位点突变和大片段缺失等。

2005 年，Chen 建立了 DJ-1 null 小鼠模型，并通过对这些小鼠的研究发现 DJ-1 功能在于黑质多巴胺功能和运动功能方面。随着我们对 DJ-1 突变的病理特征以及与散发性 PD 和 parkin 基因所致 PD 病理特征上是否存在差异都能够通过建立 DJ-1 突变动物模型成功建立得到在一定程度的答案。

（五）UCH-L1 基因

UCH-L1 基因定位于人染色体 4p14，含 9 个外显子，全长 10 kb，编码一个含 212 个氨基酸残基的蛋白质，属于泛素 C 端水解酶家族，具有水解泛素分子和其他蛋白质之间的肽键的活性。Leroy 等对 72 个帕金森家族的 UCH-L1 基因研究时，在一个德国常染色体显性遗传的帕金森家系中发现 UCH-L1 基因 C277G 的错义突变，导致 93 位点上异亮氨酸（Ile）变为蛋氨酸（Met），产生了一个新的 BsmF1 位点；Ltu 等又在一对具有 PD 遗传史的兄弟身上发现了 UCH-L1 常染色体显性遗传的 I93M 点突变，该突变导致了水解酶活性丧失；后来研究发现 UCH-L1 基因的多态现象与 PD 易患性减弱有关，UCH-L1 对 S18Y 的多态性有保护作用，I93M、Wt 和 S18Y 3 种 UCH-L1 转染含有 α-synuclein 的 COS7 细胞，观察其功能差异，Wt 并不能增加 α-synuclein 的表达，而是抑制它的降解，提示 UCH-L1 的连接酶活性部分决定 PD 易患性。

Setsuie 等人最近建立了 UCH-L2 I93M 高表达及低表达转基因小鼠，同时建立了表达人 UCH-L1 转基因小鼠模型，发现高表达突变小鼠的黑质纹状体多巴胺神经元数量较少、纹状体容量减少等变化，表明 UCH-L1 I93M 的表达能够导致多巴胺能神经元的变性。

（六）LRRK2 基因

LRRK2 基因定位于人染色体 12p11.2～q13.1，全长 144 kb，含有 51 个外显子，编码一个由 2327 个氨基酸组成的 LRRK2 基因（又称为 dardarin 蛋白或富亮氨酸重复序列激酶 2，相对分子质量为 275000），LRRK2 基因属于 ROCO 蛋白家族。LRRK2 蛋白是一种可溶性的蛋白质，含有 4 个结构域：亮氨酸富集区、酪氨酸蛋白激酶结构域、ROC 结构域（RAS 样结构域）和 WD40 区，其中较为重要而且研究较多的是 ROC 结构域和酪氨酸蛋白激酶结构域，LRRK2 的 ROC 结构域与 ROCO 家族成员如 Ras 等有很多相同之处，但是也存在着很大的不同。LRRK2 基因的 mRNA 和相应蛋白在脑组织中的表达不存在区域性表达的特点，而是组成性表达于神经元和胶质细胞中。

LRRK2 蛋白的生理功能还不是十分清楚，对其功能的研究仅来源于果蝇中存在的同源物 LRK-1 蛋白（与 LRRK2 蛋白 C 末端氨基酸有 44.7% 相同）的研究。LRK-1 基因编码 GbpC 的同系物，主要存在于盘基网柄菌的高亲和力 cGMP-结合蛋白，而这种蛋白是趋化运动过程中肌球蛋白正常磷酸化和细胞骨架组装中必需的，推测 LRRK2 蛋白可能参与了细胞骨架重排及细胞凋亡过程。2004 年，Zimprich 和 Paisan-Ruiz 等分别克隆出 LRRK2 基因，建立了其与帕金森病的联系，其后在美国、挪威、爱尔兰和波兰等国家中发现了 LRRK2 基因的第 41 号外显子 G2877510A 突变，可导致 LRRK2 基因编码的第 2019 位密码子发生置换，由甘氨酸变为丝氨酸（Gly2019Ser）。2006年，Tomiyama、Li等通过对五大洲的18个国家的904名无PARKIN突变的帕金森病患者进行LRRK2基因突变分析，发现I2012T和I2020T两种新的突变形式。在中国和新加坡等亚洲地区的散发性帕金森病患者家系中G2019S的突变较少，却发现了G2385R突变。另外，在西班牙常染色体显性遗传帕金森病家系中发现了R1441G、C、H突变；在英格兰常染色体显性遗传帕金森病家系中发现了Tyr1699Cys（Y1699C）突变；在日本相模原市常染色体显性遗传帕金森病家系中发现了Ile2020Thr（I2020T）突变；在希腊常染色体显性遗传帕金森病家系中发现了A211V和K544E突变等。

（七）Nurr1基因

核受体相关因子1-Nurr1（nuclear receptor related factor 1，也称为NOT，TINUR，RNR1，HZF3或NR4A2）是一种转录因子，属于核甾体/甲状腺激素受体超家族成员。人Nurr1的编码基因定位于2q22～23，在人基因组中以单拷贝形式存在，全长8.3 kb，由8个外显子和7个内含子组成，小鼠、大鼠与人的Nurr1基因结构相似。Nurr1在中脑优势表达，作为基因转录调控蛋白与黑质多巴胺能神经元的发育、发展和生存有密切的关系，与PD的发生和进展也有重要的联系。

Nurr1基因敲除小鼠模型是通过破坏基因外显子3建立的，这种小鼠表现大量DA能前体神经元凋亡，最终导致黑胶体多巴胺能神经元发育不全。同源的Nurr1敲除表达下降的动物（Nurr1⁺/⁻）被用于研究Nurr1表达水平和黑质多巴胺能神经元功能的关系。成年（Nurr1⁺/⁻）的小鼠活动改变与正中缘和正中皮质的多巴胺能水平相关，但不随着纹状体多巴胺能水平改变而明显改变，并且这些鼠表现对MPTP诱导的黑质损伤的神经毒性耐受性增加。中老年（大于15月）鼠表现显著的旋转能力下降和运动能力下降，且与纹状体多巴胺能与Nurr1 mRNA水平下降相关，并呈年龄依赖性。因此，当（Nurr1⁺/⁻）组小鼠到15个月或更大的时候，开始呈现出PD的症状，提示黑质多巴胺能功能缺陷呈慢性进行性缺陷，表现为在旋转爬杆试验中运动执行功能的明显损害，在行为的、生物化学的、病理组织学的许多特征与在PD所见到的慢性进行性的黑质多巴胺能神经元退化相似。Nurr1在黑质中的表达将随着年龄增加而下降，这一点与运动减少、纹状体多巴胺水平以及相应区域TH免疫染色的降低相关联。因此，（Nurr1⁺/⁻）小鼠是一种有用的动物模型，可用来研究PD的发病机制和探索疾病的修正治疗（神经保护）策略。

三、多系统萎缩症

多系统萎缩症（multiple system atrophy，MSA）是指一组病因尚不明确的中枢神经多发性、系统性变性疾病，以往曾被称为橄榄脑桥小脑萎缩（OPCA）、原发性直立性低血压（IOH）、Shy-Drager综合征（SDS）、纹状体黑质变性（SND）等。病理上主要累及纹状体黑质系统（纹状体黑质变性）、橄榄脑桥小脑系统（橄榄脑桥小脑萎缩）和自主神经系统等。每种MSA综合征都有特征性临床症状，随着病情发展，各综合征由于损害部位的不同组合，临床症状可出现交替重叠。病理观察在神经胶质细胞，特别是少突胶质细胞等胞质内发现包涵体（Oligodendro）（glial cytoplasmic inclusions，GCI），包涵体内含有免疫活性的细胞周期依赖性激酶、有丝分裂原活化蛋白激酶等，是代表MSA神经病理学损害的标志物，成为较公认的MSA致病原因之一，但是其形成与神经胶质细胞和神经元凋亡之间的关系仍不清楚。

（一）Tg（PLP-α-SYN^{WT}）转基因小鼠模型

Kahle等使用编码中枢神经系统大部分髓鞘蛋白的蛋白脂蛋白（proteolipid protein，PLP）基因的启动子，在转基因小鼠中过度表达人野生型α-synuclein（α-SYN）。α-SYN仅在少突胶质细胞中表达，光镜下可见类似胶质细胞内含物的转入α-SYN表达。GCI样聚集物和MSA的生化标记物都可以观察到，而且观察到转基因α-SYN 129位丝氨酸高度磷酸化，并应用绿色荧光蛋白溶解和分布确定组织学和生物化学的异常是疾病相关α-SYN特异性的。

（二）Tg（CNPase-α-SYN^{WT}）转基因小鼠模型

Yazawa等建立了2，3-环核苷3-磷酸二酯酶（2，3-cyclic nucleotide 3-phosphodiesterase，CNPase）启动子的α-SYN转基因小鼠模型，表明少突胶质细胞中的α-SYN聚集在神经退行性改变中起作用。

（三）Tg（MBP-α-SYN^{WT}）转基因小鼠模型

Clifford W. Shults等建立了碱性髓鞘蛋白（myelin basic protein，MBP）启动子的过表达人α-SYN的转基因小鼠，6月龄时，小鼠在新皮质、基底节、小脑和脑干表现出大量的人α-SYN阳性包涵体，同时伴有髓磷脂，神经元损伤，运动障碍。3月龄的小鼠还只能检测到微小的功能缺损，但到6月龄已经能观察到更加显著的行为学改变，且与12月龄的小鼠表现相仿。这与病理结果相符合，6月龄时可在少突胶质细胞中观察到最高集中表达的α-SYN。此外，与基底节、脑干和小脑一样，转基因小鼠的脊髓也表现出α-SYN的高表达。但在周围神经核肌肉仅检测到α-SYN mRNA的非常少量表达。

四、运动神经元病

运动神经元病系指选择性损害脊髓前角、桥延脑运动神经核和锥体束的慢性变性疾病，包括肌萎缩性侧索硬化症（amyotrophic lateral sclerosis，ALS）、进行性脊肌萎缩症（spinal muscular atrophy，SMA）、原发性侧索硬化（primary lateral sclerosis，PLS）和进行性延髓麻痹（progressive bulbar palsy，PBP）。各种类型的运动神经元疾病的病变过程大都是相同的，主要差别在于病变部位的不同，可将肌萎缩性侧索硬化症看作是本组疾病的代表，其他类型则为其变型。临床以上或（和）下运动神经元损害引起的瘫痪为主要表现，其中以上、下运动神经元合并受损最常见，主要表现为受累部位支配的肌肉萎缩无力。

肌萎缩性侧索硬化症是一种进行性致死性神经系统变性病，按发病的形式分为散发性ALS（Sporadic amyotrophic lateral sclerosis，SALS）和家族性ALS（Familial amyotrophic lateral sclerosis，FALS），二者具有相似的临床和病理特征，90%以上为SALS患者，5%～10%为FALS患者（大多数为常染色体显性遗传病）。ALS与8种基因有关，其中研究最多的是ALS1基因，即人SOD-1基因，另外有ALS2基因（ALSin基因）、ALS3基因、ALS4基因、ALS5基因、ALS6基因、FTDP基因（Tau基因）以及FTD基因。现今认为FALS的发病与铜锌超氧化物歧化酶1（Cu/Zn superoxidedis mutase 1，SOD1）基因突变关系密切，20%～50%的FALS是由于SOD1基因突变所致。SOD1位于人染色体21q2 2.11，全长11 kb，编码区459 bp，包含5个外显子和4个内含子，编码由153个氨基酸残基组成的金属酶，其主要功能为对体内过氧化阴离子的解毒作用，故其发生突变可致机体自由基内环境稳定的变化及对自由基解读能力下降，从而加重对神经细胞的损害。

已发现的与FALS相关的SOD1基因突变类型多达100种以上，其中绝大多数为由于碱基替代产生的氨基酸替代，少数为碱基的缺失或插入；除了D90A错义突变为隐性遗传外，其余均为常染色体显性遗传。目前被证实或推测的ALS的致病基因位点包括：9q34（患者在25岁以前发病，慢性进行性发展，常染色体显性遗传）、9q21～22（伴有额颞叶痴呆的ALS）、15q15～22和2q33（常染色体隐性遗传、青少年发病的ALS）和11号染色体的神经丝重亚单位基因。各种不同的SOD1突变引起的FALS患者在临床表型基本相似，但在基因外显率（一般为100%，但部分患者外显率低）、起病年龄（通常在40岁以后发病，但部分患者年轻时发病）、红细胞中SOD1活性（SOD1活性通常正常，但部分患者下降）、病程（病程为1～20年不等）以及病情严重程度等方面有微小差异。

（一）肌萎缩性侧索硬化症（ALS）模型及比较医学应用

1. B6. Cg-Tg（SOD1-G93A）⁜1Gur/J转基因小鼠模型

Gurney等于1994年建立了该转基因小鼠模型，用于ALS、代谢缺陷及其他神经退行性改变的研究。将人SOD1的启动子引导SOD1的变异体（93位上的甘氨酸被丙氨酸所替代）转入C57BL/6小鼠中。转基因鼠出现平衡能力障碍，最初为前肢运动障碍；先在脊髓神经元，之后在脑干神经元中观察到线粒体中出现空泡，轴突及随后在树突中出现空泡，因而使轴突肿胀膨隆；同样见到核糖体的消散及高尔基体的崩解；疾病进展期见严重的运动神经元丢失，死亡时运动神经元丢失达50%，脊髓前角及前根萎缩，存活的神经元外形不规整；神经元内含有胞质内包涵体，相当于类球形的混杂细丝的堆积，神经微丝不同亚单位，尤其中及低亚单位被磷酸化，且神经微丝密度减少，前根内轴突的直行传输速度减慢；星形细胞增多。受累小鼠的脊髓内运动神经元缺失，而非运动神经元受累轻微，这与人类ALS病理特征相似，从而肯定了小鼠运动神经元的损伤与SOD1基因突变的关系。

ALS患者及SOD1 G93A转基因鼠显示运动神经元细胞体及轴突中神经微丝堆积。SOD1 G93A转基因鼠显示在发病前数月即有快速性轴突传输缺陷及免疫活性驱动蛋白（kinesin）运动蛋白质水平减低，致顺行性传输减慢。这些结果与ALS鼠类模型中运动神经元病变引起的轴突传输异常和死亡相一致。目前，人突变SOD1基因动物模型是ALS最为相似的实验动物模型，特别是对解释FALS的发病中的毒性自由基作用机制，探索新的治疗手段有重要意义；然而，在ALS发病中仅有5%左右的患者存在SOD1的突变，并且大部分存在于FALS之中，无法解释散发患者SOD1正常表达时ALS的发病机制。

2. FVB-Tg（Sod1-G86R）M1Jwg/J转基因小鼠模型

Ripps等1995年建立了该转基因小鼠模型，将鼠SOD1启动子引导下的SOD1的变异体（第4外显子86位上的甘氨酸被精氨酸所替代）转入C57BL/6小鼠中，该突变与部分ALS

病例中的突变相一致。经检测，转入的基因能在小鼠体内广泛表达，且未发现蛋白活性的降低。转基因小鼠进食和饮水减少，寿命缩短至4个月；表现出随着年龄快速进展的运动功能下降；出现痉挛性麻痹，首先累及后肢，后发展至前肢，同时伴有肌肉萎缩。脑干、新皮质、丘脑、小脑核和基底核出现退行性改变；腹侧灰质核团出现营养不良性神经炎，细胞内可见嗜银性核周体；面神经核神经元数目减少16%～72%；脊髓运动神经元显著减少，残余神经元出现核固缩和核破裂；皮质第五层运动神经元变性。骨骼肌代谢亢进及肌肉萎缩；脂肪堆积减少；体位调节障碍；循环中的胰岛素、瘦素及其他激素水平有所下降。

（二）其他运动神经元病模型

1. Tg（TATA-less-SOD-1G93A）转基因小鼠模型

Gurney等将人类FALS突变的SOD1基因转移至鼠，这些转基因鼠在3～4个月开始出现类似人类的ALS的症状，并在4周内死亡，病理检查发现，受累小鼠的脊髓内运动神经元缺失，而非运动神经元受累轻微，这与人类ALS病理特征相似，从而肯定了小鼠运动神经元的损伤与SOD1基因突变的关系。SOD1基因突变所致的细胞毒性作用可能与SOD1酶的不稳定有关，可加速体内毒性物的聚集，并可能产生对神经细胞的高亲和力，从而加重对神经细胞的损伤。

2. Tg（NF-H）转基因小鼠模型

将含有人全长NF-H的34kb片段（包含全部组织特异性表达的调控元件）转入C57BL/6，在小鼠体内表达2倍于鼠内源性的NF-H。该转基因小鼠，2～3周龄时出现前后肢无力，症状进行性加重，肌肉呈神经源性萎缩。病理上脊髓的运动神经元减少，神经元内充满了神经微丝，包括磷酸化的神经微丝，轴突近端肿胀，与ALS改变相似。过度表达NF-H的转基因鼠，表现为震颤，进行性步态异常，后肢异常屈曲，病理上大运动神经元和后运动神经元的胞体和近端轴突中含有大量神经微丝聚集，线粒体功能异常，在过多表达Hnf-h基因的小鼠中，检测到神经纤维的阈值减低，静息膜电位及传导速度均明显减低，动作电位的振幅偏小，动作电位的延续时间反而延长，Na^+通道加强，K^+通道减弱，与ALS疾病时神经表现具有一致性，亦是一个研究ALS的动物模型。

五、脊髓小脑共济失调

Menzel首先发现常染色体显性遗传性脊髓小脑共济失调（autosomal dominant cerebrallar ataxias，ADCA），大部分病例的病理改变主要在小脑、脑干、脊髓、基底节和大脑皮质等处，表现为神经轴索变性、髓鞘脱失和神经元脱失等。多于成年（>25岁）发病，呈常染色体显性遗传，临床表现除小脑性共济失调外，可伴有眼球运动障碍、慢眼运动、视神经萎缩、视网膜色素变性、锥体束征、肌萎缩、周围神经病和痴呆等。

小脑性共济失调是一大组遗传异质性疾病，分为ADCAⅠ、ADCAⅡ、ADCAⅢ、ADCAⅣ。ADCAⅠ的病理改变以小脑、脊髓和脑干变性为主，故又称脊髓小脑共济失调（spinocerebellar ataxia，SCA），其中又分为若干亚型（SCA-1～SCA-17）。这些分型的名称与一向惯用的几种遗传性共济失调类型（如遗传性痉挛性共济失调、橄榄脑桥小脑萎缩等）的名称有些混乱、重叠，其中几种病虽有不同的名称，实际上都是相同的疾病。

SCA患者除均有共济失调和构音障碍外，各基因型在表型上有一定特征，但也存在明显的表型重叠。其中，SCA-1以腱反射亢进、快速扫视振幅增高、运动诱发电位阈值升高和运动传导时间延长为特征；SCA-2以显著的扫视速率下降、帕金森病样症状、肌阵挛或位置性震颤和脑桥萎缩为特征；SCA-3/MJD以凝视障碍、明显的痉挛状态和周围神经病为特点；SCA-4以小脑综合征和感觉性神经病为特征；SCA-5多为单纯的小脑综合征；SCA-6除单纯的小脑综合征外，一般没有家族史，且发病年龄大于50岁；SCA-7以视网膜变性、听力丧失、10岁以内发病为特点；SCA-8的主要表现有小脑综合征、晚发的痉挛状态和较轻的感觉神经病；SCA-10的特点是伴或不伴癫痫的单纯小脑综合征；SCA-11除单纯小脑综合征外，一般病程良性，伴腱反射亢进；SCA-12早期有手臂震颤、晚期可出现痴呆；SCA-13多为儿童早期起病，以精神发育迟滞为特征；SCA-14的特点为早期发病的肌阵挛和共济失调。

（一）遗传性脊髓小脑共济失调（SCA-1）

SCA-1已经证实为全球性疾病，只是在不同研究、不同种族的流行病学调查中差异较大。虽然SCA-1基因已被克隆多年，但SCA-1发病机制未完全阐明。但现已证实突变基因编码区的CAG（编码谷氨酸）三核苷酸重复序列扩展突变为该类疾病的致病原因，且患者的$(CAG)_n$拷贝数与疾病严重程度和病情进展速度呈正相关，与患者发病年龄呈负相关，也与部分临床症状的出现有关，如共济失调与腱反射亢进和中等程度扩增的$(CAG)_n$拷贝数有关；而痉挛状态则与较大的$(CAG)_n$拷贝数相关。另外，42%的SCA-1患者可出现周围神经病，但在$(CAG)_n$拷贝数较大的患者中更为多见。另外，纯合子的疾病严重程度也与较大的突变基因$(CAG)_n$拷贝数有关。到目前为止，SCA发病确切的分子机制仍然不清，推测包括细胞凋亡、泛素-蛋白水解酶通路、转谷氨酰胺酶（Transglutaminase，Tgases）、核酸水平调控障碍等在内的多个因素与其发病机制有关。有关SCA发病机制的研究是国外神经生物学研究的热点之一，而国内尚无有关研究报道。

Zoghbi等于1988年经连锁分析发现脊髓小脑共济失调基因与6号染色体短臂上HLA（6p22～23）有关，称为SCA-1基因。Orr等在1993年克隆出SCA-1基因，发现染色体6p22～23区域中含有$(CAG)_n$三核苷酸多态位点，该$(CAG)_n$结构在SCA-1患者中发生了杂合扩展；1994年Banff克隆了SCA-1基因的全长cDNA，该基因由9个外显子和8个内含子组成，前7个外显子为5'非编码区，后2个外显子为编码区，转录生成10666 bp的mRNA。SCA-1基因全长450 kb，SCA-1基因外显子中含有CAG重复序列，正常人CAG数目在很大范围内变动，且有种族差异，一般重复25～36次，对应产物164～221 bp，SCA-1患者突变基因CAG重复数扩展为43～91，对应产物242～356 bp，异常增加的CAG重复数与发病年龄、病情程度、父系或母系遗传不同及种族等有关。迟发型患者至少重复43次，少年患者重复51～81次，CAG重复次数多发病年龄早。CAG数目处在正常（一般≤40）高值的等位基因，易突变为扩增基因，故称为中间型等位基因。中间型等位基因在人群中分布频率与该病患病率呈正相关。但据专家推测，SCA-1的发病原因，除了与CAG重复数目有关外，可能还存在其他的调节因素。

Northern 杂交显示 SCA-1 基因在全身组织中都具有转录活性，其编码产物为 ataxin-1，相对分子质量为 87000～100000，与已知的任何蛋白均缺乏同源性，功能尚不明了，推测可能是一种细胞内可溶性的蛋白组分。缺乏 ataxin-1 的裸鼠模型并不产生任何小脑体征，而是表现出学习功能减退，说明 SCA-1 是由获得性突变引起，而非缺乏性突变引起。虽然 SCA-1 的 mRNA 分布在神经组织和非神经组织中并无差异，但中枢神经系统中的 ataxin-1 蛋白水平远高于周围组织（2～4 倍）。免疫组化研究显示 ataxin-1 主要存在于小脑齿状核、脑桥、苍白球、尾状核、壳核以及皮质神经元的细胞核内。在小脑浦肯野细胞中高表达，除强烈的胞核染色外，胞质也染色阳性。而在非神经组织，如淋巴母细胞、心脏、骨骼肌和肝脏中，该蛋白主要存在于胞质。酵母双杂交证实两个 ataxin-1 蛋白之间可发生相互作用，同时富含亮氨酸的酸性核蛋白（LANP）、泛素、伴侣分子 HSP40 等都与其相关。其中，LANP 与 ataxin-1 的相互作用是特异性的，它是 SCA-1 发病机制中一种候选的细胞特异性靶蛋白。LANP 可在 ataxin-1 的 polyGln 结构域外与 ataxin-1 发生相互作用，而且受 polyGln 的调节。突变的 ataxin-1 使 LANP 不能执行正常的功能，与其他核因子分离，并刺激它与异常的核靶蛋白相互作用。

Ataxin-1 主要定位于核内，通过与核内细胞元件发生作用影响细胞生理生化反应，且这种作用随 CAG 重复的数目增加而增强；若 ataxin-1 在细胞质内表达则并不致病。目前 SCA-1 发病机制的研究主要集中在 ataxin-1 的作用上，核内包涵体是 ataxin-1 被转运至神经元内以不溶性的淀粉样纤维物聚集形成，并伴随核膜显著内陷，核孔密度增加。突变的 ataxin-1 的核内分布的改变是由扩增的 CAG 引起的；核内结构的改变发生在共济失调的行为改变之前，在核内占据一定空间，可能损害核功能。但是，SCA-1 患者的尸解结果表明，核内包涵体阴性的细胞其核皱缩较核内包涵体阳性者更显著，所以核内包涵体在 SCA-1 发病中的作用尚需进一步研究。

（二）其他脊髓小脑共济失调疾病

马查多-约瑟夫病（Machado-Joseph disease，MJD）又称为脊髓小脑共济失调 3 型（spinocerebellar ataxia type 3，SCA-3），发病比例为 1∶4000，是以小脑性共济失调、锥体系及锥体外系症状、进行性眼外肌麻痹、远端肌萎缩、面肌搐颤和突眼等为特征的常染色体显性遗传脊髓小脑变性病（SCA-3/MJD）。SCA-3/MJD 临床症状表现为共济失调步态、四肢运动失调、体重减轻，在严重的患者可出现早期死亡。病理学上通常以脊髓小脑束、齿状核、脑桥、前庭核、下丘脑及锥体外系结构包括黑质、红核、苍白球、路易体的变性为特征，而小脑皮质、大脑皮质和下橄榄核一般正常。

马查多-约瑟夫病是单基因遗传病，是由位于疾病基因 MJD-1 蛋白编码区内的 CAG 三核苷酸重复扩增突变引起的神经系统变性病。该基因定位于人染色体 14q24.3～32。MJD-1 基因由 1776 bp 组成，其间含有一个较长的开放阅读框，CAG 重复位于开放编码区的 C 端，并编码一段多聚谷氨酰胺序列。在 CAG 重复序列内部有三处可被两种可变序列（CAA 或 AAG）打断，因此基因可以选择性表达。Kawaguchi 等 1994 年曾在 MJD 患者中检测出 mjd1a 和 ataxin-3c 两种突变体。含有异常扩增（CAG）$_n$的疾病基因编码产生异常扩增 polyGln 肽链的蛋白后，在胞质中被半胱天冬酶（caspase）等水解形成不同相对分子质量大小的含异常扩增polyGln残基片段，此类片段进入细胞核内，并不断聚集形成核内包涵体，同时导致细胞死亡。正常人MJD-1基因（CAG）$_n$结构存在多态性，n介于12～40之间，SCA-3/MJD患者MJD-1基因的（CAG）$_n$发生了杂合性扩增，通常n介于50～84之间。

MJD-1基因的蛋白产物为ataxin-3，主要定位在细胞质，正常的ataxin-3蛋白功能至今知之甚少。ataxin-3是已知的九种多聚谷氨酰胺（polyQ）扩增综合征致病蛋白之一。已知的SCA-1、SCA-2、SCA-3、SCA-6、SCA-7和SCA-17，齿状核红核苍白球下丘脑核萎缩（dentatorubral-pallidoluysian atrophy，DRPLA），脊延髓肌萎缩症（spinal and bulbar muscular atrophy，SBMA）和亨廷顿病（Huntington's disease，HD）等九种polyQ扩增综合征都检测到致病的ataxin-3蛋白。在体内通过在神经细胞和非神经细胞中构建ataxin3证实ataxin-3是一种泛素连接蛋白，有明显的蛋白酶活性，目前已知有两种：一种有2个泛素结合基序（ubiquitin binding domain，UIM），含有360个氨基酸，polyQ在第二个UIM后；另外一种有3个UIM，含有373个氨基酸，polyQ在第二个和第三个UIM之间。N末端为Josephin结构域并具有泛素化蛋白酶活性，Josephin结构域有Cys14、His119和Asn136三联体活性位点，Cys14突变为Ala14时其蛋白酶活性丧失。Josephin结构域后面是一段卷曲螺旋结构域，C末端的UIM1和UIM2对ataxin-3蛋白与泛素之间的连接有至关重要的作用，删除UIM3或包括polyQ在内的C末端，对ataxin-3和泛素蛋白之间的作用没有明显影响。

ataxin-3通过C末端的泛素结合模体形成泛素链，也可以通过泛素链实现自身的聚集，而其末端的Josephin结构域又可以清除泛素链，调节自身的活性。ataxin-3自身的泛素化酶活性可以调节自身的蛋白水平、泛素化模式以及亚细胞定位。泛素化酶活性本身受许多机制调控，包括转录、蛋白酶体降解、caspases酶降解、磷酸化、泛素依赖性自我降解等。已证实ataxin-3在泛素-蛋白酶体降解途径中可与蛋白酶体穿梭蛋白VCP/p97结合。

PolyQ重复序列正常含有12～40个Gln残基，在SCA-3/MJD中扩增为50～84个Gln残基。突变后无催化活性的ataxin-3表达水平要高于正常的ataxin-3，PolyQ重复序列扩增的ataxin-3要比正常的ataxin-3稳定，从侧面反映出突变的ataxin-3降解速度慢于正常蛋白。这一点在体外蛋白酶体试验中得以证实，并且不依赖泛素化途径。

（三）脊髓小脑共济失调模型及比较医学应用

1. B6. 129S-Atxn1^{tm1Hzo}/J转基因小鼠模型

Watase等构建出该种转基因小鼠模型，在SCA1的第8个外显子中插入了一个含有154个CAG三核苷酸串联重复的片段。小鼠在5～7周平衡能力出现障碍；7周时在海马CA1区神经元内可观察到泛素形成的核内包涵体，在疾病末期多数的脑区都有包涵体的出现；8周起出现显著的生长障碍；6～11周的小鼠浦肯野细胞树突形态异常；40周各脑室明显扩张，且与同窝阴性小鼠相比，浦肯野细胞数量明显减少；在水迷宫等行为学实验中表现出空间学习能力异常和记忆力减退。该小鼠的表型与SCA1患者的临床表现和疾病进展十分近似，可用于SCA1以及其他神经退行性疾病的相关研究工作。

2. FVB-Tg（Pcp2-tTA）3Horr/J转基因小鼠模型

Zu等构建出该转基因小鼠模型，在鼠浦肯野细胞蛋白2启动子的引导下，转入tTA（tetracycline-controlled transactivator，E. coli）。该转基因小鼠可在小脑浦肯野细胞中表达四环素反式作用因子，可用于小脑缺陷性疾病的研究。

3. ataxin-3 mjd1a 转基因小鼠模型

2004年，Daniel Goti 等分别从正常人和 MJD 人脑组织提取全长正常（CAG20）和突变（CAG71）ataxin-3 蛋白的 cDNA，用小鼠 prion 启动子驱动，建立了（CAG20）和突变（CAG71）的转基因小鼠模型。（CAG71）转基因小鼠高表达突变的 ataxin-3，并有相似的 MJD 症状，如走路姿势不稳、共济失调、体重减轻、未成年死亡、神经细胞核内包涵体以及在黑质中 TH 阳性细胞的减少等。在脑组织中检测到相对分子质量为 58000～64000 的突变 ataxin-3，ataxin-3 相对分子质量为约 37000。多聚谷氨酰胺 C 末端以及在细胞核内检测到大于相对分子质量为 220000 的聚集体。（CAG20）转基因小鼠的行为和病理表现正常，表达的 ataxin-3 相对分子质量为约 44000，和人正常脑组织中检测到的一致。

4. ataxin-3c 转基因小鼠模型

（1）PrpCAG70Ataxin-3c 转基因小鼠模型

四种（CAG70）转基因小鼠中两种出现明显症状但病情较轻，其中一种 70.42 在 5～6 月龄出现明显的神经疾病，并在 6 个月后死亡。经组织化学分析，神经细胞内有核内包涵小体。1 岁龄 70.66 小鼠中约有 10% 的小脑神经细胞含有核内包涵体，但是没有观察到明显的行为缺陷。1 岁龄的 70.48 中也没有观察到明显的症状。最明显的是 70.61 转基因小鼠，在 6～8 周龄时，行进过程中即出现明显的神经症状并有严重的行为缺陷，3 月龄小鼠有轻微的步态失调，步间距明显小于同龄的正常小鼠，到了 6 月龄加重以至于几乎不能行走。70.61 转基因小鼠出现战栗，在静止时用后肢维持身体平衡，活动明显减少，行为凌乱。此外，70.61 转基因小鼠体型和体重明显小于同窝同龄正常小鼠，后肢宽大，驼背。免疫组织化学分析发现 70.61 转基因小鼠，在脑神经细胞核内有大量含有 ataxin-3 和泛素的包涵小体。CAG70 转基因小鼠，3 个月后 40% 的小鼠死亡，85% 的小鼠在 6 个月后死亡。

（2）PrpCAG148Ataxin-3c 转基因小鼠模型

CAG148 突变转基因小鼠症状比 CAG70 突变转基因小鼠严重，步间距减小得更明显，且出现的时间要早于 CAG70 转基因小鼠。CAG148 突变转基因小鼠寿命也明显短，最长寿命 17 周，CAG148 突变转基因小鼠很难生育。在 CAG148 突变转基因小鼠的脑组织神经细胞核内也有大量含有 ataxin-3 和泛素的包涵小体，3 种转基因小鼠只有 148.19 能生育后代，其他的小鼠因为早死而不能准确判断是否具有生育能力。148.19 在 2 月龄出现神经缺陷，并在第 3 个月死亡。可见 CAG 的重复次数和蛋白表达水平对疾病的发生以及疾病的进程有重要作用。

马查多-约瑟夫综合征现在还没有较好的治疗方法，而且很多患者的治疗效果不好，病情得不到缓解。由于人的马查多-约瑟夫综合征发病周期长等因素，获得的标本很少，在研究过程中动物模型能够起到重要作用。

六、亨廷顿病

亨廷顿病（HD）又名遗传性舞蹈病，是一种病变累及纹状体、大脑皮层为主的中枢神经系统退行性疾病。临床主要表现有舞蹈样不自主动作和进行性痴呆，呈常染色体显性遗传。病理改变为纹状体神经元变性缺失，大脑皮层萎缩，脑室系统扩大。分子遗传学研究克隆了HD的疾病基因——HD基因，1993年克隆成功后被命名为IT15。HD基因由67个外显子组成，位于人染色体4p1613的D4S127和D4S180之间，编码一个相对分子质量为$3.5×10^5$，由3144个氨基酸组成的蛋白质，被命名为亨廷顿（Huntingtin，Htt）蛋白。

正常人群Htt蛋白广泛存在于大脑、睾丸、心脏、肝和肺中。胚胎发育、造血以及神经形成过程中，Htt蛋白是必需的。Htt蛋白可促进脑源性神经营养因子的转录从而发挥其抗凋亡作用。另外，它可与促凋亡蛋白Huntingtin结合蛋白1（HIP1）结合调控caspase28依赖的凋亡途径。Htt蛋白一般存在于细胞质中，与一些细胞内物质转运及细胞内外分泌调控有关的蛋白质相结合，提示其与细胞器的微管转运及细胞内吞作用有关。在细胞核中也发现存在Htt蛋白，具有调控转录因子作用。

Huntingtin基因外显率高，基因突变率极低。从Htt蛋白氨基末端第17位氨基酸残基开始有一段重复的谷氨酰胺（polyQ）序列，其在正常人群中有10～25个，而在HD患者这一序列的延长超过36个，称为突变Htt蛋白。细胞质中突变Htt蛋白（mHtt蛋白）与囊泡转运有关的蛋白质结合从而导致神经元失能；与泛素降解途径中的相关蛋白相结合从而影响蛋白质降解的泛素/蛋白酶体通路，破坏神经元的正常功能；mHtt蛋白可导致线粒体功能失衡，自由基损伤，钙转运失调，继而活化calpain等蛋白酶，突变的htt蛋白还释放HIP21，HIP21与hippi结合活化caspase28诱导凋亡。

多聚谷氨酰胺序列的长度与发病年龄具有相关性，延长的长度越长发病越早。大部分成年后发病的患者其多聚谷氨酰胺序列在36～50个之间，而青少年发病患者的多聚谷氨酰胺序列则大多超过了60个。50%～60%的发病年龄与CAG重复序列的长度有关，但对于患者个体来说，通过CAG重复序列的长度来预测发病年龄并不是非常有效。

亨廷顿舞蹈病（Huntington disease）模型及比较医学应用：

（一）B6CAB-TgN（HDexon1）62Gpb（R6/2）转基因小鼠模型

Mangiarini等使用人源Huntingtin基因启动子建立了R6/2转基因小鼠模型，突变基因含有的CAG（编码谷氨酸）三核苷酸重复序列拷贝数为142个。3月龄开始出现运动过度，6月龄出现进行性运动功能损伤。随后在9月龄出现进行性的神经退行性变，12月龄出现运动功能减退。运动功能障碍、转棒实验异常与神经元的缺失相关。突变体大脑质量减轻，大脑皮质和纹状体容积减小。有18%的12个月的突变体表现出纹状体神经元出现皱缩。Guidetti等发现该转基因小鼠8月龄起纹状体神经内源性毒素喹啉酸（QUIN）和其生物学前体3-羟基犬尿酸的水平开始增高，这与HD患者的表现非常相似；12月龄的转基因小鼠纹状体体积较野生型对照小鼠明显减少；3月龄的小鼠可观察到htt蛋白碎片的核定位，至12月龄大部分的纹状体神经元都表现出htt蛋白阳性。

（二）Tg（HDexon1）62Gpb转基因小鼠模型

Heng等建立了Htt^{tm2Detl}转基因鼠模型（tm2Detl：targeted mutation 2，Peter J Detloff）。纯合子纹状体神经元数量下降42.8%，100周时纹状体的平均体积较野生型对照组下降40.4%；背侧纹状体D1、D2受体位点分别减少了79%和42%。15～40周龄的小鼠表现出异常步态和探索性行为的减少，还可以观察到罕见的强直-阵挛样表现。另外，突变小鼠明显比同窝出生的野生型小鼠小。在背侧纹状体、伏隔核中可观察到泛素和Htt蛋白阳性的包涵体。这种突变鼠品系代表了一种对Htt病相关研究有价值的疾病模型。纹状体神经元萎缩且形态不规则，神经元变性约起自40周，突变体的神经元核内包涵体（neuronal intranuclear inclusions，NII）大部分集中在纹状体，未见营养不良性神经炎。突变体的纹状体表现出显著的反应性神经胶质增生，但神经元的数量并未受到影响。25～60周的突变鼠25只中有4只表现出与强直-阵挛发作一致的抽搐发作。

（三）B6C3F1/-TgN（HD82Gln）81D60转基因小鼠模型

Schilling等建立了Tg（HD82Gln）81D60转基因小鼠模型，表达N末端截短的人类Huntingtin基因，编码区含有82个（CAG）三核苷酸重复序列，使用小鼠朊病毒蛋白启动子保证其在中枢神经系统神经元中的表达。小鼠出生后1～2个月表达转入基因，体重下降，出现震颤，运动协调性下降，且表现出异常步态。预期寿命为5～6个月。在皮质和尾状核的神经元中均发现Huntingtin免疫阳性核内包涵体。下丘脑的多个区域，包括外侧下丘脑、下丘脑腹内侧核和室旁核，存在神经元变性。

七、老年记忆减退

老年记忆减退（age associated memory impairment，AAMI）是老年人常发生的现象，是脑衰老的重要表现之一，严重影响老年人的生活质量。2007年联合国经济和社会事务部发表的《2007年世界经济和社会调查报告》中显示，由于人口出生率下降和寿命增加，全球大多数国家正迅速进入老龄化社会。随着老龄化社会的到来，老年人的生活健康日益引起各国政府的重视。因此，通过实验动物研究老年记忆减退机制具有非常重要的意义。

以往常用的老年记忆减退模型常见的有自然衰老认知障碍动物模型、快速老化小鼠（senescence accelerated mouse，SAM）模型和D-半乳糖诱导的亚急性衰老模型。随着遗传学技术的不断成熟和广泛应用，近年来也应用基因工程技术对记忆减退进行模拟和研究。

八、载脂蛋白基因工程小鼠模型

载脂蛋白（Apolipoprotein，Apo）是位于脂蛋白表面的蛋白质，以多种形式和不同的比例存在于各类脂蛋白中。一般认为，载脂蛋白至少有下列五方面的功能：

①与脂质的亲和作用而使脂质溶于水性介质中；

②运转胆固醇和甘油三酯；

③作为脂蛋白外壳的结构成分，与脂蛋白外生物信息相联系；

④以配体的形式作为脂蛋白与特异受体的连接物（载脂蛋白结合到受体上是细胞摄取脂蛋白的第一步）；

⑤激活某些与血浆脂蛋白代谢有关的酶类。

（一）ApoE基因敲除小鼠

ApoE（apolipoprotein E，ApoE）是除低密度脂蛋白（low density lipoprotein，LDL）以

外的所有脂蛋白的结构成分，在维持血脂代谢的平衡上起极为重要的作用。ApoE功能缺失动物的胆固醇清除途径受到了限制，导致富含胆固醇的残粒在血浆中堆积，这种小鼠给予正常或高脂饮食均可形成严重的高脂血症及动脉硬化（AS）病灶。

ApoE基因敲除的严重高胆固醇血症小鼠是首例出现自发性动脉硬化的基因工程小鼠，是目前在AS研究领域中应用最多的基因工程动物。Plump等发现ApoE基因敲除小鼠血浆LDL和极低密度脂蛋白（very low density lipoprotein，VLDL）水平均显著高于正常对照组，高密度脂蛋白（high density lipoprotein，HDL）水平则低于正常小鼠。这种小鼠在血浆中无ApoE，血浆胆固醇升高5倍，甘油三酯升高68%，即使饲以普通饲料，3月龄时主动脉即自发地发生脂质沉积，5月龄时不断发展成为成熟的AS病变，8月龄时可见严重的冠状动脉堵塞。病理检查发现，在胸主动脉矢状面，AS斑块聚集成大的红色团块。病变的形态、位置及发展过程都与人类AS相似，加之小鼠价廉、繁殖快、有丰富的遗传学研究背景，使此模型的应用日趋广泛。

（二）ApoA I 转基因小鼠

ApoA（apolipoprotein A）是高密度脂蛋白-胆固醇（high density lipoprotein-cholesterol，HDL-C）的结构蛋白，在高密度脂蛋白-胆固醇中，ApoA占65%～70%，所以血清ApoA可以代表高密度脂蛋白-胆固醇的水平，与HDL-C一样是血液中"好"的蛋白质。ApoA的有关基因，在调节血脂代谢中起着不同的作用。载脂蛋白A I（ApoA I）是高密度脂蛋白中最主要的蛋白，在胆固醇代谢及抗动脉粥样硬化中具有重要作用。

Rubin等制备了携带完整的人的ApoA I 基因的转基因小鼠。其特点是ApoA I 基因主要在肝和肾脏中表达，经重金属锌诱导后，在肝、小肠及肾中高度表达。血浆中含大量人的ApoA I，而小鼠本身的ApoA I 水平下降，但是总的ApoA I 水平仍比正常高出1.5～2倍，血浆HDL浓度高于非转基因C57BL/6小鼠，人ApoA I 基因表达可减少动脉窦泡沫细胞损害区域，这表明ApoA I 基因表达伴随着HDL-C水平的提高可抑制AS的产生。在高脂饮食下，正常的C57BL/6小鼠在主动脉的几个部位上均出现了提示早期AS的脂纹，而在具有ApoA I 的转基因C57BL/6J小鼠中，在上述部位未出现或仅出现微小的脂纹，说明单纯的ApoA I 基因的表达可以抑制早期的AS形成。

（三）ApoB100转基因小鼠

载脂蛋白B（apolipoprotein B，ApoB）是低密度脂蛋白-胆固醇（low density lipoprotein-cholesterol，LDL-C）的结构蛋白，大约有90%的ApoB分布在LDL-C中，因此其临床意义与LDL-C相近，但它的变化较LDL-C明显，更容易反映血脂异常情况，ApoB是各项血脂指标中较好的动脉粥样硬化标志物，ApoB升高也是冠心病的危险因素。

将人ApoB克隆导入小鼠体内建立的转基因小鼠，表现在血浆中人ApoB100水平显著增加，脂蛋白谱与人相似，并含有高水平LDL-C。这一模型有助于高胆固醇血症与低β脂蛋白血症等发病机制的研究。

（四）ApoC III 转基因小鼠

载脂蛋白C（apolipoprotein C，ApoC）是目前所知载脂蛋白中相对分子质量最小的一类。ApoC 有三种亚型，即 ApoC Ⅰ、ApoC Ⅱ、ApoC Ⅲ。生理功能包括：

①同磷脂相互作用，维持脂蛋白结构。由于在溶液中呈特殊的立体双性离子，带负电荷的酸性氨基酸与带正电荷的磷脂基团作用，具有很强的磷脂结合活性。由于与磷脂交互作用，ApoC 族的 α-螺旋结构增加，而磷脂的单个酯酰链的运动则受到限制，从而影响磷脂从凝胶态的转变，两者作用从而达到固系脂蛋白结构功能。

②对酯酶的激活作用。有人认为 HDL 的磷脂流动性增加时，ApoC Ⅰ通过 HDL 脂层表面后促进卵磷脂胆固醇脂酰转移酶（lecithin-cholesterolacyltransferase，LCAT）的催化作用。

③ApoC Ⅱ可以激活脂蛋白脂肪酶（lipoprteinlipase，LPL），其激活机制可能是 LPL 与肝素样分子结合并附着于血管内皮上，当 LPL 接触乳糜颗粒（chylomicron，CM）或 VLDL 时，LPL 便同脂蛋白颗粒表面的磷脂发生作用，进而结合于脂蛋白颗粒上，其内部的 ApoC Ⅱ与 LPL 发生作用，改变 LPL 的空间结构，进而催化水解甘油三酯。

Ito 等培育出人 ApoC Ⅲ的转基因小鼠，建立了第一例甘油三酯（triglyeride，TG）血症动物模型。其特点是：ApoC Ⅲ主要在肝和小肠中表达，出现了像高甘油三酯血症（hypertriglyeride，HTG）患者那样的禁食后血浆混浊不清的现象，其血浆甘油三酯达到 1488 mg/dL（对照组 40 mg/dL）。且人 ApoC Ⅲ在转基因小鼠的拷贝数与高甘油三酯正相关。通过对 ApoC Ⅲ转基因小鼠的研究发现，其血浆甘油三酯水平随 ApoC Ⅲ转基因的表达增加而增高，通常甘油三酯含量比正常小鼠高 2 倍以上。高甘油三酯血症的形成，一是因为 VLDL 在体内滞留时间延长而非残余颗粒累积所致；二是由于改变了 Apo 表面组成或（和）游离脂肪酸升高而引起。这些研究提示 ApoC Ⅲ基因的表达能调节人体甘油三酯水平，人 ApoC Ⅲ基因过量表达促进 AS 的形成。

（五）Apo（a）转基因小鼠

载脂蛋白（a）[apolipoprotein（a），Apo（a）]是构成脂蛋白（a）[liprprotein（a），LP（a）]的主要蛋白质。Lp（a）是一个独立存在的脂蛋白系统，其脂质成分和 LDL 极为相似，而其蛋白质部分由 ApoB100 和一个富含神经氨酸的糖蛋白即 Apo（a）组成，Apo（a）约占 Lp（a）蛋白组分的 20%右。Apo（a）和纤溶酶原在结构上相似，所以 Apo（a）被认为是纤溶酶原基因家族的一部分。Apo（a）的生理功能目前尚不十分清楚。有人提出 Apo（a）的结构基因似乎就是控制血浆中 Lp（a）浓度均由遗传基因控制的学说，认为 Apo（a）的结构基因似乎就是控制血浆中 Lp（a）浓度的主要因素。有许多研究提示血浆中 Lp（a）水平升高是冠心病的独立危险因素。

Chiesa 等把鼠转铁蛋白启动子与 Apo（a）cDNA 相连接，导入小鼠体内制成 Apo（a）转基因小鼠。转基因最初在肝表达，在脑、睾丸、心脏和肾中也可检出少量 Apo（a）。Apo（a）转基因小鼠动脉窦可见明显损害，这提示 Apo（a）本身就可导致 AS。Apo（a）转基因小鼠饲以高脂饮食后很快在动脉出现脂肪斑。由于 Lp（a）是 AS 发病的独立危险因子，而 Apo（a）与纤溶酶原（PLG）具有高度同源性，故 Apo（a）转基因小鼠是研究 Lp（a）与 AS 发病关联方面非常有意义的动物模型。

九、人清道夫受体基因工程小鼠模型

清道夫受体（scavenger receptor，SR）是固有免疫中一类重要的模式识别受体，分为多种类型，主要是SR-A和SR-B，可能还包括SR-C等，各自又由不同的分子组成。SR能结合带负电荷的大分子，特别是经过修饰的脂蛋白颗粒，与血浆脂质代谢有密切关系。

（一）SR-A I 转基因小鼠

A类清道夫受体（SR-A）包括SR-A I、SR-A II、SR-A III和胶原样结构的巨噬细胞受体（macrophage receptor with collagenous structure，MARCO）。在病理情况下，能够介导巨噬细胞和其他细胞的募集、激活和转化SR-A，与AS发生、发展关系密切。表达人SR-A I 的转基因鼠的特点是在主动脉、肾、肝等组织中均有人的SR-A I表达，主要集中在血管的内皮细胞上，出现AS的早期病理改变，如主动脉内皮细胞水肿，表面呈多囊状和虫蚀样改变，胞质中有较多水泡，中膜有糖原沉积样灶性病变等。血浆甘油三酯水平明显升高，总胆固醇和血脂蛋白成分的改变未显示统计学意义。外部形态指标和脏器系数、各项血液学指标均与非转基因的小鼠差异不明显。SR-A I 的转基因在主动脉窦及瓣膜附着处和主动脉弓区域发生粥样硬化。

（二）SR-B I 转基因小鼠

B类清道夫受体（SR-B）包括SR-B I、SR-B II和CD36。SR-B和SR-A部分配体类同，可以参与修饰脂氧化低密度脂蛋白（OxLDL）、乙酰化低密度脂蛋白（AcLDL），对LDL、HDL以及VLDL也有较强的亲和性，并参与脂类代谢。

SR-B I 转基因小鼠的特点是在肝细胞中大量表达，稳定过量的SR-B I 基因表达和血浆HDL-C之间存在明显的负相关，可导致血浆中HDL消失，胆汁中的胆固醇含量增加，血浆高密度脂蛋白-胆固醇酯（high density lipoprotein-cholesterol esters，HDL-CE）中ApoA I和ApoA II的水平减低，甘油三酯、LDL-C及VLDL和IDL中的ApoB水平也减低。

（三）SR-B I 转基因小鼠、SR-B I×ApoE 双转基因小鼠和SR-B I×LDLR 双转基因小鼠

SR-B I 转基因小鼠血浆HDL-C水平显著增高，肝受体表达减少53%，整体血浆胆固醇水平增加了53%～70%，HDL颗粒大小增加，肝HDL-C的部分分解率降低。SR-B I×ApoE 双转基因小鼠和SR-B I×LDLR 双转基因小鼠的主动脉根部和冠状动脉出现明显的AS损伤。即使有高HDL-C水平，肝SR-B I表达的减少也可能导致AS。

（四）SR-CD36基因敲除小鼠

B类清道夫受体SR-CD36是一个分布广泛、生物作用多样的多配基受体，参与体内多种病理、生理过程，在AS形成过程中介导单核细胞与内皮细胞黏附，是单核-巨噬细胞识别、内吞ox-LDL的主要SR，参与泡沫细胞和AS形成。

Febbraio等用CD36基因敲除小鼠来研究其在动脉粥样硬化形成过程中的作用。与对照组相比，敲除CD36基因后，小鼠的血浆胆固醇、甘油三酯和脂肪酸水平均显著升高，腹膜巨噬细胞对OxLD的结合和摄取能力显著降低。CD36/ApoE双基因敲除鼠（double gene knockout mice，DKO）与ApoE基因敲除的小鼠相比，具有明显的AS保护作用，饲以高脂饮食后，小鼠的主动脉斑块面积减少了70%。在CD36/SR-A双基因敲除小鼠中75%～90%的乙酰化或氧化修饰的LDL是由SR-A和CD36介导摄取的，OxLDL的摄取主要是由CD36介导的。

【参考文献】

1. Abeliovich A，Schmitz Y，Farinas I，et al. Mice lacking alpha-synuclein display functional deficits in the nigrostriatal dopamine system[J]. Neuron，2000，25（1）：239-252.

2. Blacker D，Wilcox M A，Laird N M，et al. Alpha-2 macroglobulin is genetically associated with Alzheimer's disease[J]. Nat Genet，1998，19（4）：357-360.

3. Ishihara T，Hong M，Zhang B，et al. Age-dependent emergence and progression of a tauopathy in transgenic mice over expression：the shortest human tau isform[J]. Neuron，1999，24（3）：751-762.

4. Kitada T，Asakawa S，Hattori N，et al. Mutations in the Parkin gene cause autoso-mal recessive juvenile Parkinsonism[J]. Nautre，1998，392（6679）：606-608.

5. Polymeropoulos M H，Lavedan C，Leroy E，et al. Mutation in the alpha-synuclein gene identified in families with Parkinson's disease [J]. Science，1997，276（5321）：2045-2047.

6. Scholz S. LRRK2 mutations in a clinic-based cohort of Parkinson's disease[J]. Eur J Neurol，2006，13（12）：1298-1301.

7. Watase K，Weeber E J，Xu B，et al. A long CAG repeat in the mouse Sca1 locus replicates SCA1 features and reveals the impact of protein solubility on selective neurodegeneration [J]. Neuron，2002，34（6）：905-919.

8. Yazawa I，Giasson B I，Sasaki R，et al. Mouse model of multiple system atrophy alpha-synuclein expression in oligodendrocytes causes glial and neuronal degeneration[J]. Neuron，2005，45：847-859.

第二篇

人类疾病细胞模型

第一章　细胞模型的基本概念

细胞是形成生物体结构和功能的基本单位，是生命科学的研究基础。体外培养是指将有机体的活细胞放在类似于体内环境的体外环境中生长和发育的方法，由于体外培养的细胞成分单一，易于控制环境因素、重复性好，故而成为疾病研究的重要手段。为了进一步阐明神经系统损伤病理生理机制，研究药物治疗作用，国内外学者建立了大量体外培养神经细胞损伤模型，依其致伤模式大致可分为两类，即药物、化学损伤模型和机械损伤模型。

细胞的来源多样，培养方法也各不相同，凡是来源于胚胎、组织器官及外周血，经特殊分离方法制备而来的原初培养的细胞称为原代细胞。原代细胞经传代方式进行再次培养的细胞称为传代细胞。稳定生长传至10～20代以上的细胞可确立为细胞系。经单细胞克隆、纯化，并大量扩增后所形成的生物学特性稳定的克隆化细胞群，称为细胞株或克隆细胞。

常用的实验用细胞主要有两大类：原代细胞和细胞株。

原代细胞是从供体取得组织细胞在体外进行的首次培养细胞，是由酶处理或机械处理为单个细胞后在培养液中的初次培养细胞。原代细胞因刚从组织中分离开，生物学特性未发生很大变化，仍保留原来的遗传特性，在一定程度上能反映体内状态，因此具有较好的特异性，分化程度高，稳定性强，是进行毒性检测、生理、病理、药理等研究的好材料。传代培养、原代培养后由于动物细胞存在接触抑制现象而不生长，如需扩大培养则需将它们分离再培养，此后的培养都称传代培养。专家将10代以内的传代培养划入原代培养。

原代细胞的缺点：

①取材比较复杂，它常需培养胚胎细胞而获得最好的效果。

②实验结果的解释可能仅限于不成熟的或发育中的组织。

③在取材步骤中，细胞通过机械或酶的手段分离，易造成与体内模型中同样的细胞结构和复杂细胞连接的破坏。

④由多种细胞成分组成，比较复杂。即使全为同一类型的细胞，如上皮细胞或成纤维细胞，也仍具有异质性，在分析细胞生物学特性时比较困难。

细胞株是具有一定商业来源的细胞，可冻存、传代，提供持续的细胞供应。细胞株一般比其原始培养物易于培养。它们的生理特性在许多方面类似于神经元原始培养物，但也有显著的缺憾：尽管它们有些衍生于正常原代细胞，但其基因或蛋白表达方式明显不同于中止分化的功能性细胞，常不受控制地分裂，50代以前的细胞和之后的细胞比较，之后的遗传物质已经改变，并不再具有接触生长抑制现象，这些细胞带有癌变细胞的特点。

所谓人类疾病细胞模型，即在人工的实验环境下对特定的细胞群落进行分离、纯化、培养和干预，主要用于研究细胞对各种可能致病因素的反应。

培养基是用于维持细胞体外生长的营养基质，也就是人工模拟体内生长的营养环境，是提供细胞营养和促进细胞生长增殖的物质基础。

第二章　神经系统疾病与神经细胞损伤模型

第一节　能量代谢异常

一、连二亚硫酸钠诱导神经元缺氧

【原理】

连二亚硫酸钠最早是用于研究红细胞与氧解离的药物，一般在给药 2 nmol 后 2～10 min 即能清除培养基质中的氧，并不损伤细胞膜。连二亚硫酸钠所致的细胞缺氧可模拟类似体内缺血的 NMDA 受体的激活作用。

【方法】

1. 细胞及其培养方法

原代大脑皮质或海马神经元，大鼠于 −20 ℃ 冰箱冷冻 10 min，无菌条件取脑，快速剥离大脑皮质，剪碎后经 0、25% 胰酶 37 ℃ 消化 30 min，完全培养液（45% DMEM 培养液，45% F12 培养液，10% 胎牛血清，100 U/mL 青霉素，100 U/mL 链霉素，pH7.2～7.4）终止消化，200 目筛网过滤，1000 r/min 离心 8 min，完全培养液悬浮沉淀细胞，接种细胞于 10% 多聚赖氨酸预处理的培养皿，调整细胞密度至 $2.5×10^6/mL～3.0×10^6/mL$，置于 37 ℃、5% CO_2 培养箱中，48 h 后换含 10 μmol/L 阿糖胞苷的完全培养液，以后每 2～3 d 换液 1 次，半量换液，继续培养 7 d 用于实验。

2. 模型建立方法

将连二亚硫酸钠干粉加入不完全培养基中，使终浓度为 5 mmol/L，充分搅拌，调整 pH 为 7.2，即为缺氧溶液。加入缺氧溶液至细胞 8 h，造成缺氧损伤模型。

【结果】

细胞活力降低，细胞上清液 LDH 活性增加，线粒体的跨膜电位明显降低。

【应用】

模拟缺氧、缺血或缺血+缺氧性神经细胞损伤。用于体外神经细胞急性缺氧损伤及缺氧−复氧的动态研究以及缺血损伤后的受体功能、基因表达、神经元分泌功能及受体间、受体后机制等研究。

【参考文献】

1. 孙蓉，衣银萍，吕丽莉，等.麝香酮对连二亚硫酸钠造成PC12细胞缺氧损伤的保护作用[J].中药药理与临床，2008，24（1）：15-17.

2. 刘娜，左萍萍，周凯，等.连二亚硫酸钠致PC12和NG108-15细胞拟缺血损伤研究[J].中国药理学通报，1998，14（6）：525-529.

二、无糖培养液诱导神经元缺糖

【原理】

用低糖或无糖的培养基模拟人体缺血的环境。几乎所有的培养基都以葡萄糖为能源物质，绝大多数体外培养细胞缺糖则不能生存，故可以用无糖培养基造成细胞供能减少，类似于体内供血不足引起循环性缺氧的情况。低糖或无糖缺氧模型广泛适用于体外培养各类细胞的缺氧研究。

【方法】

1. 细胞及其培养方法

原代大脑皮质或海马神经元，培养方法见连二亚硫酸钠诱导神经元缺氧。

2. 模型建立方法

待细胞密度到70%左右，吸去DMEM高糖培养基，以DMEM无糖培养液洗细胞两次，加入DMEM无糖培养基，继续培养24 h，以建立细胞缺糖损伤细胞模型。

【结果】

细胞存活率明显降低，线粒体跨膜电位（$\Delta\psi_m$）下降，乳酸脱氢酶（LDH）活性增加，细胞总ATPase明显下降。

【应用】

用于研究针对细胞缺糖损伤起到保护作用且安全性高的药物，并深入探讨其作用机制。

【参考文献】

1. 刘雯，张艳，左伋，等.谷氨酰胺对细胞缺糖损伤的保护作用[J].复旦大学学报（医学版），2006，33（3）：388-392.

2. 任历，于洪儒，王洪新.几种体外培养神经细胞缺氧模型效果的对比[J].辽宁医学院学报，2007，28（1）：20-22.

三、连二亚硫酸钠、无糖培养诱导神经元缺氧缺血

【原理】

缺氧损伤模型和缺糖损伤模型模拟损伤机制中的缺血缺氧环节。连二亚硫酸钠合并无糖培养能够达到细胞缺氧合并缺糖能造成机体内缺血的模型。

【方法】

1. 细胞及其培养方法

NG-108细胞：DMEM（无丙酮酸钠）培养基质（含青霉素$5×10^4$ U/L，链霉素50 g/L，L-谷氨酰胺0.3 g/L），添加10%的热灭活新生牛血清及HAT[氨基蝶呤（A）400 nmol/L，次黄嘌呤（H）0.1 mmol/L，胸腺嘧啶核苷（T）0.016 mmol/L]，置于37 ℃，5% CO_2的孵箱中，根据细胞生长情况，1～2 d传代。也可用原代大脑皮质、海马神经元。

2. 模型建立方法

细胞培养7 d后，加入终浓度为2 mmol/L连二亚硫酸钠和无糖Hank's液，培养1 h。

【结果】

细胞活力显著下降，LDH活性增加，细胞总ATPase明显下降。

【应用】

可用于缺血损伤后的受体功能、基因表达、神经元分泌功能及受体间、受体后机制的多种研究。

【参考文献】

1. 刘娜，左萍萍，周帆，等.连二亚硫酸钠致PC12和NG108-15细胞拟缺血损伤研究[J].中国药理学通报，1998，14（6）：525-529.

2. Goldberg W J，Kadingo R M，Barrett J N. Effects of ischemia-like conditions on cultured neurons：protection by low Na^+，low Ca^{2+} solutions[J]. J Neurosci，1986，6：3144-3151.

第二节　兴奋性氨基酸过度激活

一、谷氨酸诱导神经细胞损伤

【原理】

谷氨酸（Glu）是脑内含量最高的兴奋性氨基酸，参与中枢神经系统的信息传递，但过量的Glu对神经元有明显的损伤作用。过多Glu受体的激活会产生兴奋性毒性导致神经细胞的凋亡和坏死，其兴奋毒性导致的神经细胞损伤在各种脑损伤，如脑卒中、低血糖、癫痫、Huntington病和Alzheimer病的发病过程中起着重要作用。

【方法】

1. 细胞及其培养方法

PC12细胞，用RPMI-1640培养基（含青霉素$5×10^4$ U/L，链霉素50 g/L，L-谷氨酰胺0.3 g/L），添加10%热灭活的马血清和5%胎牛血清，接种于预先用多聚赖氨酸（0.1 g/L）处理过的培养板或培养瓶，置于37 ℃、5% CO_2孵箱中培养，根据细胞生长情况，3～4 d传代1次。

2.模型建立方法

传代后培养3～4 d，细胞融合值70%以上，吸去原培养液，加入含200 μmol/L Glu的无血清DMEM，培养30 min，用D-hank's液洗2遍，换DMEM无血清培养基继续培养，造成谷氨酸损伤。

【结果】

细胞形态变化：细胞折光度下降，突触收缩，细胞聚集，形态变圆，贴壁不良，许多呈悬浮状。MTT法检测，胞存活率显著性降低。LDH含量测定培养液中LDH水平增高。

【应用】

模拟抑郁及焦虑症、PD和AD的神经元兴奋性毒性损伤。

【参考文献】

1. 王勇，王桂松，书国伟，等.谷氨酸兴奋性毒性对PC12细胞损害的研究[J].上海第二医科大学学报，2000，20：28-30.

2. 张广云，胡晓，袁平，等.谷氨酸诱导新生小鼠皮层神经细胞损伤体外模型的建立[J].神经解剖学杂志，2012，28（4）：363-367.

二、N-甲基-D-天冬氨酸诱导神经细胞损伤

【原理】

N-甲基-D-天冬氨酸（NMDA）是一种兴奋性氨基酸，可以作用于突触后神经元的NMDA受体，激活受体门控性钙通道（RGC）引起胞内钙超载。Ca^{2+}大量内流，导致急性细胞内水肿和继发性细胞毒性。

【方法】

1.细胞及其培养方法

原代大脑皮质神经元，培养方法见能量代谢异常。

2.模型建立方法

将培养液换为含终浓度为30 μmol/L NMDA的完全培养基37 ℃孵育10 h。

【结果】

细胞形态变化，部分细胞死亡，可见漂浮细胞，存活细胞可见胞体肿胀，细胞贴壁不甚牢固，少数相互连接的突起张力变小，大部分突起断裂、缩短甚至消失。细胞培养液中LDH含量增加。

【应用】

模拟氧自由基、脑缺血损伤。

【参考文献】

于杨，郑君德，李锦伟，等.阿魏酸对NMDA诱导的体外培养神经细胞损伤的保护作用[J].锦州医学院学报，2003，24（3）：4-7.

第三节　自由基损伤

一、一氧化氮诱导神经细胞氧化损伤

【原理】

一氧化氮（NO）是一种神经信使分子，在正常生理情况下，神经元合成和释放适量的NO，参与多种神经功能，但若合成和释放过多，则会诱发细胞毒性作用，从而导致细胞损伤，加速神经元的凋亡或死亡。硝普钠（SNP）是NO的供体，加入细胞培养基中引发NO相关的毒性反应。

【方法】

1. 细胞及其培养方法

PC12细胞，培养方法见谷氨酸损伤。

2. 模型建立方法

将含硝普钠（SNP）100 μmol/L 的1640培养液作用于PC12细胞10 min，即可造成NO神经损伤。

【结果】

MTT法检测细胞增殖及活力明显降低；细胞培养液中LDH含量增加。

【应用】

模拟神经细胞氧自由基、脑缺血损伤。

【参考文献】

1. 许丽艳，吕晓红，李恩民，等.一氧化氮对体外培养大鼠大脑神经细胞的神经毒作用的初探[J].中风与神经疾病杂志，1994，11（6）：339–341.

2. 何丽娜，何素冰，杨军，等.丹参酮对培养PC12细胞损伤模型的保护作用[J].中国中药杂志，2001，26（6）：413–416.

二、过氧化氢诱导神经细胞氧化损伤

【原理】

H_2O_2所产生的氧自由基除可以损伤细胞内大分子物质外，还可以通过细胞信号传导途径导致神经细胞损伤。

【方法】

1. 细胞及其培养方法

PC12细胞，培养方法见谷氨酸损伤。

2. 模型建立方法

加入含 H_2O_2 100 μmol/L 的培养基孵育4 h，即可导致细胞损伤。

【结果】

部分细胞肿胀，细胞形态改变，折光减弱，细胞存活率值明显降低，细胞培养液中MDA含量是增加的，SOD酶活力以及SOD的抑制率降低，LDH、NO以及Ca^{2+}含量水平有所上升。

【应用】

体外模拟自由基损伤诱导细胞凋亡模型，用于研究组织自由基损伤的机制，进而评价药物对缺血性脑损伤模型中枢神经的影响。

【参考文献】

1. 沈永倩，薛庆生，郭强苏，等.依托咪酯对过氧化氢损伤PC12细胞株的保护作用[J].上海交通大学学报（医学版），2006，26（1）：69-71.

2. 李锦吉，狄留庆，李俊松，等.通塞脉制剂对过氧化氢致PC12细胞损伤的保护作用[J].南京中医药大学学报，2014，30（2）：146-149.

第四节　帕金森病

帕金森病（Parkinson's disease，PD）是一种年龄相关性神经退行性疾病，其特征为黑质纹状体多巴胺能神经元的选择性变性。病理学特征为多巴胺神经元的缺失以及黑质细胞内出现被称为Lewy体的内涵体。对PD患者大脑的研究显示在氧化应激过程中存在线粒体复合物Ⅰ功能的抑制，因而这可能是黑质多巴胺（DA）神经退行性变的重要组成部分。采用MTPT，6羟基多巴胺（6-OHDA）和罗藤酮的研究已经为探索多巴胺神经元死亡的分子机制提供了希望。

一、四氢吡啶诱导神经细胞损伤

【原理】

1-甲基-4-苯基吡啶离子（MPP+）是具有高度脂溶性的1-甲基-4-苯基-1，2，3，6-四氢吡啶（MPTP）在胶质细胞单胺氧化酶B的作用下催化而来的神经毒性物质。MPP+被DA转运系统摄取，进而积聚于DA能神经元内，主要集中在DA能神经元线粒体内，通过抑制Ⅰ型复合物的电子传递链的功能，从而抑制氧化呼吸链的正常转运而引起多种效应，如线粒体功能障碍、氧化应激、氮化应激，从而在体外模拟PD模型。大鼠嗜铬细胞瘤PC12细胞和人神经母细胞瘤SH-SY5Y细胞，均有多巴胺能神经元的特性。PC12不仅可分泌和储存多巴胺，而且培养简单、获得容易。而SH-SY5Y有中度多巴胺-β-羟基酶活性，并保持了腺苷能、谷氨酸能和乙酰胆碱能神经元的特性。此类细胞含有人神经上皮瘤细胞SK-N-MC、多巴胺能神经元细胞MES 23.5或MN9D、小鼠小胶质细胞N9、小鼠小胶质细胞BV-2等等。

【方法】

1. 细胞及其培养方法

PC12细胞，培养方法见谷氨酸损伤。

2. 模型建立方法

调细胞浓度5×10⁵个/mL，至对数生长期，弃去培养液，加含0.1 mmol/L MPP⁺的培养液，孵育24 h。

【结果】

可见大部分细胞胞体皱缩，突起缩短消失或断裂，部分细胞死亡；细胞存活率显著下降，LDH漏出率明显增高。免疫组化检测TH阳性细胞的数目和形态。

【应用】

用于PD线粒体功能障碍与氧化应激损伤研究。

【参考文献】

1. Ryo H，Jing Y，Hideki K，et al. Ginsenoside Rb1 Prevents MPP⁺–Induced Apoptosis in PC12 Cells by Stimulating Estrogen Receptors with Consequent Activation of ERK1/2，Akt and Inhibition of SAPK/JNK，p38 MAPK[J]. Evidence– Based Complementary and Alternative Medicine，2012，2012（4）155–237.

2. 方芳，陈晓春，朱元贵. MPP⁺对SHSY5Y细胞凋亡的诱导作用[J]. 福建医科大学学报，2001，35（3）：211–216.

二、6-羟基多巴胺诱导神经细胞损伤

【原理】

6-羟基多巴胺（6-OHDA）是多巴胺（DA）能神经递质的羟基化衍生物，结构与DA类似，是一种有效导致多巴胺神经元变性的神经毒剂，其与DA竞争摄取位点，可选择性地被转运到儿茶酚胺神经末梢，再由细胞内外氧化反应将其分解，产生活性氧，通过单胺氧化酶诱导产生H_2O_2，引起DA神经元轴突消失、DA水平和TH活性下降、DA摄入受阻，最后选择性引起DA能神经元死亡。

【方法】

1. 细胞及其培养方法

MN9D细胞，用含10%胎牛血清的DMEM/F12培养液培养，并且含有100 U/m L青霉素和100 μg/mL链霉素。常规复苏MN9D细胞，传2～3代后应用于实验。

2. 模型建立方法

调细胞浓度1×10⁸个/mL，至对数生长期，弃去培养液，更换为无血清培养基，加入200 μmol/L的6-OHDA处理30 min后吸出，以无血清培养液洗涤细胞2次，更换含血清的DMEM/F12继续培养24 h。

【结果】

可见大部分细胞胞体皱缩，突起缩短消失或断裂，部分细胞死亡；细胞存活率显著下降，LDH漏出率明显增高。免疫组化检测TH阳性细胞的数目和形态。

【应用】

用于PD神经递质变化的研究。

【参考文献】

邢红霞，刘胜，朱元凯，等.6-羟基多巴胺对嗜铬细胞瘤细胞单胺类神经递质及其合成限速酶基因的作用[J].中华神经科杂志，2012，45（8）：605-611.

三、鱼藤酮诱导神经细胞损伤

【原理】

鱼藤酮（Rotenone）是一种热带植物中提取出来的亲脂性有机磷杀虫剂，属线粒体复合物Ⅰ的高亲和力的特异性抑制剂。鱼藤酮抑制线粒体复合体Ⅰ，使线粒体功能障碍，从而导致氧化应激的增加，减少ATP的产生，增加了展开蛋白如α-突触核蛋白的聚集，并激活细胞凋亡通路，最终导致细胞死亡。

【方法】

1.细胞及其培养方法

人神经母细胞瘤（SH-SY5Y）细胞，用1∶1的EMEM（Eagle's Minimum Essential Medium）和F12培养基（含有10%胎牛血清、100 U/mL青霉素和100 μg/mL链霉素），置于37℃、5% CO_2的培养箱中培养，细胞达70%～80%融合时传代。

2.模型建立方法

调细胞浓度$1×10^5$个/mL，至对数生长期，弃去培养液，加含1 μmol/L鱼藤酮的培养液，孵育24 h。

【结果】

细胞突起减少皱缩、细胞肿胀、部分死亡。HE染色有嗜伊红、边界清楚的路易小体形成。细胞存活率及细胞活性下降。

【应用】

用于研究PD的神经毒性和药物对PD的神经保护作用。

【参考文献】

陈春暖，陈祥荣，蔡若蔚，等.鱼藤酮建立帕金森病细胞模型的方法研究[J].中国神经免疫学和神经病学杂志，2015，22（6）：402-406.

第五节　阿尔茨海默病

一、β-淀粉样蛋白诱导神经元损伤

【原理】

"β-淀粉样蛋白级联假说"认为过量的β-淀粉样蛋白（β-amyloid protein，Aβ）沉积

于脑内可引起神经细胞变性，是诱发阿尔茨海默病（Alzheimer disease，AD）的重要因素，也是AD发病的中心环节；继发Aβ聚积的事件包括：形成老年斑、氧化应激、炎性反应。tau蛋白高度磷酸化形成神经元纤维缠结，并最终导致细胞死亡。

【方法】

1. 细胞及其培养方法

原代海马神经元：选用出生24 h内的小鼠或大鼠，75%酒精浸泡消毒，断头取脑，分离双侧海马置于冰冷D-Hanks液，剪碎，0.125%胰酶37 ℃消化15～30 min，当消化液出现浑浊或者组织块成拉丝状后取出，吸除表层的胰酶，完全培养液（45% DMEM培养液，45% F12培养液，10%胎牛血清，100 U/mL青霉素，100 U/mL链霉素，pH 7.2～7.4）中止消化，轻柔吹打，200目细胞筛过滤，1000 r/min离心5 min，弃上清，以$1.5×10^5$个/mL细胞的密度接种。37 ℃、5% CO_2细胞培养箱内培养24 h后全量换为无血清培养液（98% Neuralbasal培养基，2% B27 Supplement，0.2 mol/L L-谷氨酰胺，100 U/mL青霉素，100 U/mL链霉素）继续培养。

2. 模型建立方法

原代培养第10 d，选择Aβ$_{25-35}$片段，用三蒸水配制成100 μmol/L，过滤，分装，-20 ℃冻存；使用前置于37 ℃下孵育7～14 d，即为老化状态，并配制成所需浓度。在细胞内加入浓度为20 μmol/L的Aβ$_{25-35}$，接触24 h，诱导建立AD细胞模型。

【结果】

细胞胞体皱缩，体积变小，细胞突触回缩，甚至消失；MTT显示细胞存活率显著降低。

【应用】

用于阿尔茨海默症的基础与临床研究。

【参考文献】

1. 王亚利，宋天保，路明. Aβ诱导PC-12细胞凋亡建立阿尔茨海默病细胞模型[J]. 西安医科大学学报，2002，23（2）：129-132.

2. 姜海英，杨进，刘涛. 乳鼠海马神经元细胞元代培养及AD损伤模型制备[J]. 中医临床研究，2011，3（19）：94-95.

二、冈田酸诱导神经细胞损伤

【原理】

过度磷酸化的tau蛋白可引起微管生成障碍，导致轴浆流中断，轴索运输失常，进而引起神经细胞的死亡。冈田酸（okadaicacid，OA）是一种蛋白磷酸酯酶抑制剂，能抑制磷酸酯酶的活性，使蛋白高度磷酸化，并可以引起氧化损伤，用于人神经母细胞瘤（SH-SY5Y）细胞或NG108-15细胞会导致细胞tau蛋白过度磷酸化，与阿尔茨海默病（AD）病人脑组织中的病理特征一致，可作为研究AD的细胞模型。

【方法】

1. 细胞及其培养方法

SH-SY5Y细胞，培养方法同鱼藤酮损伤。

2. 模型建立方法

取对数生长期的SH-SY5Y细胞。用二甲基亚砜（DMSO）配成20 μmol/L的OA母液，分装备用。使用时用1640培养液（含2.5%胎牛血清）配制OA母液终浓度为40 nmol/L的工作液，培养24 h，诱导建立AD细胞模型。

【结果】

细胞数量明显减少，胞体皱缩，突起缩短消失；电镜下，细胞突起回缩，微管结构不清晰。MTT显示细胞存活率显著降低。

【应用】

用于阿尔茨海默症的基础与临床研究。

【参考文献】

1. 许文芳，吴敏霞，谢捷明. 冈田酸诱导SH-SY5Y细胞tau蛋白的过度磷酸化[J]. 福建医科大学学报，2006，40（4）：361-363.

2. 朱粹青，曹小定. 蛋白磷酸酯酶-1和-2A抑制剂对NG108-15细胞tau蛋白磷酸化的影响[J]. 细胞生物学杂志，2002，24（2）：115-117.

第六节　抑郁症

【原理】

皮质酮诱导神经细胞损伤。抑郁症患者的下丘脑-垂体-肾上腺轴（HPA）功能亢进，血中糖皮质激素水平显著升高。而持续高浓度糖皮质激素可以导致淋巴细胞、皮层及海马神经细胞损伤。

【方法】

1. 细胞及其培养方法

PC12细胞，培养方法见谷氨酸损伤。

2. 模型建立方法

弃去上清液，换上含有200 μmol/L皮质酮的无血清DMEM，培养48 h，吸去培养液，用D-Hanks液洗2次后观察。

【结果】

24 h后细胞折光度下降，突触收缩，细胞聚集，形态变圆，贴壁不良，有许多呈悬浮状；细胞存活率小于60%；培养液中LDH水平增高。

【应用】

模拟慢性心理应激抑郁时糖皮质激素升高及抗抑郁药的筛选。

【参考文献】

1. Li Y F，Liu Y Q，Yang M，et al. The cytoprotective effect of inulin-type hexasaccharide extracted from Morinda officinalis on PC12 cells against the lesion induced[J]. Life Sciences，2004，75（13）：1531-1538.

2. 姜保平，杨瑞武，刘新民，等.木豆素A对皮质酮诱导的PC12细胞损伤的保护作用[J].药学学报，2012，47（5）：600-603.

第七节　癫痫

【原理】

无镁培养诱导神经元放电。难治性癫痫是指长期反复的癫痫发作，用正规的抗癫痫药物治疗不能得到有效控制的中枢神经系统慢性疾病，表现为脑部神经元高度同步化异常放电。Mg^{2+}在维持中枢神经系统正常电生理活动和神经元的突触联系中起着重要作用，在某些癫痫动物模型中显示具有抑制癫痫发作和神经保护作用，表现为抑制Caspase-3的表达，减少神经元凋亡；非竞争性阻断NMDA受体，减少神经毒性作用；能竞争磷脂离子连接位点，起到抗氧自由基作用，抑制了脂质过氧化。因此，移除细胞生存环境的镁离子，可以诱发神经元的高兴奋性状态，模拟神经元异常放电。

【方法】

1. 细胞及其培养方法

原代海马神经元，培养方法见阿尔茨海默病，Aβ损伤。

2. 模型建立方法

参照Sombati法，将培养至第10天的海马神经元用无镁细胞外液（将145 g NaCl，2.5 g KCl，10 g HEPES，2 g $CaCl_2$，10 g 葡萄糖，0.002 g 甘氨酸，溶于1000 mL三蒸水中，用NaOH将pH调到7.2，过滤灭菌）培养3 h后恢复无血清培养液继续培养。

【结果】

无镁液处理3 h，神经元形态及神经网络无明显变化。恢复无血清培养液培养24 h，细胞迁移，神经网络出现"网格样"变化，随时间延长，部分神经元胞体相互聚集融合，神经网络的"网格"样变化更为明显。自发性放电记录：电阻为2～5 MΩ。利用膜片钳电流钳技术在I-Normal模式下，记录神经元在"无镁"细胞外液3 h并恢复正常细胞外液的自发性发电活动。经无镁细胞外液处理3 h并恢复正常细胞外液后，神经元可出现两种自发性动作电位：一种是周期性的电压幅度为50～80 mV的"癫痫样"自发性放电，放电频率为8～20 Hz；另一种是电压幅度为50 mV左右的"楔形"放电。

【应用】

难治性癫痫细胞模型，用于探讨难治性癫痫发病机制及药物抗癫痫作用的药理机制。

【参考文献】

1. Sombati S, Deloorenzo R J. Recurrent spontaneous seizure activity in hoppocampal neuronal networks in culture[J]. Neurophysio1，1995，73（4）：1706-1711.

2. 吴原，刘秀颖，王学峰，等.难治性癫痫细胞模型中神经元损伤及神经突起的变化[J]. 中华神经科杂志，2011，44（3）：196-199.

第八节　血脑屏障

【原理】

Transwell 培养系统无接触式共培养血管内皮细胞和星形胶质细胞模拟血脑屏障。血脑屏障（blood brain barrier，BBB）是机体保持脑内环境稳定重要的结构基础和生理机制，血脑屏障的存在，限制了95%的药物在中枢神经系统的应用。BBB由脑微血管内皮细胞（brain microvascular endothelial cells，BMVEC）、星形胶质细胞（astrocyte，As）足突、基底膜及周皮细胞组成。BMVEC是BBB主要结构基础，As对维持BBB的完整性起重要作用。

【方法】

1. 细胞及其培养方法

人脐静脉内皮（ECV304）细胞，小鼠胶质瘤（C6）细胞。

2. 模型建立方法

利用Transwell 培养系统进行无接触式共培养。ECV304细胞用含10% 胎牛血清的RPMI 1640培养液接种于插件，密度为1×10^5/mL；C6细胞接种于12孔培养板，接种密度为1×10^6/mL，加入含10% 胎牛血清的RPMI1640培养液1.5 mL，37 ℃、5% CO_2培养，待C6细胞贴壁生长完全后，将接种ECV304细胞的插件放入12孔培养板中，使C6细胞与ECV304细胞无接触式共培养，每2 d换液1 次，ECV304细胞完全汇合后分组进行实验。

【结果】

利用Millicell Electircal Resistance System（Millicell-ERS）测定跨内皮阻抗（transendotheilal electrical resistance，TEER），随着培养时间延长，TEER的测定值不断增高。随着培养时间延长，FITC-葡聚糖通过量逐渐下降。

【应用】

用于研究各种物质（包括药物）的BBB通透性，研究开发新的可跨越BBB实现脑部靶向给药的传输系统。

【参考文献】

1. Tagami M, Yamagata K, Fujino H, et al. Morphological differentiation of endothelial cells co-cultured with astrocytes on type-Ⅰ or type-Ⅳ collagen[J]. Cell Tissue Res，1992；268（2）：225-232.

2. 徐焰，车红磊，刘明朝，等. 铅诱导血脑屏障体外模型中紧密连接相关蛋白的信号调控[J]. 细胞与分子免疫学杂志，2013，29（11）：1141-1146.

第九节　神经细胞体外机械损伤

颅脑损伤是威胁人类生命的主要疾患之一，其伤后脑组织发生水肿、炎症反应、离子紊乱、缺血、兴奋毒性、自由基产生和细胞结构损伤等一系列的病理生理反应是导致病人伤残和死亡的重要原因，为了更好地研究颅脑损伤，人们创建了多种损伤模型。体外模型可以复制出脑机械损伤后的病理反应，是颅脑创伤在体模型的有益补充。

一、机械切割致神经细胞损伤

【原理】

轴索离断是弥漫性轴索损伤和脊髓横断伤的重要病理表现，利用腰穿针、玻璃棒或小刀机械性划割培养细胞，亦有学者利用微量移液器塑料滴头划伤细胞，观察细胞损伤后的反应。

【方法】

1. 细胞及其培养方法

原代大脑皮质神经元，培养方法见能量代谢异常。原代星形胶质细胞：取出生后 1～3 d 的大鼠，无菌条件下取脑，在解剖显微镜下仔细去除脑膜及血管组织，剪碎后用 0.125% 胰蛋白酶 37 ℃消化 15～30 min，用含血清培养基终止消化，分散细胞后先行贴壁处理，以去除纤维细胞，然后以 $1×10^6/mL～2×10^6/mL$ 细胞接种于培养瓶中。培养基为完全培养液（45% DMEM 培养液，45% F12 培养液，10% 胎牛血清，100 U/mL 青霉素，100 U/mL 链霉素，pH 7.2～7.4）。生长 8～10 d 待细胞融合后，置于 37 ℃摇床中，250 r/min 14～16 h 以去除少突胶质细胞和小胶质细胞，然后用 0.25% 胰蛋白酶消化传代。

2. 模型建立方法

原代大脑皮质神经元或原代星形胶质细胞，培养至胞体呈多形性，胞质透亮，自胞体伸出较多突起，突起间相互联系，形成复杂的网络结构。以细小的微量移液器塑料滴头于各培养孔内划伤细胞，划伤宽度约 1 mm。轻型损伤横、竖各划 1 道，中型损伤横、竖各划 2 道，重型损伤横、竖各划 3 道。

【结果】

划伤区域神经元胞体及突起结构完全消失，呈空白区，见较多细胞碎屑，损伤区周围神经元突起受损，远隔部位神经元镜下结构无明显改变。划伤后 24 h，可见划伤区周围新生细小的神经元突起长入划伤区，并见胶质细胞移行进入划伤区域。伤后 30 min，神经元存活率即下降，且随划伤范围扩大，细胞存活率明显下降。伤后 30 min 起，损伤组较对照组 LDH 含量明显升高；伤后 12 h 重型损伤组 LDH 含量较轻型损伤组增高。

【应用】

可用于创伤性脑损伤/或合并二次脑损伤（如缺氧）的细胞形态学、分子病理学及药物治疗学机制研究。

【参考文献】

1. Faden A I，OLeary D M，Fan L，et al. Selective blockade of the mGluR1 receptor reduces traumatic neuronal injury in vitro and improves outcome after trauma[J]. Exp Neurol，2001，167（2）：435-444.

2. 黄卫东，费舟，章翔，等. 体外培养大鼠脑皮层神经元机械性损伤模型的建立[J]. 第四军医大学学报，2004，25（4）：307-309.

二、液压法诱导神经细胞损伤

【原理】

在充满液体的特制结构容器中，逐渐升高液压，从而使放置于容器中的神经组织培养物承受压力损伤，以模拟创伤性颅脑损伤时颅内急剧的液压变化。

【方法】

1. 细胞及其培养方法

原代大脑皮质神经元或原代星形胶质细胞，培养方法同切割损伤。

2. 模型建立方法

液压损伤装置包括液压冲击装置、细胞损伤装置及瞬态波形记录分析仪三部分。细胞损伤装置通过导管与液压冲击设备连接，瞬态波形记录分析仪由控制器模块和记录模块组成。弃去培养基，用75%酒精消毒培养皿的周边和底部后，放入装满 D-Hanks 液的损伤小室中，给予冲击压力（0.2 MPa），之后取出培养皿更换全液，放入培养箱中继续培养 12 h 后再取出予以相应处理，采用瞬态波形记录仪和计算机代替示波器记录冲击压力数据。

【结果】

损伤的细胞突起明显变短或者消失，细胞之间连接消失，间隙增大呈网状，部分神经元胞体变小、固缩、深染、拉长，或呈三角形，部分神经元胞体肿大变圆。电镜下细胞质高度水肿，细胞器数量显著减少，细胞质内有很多大小不等的圆形、椭圆形空泡。线粒体严重空泡化、髓样化，大部分或全部嵴融合消失。损伤细胞 LDH 释放量增多。

【应用】

用于颅脑创伤病理机制研究，以及针对病理生理过程的药物干预研究。

【参考文献】

1. Scott R，Shepard M D，Jamshid B G，et al. Fluid percussion barotrauma chamber：a new in vitro model for traumatic brain injury[J]. Surgical Re，1991，51（5）：417-424.

2. 何滔，杨术旺，郭赟，等. 体外培养大鼠星形胶质细胞液压冲击损伤的研究[J]. 中国应用生理学杂志，2010，26（1）：46-50.

三、气压法诱导神经细胞损伤

【原理】

在充满气体的特制结构容器中，逐渐升高气压，从而使放置于容器中的神经组织培养物承受压力损伤，以模拟创伤性颅脑损伤时颅内急剧的气压变化。

【方法】

1. 细胞及其培养方法

原代大脑皮质神经元或原代星形胶质细胞，培养方法同切割损伤。

2. 模型建立方法

细胞贴壁培养，置于动物加压舱，实验用空气为人工配制压缩空气（40 mol/L 氮氧混合气体），在室温下（26 ℃），给予空气压力 1.5 MPa，停留 5 min，对照组置于自然环境中，实验后用胰酶消化细胞收集至离心管中离心待检测。

【结果】

荧光镜下计数 PI 染色胞核，空气压力至 0.5～1.5 MPa 时，出现数量不等的 PI 着色胞核细胞（不同程度的细胞膜损伤），且压力为 1.5 MPa 时，PI 着色胞核细胞增多。损伤 30 min 后，LDH 的释放明显增高。

【应用】

适用于中枢神经系统各细胞群机械性损伤的研究，也适用于机械性损伤后二次打击如缺氧等的研究，还可以利用本模型进行细胞群损伤后基因表达的研究，及药物干预的研究。

【参考文献】

1. Murphy E J, Horrocks L A. A model for compression trauma: Pressure-induced injury in cell cultures[J]. J Neurotrauma, 1993, 10 (4): 431-444.

2. 张永和，赵宁，易声禹，等. 气压致离体中枢神经细胞损伤模型[J]. 第四军医大学学报，2002，23 (5): 423-425.

四、牵张法诱导神经细胞损伤

【原理】

在颅脑外伤中，脑组织除了在损伤瞬间经受压力改变的损伤外，牵张变形产生的应力也同样造成损伤。将细胞培养于带有硅胶模的 BioFlex 细胞培养板，通过可控的气体冲击引起培养板上的硅胶膜快速变形和回弹，造成黏附于硅胶膜上的细胞损伤。培养细胞牵张损伤模型可较接近地模拟在体创伤过程中细胞受压、牵张变形的应力变化，稳定地复制体外培养细胞牵张损伤。

【方法】

1. 细胞及其培养方法

原代大脑皮质神经元或原代星形胶质细胞，培养方法同切割损伤。

2. 模型建立方法

经原代培养的细胞接种于 Bioflex 细胞培养板，待细胞生长融合后进行实验。牵张损伤装置由高纯氮气、CIC Ⅱ型细胞损伤控制器和 Bioflex 细胞培养板组成。致伤前，吸除皿中培养液，立即与牵张损伤器相连并保持密封。依据损伤程度调节计量阀门压力和气体脉冲压力：轻度损伤，阀门压力为 18 PSI（磅每平方英寸），气体脉冲压力为 1.8～2.0 PSI；中度损伤，阀门压力为 24 PSI，气体脉冲压力为 2.5～3.0 PSI；重度损伤，阀门压力为 30 PSI，气体脉冲压力为 3.5～4.5 PSI。损伤后放置 37 ℃、5% CO_2 培养箱中继续培养。

【结果】

损伤后 6 h，轻度损伤组可见有部分细胞胞体肿胀；中度损伤组可见细胞胞体皱缩，部分细胞连接断裂；重度损伤组可见细胞胞体皱缩明显，大部分细胞连接断裂，细胞仍贴壁，但可见许多悬浮死细胞。LDH 与损伤前比较均明显升高。损伤即刻观察到 PI 着色胞核，其数量随着牵张损伤的程度增高而增加。

【参考文献】

1. Ellis E F, Mckinney J S, Willoughby K A, et al. A new model for rapid stretch-induced injury of cells in culture: characterization of the model using astrocytes[J]. J Neur otrauma, 1995, 12: 325-339.

2. 郭建毅，钟春龙，张风江，等. 大鼠海马胶质细胞培养牵张损伤模型的建立[J]. 立体定向和功能性神经外科杂志，2009，22（3）：152-155.

第三章 心血管系统疾病
与心肌、血管平滑肌细胞损伤模型

第一节 心律失常

一、电刺激诱导房颤

【原理】

HL-1细胞系是来源于AT-1小鼠心房肌肿瘤细胞，是目前唯一可获得能连续传代并保持心房特有表现型，如肌节肌球蛋白、心钠素、自动去极化及心房电生理特性的心房细胞系。可以连续传代，自主收缩，并保持有正常心肌形态学、生物化学和电生理学特性。HL-1细胞的超微结构具有胚胎期心房肌细胞的典型特征。微阵列分析快速起搏HL-1细胞，其基因表达变化和细胞重构与人类房颤及动物房颤模型具有高度一致性。

【方法】

1. 细胞及其培养方法

（1）HL-1细胞培养

将细胞接种于含明胶/纤维结合蛋白的培养瓶中，加入适量的Claycomb培养基（含10%胎牛血清100 U/mL、100 μg/mL青霉素/链霉素、10 mmol/L去甲肾上腺素、200 mmol/L L-谷氨酰胺），置37 ℃、5% CO_2培养箱中培养。再将HL-1细胞接种于含明胶/纤维结合蛋白的培养皿中，细胞融合80%时，以1～3 Hz去极化。更换培养液为正常Tyrode液（NaCl 137 mmol/L，KCl 5.4 mmol/L，$MgSO_4$ 1.2 mmol/L，$CaCl_2$ 1.8 mmol/L，KH_2PO_4 1.2 mmol/L，Glucose 22 mmol/L，HEPES 10 mmol/L，pH 7.4）中培养。

（2）原代心房肌细胞培养

将大鼠呈仰卧位固定，迅速切除心脏并置于D-Hank's液清洗、去血，取左、右心房，无血清培养基洗涤，无菌条件下修剪成约1 mm^3大小的肌粒，0.08%胰酶结合0.1%胶原酶消化分离细胞，调整细胞密度为1×10^5/mL，将细胞悬液接种于培养瓶中，置于37 ℃、5% CO_2孵箱中培养2 h后，采用差速贴壁分离技术，吸取培养瓶中的细胞悬液，将细胞悬液滴加在有盖玻片的培养板中，滴入Bdru使其终浓度为0.1 mmol/L，并继续培养。24 h后换液，加不含 Brdu 的 DMEM 培养液。

2. 模型建立方法

在已准备好的细胞培养皿中置入两个并联铂电极，用 YC-2-S 双极型程控刺激器于 37 ℃、5% CO_2 孵箱中给予刺激，刺激频率为 600 次/min，强度为 1～1.5 V/cm，连续刺激 24 h，建立快速起搏的房颤细胞模型。

【结果】

免疫细胞化学鉴定，具有心房肌细胞特性的 α- 肌动蛋白抗体染色阳性。电流钳技术全细胞模式记录细胞电场刺激前及 24 h 后的动作电位时程（APD），起搏后细胞 APD 明显缩短。起搏后透射电镜观察，细胞发生肌溶解、空泡化及核固缩等去分化改变。

【应用】

用于研究房颤早期的重构机制，房颤分子生物学机制及药物对房颤基因转录、信号转导机制的研究。

【参考文献】

1. Yang Z，Shen W，Rottman J N，et al. Rapid stimulation causes electrical remodeling in cultured atrial myocytes [J]. Mol Cell Cardiol，2005，38（2）：299-308.

2. 程伟，肖颖彬. 原代心房肌细胞培养及快速起搏细胞模型的建立[J]. 临床心血管病杂志，2006，22（9）：535-537.

二、三氧化二砷诱导心律失常

【原理】

三氧化二砷（As_2O_3）俗称砒霜，可通过改变各种离子在心脏动作电位复极而致心律失常。

【方法】

1. 细胞及其培养方法

原代心肌细胞培养：无菌快速取出乳鼠的心脏，用不含 Ca^{2+} 和 Mg^{2+} 离子的 Hank's 液洗两次，以除去残留在冠脉的血细胞；剪成约 1 mm³ 的组织块，转入装有 10 mL 的 0.08 % 胰蛋白酶的三角瓶内；37 ℃ 恒温磁力搅拌，调节转速 60～80 r/min；消化 8 min，重复 6～8 次；将收集的上清液以 200 r/min 离心 10 min；弃去上清。加入含 10% FBS 的 DMEM 混匀。置 37 ℃、5% CO_2 孵箱内贴壁培养 2 h；吸出含有心肌细胞的上清液，细胞计数后以 1× 10⁶～3×10⁶/mL 的浓度接种，并在培养液中加入 5-溴脱氧尿嘧啶核苷（5-Brdu），终浓度为 0.1 mmol/mL。置 37 ℃、5% CO_2 培养箱内继续培养 72 h 后，用平滑肌肌动蛋白（actin）免疫组化染色，鉴定心肌细胞纯度。

2. 模型建立方法

终浓度 5 μmol/L 的三氧化二砷处理 24 h。

【结果】

细胞增殖抑制，电镜检测出现细胞体积缩小，核固缩，乳酸脱氢酶（LDH）的活性显著升高，细胞内钙、ROS升高。

【应用】

用于抗心律失常药物的筛选及相关作用机制的研究。

【参考文献】

1. Zhao X，Feng T，Chen H，et al. Arsenic trioxide-induced apoptosis in H_9C_2 cardiomyocytes implications in cardiotoxicity[J]. Basic Clin Pharmacol Toxicol，2008，102（5）：419-425.

2. 范玉华，杭鹏洲，杜智敏. 三氧化二砷诱导心肌细胞凋亡对PKC-ε的影响[J]. 中国药理学通报，2013，29（6）：782-786.

三、乌头碱诱导心律失常

【原理】

乌头碱具有强心和抗心律失常等作用。乌头碱的有效剂量与中毒剂量极为接近，极易引起中毒甚至死亡，其致死的主要原因之一是严重的室性心律失常。乌头碱的主要毒性作用靶器官是心脏与神经系统。

【方法】

1. 细胞及其培养方法

原代心肌细胞，培养同前文。

2. 模型建立方法

传代培养24 h，加入终浓度为0.3 mmol/L的乌头碱作用24 h。

【结果】

细胞上清中天门冬氨酸转移酶（AST）、乳酸脱氢酶（LDH）、肌酸激酶（CK）等心肌酶类释放量增加。

【应用】

用于实验筛选保护心肌药物。

【参考文献】

1. Fu M，Wu M，Wang J F，et al. Disruption of the intracellular Ca^{2+} homeostasis in the cardiac excitation-contraction coupling is a crucial mechanism of arrhythmic toxicity in aconitine-induced cardiomyocytes[J]. Biochem Bioph Res Co，2007，354（4）：929-936.

2. 董晞，赵世萍，刘岩，等. 人参皂苷Rb1和Re对乌头碱所致心肌细胞损伤的保护作用[J]. 中国中医药信息杂志，2007，14（9）：33-35

第二节　心肌炎

【原理】

柯萨奇B组病毒诱导心肌细胞感染。病毒性心肌炎（VMC）是由病毒感染引起的心肌炎症病变，在病毒感染的早期以病毒直接侵犯心肌细胞，以导致心肌细胞变性坏死为主，后期则引起以变态反应为主的进一步心肌损伤。引起心肌炎的病毒主要是肠道和上呼吸道感染的多种病毒，其中以柯萨奇B组病毒（CVB_3）最为常见。

【方法】

1.细胞及其培养方法

原代心肌细胞，培养见前文。

CVB_3毒株的制备及感染性测定：取CVB_3接种于已长成单层的非洲绿猴肾细胞上，置CO_2培养箱中培养22 h，再转种于另一已长成单层的非洲绿猴肾细胞中，待细胞病变达90%后，用力晃动培养瓶，使贴壁细胞悬浮，同上清液一起分装成每管1～2 mL，-75 ℃保存备用。用微量滴定法测其50%组织细胞感染量（$TCID_{50}$）为10^{-8}。

2.模型建立方法

吸去各孔细胞培养液，模型组加入50%感染CVB_3的组织细胞（稀释度10^8）0.2 mL，吸附1.5 h后，收获细胞爬片，做CVB_3感染鉴定，其余细胞改换完全培养液继续培养24 h。

【结果】

体外培养的心肌细胞具有自发性节律搏动，免疫荧光检测，胞浆内CVB_3免疫荧光显色呈强阳性，心肌细胞在受病毒感染后出现细胞圆缩、坏死和脱落，搏动减慢，细胞活性降低，凋亡明显增多，心肌酶CK-MB增高。

【应用】

用于病毒性心肌细胞损伤机制的研究；药物对培养心肌细胞的直接作用观察；病毒性心肌炎药物筛选和疗效观察。

【参考文献】

1. Yang Y Z. Coxsackie B virus infection in rat beating heart cell culture[J]. J Virol Methods，1985，12：217-224.

2. 刘玉清，李佳，张禅那，等.病毒性心肌炎细胞感染模型的建立及实验研究[J]. 中国分子心脏病学，2002，2（4）：25-29.

第三节　心肌细胞损伤

一、缺氧缺糖诱导心肌细胞缺氧/复氧损伤

【原理】

心肌缺血性损伤主要是供给心肌的氧减少或心肌对氧的需求量增加而引起心肌代谢、功能和结构的改变，而心肌再灌注损伤主要是氧供应的恢复和大量活性氧的爆发性增多而造成细胞结构损伤和功能代谢障碍，因此，心肌缺血/再灌注损伤的问题可以主要归结为心肌细胞缺氧/复氧损伤的问题。

【方法】

1. 细胞及其培养方法

原代心肌细胞，培养见前文。

2. 模型建立方法

心肌细胞先用高纯氮气（N_2）通入低DMEM 30 min。取生长72 h的单层心肌细胞，换用N_2饱和的低糖DMEM，并放入37 ℃、5%CO_2、95% N_2孵箱中，在此缺氧条件下培养16、32、48 h后，换用高糖DMEM培养液，放入37 ℃、5% CO_2、95%空气的孵箱中继续培养6 h，造成心肌细胞缺氧/复氧损伤模型。

【结果】

细胞存活率下降，凋亡率明显增加，乳酸脱氢酶（LDH）含量明显增高。

【应用】

模拟心脏缺血/再灌注损伤。

【参考文献】

1. 张峰，罗晓星，张涛，等. 缺氧与缺氧/复氧诱导心肌细胞凋亡的比较及意义[J]. 心脏杂志，2002，14（5）：369-371.

2. Bordonia A，Hrelia S，Angeloni C，et al. Green tea protection of hypoxia/reoxygenation injury in cultured cardiac cells[J]. J Nutr Biochem，2002，13（2）：103-111.

二、连二亚硫酸钠诱导心肌细胞缺氧/复氧损伤

【原理】

连二亚硫酸钠（$Na_2S_2O_4$）作为一种氧清除剂，具有极强的还原性，易吸收空气或溶液中的氧而被氧化，迅速清除溶于培养基中的氧，而且不会损伤细胞膜，造成心肌细胞缺氧；缺氧后换液，洗去$Na_2S_2O_4$后即造成复氧。

【方法】

1. 细胞及其培养方法

原代心肌细胞，培养见前文。

2. 模型建立方法

原代培养心肌细胞，培养4 d后，加入2 mmol/L $Na_2S_2O_4$+无糖Earle'S液，置37 ℃、5% CO_2中培养，于1 h后换高糖DMEM继续培养24 h。重复2次。

【结果】

心肌细胞存活率急剧下降，培养基中LDH含量明显增高，超氧化物歧化酶（SOD）含量降低，丙二醛（MDA）含量增高。

【应用】

用于研究缺氧/复氧刺激对心肌细胞的影响及用于研究心肌缺血相关疾病。

【参考文献】

1. 余薇，许波，彭彦，等. 氧耗剂致乳鼠心肌缺氧/复氧模型的建立[J]. 时珍国医国药，2011，21（7）：1660-1661.

2. 许蜀闽，王培勇，马红英. 连二亚硫酸钠在建立培养细胞的无氧环境中的应用[J]. 第三军医大学学报，2005，27（4）：359-360.

三、氯化钴诱导心肌细胞损伤

【原理】

氯化钴（$CoCl_2$）是一种化学性低氧模拟物，其能在正常氧分压下，通过与Fe^{2+}竞争氧，达到常氧条件下诱导缺氧的目的。可增加心肌细胞内氧自由基的生成，使心肌细胞内抗氧化能力减弱，产生氧化应激反应，进而损伤线粒体的功能。

【方法】

1. 细胞及其培养方法

H_9C_2心肌细胞株来源于大鼠胚胎期心脏组织，在37 ℃、5% CO_2条件下培养于含有10%胎牛血清、1%青链霉素的DMEM培养基中培养。

2. 模型建立方法

细胞达到80%融合时，吸取并弃去培养液，加入配置好的600 μmol/L的$CoCl_2$ DMEM培养液处理24 h。

【结果】

细胞存活率明显下降，凋亡率明显增加，活性氧自由基（ROS）增加，基质金属蛋白酶（MMP）降低，氧化型谷胱甘肽（GSSG）水平升高。

【应用】

用于低氧诱导的心肌细胞凋亡机制及其保护机制研究。

【参考文献】

1. 廖新学，杨春涛，杨战利，等. 硫化氢对抗化学性缺氧引起的心肌细胞损伤及其机制[J]. 中国药理学通报，2009，25（8）：1012-1017.

2. 石朔，王利华，郭睿，等. 氯化钴诱导心肌细胞化学性缺氧HIF-1α表达的研究[J]. 诊断学理论与实践，2013，12（5）：532-536.

四、叠氮钠诱导心肌细胞损伤

【原理】

叠氮钠（NaN_3）是线粒体有氧呼吸链细胞色素 C 氧化酶（cytochrome C oxidase，COX，即呼吸链复合体Ⅳ）的特异性抑制剂，通过对COX的抑制，使线粒体有氧氧化磷酸化异常、有氧呼吸链受阻，使心肌细胞葡萄糖吸收增加、葡萄糖转运减少和AMPK通路的激活。

【方法】

1. 细胞及其培养方法

原代心肌细胞，培养见前文。

2. 模型建立方法

用新鲜配制的含终浓度为1 mmol/L叠氮钠的培养基孵育细胞3 h。

【结果】

细胞活力下降，发生早期凋亡。更换培养基可使早期凋亡逆转。

【应用】

用于研究缺氧刺激对心肌细胞的影响及用于研究心肌缺血相关疾病。

【参考文献】

1. 关付，于波，齐国先，等. 叠氮钠对心肌细胞活力影响的研究[J]. 中国医科大学学报，2006，35（4）：324-326.

2. Guan F，Yu B，Qi G X，et al. Chemical Hypoxia-induced Glucose Transporter-4 Translocation in Neonatal Rat Cardiomyocytes[J]. Arch Med Res，2008，39（1）：52-60.

五、过氧化氢诱导心肌细胞损伤

【原理】

ROS是细胞代谢过程中产生的含氧活性产物，易穿透细胞膜产生细胞毒作用。过氧化氢（H_2O_2）是有机体氧化代谢产物，它不仅能直接氧化细胞膜上的脂质及蛋白，而且能自由穿过细胞膜与细胞内离子反应生成OH·等活性更强的自由基，引发链式脂质过氧化反应，破坏细胞膜正常的结构和功能。低浓度（小于100 μmol/L）的H_2O_2以导致细胞凋亡为主，高浓度H_2O_2导致细胞坏死。

【方法】

1. 细胞及其培养方法

原代心肌细胞，培养见前文。

2. 模型建立方法

加入含终浓度为100 μmol/L H_2O_2的无血清培养基，置37 ℃、5% CO_2培养箱1 h。

【结果】

细胞存活率下降，LDH漏出量增加，GSH水平明显下降，MDA含量增加，SOD活性降低，线粒体膜电位明显下降。

【应用】

用于心肌细胞氧化损伤和抗氧化损伤机制的研究。

【参考文献】

1. Sabri A，Byron K L，Samarel A M. Hydrogen peroxide activates mitogen-activated protein kinases and Na^+-H^+ exchange in neonatal rat cardiac myocytes[J]. Circ Res，1998，82：1053-1062.

2. 郑延松，李源，张珊红，等. 用低浓度过氧化氢建立心肌细胞氧化损伤模型[J]. 第四军医大学学报，2001，22（20）：1849-1851.

六、阿霉素诱导心肌细胞损伤

【原理】

抗癌药阿霉素（doxorubicin，DOX）属蒽醌类抗生素，与心肌组织的亲和力明显高于其他组织。DOX进入心肌细胞后，可通过多种途径代谢，在代谢过程中产生自由基，可使心肌细胞膜系统的不饱和脂质过氧化，改变膜通透性并形成新的钙通道，干扰细胞内 Ca^{2+} 稳态，激活肌浆网 Ca^{2+} 释放通道，促使 Ca^{2+} 大量内流。同时破坏线粒体结构，干扰氧化磷酸化，加速ATP等高能磷酸化合物的耗竭，使依赖能量的离子活性降低，导致一系列的生化及病理变化，最终引起心肌细胞损伤，造成心功能紊乱。

【方法】

1. 细胞及其培养方法

H_9C_2 心肌细胞株，培养见前文。

2. 模型建立方法

细胞达到80%融合时，吸取并弃去培养液，用含 5 μmol/L DOX 的培养基处理24 h。

【结果】

细胞存活率降低，胞内ROS生成明显升高，MMP明显降低，心肌细胞内合成内源性硫化氢（ H_2S ）的主要酶胱硫醚β–裂解酶（CSE）表达降低。

【应用】

用于研究DOX的心肌损伤机制，寻找防治DOX心肌毒性的药物靶点。

【参考文献】

1. Liu J，Mao W，Ding B，et al. ERKs/p53 signal transduction pathway is involved in doxorubicin– induced apoptosis in H_9C_2 cells and cardiomyocytes[J]. Am J Physiol Heart Circ Physiol，2008，295（5）：1956–1965.

2. 张莉莉，赖东平，王秀玉，等. 胞外信号调节激酶1/2通路在阿霉素引起的心肌细胞损伤中的作用[J]. 中国药理学通报，2012，28（7）：961–966.

七、异丙肾上腺素诱导心肌细胞损伤

【原理】

异丙肾上腺素（ISO）是 β₁–肾上腺素能受体（β1–AR）的激动剂，在增加心肌对ATP和氧气消耗的同时，增加活性氧（ROS）和丙二醛（MDA）的生成，诱导氧化应激反应，并降低心肌肌浆网钙泵活性，促进心肌细胞凋亡、导致心肌重构和心力衰竭。如持续应用ISO兴奋 β₁–AR 可产生心肌毒性作用，诱发心肌细胞肥大、坏死和凋亡等，导致心肌重塑和心力衰竭。

【方法】

1. 细胞及其培养方法

H_9C_2 心肌细胞株，培养见前文。

2. 模型建立方法

当细胞生长到培养孔约85%面积时，80 μmol/L ISO 处理24 h。

【结果】

模型组细胞存活率降低，细胞线粒体对Rh123的摄取能力明显减弱，线粒体膜电位受损。

【应用】

用于研究药物对心肌细胞保护作用及其分子机制。

【参考文献】

1. 黄涌，王秀玉，傅璐，等. ERK1/2介导依达拉奉保护H_9C_2心肌细胞对抗异丙肾上腺素诱导的损伤作用[J]. 南方医科大学学报，2010，30（12）：2663-2666.

2. 高杉，龙超良，王汝欢，等. 埃他卡林对异丙肾上腺素诱导心肌细胞肥大的影响[J]. 中国药理学通报，2009，25（4）：484-487.

八、氯化镉诱导心肌细胞损伤

【原理】

镉在机体有蓄积性，半衰期长达16～30年。镉被认定为环境心血管毒物。由于心肌细胞是终末分化细胞，不具有再生能力，即使镉在其他脏器中的浓度高于心脏，也可能造成心脏不可逆的损伤，由于其蓄积作用，即使轻微的损伤也能引起心肌细胞丢失从而造成心脏泵功能不可逆地降低，因而镉浓度和作用时间达到一定程度时细胞表现以坏死为主，这种损伤将是致命性的。

【方法】

1. 细胞及其培养方法

H_9C_2心肌细胞株，培养同前文。

2. 模型建立方法

对数期生长细胞，加入无血清DMEM配制的10 μmol/L的$CdCl_2$，作用6 h。

【结果】

模型组细胞的存活率下降，凋亡率增加，AO/EB染色见早期凋亡细胞核DNA浓缩致密且明显偏移，有的碎裂，镜下荧光亢进。

【参考文献】

1. Choi M K，Kim B H，Chung Y Y，et al. Cadmium-induced apoptosis in H_9C_2，A_7R_5，and C_6-Glial cell[J]. Bull Environ Contam Toxicol，2002，69：335-341.

2. 王华，黄渭，孙磊，等. 氯化镉诱导大鼠心肌细胞H_9C_2凋亡的作用机制[J]. 吉林大学学报，2007，33（2）：269-271.

第四节 血管平滑肌细胞钙化

【原理】

β-磷酸甘油和丙酮酸钠诱导血管平滑肌细胞钙化。高血压、动脉粥样硬化、糖尿病等病理过程中常存在不同程度的血管组织钙化，钙化是心血管疾病的重要危险因子。β-甘油磷酸是体内有机磷供体，提供富含磷的微环境，诱导细胞聚集形成多细胞结节，促进钙磷沉积于细胞内的组织间。

【方法】

1. 细胞及其培养方法

大鼠血管平滑肌细胞（VSMC）原代培养，无菌条件下获取SD大鼠胸主动脉，用含抗生素的无菌培养液将血凝块洗净，剥除动脉外膜的纤维脂肪层；之后放入含有胶原酶的培养液（434 U/mL）中，培养箱中37 ℃消化1 h。消化后的动脉用镊子小心撕下外膜，得到完整的中膜。用刀片将血管中膜切成1 mm³的小块，接种于25 cm³培养瓶中，加入2 mL含20% 胎牛血清的DMEM 培养液，37 ℃、5% CO$_2$培养。0.25%胰蛋白酶消化、传代，传代后用含10% 胎牛血清的DMEM 培养液培养。采用电镜及免疫组化a-SMA 染色方法进行平滑肌细胞鉴定。

2. 模型建立方法

实验用第5～8代细胞。将1×10^{7}个细胞/L的VSMC 接种于培养瓶，至80%融合，入含有10 mmol/L的β-磷酸甘油和10 mmol/L的丙酮酸钠的培养基中培养。每隔两天换液1次，培养14 d。

【结果】

钙化VSMC von Kossa 染色见大量棕黑色颗粒沉积，钙含量、^{45}Ca^{2+}摄入及碱性磷酸酶（ALP）活性均增加。

【应用】

用于研究心血管钙化发生的机制和筛选抗钙化药物。

【参考文献】

1. Shioi A, Nishizawa Y, Jono S, et al. Beta-glycerophosphate accelerates calcification in cultured bovine vascular smooth muscle cells[J]. Arterioscler Thromb Vasc Biol, 1995, 15: 2003-2009.

2. 郭玲，齐永芬. 大鼠在体钙化心血管和离体钙化平滑肌细胞模型的制备[J]. 北京大学学报（医学版），2005，37（6）：656-658.

第四章　肺部疾病与肺细胞损伤模型

第一节　肺纤维化

一、肺泡巨噬细胞上清液诱导肺纤维化

【原理】

石棉和SiO_2等吸入肺，可引发肺泡炎症并刺激肺泡巨噬细胞（porcine alveolar macrophage，PAM）等分泌各类活性介质（细胞因子和炎症因子），刺激成纤维细胞（fibroblast，FB）异常增殖转型和细胞外基质（extracellular matrix，ECM）沉积。FB是肺纤维化（pulmonary fibrosis，PF）发生的关键细胞，利用相关刺激因素，如诱导剂处理过的PAM上清液刺激FB转型增殖，促进ECM沉积，最终引起肺纤维化。目前公认的致纤维化作用最强的细胞因子是转化生长因子-β（transforming growth factor-β，TGF-β），其亚型中又以TGF-β$_1$致纤维化能力最强。TGF-β$_1$能促进细胞外基质合成，诱导间质中的成纤维细胞转分化为肌成纤维细胞，在肺间质纤维化的启动及进行性恶化过程中起轴心作用。

【方法】

1. 细胞及其培养方法

（1）PAM培养

SD大鼠，经支气管肺泡灌洗（BAL）收集灌洗液，1500 r/min离心，沉淀物用RPMI 1640洗3次。计数PAM，用RPMI 1640完全培养基（含体积分数为10%的新生牛血清、L-谷氨酰胺2 mmol/L、丙酮酸钠1 mmol/L、Hepes 25 mmol/L、青霉素100 U/mL、链霉素100 μg/mL）稀释成$1.0×10^6$/mL～$1.5×10^6$/mL的细胞悬液，37 ℃、5% CO_2孵育1.5 h，弃上清，即得到较纯的PAM。

（2）佛波酯（PMA）诱导分化的THP-1（具有PAM特性的人血单核细胞株）细胞（PMA-primed THP-1）的培养

调整THP-1细胞密度为$1.0×10^6$/mL，在上述的RPMI 1640完全培养基中加入PMA 20 ng/mL（PMA用二甲基亚砜或丙酮溶解，溶剂的体积分数为0.002%），培养24 h。根据细胞的贴壁率和形态来判断细胞诱导分化的程度。

（3）人胚肺成纤维细胞（HFLF）培养

用上述的 RPMI 1640 完全培养基进行传代培养，取对数生长期细胞，按细胞密度 1.0×10^4/mL 接种，继续培养 24 h。

2. 模型建立方法

SiO_2（或青石棉）刺激 PAM 细胞培养上清液制备：用含 100 μg/mL SiO_2 或青石棉的无血清 RPMI 1640 培养基，配制成 PAM 和 PMA primed-THP-1 细胞浓度为 1.0×10^6/mL～1.5×10^6/mL 的细胞悬液。培养 24 h 后离心，取上清液，经 0.22 μm 微孔滤膜过滤，−70 ℃保存备用。观察 HFLF 细胞生长良好，换加含体积分数为 2%的新生牛血清、体积分数为 10%的 PAM 或 PMA primed THP-1 上清液，继续培养 24 h。

【结果】

MTT 法检测细胞显著增殖。

【应用】

用于硅肺纤维化机制的体外研究或治疗效果评价的研究。

【参考文献】

1. Mossman B T，Churg A. Mechanisms in the pathogenesis of asbestosis an silicosis[J]. Am J Respir Crit Care Med，1998，157：1666-1680.

2. 马海燕，毛国根，宋志芳. 硅肺纤维化体外细胞模型的建立[J]. 中华劳动卫生职业病杂志，2001，19（4）：289-291.

二、转化生长因子 β 诱导肺纤维化

【原理】

大多细胞因子对 FB 都具有刺激作用，但目前实验使用的主要集中在转化生长因子 β（transforming growth factors-β，TGF-β）和血小板源性生长因子（platelet-derived growth factor，PDGF）两者之间。TGF-β 是目前公认的致纤维化作用最强的细胞因子，亚型中又以 $TGF-\beta_1$ 致纤维化能力最强。在肺间质纤维化的启动及进行性恶化过程中起轴心作用。$TGF-\beta_1$ 除能促进细胞外基质合成外，还能诱导间质中的成纤维细胞转分化为肌成纤维细胞，而肌成纤维细胞的出现及持续存在是肺纤维化发生的重要事件。PDGF 是成纤维细胞增殖的获能因子，常用来作为体外诱导剂模仿肺纤维化状态。

【方法】

1. 细胞及其培养方法

人胚肺成纤维细胞（Human Fetal Lung Fibroblast，HFLF），用完全培养基调整为 2×10^5/mL～4×10^5/mL 的浓度，接种、传代。取生长状态达到平台期的细胞以 1×10^5/ mL 浓度接种于细胞培养板，置于 37 ℃、5% CO_2 的孵箱中孵育。

2. 模型建立方法

人胚肺成纤维细胞向肌成纤维细胞（Myofibroblast，MF）转化。取对数期生长的 HFLF 细胞接种于培养瓶中，用含有 5%小牛血清的 DMEM 培养 24 h 后，改用无血清 DMEM 培养 12 h，换用含 0.2%小牛血清的 DMEM 培养基，并加入 TGF-β15 μg/L 培养 48 h。

【结果】

肌成纤维细胞的肌丝沿细胞长轴排列，标记蛋白 α-SMA 阳性染色细胞增多；细胞培养上清中羟脯氨酸含量显著增高。

【应用】

模拟体内肺纤维化病理生理的部分过程，用于探讨 TGF-β_1 诱导 HFLF 向 MF 转化的机制及药物对这一过程的影响，为肺纤维化体内实验和临床应用提供参考。

【参考文献】

1. 龙翔，熊盛道，熊维宁，等. 前列腺素 E_2 抑制转化生长因子-β_1 诱导的人胚肺成纤维细胞转分化及胶原合成[J]. 中国病理生理杂志，2008，24（5）：925-930.

2. 王峙，赵丽丹，唐福林，等. 沙利度胺抑制 TGF-β1 诱导的人胚肺成纤维细胞系转分化为肌成纤维细胞[J]. 基础医学与临床，2009，29（1）：59-62.

第二节 呼吸道损伤

一、细胞划痕损伤建立气道上皮损伤模型

【原理】

气道与外界相通，多种致病因素（机械损伤、香烟烟雾、大气污染和感染等）在机体抵抗力降低时，都能引起气道黏膜上皮细胞损伤。在损伤修复过程中，气道上皮细胞（airway epithelial cells，AEC）将会发生迁移、分裂增生和分化，以重新覆盖受损区域。气道上皮损伤及异常修复是慢性气道疾病如哮喘、慢性阻塞性肺疾病（chronic obstructive pulmonary disease，COPD）发生气道重构的主要原因之一。

【方法】

1. 细胞及其培养方法

人气道上皮细胞株（16HBE 或 NCI-H292 细胞），用含 10% 胎牛血清、100U/ mL 青霉素和 100 μg/mL 链霉素的 DMEM 培养基置于 37 ℃、5% CO_2 中培养，每 1~2 d 换液一次，并以 0.25% 的胰蛋白酶消化传代。待培养的细胞生长至 70%~90% 融合状态时进行实验。

2. 模型建立方法

细胞接种于 6 孔细胞培养板培养，待细胞融合度达到 100% 时，采用 200 μL 移液器枪头沿培养孔最大横径划过，倒置显微镜下拍照，损伤后细胞换用含低浓度胎牛血清（1%）的培养基培养 24 h。

【结果】

相差显微镜下可见划线后 3 h 即有细胞爬出，6 h 最为显著，24 h 时迁移细胞基本可以掩盖划痕。在机械性损伤后 3 h，损伤边缘的 AEC 可呈片状单向迁移，除此之外，细胞形态也发生显著改变，呈现具有特征性的极化形态学改变，并且其迁移方向垂直于损伤

方向。

【应用】

用于气道上皮细胞损伤后的修复机制及促修复药物的筛选等的研究与评价。

【参考文献】

1. Desa L P，Aryal A M，Ceacareanu B，et al. RhoA and Rac1 are both required for efficient wound closure of airway epithelial cells[J]. Am J Physiol Lung Cell Mol Physiol，2004，287：1134-1144，

2. 朱敏，李建莎，田丹，等. 糖原合酶激酶 3β 和腺瘤性结肠息肉病蛋白在气道上皮细胞机械损伤修复过程的时空分布[J]. 生理学报，2007，59（2）：197-203.

二、香烟烟雾提取物诱导气道上皮细胞损伤

【原理】

吸烟是呼吸道疾病的重要原因之一，是引起慢性阻塞性肺疾病中气道壁重构的最重要的环境危险因素。气道平滑肌细胞是构建气道壁的重要的成分，长期大量香烟烟雾的刺激可导致气道平滑肌细胞的凋亡。香烟烟雾存在多种致癌物，如多环芳烃类（PAH）、烟草特有硝胺类（TSNA）、芳香胺类和大量的活性氧（ROS）以及活性氮（RNS），导致 DNA 链断裂，使气道细胞凋亡、修复能力降低，影响气道的完整性和局部抵抗能力。

【方法】

1. 细胞及其培养方法

人支气管上皮细胞系 M-BE（也可选用其他支气管上皮细胞系，如 NHBE，或原代培养气道平滑肌细胞等），用 DMEM/F12 培养基（含人重组表皮生长因子 5 ng/mL、胰岛素 5 μg/mL、转铁蛋白 10 μg/mL、氢化可的松 0.2 μmol/mL、三碘甲状腺素 6.5 ng/mL、肾上腺素 0.5 μg/mL、牛垂体粗提物 35 μg/mL、乙醇胺 0.5 μmol/mL），37 ℃、5% CO_2 培养箱培养。

2. 模型建立方法

香烟烟雾提取物（cigarette smoke extract，CSE）的制备：将去掉过滤嘴的香烟点燃，用气体采样管（大包氏管）采集香烟主流烟雾，2 个串联的大包氏管内各装有 5 mL 无血清 DMEM 培养基作为吸收液，一端连接香烟，另一端连接 50 mL 注射器，以 50 mL/min 的速度吸烟 2 支、每支烟吸 10 次，然后将该溶液调整 pH 值为 7.40，并用直径为 0.20 μm 滤膜过滤（去除细菌和颗粒），即为实验用 CSE。根据实验需要稀释成不同浓度。制备过程应在作用细胞前 30 min 内。当细胞生长至 70%～80% 满时，用含 10% CSE 的培养液干预 24 h。

【结果】

气道上皮细胞活性和增殖明显被抑制，G0-G1 期细胞数量明显增加，S 期、G2-M 期细胞数量减少。DNA 损伤特异性指标磷酸化 H2AX 组蛋白（γ-H2AX）水平增高。

【应用】

用于吸烟所致气道上皮细胞损伤的机制及促修复药物的筛选等的研究与评价。

【参考文献】

1. 许丽，张珍祥，徐永健. 香烟烟雾提取物对气道上皮细胞增殖的影响及其机制[J]. 中华结核和呼吸杂志，2005，28（2）：128-130

2. Nakamura Y, Romberger D J, Tate L, et al. Cigarette smoke inhibits lung fibroblast proliferation and chemotaxis[J]. Am J Respr Crit Care Med，1995，151：1497-1503.

三、脂多糖诱导气道上皮细胞损伤

【原理】

气道上皮细胞是气道壁的理化屏障，具有活跃的分泌功能，在外界因素干预下，释放多种细胞因子，作用于其他细胞，引发一系列的生理和病理生理过程，在其慢性炎症损伤和修复过程中发挥重要作用。脂多糖（lipopolysaccharides，LPS）作为革兰阴性细菌细胞壁成分在人类工作或生活中无处不在，具有强烈免疫调节作用，能够诱导多种炎症因子分泌。

【方法】

1. 细胞及其培养方法

人气道上皮细胞株（16 HBE 或 9 HTZ、人气道原代上皮细胞），用含10%胎牛血清、100 U/mL青霉素和100 μg/mL链霉素的DMEM为基本培养液，0.25%含EDTA的胰蛋白酶消化传代，每周传代2~3次。细胞按2×10^5/mL接种，24 h后贴壁，用PBS液和无血清DMEM培养基清洗，于37 ℃、5% CO_2培养箱中用无血清DMEM培养基培养。

2. 模型建立方法

用50 μg/mL的LPS无血清DMEM培养基干预细胞8 h。

【结果】

细胞数量显著减少，细胞活性降低，细胞上清液中IL-6、IL-1β、TNF-α含量显著升高，NF-κB、ICAM-1蛋白表达显著升高。

【应用】

诱导气道上皮细胞损伤模型，用于探讨气道炎症性疾病发病机制，为其防治提供参考。

【参考文献】

1. 张天柱，吴国梁，杨世海，等. 虫草素抑制脂多糖诱导气道上皮细胞损伤作用机制研究[J]. 中药药理与临床，2014，30（4）：42-44.

2. 舒艳，蔡颖，况九龙. 脂多糖对气道上皮细胞分泌炎症因子的影响[J]. 重庆医学，2015，44（29）：4066-4069.

第五章　肝脏疾病模型

　　氧化应激是肝脏疾病包括病毒性肝炎、酒精性肝病和非酒精性脂肪性肝病等导致肝损害的重要机制之一。氧化应激既是肝功能障碍的一部分，也是肝脏损伤的病理生理基础。氧自由基的过度激活、脂质过氧化反应的引发和持续是肝细胞损伤的重要病理基础之一。

第一节　肝细胞氧自由基损伤

一、CCl₄诱导肝细胞损伤

【原理】

　　CCl_4 可经肝细胞的细胞色素 $P450Fe^{2+}$ 作用产生 $O_2 \cdot -$，$O_2 \cdot -$ 可经 SOD 转化为 H_2O_2，后者又与铁离子（Fe^{3+}）促发强氧化作用生成羟自由基（OH·），继而引发细胞内大分子物质的损害。

【方法】

1. 细胞及其培养方法

　　原代肝细胞。大鼠，4%戊巴比妥麻醉，门静脉插管，先以无钙灌流液灌流，继以37℃通入 O_2 的Ⅳ型胶原酶灌流液继续循环灌流 15 min。将肝脏移至一平皿内，轻轻撕去肝包膜后，加入含5%小牛血清的清洗液，用吸管吹打成单个肝细胞悬液，200目尼龙网过滤，低速离心（500 r/min，1 min，4℃），弃上清，同法用清洗液反复洗3次。然后用完全1640培养液（内含10%小牛血清，100 U/L青霉素，100 mg/L链霉素和10 mg/L胰岛素）制成 $1×10^9$/ L肝细胞悬液。高碘酸雪夫反应显示糖原法鉴定99%为肝实质细胞。

2. 模型建立方法

　　细胞培养12 h后，吸弃上清，更换培养液并加入不同浓度的 CCl_4 8 mmol/L，作用6 h。

【结果】

　　肝细胞增殖明显抑制，肝细胞的丙二醛（MDA）增多和谷胱甘肽过氧化物酶（GSHpx）下降，但培养上清中AST逐渐升高。

【应用】

　　建立肝细胞氧化应激损伤模型，用于药物的保肝作用研究。

【参考文献】

1. 杨雁，陈敏珠. 体外大鼠肝细胞坏死性损伤模型的建立[J]. 安徽医科大学学报，1999，34（6）：467-471.

2. Tezuka M，Sadanobu S，Gomi K，et al. In vitro effect of chromium and other trace metals on mouse hepatotoxicity induced by carbon tetrachloride exposure[J]. Biol Pharm Bull，1995，18（2）：256-261.

二、H_2O_2诱导肝细胞损伤

【原理】

H_2O_2作为一种氧化剂，除了自身具有氧化作用外，也可以导致OH^-大量形成而加剧蛋白质及脂质的氧化损伤。

【方法】

1. 细胞及其培养方法

人正常肝细胞株L-02，采用100 mL/L胎牛血清（FBS）的RPMI 1640培养液，在37 ℃、50% CO_2饱和湿度孵育箱内培养2～3 d，换液1次，约3～5 d能单层长满培养瓶底，长满瓶底后，用2.5 g/L胰蛋白酶消化，按1∶3传代，所有实验均取对数生长期细胞。

2. 模型建立方法

细胞培养12 h后，吸弃上清，更换培养液并加入不同浓度的H_2O_2 0.6 mmol/L，作用1 h。

【结果】

肝细胞增殖明显抑制，肝细胞的丙二醛（MDA）增多和谷胱甘肽过氧化物酶（GSHpx）下降，但培养上清中谷草转氨酶（AST）逐渐升高。

【应用】

建立肝细胞氧化应激损伤模型，可用于药物的保肝作用研究。

【参考文献】

1. 史才兴，姜政辰，李晓琎，等. N-acetylserotonin 对 H_2O_2诱导大鼠肝BRL细胞氧化损伤的保护作用[J]. 实用医学杂志，2013，29（21）：3486-3488.

2. Zhu B，Lu GT. Cytotoxic effect of hydrogen peroxide on primary cultured rat hepatocytes and its mechanisms[J]. Chinese Journal of Pharmacology and Toxicology，1996，10（4）：260-266.

三、葡萄糖氧化酶诱导肝细胞损伤

【原理】

葡萄糖氧化酶（GO）能够模拟氧化环境，与过氧化氢酶组成一个氧化还原酶系统，能够氧化β-D-葡萄糖生成葡萄糖醛酸和H_2O_2，使细胞内ROS水平增高，从而对细胞造成氧化应激刺激。

【方法】

1. 细胞及其培养方法

人正常肝细胞株 L-02 培养同前文。

2. 模型建立方法

细胞先用含 10% 胎牛血清的 RPMI1640 培养 24 小时，加入含有 100 U/L GO 的细胞培养液干预 2 h。

【结果】

肝细胞的存活率降低，MDA 含量增高，GSH 水平减低，AST 与谷丙转氨酶（ALT）水平增高。

【应用】

应用于肝细胞氧化应激相关的实验研究。

【参考文献】

赵曙光，李强，王旭霞，等. 葡萄糖氧化酶诱导肝细胞氧化应激模型的建立[J]. 现代生物医学进展，2011，11（2）：243-245.

四、醋氨酚诱导肝细胞损伤

【原理】

醋氨酚（AAP）通过线粒体 P450 2E1 酶介导，可生成活性中间代谢物 N-乙酰对苯醌亚胺（NAPQI），NAPQI 具有强大的氧化作用，可使细胞内膜性结构发生脂质过氧化、影响细胞内能量代谢，引起肝细胞变性坏死。

【方法】

1. 细胞及其培养方法

原代肝细胞培养同前文。

2. 模型建立方法

细胞培养 24 h 后，用清洗液洗 2 次，培养液洗 1 次，然后换以 5 mmol/L 醋氨酚的培养液，继续培养 2 h。

【结果】

肝细胞乳酸脱氢酶（LDH）明显增高，还原型谷胱甘肽（GSH）明显下降。

【应用】

用于药物的保肝作用研究。

【参考文献】

1. 任福龙，丛铮. 醋氨酚大鼠肝细胞损伤及其机制的研究[J]. 北京医科大学学报，1993，26（6）：399-402.

2. 李继尧，孙红，于吉人. IL-1β 对醋氨酚诱导的离体小鼠肝细胞损伤的保护作用[J]. 北京医科大学学报，1998，30（3）：199-201.

五、硫代乙酰胺诱导肝细胞损伤

【原理】

硫代乙酰胺（thioacetamide，TAA）所致的肝损伤与脂质过氧化物有关。TAA 还可导致 SOD 活力下降，引起肝细胞抗氧化能力不足，对抗氧自由基引起的脂质过氧化物作用降低，因脂质过氧化可直接影响肝细胞线粒体，导致能量代谢障碍，使线粒体通透性增加，钙离子超载，细胞器结构破坏，最终导致肝细胞坏死。

【方法】

1. 细胞及其培养方法

原代肝细胞培养同前文。

2. 模型建立方法

细胞预培养 24 h 后，贴壁生长良好的细胞中加入硫代乙酰胺（TTA）0.18 mol/L，继续培养 48 h。

【结果】

细胞上清液 LDH 活性升高，SOD 活性显著降低。

【应用】

用于 TAA 引起的肝细胞损伤的机制研究及药物对其的保护作用。

【参考文献】

李跃华，李菁，吴翠贞. 丹参素对原代培养大鼠肝细胞硫代乙酰胺损伤的影响[J]. 南京铁道医学院学报，1998，17（3）：158-160.

第二节 肝细胞毒性损伤

一、氰化钾诱导肝细胞损伤

【原理】

KCN 抑制线粒体中的细胞色素氧化酶，CN^- 易与此酶中的 Fe^{3+} 结合，使之不能将电子传递到氧，故阻断电子传递，生物氧化不能正常进行，ATP 生成迅速减少，细胞能量严重不足。KCN 是一种呼吸链阻断剂。

【方法】

1. 细胞及其培养方法

原代肝细胞培养同前文。

2. 模型建立方法

细胞培养 24 h 后，贴壁生长良好的肝细胞中加入 KCN 2.0 mmol/L，继续培养 2 h。

【结果】

肝细胞LDH漏出比增大，SOD活性明显下降，NO含量也显著降低，ALT活性显著升高。

【应用】

制备离体肝细胞损伤模型，用于药物对肝细胞损伤作用及机制研究。

【参考文献】

1. 张孝山，张迈伦. 离体大鼠肝细胞损伤研究中氰化钾对谷丙转氨酶活性的影响[J]. 天津医药，1995，23（5）：267-269.

2. 马雪莲，李菁，李跃华，等. Glucan对氰化钾致肝细胞损伤的保护作用[J]. 中国生化药物杂志，2003，24（1）：20-22.

二、内毒素体外损伤模型

【原理】

肝脏在机体清除大肠杆菌等产生的内毒素过程中具有重要作用，而内毒素中的脂多糖（lipopolysaccharide，LPS）成分与其受体结合后又可通过多种途径引起肝细胞损害。内毒素能通过氧自由基介导的脂质过氧化损伤途径引起肝细胞损伤，还能直接作用于肝线粒体，引起能量代谢障碍，线粒体膜通透性增加。

【方法】

1. 细胞及其培养方法

人正常肝细胞，用含10%胎牛血清，加入有双抗溶液（青霉素G 100 IU/mL、链霉素100 IU/mL）、0.11 g/L丙酮酸钠的RPMI 1640培养基，于37 ℃、5% CO_2培养箱中培养至对数生长期。

2. 模型建立方法

细胞预培养24 h后，贴壁生长良好的肝细胞，更换不含胰岛素的DMEM培养液，加入终浓度为80 mg/L的LPS，继续培养24 h。

【结果】

细胞出现空泡化等细胞早期凋亡现象，细胞增殖率下降，细胞上清液中谷草转氨酶（AST）、谷丙转氨酶（ALT）、碱性磷酸酶（ALP）、γ-谷氨酰转肽酶（γ-GT）、乳酸脱氢酶（LDH）浓度增加。

【应用】

用于对肝细胞损伤机制的研究及药物保肝机制的基础研究。

【参考文献】

1. 矫强，郭竹英，徐芒华，等. 槲皮素对LPS诱导的体外培养肝细胞损伤的影响及机制[J]. 中国病理生理杂志，2009，25（6）：1142-1146.

2. 滕芳芳，胡晓斐，刘晨晨，等. LPS致肝细胞损伤模型的建立研究[J]. 安徽农业科学，2014，42（4）：1071-1073.

三、D-氨基半乳糖体外损伤模型

【原理】

D-氨基半乳糖（D-GalN）是肝细胞的磷酸尿嘧啶核苷的干扰剂，可造成肝弥漫坏死和炎症，大剂量可造成暴发性肝衰竭模型，与病毒性肝炎临床表现及病理改变相一致。

【方法】

1. 细胞及其培养方法

原代肝细胞培养同前文。

2. 模型建立方法

细胞预培养24 h后，待细胞贴壁生长均匀后，加入25 μg/mL半乳糖胺（Gal N）的肝细胞培养液，继续培养3 h。

【结果】

细胞增殖减少，LDH活性升高，AST和ALT释放增加。

【应用】

建立肝体外肝细胞损伤模型，并应用于保肝药物筛选及作用机理研究和其他相关研究。

【参考文献】

张金卷，杜智，李涛，等. 大鼠肝细胞分离及体外损伤模型建立[J]. 天津药学，2008，20（5）：1-4.

第三节　肝细胞脂代谢异常

一、酒精诱导肝细胞脂代谢异常

【原理】

慢性饮酒引起的肝脏脂肪的累积可以导致更为严重的肝脏损伤形式。乙醇代谢产物乙醛诱导氧化物酶体增殖物激活受体α（PPAR-α）功能降低，固醇调节元件结合蛋白-1（SREBP-1）表达加强，与脂肪代谢相关的酶合成减少，与脂肪合成相关的酶表达增加，脂肪合成增多，使肝细胞脂肪堆积，另外，TNF-α、IL-8等炎症介质和细胞因子对肝脏的损伤可能也是酒精性脂肪肝发生的重要基质之一。

【方法】

1. 细胞及其培养方法

人正常肝细胞株L-02培养同前文。

2. 模型建立方法

细胞培养24 h后加入终浓度为60 mL/L的无水乙醇，继续培养24 h。

【结果】

油红O染色，观察脂滴数量，造模后细胞明显脂肪变性，细胞胞质内充满大量大小不一的橘红色脂滴。细胞内甘油三酯增加。

【应用】

建立酒精诱导的脂肪变性肝细胞模型，并应用于保肝药物筛选及作用机理研究和其他相关研究。

【参考文献】

1. 廖于，李龙辉. 体外诱导的酒精性脂肪肝细胞模型的建立、鉴定及机制探讨[J]. 重庆医学，2010，39（8）：902-904.

2. 孙劲晖. 大鼠酒精性肝纤维化星状细胞模型的建立[J]. 中国老年保健医学，2004，2（1）：18-20.

二、非酒精诱导肝细胞脂代谢异常

非酒精性脂肪性肝病（nonalcoholic fatty liver disease，NAFLD）是一种与胰岛素抵抗（insulin resistance，IR）和遗传易感密切相关，以肝细胞脂肪变性和脂肪蓄积为病理特征，但无过量饮酒史的临床综合征。疾病谱包括非酒精性单纯性脂肪肝（nonalcoholic simple fatty liver，NAFL）、非酒精性脂肪性肝炎（nonalcoholic steatohepatitis，NASH）及其相关肝硬化和肝细胞癌。

【原理】

血中游离脂肪酸（free fatty acids，FFA）浓度升高、肝细胞脂性病变及凋亡增加是NASH的重要特征。在肝脏聚集的脂质包括甘油三酯、胆固醇和FFA等，其中主要为甘油三酯。所以建立非酒精性脂肪性肝病体外脂肪变性细胞模型大多采用游离脂肪酸，游离脂肪酸分为饱和脂肪酸（主要成分为软脂酸）和不饱和脂肪酸（主要成分为油酸），国内外大量文献。显示软脂酸的脂毒性更强，主要诱导细胞凋亡和坏死，而油酸引起细胞内甘油三酯沉积较为明显，较少甚至可以减少凋亡发生。

（一）脂质类诱导肝细胞脂代谢异常

【方法】

方法1：胎牛血清诱导肝细胞脂代谢异常

（1）细胞及其培养方法

人正常肝细胞株L-02培养同前文。

（2）模型建立方法

换液时给予含50% FBS的RPMI-1640培养液，继续培养24 h。

方法2：油酸诱导肝细胞脂代谢异常

（1）细胞及其培养方法

人肝癌细胞株HepG2培养：含10%胎牛血清（FBS），双抗溶液（青霉素G 100 IU/mL、链霉素100 IU/mL）的DMEM完全培养基传代培养HepG2细胞，于37 ℃、5% CO_2培养箱中培养至细胞70%～80%融合时，以0.25%胰酶/0.02% EDTA消化传代，更换培养液。

（2）模型建立方法

模型组换液时换成含有0.2 mmol/L油酸的完全培养液进行脂变诱导，作用时间为24 h。

方法3：软脂酸诱导细胞模型

（1）细胞及其培养方法

人肝癌细胞株HepG2培养同上文。

（2）模型建立方法

模型组换液时换成含有软脂酸20 mg/mL的完全培养液，诱导24 h。

方法4：油酸和软脂酸诱导细胞模型

（1）细胞及其培养方法

人肝癌细胞株HepG2培养同上文。

（2）模型建立方法

模型组换液时换成含有1 mmol/L游离脂肪酸（FFA）混合物 m（油酸）：m（软脂酸）= 2：1）的完全培养液，诱导24 h。

方法5：医用脂肪乳诱导细胞模型

（1）细胞及其培养方法

人肝癌细胞株HepG2培养同上文。

（2）模型建立方法

换液时给予含10% FBS、10%医用脂肪乳的RPMI-1640培养液，继续培养48 h。

【结果】

油红O染色，培养24 h细胞内可见少量脂肪变性细胞，脂滴数量较少，甘油三酯（TG）显著增高。

【应用】

用于NAFLD发病的细胞机制及对NAFLD的防治研究。

【参考文献】

1. 胡启蒙，陈朝银，庄馨英，等. 建立L-02肝细胞脂肪变模型方法比较及脂肪乳诱导脂变条件的优化[J]. 中国医学物理学杂志，2015，4：469-473.

2. 杨林辉，陈东风. 油酸诱导培养肝细胞脂肪变性模型的建立[J]. 重庆医学，2007，36（8）：698-700.

3. Cheng Y，Zhang J，Shang J，et al. Prevention of free fatty acid induced hepatic lipotoxicity in HepG2 cells by magnesium isoglycyrrhizinate in vitro[J]. Pharmacology，2009，84：183-190.

4. 张玲荣，赵晶晶，王勤英. 非酒精性脂肪肝离体细胞模型的建立[J]. 中国药物与临床，2015，15（3）：349-350.

（2）非脂质类诱导肝细胞脂代谢异常

【原理】

乙硫氨酸的结构与甲硫氨酸相似，后者为体内甲基转化的供体，乙硫氨酸与之竞争，取代甲基而提供乙基使肝脏蛋白合成障碍，把甘油三酯（TG）转运出肝脏的载脂蛋白减少，导致 TG 在肝脏的蓄积使其含量增加。当肝细胞合成 TG 能力超过其分泌时，则诱致脂肪肝。

四环素引起脂肪肝的机制是抑制体内蛋白质的合成，特别是肝的载脂蛋白的合成，使肝内 VLDL 分泌发生障碍，从而不能使肝内 TG 运出肝细胞外，脂质以脂滴形式聚于肝细胞的内质网和高尔基复合体内。

【方法】

1. 细胞及其培养方法

小鼠原代肝细胞。取成年昆明种小鼠，乙醚麻醉，门静脉插管，固定。注入预热的预灌流液（配方：NaCl 142 mmol/L，KCl 6.7 mmol/L，HEPES 10 mmol/L，NaOH 5.5 mmol/L）6 mL/min，15 min。同时剪断下腔静脉，洗尽残血。换预热的 0.05% IV 胶原酶灌流 6 mL/min，15 min。待肝脏呈土黄色，压之不回弹。小心取下肝脏，放入装有细胞洗液（配方：NaCl 142 mmol/L，KCl 6.7 mmol/L，CaCl$_2$H$_2$O 1.2 mmol/L，HEPES 10 mmol/L，NaOH 5.5 mmol/L）的培养皿中，移入超净工作台操作，撕开肝包膜，抖落肝细胞。用 200 目尼龙网布过滤，收集过滤液，以 800 r/min 离心 3 min，共 3 次。计数细胞总数和细胞活力。稀释细胞密度至 1.5×10^5，接种。

2. 模型建立方法

换液时给予含 5 mmol/L 的乙硫氨酸或 0.025% 四环素的 RPMI-1640 培养液，继续培养 48 h。

【结果】

电镜观察肝细胞呈不规则状，体积增大，细胞膜破损，甘油三酯（TG）增加。

【应用】

为在细胞水平筛选治疗脂肪肝药物提供参考模型。

【参考文献】

苏宝亮，陈真，徐厚明，等.肝细胞脂肪变性模型形态研究[J].中国药科大学学报，2004，35（4）：365-367.

第六章　泌尿生殖系统疾病模型

第一节　前列腺增生

【原理】

过量浓度睾酮诱导前列腺细胞增生。良性前列腺增生症（benign prostatic hyperplasia，BPH）组织中，增生的上皮细胞和间质细胞可促进前列腺细胞增殖，表现为前列腺细胞绝对数目的增加。双氢睾酮（DHT）是前列腺雄激素活性形式，为前列腺细胞分化、生长发育所必需。BPH组织DHT含量比正常组织高3～4倍，DHT进入细胞核与雄激素受体结合，形成DHT-AR复合物，调节基因转录，启动细胞增殖。在原代培养的正常前列腺细胞培养液内加入过量浓度的雄激素，模拟良性前列腺增生的病理生理条件，构建良性前列腺增生体外细胞模型。

【方法】

1. 细胞及其培养方法

原代前列腺细胞，取SD雄性大鼠，鼠龄约3月，颈部脱臼致死，冰冷75%酒精消毒5 min；超净台内迅速取出两叶前列腺，置于冰冷PBS中，剔除黏膜和细微血管，剪成约1 mm³小块；加入胰蛋白酶消化组织块15 min，终止消化后1000 r/min离心3 min，弃上清液。加入1 g/L胶原酶振荡消化2 h，400目滤网过滤，取滤液1000 r/min离心5 min，弃上清液，加入培养液重悬，移入培养瓶中置37 ℃、5% CO_2培养箱中。静置3～4 d后换液。

2. 模型建立方法

培养瓶内贴壁生长的细胞用0.25%胰蛋白酶消化，1500 r/min离心4 min，重悬，调整细胞密度为1×10^4/mL，加入终浓度为9.08×10^{-8} mol/L睾酮，置37 ℃、5% CO_2培养箱培养，隔日换液，保持睾酮浓度不变，培养至14 d。

【结果】

组细胞密度明显增加，MTT检测细胞活性增高。免疫组化法检测前列腺细胞角蛋白抗体和前列腺特异性抗原（PSA）均呈阳性。

【应用】

用于抑制前列腺增生药物的筛选。

【参考文献】

1. Mckeehan W L，Adams P S，Rosser M P. Direct mitogenic effects of insulin，epidermal growth factor，glucocortieoid，cholera toxin，unknown pituitary factors and prossibly prolaetin but no androgeu，on normal rat prostate epithelial cells in serum free，primary cell culture[J]. Cancer Res，1984，44：1998-2010.

2. 江振洲，束文慧，张陆勇，等. 爱普列特对良性前列腺增生体外细胞模型的凋亡诱导作用[J]. 中国临床药理学与治疗学，2006，11（6）：644-649.

第二节　尿潴留

【原理】

周期性机械牵张诱导膀胱逼尿肌细胞松弛，模拟梗阻性膀胱过度膨胀。膀胱出口梗阻（bladder outlet obstruction，BOO）是指膀胱颈和近端尿道处各种原因导致的尿液流出道阻力升高，会导致膀胱逼尿肌结构改变，继而产生膀胱功能改变和一系列严重的并发症。通过周期性机械牵张法使离体膀胱逼尿肌细胞松弛，可以模拟梗阻后膀胱过度膨胀状态。

【方法】

1. 细胞及其培养方法

原代膀胱逼尿肌细胞。Wistar大鼠（清洁级，2～3月龄，体重150～250 g）膀胱，解剖显微镜下剔除内外膜，剪成 1 mm^3 的小块，0.2%胶原酶消化制成细胞悬液，以 $10^5/\text{mL}$ 的浓度接种培养瓶，用含有10%胎牛血清，100 U/mL链霉素的RPMI-1640培养，37 ℃、5% CO_2 培养箱中静置培养。细胞长至80%融合即可胰酶消化，1：3或1：4传代。实验应用2～5代细胞。

2. 模型建立方法

取2～4代培养之逼尿肌细胞接种于6孔 BioFlex® 培养皿，细胞接种密度约为 $1.5×10^5/$ 孔。细胞融合达80%左右。连接BIM-Ⅲ小型生物撞击机，受到由计算机控制的周期性牵张。牵张参数设置：频率为6周期/min（每个周期包括5 s牵张及5 s松弛），牵张拉伸度为20%，时间为6 h。牵张前细胞在含1%胎牛血清的DMEM液中孵育12 h，牵张后换新鲜含10%胎牛血清的DMEM液孵育。

【结果】

细胞内 α-actin 表达量显著增加，纤维增粗，并开始出现交叉，细胞活性降低。

【应用】

用于膀胱流出道梗阻后膀胱超负荷状态下的结构和功能改变研究。

【参考文献】

1. Persson K，Sando J J，Tuttle J B，et al. Protein kinase C in cyclic stretch-induced nerve growth factor production by urinary tract smooth muscle cells[J]. Am J Physiol，1995，269：1018-1024.

2. 丁砺蠡，熊恩庆，龚宇，等.膀胱出口梗阻体外细胞生物力学模型的建立研究[J].第三军医大学学报，2005，27（10）：968-971.

第七章　妇产科疾病模型

第一节　子宫腺肌病

【原理】

子宫内膜细胞原代培养模拟子宫腺肌病。子宫腺肌病系子宫内膜的腺体和间质于子宫肌层内生长所致的一种良性子宫病变，发病机制尚不完全明了。子宫腺肌病在位子宫内膜的生物学特性被认为是介于正常子宫内膜、子宫腺肌病异位内膜之间，其标本的获取较异位内膜方便且能很好地反映异位内膜的生物学特性。子宫腺肌病异位内膜及其周围组织新生血管的生成是异位内膜存活并发展、浸润的基本条件。通过分离和培养子宫腺肌病的在位子宫内膜间质细胞，可进一步研究血管发生与子宫腺肌病发生的相关性。

【方法】

1. 细胞及其培养方法

原代子宫腺肌病子宫内膜细胞。标本取自因子宫腺肌病（不合并子宫肌瘤）行子宫切除术的育龄妇女，手术前3个月未服用激素类药物。子宫离体后立即分离内膜，放入4 ℃的DMEM-F12培养液中，立即进行分离培养。留取的标本中既有增生期子宫内膜，又有分泌期子宫内膜。标本用含15%小牛血清DMEM-F12完全培养液漂洗2次，剪成小于1 mm³的碎块，离心弃上清后加入0.125%胶原酶Ⅳ消化液6～8 mL，放入37 ℃、5% CO_2培养箱中消化70～90 min。将消化好的细胞悬液以1000 r/min离心5 min，弃上清，加完全培养液漂洗离心1～2次，离心速度和时间同上，通过38 μm（增殖期子宫内膜）或74 μm（分泌期子宫内膜）的筛网，将滤液（主要含间质细胞）以1000 r/min离心5 min，弃上清，再以完全培养液离心漂洗1次。细胞计数板计数活细胞，将细胞以$5×10^5$～$6×10^5$/mL的密度接种于25 cm²培养瓶中，置37 ℃、5% CO_2细胞培养箱培养30～40 min，用差时贴壁法弃去未贴壁的细胞，加入新FD完全培养液，24 h后换液。视细胞生长情况，1～2 d换液1次。

2. 模型建立方法

无菌处理的盖玻片置于细胞培养皿中，在玻片上滴细胞悬液，放入培养箱中培养，待细胞爬满玻片后取出。

【结果】

存在于腺上皮细胞胞质内的细胞角蛋白（cytokeratin），存在于间质细胞胞质内的波形蛋白（vimentin）免疫组化染色，显微镜下阳性结果为细胞质内出现棕黄色颗粒，阴性结果为细胞质内不出现棕黄色颗粒，间质细胞cytokeratin染色阴性，vimntin染色阳性，纯度达95%以上。

【应用】

用于子宫腺肌病发病机制的研究。

【参考文献】

刘玲，陈莉，许培旅，虞斌. 子宫腺肌病体外细胞模型的建立[J]. 山东医药，2007，47（24）：12-13.

第二节　子宫内膜异位症

【原理】

腹膜红色病变细胞培养模拟子宫内膜异位症。子宫内膜异位症（EM）是一种常见的妇科疾病，其发病机理迄今未明。EM的体外模型是研究其发病机理的重要手段。异位内膜细胞分离培养成功率较低，有研究者提出使用腹膜红色病变作为标本。腹膜红色病变（子宫内膜异位症患者的腹膜红色病变和卵巢巧克力囊肿两种异位内膜组织）是一种活跃的病变类型，代表了内膜异位症发生的早期阶段，用它进行培养有助于研究内膜异位症的发病机制。另外，体外培养的异位子宫内膜细胞与在位子宫内膜细胞在形态及生化活性方面基本相似，在无其他因素作用的情况下，体外相同条件培养的子宫内膜异位症内膜细胞和正常内膜细胞的增殖能力差异不大。与异位子宫内膜相比，在位子宫内膜易获得且标本量足够，目前关于内膜异位症的发病机制，仍是Sampson的经血反流学说，其组织发生仍为子宫内膜。因此，可应用在位子宫内膜进行体外培养来模拟子宫内膜异位症。

【方法】

1. 细胞及其培养方法

（1）子宫内膜腺上皮细胞及其基质细胞的分离和原代培养

取子宫内膜异位症在位子宫内膜，以及其他良性疾病子宫内膜作为对照。所有病例月经周期规则，手术前至少3个月内未用任何激素治疗，根据末次月经及子宫内膜病理组织学检查确定手术时内膜分期。用无菌手术刀刮取子宫底部内膜，用无菌盐水冲洗后，放入冰浴的无血清加入双抗的F12/DMEM培养液（FD培养液）中，尽快（<2h）进行分离培养操作。将子宫内膜组织剪成约1 mm³，加入胶原酶（终浓度1 mg/mL），37 ℃恒温水浴摇床中消化1 h后，加入DNase I（终浓度15 U/mL），继续消化30 min；700 r/min离心7 min，弃上清液，用FD培养液洗涤2次，经100目（孔径150 μm）和200目（孔径74 μm）细胞滤网过滤。将滤液（主要为基质细胞）和200目滤网上的细胞团（主要为腺体细胞）分别

处理。

（2）基质细胞的处理

将滤液（主要为基质细胞）经1000 r/min离心7 min，用适量FD培养液悬浮细胞。制作3.0%及1.5%的牛血清白蛋白（BSA）梯度，将细胞悬液铺于梯度层上，室温沉降20～30 min。吸弃上层BSA液，用FD培养液洗涤2遍。将细胞以$5×10^5/$mL的密度接种于含10%胎牛血清的FD培养液中，置37 ℃ 5% CO_2细胞培养箱中培养。

（3）腺上皮细胞的处理

反洗200目滤网上的细胞（主要为腺上皮细胞），700 r/min离心5 min，弃上清，适量FD悬浮。将细胞悬液铺于装有8 mL FD培养液的15 mL玻璃离心管中，反复重力沉降3～4次，每次10 min，使腺细胞团沉降到底层；用含10%胎牛血清的FD培养液悬浮腺体细胞团后，接种于玻璃培养皿中，待混杂其中的基质细胞贴壁，3 h后吸出腺细胞团，磷酸盐缓冲液（PBS）离心洗3遍，用含0.02% EDTA的0.025%的胰酶消化数分钟，使腺细胞团分散成单个细胞。以$5×10^5/$mL的密度将细胞接种于含有10%胎牛血清的FD培养液中，置37 ℃ 5% CO_2细胞培养箱中培养。

【结果】

腺上皮细胞外形似蝌蚪，细胞轮廓清晰，核较大且明显，细胞之间有小丝状物连接，且常围绕成细胞小团。基质细胞较扁平，呈纺锤状，外形轮廓不甚清楚，核不明显细胞之间平行排列居多。原代培养的子宫内膜腺上皮细胞中，细胞角蛋白染色阳性占绝大多数，波形蛋白染色阳性细胞很少，纯度率约90%。原代培养的基质细胞中细胞角蛋白染色阴性，波形蛋白染色阳性，纯度率约95%。

【应用】

用于子宫内膜的各种功能及调节、内膜在胚胎着床和发育中作用、不孕及流产的病因和机制研究。

【参考文献】

1. Sampson J A. Peritoneal endometriosis due to menstrual dissemination of endometrial tissue into the peritoneal cavity[J]. Am J Obstet Gynecol，1927，14：93-94.

2. Ryan I P，Schriock E D，Taylor RN. Isolation，characterization，and comparison of human endometrial and endometriosis cells in vitro[J]. J Clin Endocriol Metab，1994，78：642-649.

3. 谭先杰，刘东远，郎景和，等. 子宫内膜腺上皮及基质细胞分离、培养作为子宫内膜异位症体外细胞模型的探索[J]. 现代妇产科进展，2002，11（1）：30-32.

第三节　胚胎着床

【原理】

囊胚和子宫内膜共培养模拟着床。胚胎着床是受精卵植入到子宫内膜的生理过程，它包括胚泡的定位、黏附及植入。成功着床依赖于子宫内膜与胚胎的同步化发育，即胚胎发育到植入态，子宫内膜由非接受态发育到接受态。胚胎着床受到激素、生长因子及黏附分子等多种因素的调控。

【方法】

1. 细胞及其培养方法

（1）子宫内膜组织和囊胚的准备

收集因行全子宫切除术患者的健康子宫内膜组织，要求因妇科良性疾病行子宫切除术的育龄妇女，无全身系统疾病，近3个月内未服用激素及抗炎药，月经周期规律。收集常规体外受精/卵细胞浆内单精子注射–胚胎移植（IVF/ICSI-ET）周期D3天的废弃胚胎，即按Peter卵裂期胚胎评分系统评分不符合移植或冷冻标准的胚胎。

（2）子宫内膜间质细胞的蜕膜化准备

无菌刮取子宫内膜组织，置于含双抗（青霉素和链霉素）的PBS中，吹打均匀后离心，在无菌培养皿中用眼科剪将组织剪碎至<1 mm³。再次离心后于37 ℃、0.1% Ⅰ型胶原酶消化30 min，终止消化后用PBS反复冲洗2～3次，加入高糖DMEM培养基（含10%胎牛血清FBS，1%青霉素、链霉素）重悬细胞后，以1×10⁶/mL密度接种于细胞培养皿中，37 ℃、5% CO_2的培养箱中培养，隔日换液。原代培养3～4天后，胰酶消化法将处于对数生长期的内膜细胞传代培养，至第三代时，间质细胞纯度达到80%～90%。先用2%胎牛血清的细胞培养基培养48 h，后换成诱导细胞蜕膜化的培养基[2%胎牛血清的细胞培养基，1 μmol/L 孕激素（P，Progesteron），10 nmol/L 17-β雌二醇（E2），0.5 mmol/L 8-Br-cAMP]继续培养96 h。

（3）胚胎的体外囊胚培养

将收集的D3废弃胚胎用囊胚培养液进行培养。4孔培养板中加入已配制好的囊胚培养液，每孔0.5 mL，D3胚胎每3个一组置于培养孔中，培养液每48h更换。

（4）囊胚与子宫内膜蜕膜细胞共同培养

将体外培养的囊胚移至铺有蜕膜细胞的4孔板内，每孔一个囊胚，加入高糖DMEM，0.5 mL/孔，于37 ℃、5% CO_2培养箱中培养。分别于共培养后5 h、10 h、24 h、48 h倒置显微镜下观察，并记录胚胎定位、黏附及侵入情况。

【结果】

囊胚与内膜细胞共培养48 h后，进行免疫荧光实验，检测共培养体系中，胚胎及周围的内膜细胞间出现细胞角蛋白阳性表达，鉴定胚胎着床模型的建立。

【应用】

用于胚胎着床相关机制的研究。

【参考文献】

1. Holmberg J C, Haddad S, Wunsche V, et al. In Vitro Model for the Study of Human Implantation[J]. AJRI, 2012, 67: 169-178.

2. 王丽, 周剑萍, 刘银坤, 等. 小鼠囊胚在子宫内膜体外共培养模型上着床的超微结构观察[J]. 生殖与避孕, 2004, 24 (6): 330-332.

第四节　滋养层细胞侵袭

【原理】

基质胶诱导绒毛外细胞滋养层细胞体外侵袭。绒毛外细胞滋养层细胞（EVCT）有节制地侵入子宫基质在妊娠过程中起到关键作用。体外分离的 EVCT 在塑料培养器皿中不贴壁, 应用与蜕膜 ECM 成分相似的基质胶（Matrigel）诱导 EVCT 分化侵袭表型, Matrigel 是一种来源于 EHS 小鼠肉瘤的 ECM 蛋白, 用于研究多种细胞的分化、迁移、侵袭行为。

【方法】

1. 细胞及其培养方法

早孕绒毛组织取自健康的早孕（7～9周）人工流产妇女。取材后, 迅速将绒毛组织放入冰冷的用 125 μg/mL 链霉素和 100 U/mL 青霉素的无血清 F12/DMEM 培养液中, 用冰冷的含有 125 μg/mL 链霉素和 100 U/mL 青霉素的 D-HBSS 液充分洗涤数次, 以去除血块, 完全清除蜕膜组织, 再洗涤2次, 备用。

EVCT 的体外培养: 将绒毛组织置于无菌青霉素瓶中彻底剪碎成约 1 mm^3 大小的碎块, 然后加入 0.125% 胰蛋白酶和 50 Kunitz/mL DNA 酶的细胞消化液, 放入培养箱中 37 ℃消化 35 min, 不要搅动。消化结束后, 取上清; 沉淀再用 D-HBSS 液洗涤4次, 汇集上清, 100 μm 的无菌滤网过滤。为了防止细胞的聚集, 将收集的液体中加入 EDTA 使其终浓度为 1 mmol/L, 加终浓度为 10% 胎牛血清终止胰蛋白酶活性。300 r/min 离心 10 min, 细胞沉淀用 F12/DMEM 培养液洗1次, 细胞沉淀用 F12/DMEM 培养液悬浮, 小心加入不连续密度 Percoll 梯度柱表面（2.5 mL 70%, 2 mL 55%, 2 mL 40%, 2.5 mL 30%）, 室温 1000 r/min 离心 35 min, 取 40% 和 55% Percoll 层含有 EVCT, 用含 10% 胎牛血清 F12/DMEM 全培养液洗2次, 再用含 10% 胎牛血清 F12/DMEM 全培养液悬浮细胞, 加入培养瓶中, 置细胞培养箱 5% CO_2, 37 ℃中培养过夜, 用贴壁分离法去除成纤维细胞、巨噬细胞以及绒毛细胞, 将悬浮的 EVCT 离心沉淀, 用含 10% 胎牛血清 F12/DMEM 全培养液悬浮细胞, 用台盼蓝拒染实验证实滋养层细胞存活率大于 97%, 并细胞计数, 按所需浓度接种于涂有 Matrigel 培养板或 24 孔 Transwell 侵入系统中培养。

2. 模型建立方法

应用Matrigel模拟细胞外基质，诱导EVCT分化侵袭表型。Matrigel放入4℃冰箱过夜溶解，取所需Matrigel，加入等体积预冷的F12/DMEM培养液，用冰冷的枪头混匀Matrigel，上述操作冰上进行。这样所得稀释的Matrigel浓度5～6 mg/mL。置于冰上的24孔Transwell小室或培养板，每孔分别加入10 μL上述稀释Mtrigel，然后将上述培养板置于37℃ 30 min，将EVCT接种在Matrigel包被的培养板里培养4 h。

【结果】

细胞免疫荧光检测，95%以上的EVCT表达EVCT的细胞标志物cytokeration 7、合体滋养层细胞和EVCT的细胞标志物TGFβ2。

【应用】

应用于研究滋养层细胞的侵袭行为，为探讨滋养层细胞节制性的侵入机制提供了有力的工具。

【参考文献】

1. 张曦倩，易艳红，黄翠玉，等. 绒毛外细胞滋养层细胞体外侵袭模型的建立[J]. 南方医科大学学报，2010，30（8）：1990-1992.

2. Anne T，René L K，André M，et al. Characterization of Human Villous and Extravillous Trophoblasts Isolated from First Trimester Placenta[J]. Laboratory Investigation，2001，81（9）：1199-1211.

第五节　乙肝病毒母婴胎盘传播

【原理】

乙肝病毒Bewo细胞系感染模拟母婴传播胎盘细胞感染。乙肝病毒（HBV）通过感染孕妇胎盘进而感染胎儿是宫内传播的途径之一。虽然胎盘有物理屏障对抗病原体的入侵，但胎盘仍可通过此途径发生感染。滋养层细胞是胎盘屏障的第一层细胞，在妊娠过程中，胎盘滋养层细胞与母体血液直接接触，是HBV通过胎盘屏障的第一步，所以滋养层细胞的HBV感染有利于探讨HBV宫内感染的机制。

【方法】

1. 细胞及其培养方法

Bewo细胞系，来源于人胎盘滋养层细胞。F12培养基，15%胎牛血清，37℃、5% CO_2的培养箱中培养，隔天换液，细胞融合至80%，0.05%胰酶-0.02% EDTA消化，传代。

2. 模型建立方法

选择处于对数生长期的Bewo细胞，移去旧培养基，加入100 μL 10^8 copies的HBV DNA阳性血清与5 mL新鲜完全培养基共同培养2 d。

【结果】

培养3 d开始，细胞生长状况明显不良，死亡数量明显增多。细胞感染后培养上清中检出HBV DNA，免疫组化检测细胞爬片Bewo细胞中检出HBsAg较强的阳性信号。

【应用】

用于HBV宫内感染或胎盘感染机制的研究。

【参考文献】

李淑珍，王素萍，宋秀霞，等. HBV母婴传播胎盘细胞感染体外模型建立[J]. 中国公共卫生，2009，25（9）：1077-1079.

第八章 糖尿病模型

第一节 诱导型胰岛素抵抗

【原理】

胰岛素抵抗（insulin resistance，IR）与糖尿病的发生和发展密切相关，是指机体靶组织（主要指肝脏、肌肉、脂肪组织）对胰岛素的反应性低于正常的一种病理生理状态，是包括2型糖尿病、高血压病、肥胖、动脉粥样硬化等常见临床疾病在内的共同危险因素，具体表现为抑制肝脏释放葡萄糖能力以及促进外周组织（脂肪和肌肉）利用葡萄糖能力的下降，机体代偿性出现高胰岛素状态。目前用于胰岛素抵抗的细胞模型主要选择脂肪细胞、肌细胞和肝细胞3种。脂肪细胞模型主要适用于胰岛素抵抗发生及糖尿病前期的研究，而肝脏以及骨骼肌模型更适合于糖尿病及其并发症的研究。

【方法】

1. 细胞及其培养方法

以下多种细胞可用于建立胰岛素抵抗细胞。

（1）HepG2细胞

复苏后用含10%灭活新生牛血清的RPMI1640培养液转入100 mL培养瓶中，在37 ℃，5% CO_2条件下培养。当细胞贴壁长满后，倾去培养基，用0.25%胰蛋白酶消化，每3天传代1次，取对数生长期的细胞用于实验。

（2）3T3-L1前脂肪细胞

将细胞置于含10%新生牛血清的DMEM高糖培养基中，37 ℃、5% CO_2饱和湿度下培养。待细胞融合2 d后，加含0.5 mmol/L 3-异丁基-1-甲基黄嘌呤，0.25 μmol/L地塞米松，10 mg/L胰岛素，10%小牛血清的DMEM高糖培养基培养48 h，换以含10 mg/L胰岛素的培养基再培养48 h，随后以10%新生牛血清的DMEM高糖培养基继续培养，2 d换培养液1次，诱导分化8-12 d的3T3-L1细胞90%以上呈脂肪细胞表型可用于试验。

（3）L6成肌细胞

用含10%胎牛血清，100 U/mL青霉素和100 μg/mL的高糖DMEM培养基进行培养，在5%二氧化碳、37 ℃饱和湿度条件下培养。然后进行细胞分化：待细胞融合至60%～80%

时，改用含2% FBS，100 U/mL青霉素，100 μg/mL链霉素，2 μg/mL胰岛素的高糖DMEM培养基进行培养，2 d换1次液，第6天观察L6成肌细胞诱导分化情况。

2. 模型建立方法

以下方法均可诱导胰岛素抵抗细胞

（1）高胰岛素诱导法

细胞换加入新配制的含有胰岛素浓度为 1×10^{-8} mol/L的无血清培养基，于37 ℃、5% CO_2 培养箱中孵育36 h。

（2）高糖高胰岛素诱导法

细胞换含10%胎牛血清的DMEM低糖培养基培养48 h，再换入无血清的DMEM低糖培养基培养12 h，最后换入含100 nmol/L胰岛素、10%胎牛血清的DMEM高糖培养基中干预30 min。

（3）地塞米松诱导法

细胞中加入含终浓度为1 μmol/L地塞米松、10%胎牛血清的DMEM高糖培养基中培养60 h。

（4）游离脂肪酸诱导法

细胞中加入含终浓度为0.5 mmol/L游离脂肪酸、10%胎牛血清的DMEM高糖培养基孵育24 h。

（5）肿瘤坏死因子诱导法

细胞中加入含终浓度为10 μmol/L肿瘤坏死因子-α（TNF-α）、10%胎牛血清的DMEM高糖培养基孵育3 h，更换为含10% 胎牛血清的高糖DMEM继续培养24 h。24 h后，更换培养基为含有100 nmol/L胰岛素和10%胎牛血清的高糖DMEM继续作用30 min。

【结果】

葡萄糖消耗试验：以葡萄糖检测试剂盒检测细胞上清液中葡萄糖含量，计算细胞的葡萄糖消耗量。通常模型细胞胰岛素结合率和葡萄糖摄取能力低于对照细胞50%，认为胰岛素抵抗细胞模型成功。

【应用】

从细胞水平探究胰岛素抵抗的形成机制，用于胰岛素抵抗天然产物的体外筛选和药物改善胰岛素抵抗等研究。

【参考文献】

1. 陈秋，夏永鹏，邱宗荫. 胰岛素耐受的HepG2细胞模型的建立[J]. 细胞生物学杂志，2005，27（3）：334 -338.

2. 张汝学，贾正平，李茂星，等. 体外胰岛素抵抗细胞模型的建立及在药物筛选中的应用[J]. 中国药理学通报，2008，24（7）：971-976.

3. 聂绪强，杨建文，史海霞，等. IR-3T3-L1脂肪胰岛素抵抗细胞的建立[J]. South Med Univ，2015，35（1）：103-108.

4. Anil K K L，Marita A R. Troglitazon eprevents and reverses dexamethasone induced insulin resistance on glycogen synthesis in 3T3 adipocyte[J]. Br J Pharmacol，2000，130：351-358.

第二节　胰岛素释放量增加

【原理】

高糖诱导胰岛细胞胰岛素的释放量提高。胰岛素分泌绝对或相对缺乏是引起2型糖尿病的主要原因。因此通过改变体外胰岛细胞培养液的成分，模拟体内不同内环境对胰岛功能的影响，是研究胰岛细胞的功能状态及药物筛选最简单有效的方法。

【方法】

1. 细胞及其培养方法

以下胰岛细胞可用于细胞胰岛素的释放量观察。

（1）原代胰岛细胞

大鼠禁食16 h后腹腔麻醉，暴露胰腺，结扎胰管，灌注胶原酶Ⅴ，分离胰腺，37 ℃水浴消化，过筛后，多聚蔗糖-400梯度离心分离胰岛，置于完全RPMI-1640培养液（含7%的胎牛血清、100 U/mL青霉素、100 mg/L链霉素、11.1 mmol/L葡萄糖、10 mmol/L Hepes），37 ℃含5% CO_2的培养箱中培养2～3 d，胰岛贴壁后，用0.9% dispase Ⅱ 37 ℃消化，将消化后的胰岛细胞按5×10^4/ mL接种，培养5 d后，造模。

（2）HIT细胞

HIT-T15细胞培养于RPMI 1640完全培养基（含10%热灭活胎牛血清、10 mmol /L HEPES、0.2 mmol/L谷胺酰氨、1 mmol/L丙酮酸钠、50 μmol/L 2-巯基乙醇、100 U/mL青霉素和100 μg/mL链霉素）中培养至对数生长期，用0.25%胰酶（含0.02%EDTA）消化回收制成细胞悬液，将5×10^6/L细胞悬液接种。

（3）RIN细胞系

大鼠胰岛素瘤（RIN）细胞系源于可移植的胰岛细胞瘤，其中应用最广泛的细胞系是Ins 1。

（4）INS-1E细胞

在RPMI 1640培养液、5% CO_2培养箱中培养，含1 mmol/L丙酮酸钠、5.6 mmol/L葡萄糖、10%胎牛血清（FBS）、10 mmol/L HEPES、2 mmol/L L-谷氨酰胺、50 μmol/Lβ-巯基乙醇、100 U/mL青霉素和100 mg/L链霉素。

2. 模型建立方法

细胞吸弃上清，用无糖的HBSS轻洗细胞3次，然后分别加入含5.6 mmol/L或16.7 mmol/L葡萄糖的HBSS缓冲液，在37 ℃、5% CO_2的培养箱孵育1 h。

【结果】

胰岛素含量测定：高糖刺激下，胰岛素的释放量显著提高。

【应用】

研究胰岛细胞的功能状态及筛选降糖药物动物模型的补充模型。

【参考文献】

1. 杨宏莉，张宏馨，李兰会，等. 山药多糖对体外培养大鼠胰岛细胞活性及胰岛素分泌的影响[J]. 河北大学学报（自然科学版），2010，30（7）：408-412.

2. 李玉萍，皮小芳，刘成梅，等. 百合多糖降糖作用机理的体外研究[J]. 时珍国医国药，2012，23（8）：1964-1966.

第九章　痛风模型

第一节　MSU结晶诱导内皮细胞急性痛风性炎性改变

【原理】

痛风是由于遗传性或获得性疾病，导致嘌呤代谢障碍和血清尿酸持续升高，导致尿酸结晶沉积在关节及皮下组织而致的一种典型的自身炎症性疾病，在痛风性关节炎急性期，由于高尿酸血症致单钠尿酸盐（Monosodium Urate，MSU）以结晶的形式析出，沉着于血管壁，直接损伤血管内膜；可促进低密度脂蛋白氧化，介导氧化前体和激活黄嘌呤氧化酶，使氧自由基生成增加，损伤血管内皮；可降低一氧化氮生成，损伤内皮功能。用MSU刺激造成血管内皮细胞（HUVEC）急性炎症损伤，建立体外急性痛风细胞模型。

【方法】

1. 细胞及其培养方法

HUVEC细胞经0.25%胰蛋白酶消化，含10%小牛血清的DMEM培养液中和，1000r/min离心，6 min，去上清液，加含10%小牛血清的DM EM培养液，移入细胞培养瓶中，放37 ℃、5% CO_2培养箱中培养。待生长至70%～80%融合时，以0.25%胰蛋白酶消化、用10%小牛血清DM EM培养液轻轻吹打，制成细胞悬液，调整细胞密度，培养24h，弃上清。

2. 模型建立方法

用终浓度为100 μg/mL的MSU处理HUVEC，继续培养24 h建立体外急性痛风炎症模型。

【结果】

MSU处理24 h细胞活力明显下降；流式细胞仪检测细胞表面ICAM-1的阳性百分率，HUVEC的ICAM-1表达显著提高。

【应用】

用于抗痛风药物抗炎作用机制的研究

【参考文献】

1. 杨妍华，尹莲，王明艳，等.尿酸钠诱导HUVEC损伤的急性痛风模型研究[J]. 中华中医药学刊，2010，28（3）：592-594.

2. 武玮，王颜刚，王萍萍，等.痛风合剂优化方含药血清对尿酸盐刺激人脐静脉血管内皮细胞TNF-α和IL-1β的影响[J].青岛大学医学院学报，2011，47（5）：388-390.

第二节　MSU结晶诱导巨噬细胞急性痛风性炎性改变

【原理】

MSU以结晶的形式析出，沉积在关节或者其他一些结缔组织中关节部位，可以诱导中性粒细胞、单核细胞、肥大细胞等系统活化，通过旁分泌或自分泌出多种炎症递质，这些炎症因子大量分泌引起局部炎症反应，通过MSU结晶诱导巨噬细胞，建立痛风细胞模型。

【方法】

1. 细胞及其培养方法

大鼠骨髓巨噬细胞，CO_2处死大鼠后，消毒条件下，取股骨和胫骨，彻底清除肌肉和其他组织，用7号针头在股骨和胫骨的两端打孔，用PBS冲洗出全部骨髓细胞，然后用4号针头制备成细胞悬浮液，室温下1000 r/min，离心5 min，洗涤后，计算骨髓细胞数，用含有20%巨噬细胞集落刺激因子、2 mmol/L谷氨酸盐、0.1 mmol/L非必需氨基酸、100 mg/mL链霉素、10%高温灭活的胎牛血清的DMEM培养基调整细胞浓度，接种，于37 ℃、5% CO_2培养箱中培养3 d，换液去除悬浮细胞，加入同种培养液继续培养，直至培养板底部血盖片上铺满椭圆形巨噬细胞。

2. 模型建立方法

当细胞浓度达到$2×10^6$个/mL时，把单核巨噬细胞转移到不含血清的组织培养皿中，用250 μg/mL MSU结晶诱导细胞6 h。

【结果】

细胞活力降低，流式细胞仪检测细胞表面ICAM－1表达显著提高。

【应用】

用于抗急性痛风药物的药效评价及抗炎作用机制研究。

【参考文献】

赵璐，孙俊波，魏桂梅，等.MRP 8通过NF-κB信号通路调控痛风细胞模型中IL-1β的表达[J].山东大学学报（医学版），2015，53（6）：44-47.

附　录

常用实验动物生物学数据

附表1　实验动物染色体数目

实验动物	染色体数目		性染色体
	二倍体	单倍体	
小鼠	40 s.m	22 ♂（Ⅰ、Ⅱ）	♂：XY
大鼠	42 m	—	♂：XY
豚鼠	64 m	—	♂：XY
金黄地鼠	44 m	—	♂：XY
兔	44 s.m	22 ♂（Ⅰ）	♂：XY
犬	78 m	—	♂：XY
猕猴	42 m	—	♂：XY

s：精子内染色体数目（spermatogonium）；m：体细胞内染色体数目（somatic cell）

♂（Ⅰ）：初级精母细胞内染色体数目；♂（Ⅱ）：次级精母细胞内染色体数目

附表2　哺乳动物平均寿命和最长寿命

动物种类	最长寿命/年	平均寿命/年
小鼠	3	2
大鼠	5	4
豚鼠	7	5
地鼠	3	2
兔	15	8
犬	20	10
猴	30	10

附表3 实验动物饲料量、饮水量、产热量表

种类	饲料量	饮水量	产热量(cal/h)
小鼠	15 g/(100 g·d)	15 mL/(100 g·d)	2.34
大鼠	10 g/(100 g·d)	10～12 mL/(100 g·d)	15.60
豚鼠	6 g/(100 g·d)	10 mL/(100 g·d)	21.84
金黄地鼠	10～12 g/(100 g·d)	10～15 mL/(100 g·d)	ND
兔	5 g/(100 g·d)	5～10 mL/(100 g·d)	132.60
犬(4.5 kg)	300～500 g/d	350 g/d	312～585
猕猴	113～907 g/d	200～950(450) g/d	253.5～780

附表4 实验动物排便排尿量表

种类	排便量(g/d)	排尿量(mL/d)
小鼠(成年)	1.4～2.8	1～3
大鼠(50 g)	7.1～14.2	10～15
豚鼠(成年)	21.2～85.0	15～75
金黄地鼠(成年)	5.7～22.7	6～12
兔(1.36～2.26 kg)	14.2～56.7	40～100
犬(4.5 kg)	113～340	65～400
猕猴(成年)	110～300	110～550

附表5　实验动物体表面积

动物种类	体重(g)	按公式计算出的动物体表面积(cm²)		成年动物的体表面积		
		$0.8762+0.6981p$*	$S=KW2/3$*	体表面积(cm²)	体表体重比 (cm²/kg)	身体容积 (L)
小鼠	18	56.53	78.29	60	3 000	—
	30	80.76	110.06			
大鼠	180	282.0	291.05	300	1 500	0.264
	340	439.6	443.93			
豚鼠	200	303.5	290.69	480	1 200	0.527
	500	575.5	535.40			
兔	1 500	1 239	1 631.32	1 800	720	3.16
	3 500	2 187	2 866.08			
犬	10 000	4 658	4 889.70	—	—	—
	15 000	6 181	6 538.36			

*p：动物体重（g）；W：动物体重（g）；K：常数；S：体表面积

附表6　常用实验动物及人的体表面积比例(剂量换算用)

种类	小鼠(20 g)	大鼠(200 g)	豚鼠(400 g)	兔(1.5 kg)	犬(12 kg)	猴(4.0 kg)	人(70 kg)
小鼠(20 g)	1.0	7.0	12.25	27.8	124.2	64.1	387.9
大鼠(200 g)	0.14	1.0	1.74	3.9	17.8	9.2	56.0
豚鼠(400 g)	0.08	0.57	1.0	2.25	10.2	5.2	31.5
兔(1.5 kg)	0.04	0.25	0.44	1.0	4.5	2.4	14.2
犬(12 kg)	0.008	0.06	0.10	0.22	1.0	0.52	3.1
猴(4.0 kg)	0.016	0.11	0.19	0.42	1.9	1.0	6.1
人(70 kg)	0.0026	0.018	0.031	0.07	0.32	0.16	1.0

查表方法：例如，犬剂量为10 mg/kg，12 kg的犬总剂量为12×10 mg=120 mg。查上表70 kg人与12 kg犬相交处为3.1，所以人（70 kg）的剂量=120 mg×3.1=372 mg。

附表7　不同种类实验动物一次给药能耐受的最大剂量(mL)

种类	灌胃	皮下注射	肌肉注射	腹腔注射	静脉注射
小鼠	0.9	1.5	0.2	1	0.8
大鼠	5.0	5.0	0.5	2	4.0
兔	200	10	2.0	5	10
犬	500	100	4.0	—	100
猴	300	50	3.0	10	20

附表8　人与动物的给药量换算方法

种类	人				猴			犬			小鼠
	50	60	70	80	4	5	6	10	12	15	0.02
体重* g/(kg·d)	11.2	10.5	10	9.6	28.9	26.8	25.2	20.2	79.0	77.7	730.3
	22.4	21.0	20	19.2	57.8	53.6	50.4	40.4	38.0	35.4	260.6
	33.6	31.5	30	28.8	86.7	80.4	75.6	60.6	57.0	53.1	390.9
	44.8	42.0	40	38.4	115.6	107.2	100.8	80.8	76.0	70.8	527.2
	56.0	52.5	50	48.0	144.5	734.0	126.0	107.0	95.0	88.5	651.5
	112.0	105.0	100	96.0	289.0	268.0	252.0	202.0	790.0	777.0	1303

*表示人与动物的不同体重，以 kg 表示，第三行以下数据单位为 μg/(kg·d)

附表9　实验动物和人的组织细胞分裂间期及各时相的时间

组织类别		动物种类	细胞分裂间期(h)			
			G_1期	S期	G_2期	总的时间
胚胎	神经管	小鼠	3	4.0	1.5	8.5
	原始脑室膜细胞	小鼠	4	5.5	1.5	11
	间质细胞	小鼠	13	5.5	1.5	20
	原始红母细胞	小鼠	—	11	1.5	—
	角膜细胞	小鼠		8	5	100
消化道上皮	食管	小鼠		2	8	30
	前胃	小鼠	15	13.5		30
	胃	人	—	18	3	—
	十二指肠	小鼠	3	7~11	1.3	10.5~13.0
	空肠	大鼠	2.5	6.5	1.5	10.5
	回肠	人	—	11	4	—
	结肠	小鼠	16	7	1	24
肝实质细胞		小鼠	—	8	4	—
		大鼠	9	9	3.5	21.5
气管、支气管上皮		大鼠	—	7	3.5	
骨髓	所有细胞	小鼠	2	4.5	2	8.5
	原红细胞	犬	2.5	6	1.5	10
	原红细胞	犬	2.5	8	1.5	12
	原红细胞	大鼠(6周)	2	4.9~5.0	2	9
	原红细胞	大鼠(11~13周)	1.5	7.5	1.5	10.5
泌尿生殖系统	膀胱上皮	小鼠	10	6	3	19
	睾丸精原细胞	小鼠	7.5~10.5	7.5~18.0	3~8	26~31
	子宫黏膜上皮	小鼠	32	8	2	42
	阴道上皮	小鼠	—	7.5	2	—
	乳腺腺泡	小鼠	—	9~28	2	—

续附表9

组织类别		动物种类	细胞分裂间期(h)			
			G_1期	S期	G_2期	总的时间
骨	软骨细胞	大鼠(新生)	6.8	11.6	4.6	22
	成骨细胞	大鼠(6 d)	14	8	2	24
皮肤	表皮基底细胞	小鼠、无毛小鼠	—	7	1	30
	耳	小鼠	—	30	7	—
	毛囊	小鼠	3	7	2	12
		绵羊	9.4	9.5	1.6	21

附表10　实验动物正常新陈代谢率

种类	种系	性别	年龄	体重(g)	数量	环境温度(℃)	情况	O_2耗量	J	方法
大鼠	Wistar	♂		103～116	6	29 ± 2	安静时	(5.5 ± 0.1)(SE) mL/(g·3/4h)		A
大鼠	Sprague -dawley		11周	200～357	6	30 ± 2	安静时	1.1 mL/(g·h)		B
			4个月		42	28	禁食后睡眠时	(0.771 ± 0.008) (SE)mL/(g·h)		A
			5个月		42	28	禁食后睡眠时	(0.752 ± 0.008) (SE)mL/(g·h)		A
			6个月		42	28	禁食后睡眠时	(0.681 ± 0.005) (SE)mL/(g·h)		A
			7个月		42	28	禁食后睡眠时	(0.708 ± 0.005) (SE)mL/(g·h)		A
			8个月		42	27	禁食后睡眠时	(0.696 ± 0.013) (SE)mL/(g·h)		A
大鼠	Cayworth CFN	♂			435	27		体表面积$\approx 10\ W^{0.67}$ 144 025.9/(m²·h)		A
大鼠	Albino		300～ 500 d	310～377	10	28～ 28.9	食后	1 118 444.6 ± 1716.6(SD)/(m²·h), 体表面积$\approx 9\ W^{0.67}$		B

种类	种系	性别	年龄	体重(g)	数量	环境温度(℃)	情况	O₂耗量	J	方法
大鼠	Albino		1 d	5.64	24	27	安静时		79 549.2/(m²·h)，体表面积≈0.001 $W^{0.67}$	A
			7 d	12.2	24	27	安静时		116 183.7/(m²·h)	A
			14 d	19.8	24	27	安静时		95 510.6/(m²·h)	A
			21 d	28.9	24	27	安静时		124 348.0/(m²·h)	A
		♂	30 d	51.7	4	27	安静时		194 309.4/(m²·h)	A
		♀	30 d	52.2	4	27	安静时		194 853.7/(m²·h)	A
		♂	60 d	201	4	27	安静时		172 873.0/(m²·h)	A
		♀	60 d	153	4	27	安静时		182 795.7/(m²·h)	A
		♂	120 d	310	4	27	安静时		144 026.0/(m²·h)	A
		♀	120 d	197	4	27	安静时		153 488.1/(m²·h)	A
小鼠			120～350 d	20～31	50	31.0～31.9	安静时		(111 368.9 ± 5024.2)/(m²·h)，体表面积≈9.1 $W^{0.67}$	C
小鼠	C57			25.6 ± 0.4	8	30	安静时	(1.65 ± 0.06) mL/(g·h)		
小鼠	CBA			25.9 ± 0.7	6	30	安静时	(1.72 ± 0.15) mL/(g·h)		A
	DBA			25.7 ± 10.0	6	30	安静时	(2.17 ± 0.34) mL/(g·h)		A
	SWR			24.3 ± 0.4	5	30	安静时	(1.72 ± 0.14) mL/(g·h)		A
小鼠	C3H			27.2 ± 0.8	6	30	食后	(1.63 ± 0.07) mL/(g·h)		A
	Swiss	♂			4				131 967.9/(m²·h)，体表面积≈9 $W^{0.67}$	A

续附表10

种类	种系	性别	年龄	体重(g)	数量	环境温度(℃)	情况	O₂耗量	J	方法
			360～700d	389～757	6	30.0～30.9	食后		(103 413.9 ± 1716.6)(SD)/(m²·h), 体表面积≈9 $W^{0.67}$	C
				379	6		安静时	0.833 mL/(g·h)		A
		♂	生后1周	104	4	30	安静时		140 676.5/(m²·h)	C
		♀	生后1周	98	4		安静时		体表面积≈9.85 $W^{0.67}$	C
		♂	3～5周	189	4	30	安静时		142 351.2/(m²·h)	C
		♂	3～5周	177	4	30	安静时		136 489.7/(m²·h)	C
		♀	3～5周	186	4	30	基础的		128 953.40/(m²·h)	C
		♀	3～5周	172	4	30	安静时		139 378.6/(m²·h)	C
豚鼠		♂	7～9周	296	4	30	基础的		129 790.8/(m²·h)	C
		♂	7～9周	260	4	30	安静时		139 211.1/(m²·h)	C
		♀	7～9周	314	4	30	基础的		136 071.0/(m²·h)	C
		♀	7～9周	281	4	30	安静时		143 565.4/(m²·h)	C
		♂	11～13周	411	4	30	基础的		142 351.2/(m²·h)	C
		♂	11～13周	390	4	30	安静时		137 955.1/(m²·h)	C
		♀	11～13周	400	4	30	基础的		149 845.6/(m²·h)	C
		♀	11～13周	394	4	30	安静时		146 161.2/(m²·h)	C
		♂	5～6个月	676	4	30	基础的		125 771.5/(m²·h)	C
		♂	5～6个月	653	4	30	安静时		128 953.4/(m²·h)	C

种类	种系	性别	年龄	体重(g)	数量	环境温度(℃)	情况	O₂耗量	J	方法
豚鼠		♀	5～6个月	609	4	30	基础的		12 7697.4/(m²·h)	C
		♀	5～6个月	588	4	30	安静时		139 001.8/(m²·h)	C
		♂	11～12个月	777	4	30	基础的		131 339.9/(m²·h)	C
		♂	11～12个月	734	4	30	安静时		123 678.1/(m²·h)	C
			11～12个月	814	4	30	基础的		118 612.0/(m²·h)	C
			11～12个月	782	4	30	安静时		135 861.7/(m²·h)	C
兔				1520	20	28～32	基础的		108 856.8/(m²·h)	B
				2460	13	28～32	基础的		113 881.0/(m²·h)	B
				3570	19	28～32	基础的		121 835.9/(m²·h)	B
				4330	14	28～32	基础的		125 604.0/(m²·h)	B
				5330	7	28～32	基础的		132 721.6/(m²·h)	B
				7000	1	28～32	基础的		159 098.4/(m²·h)	B
犬	Mix	♂	成年	3500～7000	9	24	安静时		117 230.4/(m²·h),体表面积≈0.107 $W^{0.67}$	D
		♂	成年	7000～14000	10	24	安静时		136 405.9/(m²·h)	D
		♂	成年	14000～31300	10	24	安静时		163 745.74/(m²·h)	D
		♀	成年	9500	3	27	安静时		129 790.8/(m²·h)	D

续附表10

种类	种系	性别	年龄	体重(g)	数量	环境温度(℃)	情况	O_2耗量	J	方法
猴	Macaca Mulatta	♂	0.8~3.4年	1600~7900	12	21				C
		♀	0.6~6.8年	1400~6700	15	21				C
	M.mulatta	♂		3500	6			0.432mL/(g·h)	104 293.2/(m²·h)，体表面积≈11.7 $W^{0.67}$	B
		♀		2800	5	25		0.419mL/(g·h)		B

方法 A：间接，密闭系统，CO_2吸收后，O_2的测量量；B：间接，开放系统，CO_2和 O_2的测量量；C：间接，密闭系统，CO_2和 O_2的测量量；D：直接，密闭系统，O_2的测量量；E：不描记的方法

附表11　实验动物的性成熟年龄及繁殖周期

种类	第一次交配年龄	发情周期(d)	发情持续期	排卵时间	受精卵进入子宫时间(d)	植入开始时间(d)	妊娠期(d)
大鼠	8~10月龄	4.5(4~5)	14 h	发情后10 h	交配后3~4	交配后5~6	22(19~23)
小鼠	6~8月龄	5(4~7)	6~24 h	发情后2~3 h	交配后3~4	交配后4~5	19~21
豚鼠	5~6月龄	5(12~18)	8 h	发情后10 h	交配后3~4	交配后5~7	70(69~75)
兔	4~5月龄	多次发情	时间界限不明显	诱发排卵，交配后10.5 h	交配后4	交配后7~8	32(29~36)
犬	1.5~2岁	发情期间隔4~8个月，春秋季以品种不同而不同	9(4~13) d	发情第3 d或第4 d	交配后5~6	交配后15	60(58~63)
恒河猴	第3~5次性周期后才可进行交配	月经周期28(23~33)	时间界限不明显，一般为4~6 h	月经周期9~20 d接近发情结束时	交配后4	交配后9	164(156~180)

附表12　实验动物繁殖生理数据(1)

种类	性成熟年龄(生后)	繁殖适龄期(生后)	成熟时体重	性周期(d)	发情持续时间
小鼠	♀35～50 d ♂45～60 d	60～90 d	20 g以上	5(4～7)	12(8～20) h
大鼠	60 d	80～110 d	♀250 g以上 ♂150 g以上	4(4～5)	13.3(8～20) h
豚鼠	♀30～45 d ♂70 d	12～14周	500 g以上	16(12～18)	6(1～18) h
兔	小型:4个月 中型:6个月 大型:8个月	小型:6个月 中型:8个月 大型:10个月	2.5 kg以上	8～15	3～5 d
犬	♀6～8个月 ♂6～8个月	12个月	8～20 kg	180(126～240)	9(4～13) d
猴	♀3.5年 ♂4.5年	♀4.5年 ♂5.5年	8 kg以上	28(23～33)	4～6 d

附表13　实验动物繁殖生理数据(2)

种类	发情性质	发情后排卵时间	妊娠期(d)	哺乳期(d)	产仔数(只)	寿命(年)
小鼠	全年、多发性	2～3 h	19(18～21)	21	6(1～18)	2～3
大鼠	全年、多发性	8～10 h	20(19～22)	21	8(1～12)	3～4
豚鼠	全年、多发性	10 h	68(62～72)	21	3.5(1～6)	7
兔	全年均有交配可能	交配后刺激排卵、交配后10.5 h	30(29～35)	45	6(1～10)	8
犬	单发情、每年春秋季2次	1～3 d	60(58～63)	60	2～8	10
猴	单发情11月～次年3月	月经开始后9～20 d	164(149～180)	8个月	1	30

附表14　实验动物的组织生长和细胞更新速度

器官或组织	生长特征	动物种类	组织生长和更新特点
脑和脊髓	增生	小鼠：11 d 的胚胎	神经上皮 $Tc \approx 11$ h；$Ts = 5.5$ h
		15 d 的胚胎	神经上皮 $Tc = 11 \sim 12$ h；$Ts = 7$ h
外周神经	再生能力	兔	运动神经轴突：损伤 7 d 后每天长 4 mm
颊黏膜	增生	小鼠	$Tc = 80 \sim 100$ d；$Ts = 7 \sim 8$ h；$L_1 = 6\% \sim 8\%$；$M_1 = 1.7\% \sim 2\%$
		兔	$M_1 = 3.8\% \sim 7.2\%$
	更新	大鼠	$Tt = 4.3$ d
		兔	$Tt = 8.5$ d
食管	增生	小鼠	$Tc = 87$ h；$Tm = 0.7$ h；$Ts = 7$ h；$L_1 = 1\% \sim 11\%$；$M_1 = 0.8\%$
		大鼠	$Ts = 5 \sim 10$ h；基底层：$L_1 = 20.0\%$
	更新	大鼠	$Tt = 9 \sim 12$ d
胃	再生能力	犬	黏膜脱落后，以 2 mm/周的速度修复
		大鼠、豚鼠、兔	黏膜的溃疡面在 24 h 内开始再生
幽门	更新	大鼠	表层细胞：$Tt = 1.9$ d
十二指肠	增生	小鼠	$Tc = 10 \sim 17$ h；$Ts = 7 \sim 11$ h；$Tm = 1$ h
	寿命和更新	小鼠	$Tt = 1.7 \sim 2.2$ d
		大鼠	$Tt = 1.6$ d
空肠	增生	小鼠	$Tc = 11 \sim 18$ h；$Ts = 7 \sim 8$ h
		大鼠	$Tc = 11$ h；$Tm = 1$ h；$Ts = 6.5 \sim 75$ h；
	寿命和更新	小鼠	$Tt = 2 \sim 3$ d
		大鼠	$Tt = 1.3$ d
回肠	增生	小鼠	$Tc = 11 \sim 17$ h；$Ts = 7 \sim 8$ h
		大鼠	$Ts = 7.6$ h
	寿命和更新	小鼠	$Tt = 1 \sim 3$ d
		大鼠	$Tt = 1.4 \sim 2.6$ d

器官或组织	生长特征	动物种类	组织生长和更新特点		
整个小肠	更新	大鼠	刚断乳	细胞更新率 = 112×10^6/d	
			青　年	细胞更新率 = 914×10^6/d	
			成　年	细胞更新率 = $1\,795 \times 10^6$/d	
结肠	增生	小鼠	幼　年	$Tc \approx 15$ h	
			成　年	$Tc = 16 \sim 19$ h	
			老　年	$Tc = 21$ h; $Ts = 7 \sim 9$ h	
		大鼠	$Ts = 8$ h		
	寿命	大鼠	$Tt = 10$ d		
唾液腺	增生	大鼠	腺泡细胞:$L_1 = 0.4\% \sim 1\%$;管细胞:$L_1 = 3\%$ 间质细胞:$L_1 = 0.6\%$		
	更新	大鼠	腺泡细胞和管细胞均可分裂		
	再生能力	大鼠	腺泡细胞和小管细胞有少许再生能力;在1周内腺泡细胞开始分裂,然后是管细胞的分裂,并在其末端形成腺泡		
腮腺	增生	小鼠	$L_1 = 0.07\% \sim 0.53\%$		
		大鼠	腺泡细胞:有丝分裂/1 000 = 1.02 ± 0.23; $M_1 = (0.102 \pm 0.023)\%$		
	寿命	大鼠	腺泡细胞:41 d		
舌下腺	增生	大鼠	腺泡细胞:有丝分裂/1 000 = 0.70 ± 0.23; $M_1 = (0.07 \pm 0.023)\%$		
	寿命	大鼠	腺泡细胞:60 d		
颌下腺	增生	大鼠	腺泡细胞:有丝分裂/1 000 = 0.64 ± 0.17;细胞:有丝分裂/1 000 = 0.44 ± 0.12;$M_1 = (0.044 \pm 0.012)\%$		
	寿命	大鼠	腺泡细胞:65 d;管细胞:95 d		

续附表 14

器官或组织	生长特征	动物种类		组织生长和更新特点
肝脏	增生	小鼠		$Ts = 7 \sim 8\,h$; $L_1 = 0.02\% \sim 0.53\%$; 边缘细胞: $L_1 = 1.2\% \sim 1.5\%$
		大鼠		边缘细胞: $L_1 = 0.8\% \sim 2.3\%$
			1 d	$Tc = 14\,h$; $Ts = 7\,h$; $Tm = 0.3\,h$
			3 周	$Tc = 22\,h$; $Ts = 9\,h$; $Tm = 1.7\,h$
			5 周	$Tc = 21\,h$; $Ts = 9\,h$; $Tm = 1.0\,h$
			8 周	$Tc = 48\,h$; $Ts = 16\,h$; $Tm = 1.7\,h$
			成年	每日速度 $Ts = 18\,h$; $L_1 = 1.0\%$; $M_1 = 0.0001\% \sim 0.005\%$; 部分肝切除 $Tc = 16.5 \sim 24\,h$; $Ts = 8.0\,h$; $Tm = 1\,h$
	生长方式	大鼠		在生命的早期以细胞分裂生长,在生命后期则以增加细胞体积生长,在 $7 \sim 34$ d 内,细胞体积增加较快,95 d 生增加较慢,随年龄增长,细胞的多倍体亦增加
			7 d	肝细胞核的数目 = 228×10^6
			17 d	肝细胞核的数目 = 687×10^6
			35 d	肝细胞核的数目 = $1\,310 \times 10^6$
			95 d	肝细胞核的数目 = $2\,655 \times 10^6$
	寿命	大鼠		从 190 d 到死
	再生能力	小鼠		切除肝的2/3后,在8 d内恢复到几乎正常质量,年龄影响再生能力
		大鼠		切除肝的2/3后,在3周内几乎恢复到正常质量,在7 d内生长最快,切除肝的 $10\% \sim 30\%$ 就有再生反应,年龄影响再生能力

续附表14

器官或组织	生长特征	动物种类		组织生长和更新特点
心脏	生长方式	小鼠	2 d	肌细胞:标记4 h以后的L_1 = 8.3%
			3周	肌细胞:标记4 h以后的L_1 = 0.15%
			成年	心肌内无分裂细胞
		兔		肌纤维的直径增加2.6倍(可至19 μm)
		大鼠	生后22 d	有细胞分裂
			4月龄	L_1降低至最小值
			生后>48 d	细胞核无增加
	再生能力	兔		直径:正常 = 19.2 μm;肥大时 = 2.2 μm
		大鼠		代偿性肥大时,结缔组织和内皮细胞的L_1增加至1%～2%
红细胞及其前身	增生	小鼠		Tc = 8.5 h;Ts = 4.5 h;Tm = 0.2 h;L_1 = 19%;$M_1 \approx$ 2%
		大鼠		有核细胞:Tc = 9 ～ 16 h;Ts = 5 ～ 8 h;Tm = 0.5h;L_1 = 30%～70%。干细胞:Tc = 23 ～ 35 h
		犬		$Tc \approx$ 10 h;Ts = 5 ～7.5 h;Tm = 1.0 h
	寿命	小鼠		20 ～ 45 d
		大鼠		45 ～ 68 d
		豚鼠		80 ～ 90 d
		犬		90 ～ 135 d
		兔		45 ～ 68 d
	更新	大鼠		2.4×10^7细胞/h进入循环
	增生能力	兔		失血30%后,3周内恢复。局部骨髓细胞损失后,7周恢复正常;粒系统的细胞较红系统的细胞恢复快
		大鼠		失血30%后,7 d内恢复。在慢性贫血时,细胞周期缩短;增生可增加至正常的5倍
粒细胞及其前身	增生	犬		中幼粒细胞: Tc = 10 h;Tm = 1 ～ 1.5 h;Ts = 5 h中幼粒细胞变成粒细胞释放入血需(102 ± 13.8)h
		大鼠		单核细胞:Tc = 21 h;Ts = 12.5 h
	寿命和更新	大鼠		单核细胞在血液中的半消失时间=3.1 d

续附表 14

器官或组织	生长特征	动物种类	组织生长和更新特点	
淋巴细胞	增生	豚鼠	$Tc = 21\ h$	
		小鼠	$Tc = 8 \sim 13\ h; Ts = 5 \sim 8\ h; Tm = 0.5\ h; L_1 = 39\%$	
			在胸腺内:$Tc = 6.8 \sim 8.2\ h; Ts = 5.5\ h; Tg = 1.4\ h$	
			在脾生发中心:$Tc = 13.4\ h; Ts = 4.5\ h; L_1 = 19.2\ h$	
			在肠系膜淋巴结内:$L_1 = 22.3\%$	
		大鼠		84×10^6细胞/h(脾脏和血液之间的交换);$Tc = 6 \sim 8\ h$
			100 g	小淋巴细胞:总数 $= 1\ 150 \times 10^6$在脾脏中数目$= 2.0 \times 10^6$/mg,在胸腺中数目$= 3.5 \times 10^6$/mg
			40 ~ 60 d	胸腺达最大质量
			65 d	肠系膜淋巴结达最大质量
			100 d	脾与颈淋巴结达到最大质量
		小鼠　大鼠	抗体形成细胞的前身继发反应的第6天,高峰$L_1 = 4\% \sim 6.5\%$	
	寿命	大鼠	小淋巴结细胞:14 d到>9个月	
	更新	犬	25×10^6细胞/(kg·h)入血	
		大鼠	更新率:20×10^6细胞/(1.7%)/ h	
血小板	增生	小鼠	从干细胞到早幼巨核细胞需50 ~ 57 h	
	细胞分裂	大鼠	巨核细胞更少分裂	
	寿命	犬	7 ~ 9 d	
		豚鼠	5 d	
		小鼠	4 d	
		大鼠	4 ~ 5 d	
	更新	犬	严重丧失时,3 ~ 4 d恢复至正常	
肾脏	增生	小鼠	肾小管细胞:$Ts = 7\ h; L_1 = 0.4\% \sim 1.2\%$	
		大鼠	肾小管细胞:$Ts = 7\ h; L_1 = (0.54 + 0.02)\%; M_1 = (0.023 + 0.01)\%$	
	生长方式	大鼠	2周	生命早期细胞数增加快,肾小球数目加倍
			7 ~ 90 d	细胞核数目增加6.5倍
			17 ~ 34 d	近曲细尿管增大

器官或组织	生长特征	动物种类	组织生长和更新特点	
睾丸	精子生成时间	小鼠	$26 \sim 35$ d;生精波的平均长度 $= 12 \sim 30$ mm	
		大鼠	$16 \sim 48$ d;生精上皮需4个细胞周期生成精子,生精波的平均长度 $= 25 \sim 38$ mm,精子沿附睾及输精管输送需12 d	
		兔	$28 \sim 40$ d;生精波的平均长度 $= 14$ mm	
卵巢	再生能力	小鼠、大鼠、兔	单侧卵巢切除或部分切除及内分泌刺激时有代偿性肥大	
皮肤	增生	小鼠	$Tc = 4.2 \sim 6.5$ d;$Ts = 5 \sim 8$ h;$L_1 = 0.5$ h	
		新生小鼠	$M_1 = 2\% \sim 4\%$	
		无毛小鼠	$Tc = 3 \sim 5$ d;$Ts = 5 \sim 7$ h	
		大鼠	$L_1 = (2.9+0.2)\%$;$M_1 = 1\% \sim 2\%$	
		豚鼠	$Ts = 9$ h	
	更新	无毛小鼠	分化细胞在基底层停留60 h约后向浅层移动	
脑垂体	前叶外部增生	去势大鼠	$L_1 = (0.90 \pm 0.09)\%$	
		大鼠	57 g	$L_1 = (0.63 \pm 0.06)\%$
			349 g	$L_1 = (0.18 \pm 0.06)\%$
	前叶中部增生	大鼠	57 g	$L_1 = (0.44 \pm 0.07)\%$
			349 g	$L_1 = (0.17 \pm 0.04)\%$
	中叶增生	大鼠	57 g	$L_1 = 0.63\%$
			349 g	$L_1 = 0.01\%$
	后叶增生	大鼠	57 g	$L_1 = 0.33\%$
			349 g	$L_1 = 0.39\%$
甲状旁腺	增生	小鼠	8 d	$M_1 = 0.07\%$
			18 d	$M_1 = 0.71\%$
			28 d	$M_1 = 0.01\%$
		大鼠	$M_1 = 0.04\%$	
肾上腺	增生	大鼠	青年	M_1比成年要高
			成年	$M_1 = 0.12\%$

续附表14

器官或组织	生长特征	动物种类	组织生长和更新特点	
甲状腺	增生	大鼠	滤泡细胞：1～9细胞分裂数/100 000个细胞；间质细胞：1～4细胞分裂数/100 000个细胞	
			2～4周	$L_1 \approx 3\%$
			6～8周	$L_1 = 0.3\%$
		小鼠	$L_1 = 0.6\%$	
		豚鼠	100～125(整个腺体内)	

T_c：细胞周期；T_m：分裂时间；T_s：DNA合成期的时间；T_{g_1}：DNA合成前期的时间；T_{g_2}：DNA合成期的时间；T_1：更新时间（所研究的全部细胞更换一次所需时间）；L_1：标记指数（DNA合成期细胞的百分数）；M_1：有丝分裂指数（有丝分裂细胞的百分数）

附表15　实验动物白细胞总数、分类计数及血小板数

实验动物	白细胞总数($\times 10^9$/L)	白细胞分类计数								血小板($\times 10^9$/L)
		嗜中性粒细胞		嗜酸性粒细胞		嗜碱性粒细胞		淋巴细胞		
		数量	%	数量	%	数量	%	数量	%	
小鼠	8.0	2.0 (0.7～4.0)	25.5 (12～44)	0.15 (0～0.5)	2.0 (0～5)	0.05 (0～0.1)	0.5 (0～1)	5.5 (3～8.5)	68.0 (54～85)	157～260
大鼠	14.0	3.1 (1.1～6.0)	22.0 (9～34)	0.3 (0～0.7)	2.2 (0～6)	0.1 (0～0.2)	0.5 (0～1.5)	10.2 (7～16)	73.5 (65～84)	100～300
豚鼠	10.0	4.2 (2.0～7.0)	42 (22～50)	0.4 (0.2～1.3)	4.0 (2～12)	0.07 (0～0.3)	0.7 (0～2)	4.9 (3.0～9.0)	49.0 (37～64)	116*
兔	9.0	4.1 (2.5～6.0)	46 (35～52)	0.18 (0.2～0.4)	2.0 (0.5～3.5)	0.45 (0.15～0.75)	5.0 (2～7)	3.5 (2.0～5.6)	39.0 (30～52)	280 ± 20
犬	14.79 ± 3.48	8.2 (6.0～12.5)	68 (62～80)	0.6 (0.2～2.0)	5.1 (2～14)	0.085 (0～0.3)	0.7 (0～2)	2.5 (0.9～4.5)	21.0 (10～28)	218.6

实验动物	白细胞总数(×10⁹/L)	白细胞分类计数								血小板(×10⁹/L)
		嗜中性粒细胞		嗜酸性粒细胞		嗜碱性粒细胞		淋巴细胞		
		数量	%	数量	%	数量	%	数量	%	
猴	10.1	—	(21～47)	—	(0～6)	—	(0～2)	—	(47～75)	344*

1. 括号外数为平均数，括号内为最低数至最高数的范围

2. 血小板数：有*者为普通显微镜检查法测定的结果，其他为相差显微镜法测定的结果

附表 16　实验动物全血、血浆、红细胞的容量和静脉血比容

实验动物	全血容量		血浆容量		红细胞容量		静脉血比容
	方法	mL/kg(体重)	方法	mL/kg(体重)	方法	mL/kg(体重)	
小鼠	PV+EV	77.8	T-1824	48.8	³²P	29.0	—
大鼠	PV+EV	64.1(57.5～69.9)	T-1824	40.4(36.3～45.3)	³²P	23.7(18.4～26.0)	50.3(42.3～61.5)
豚鼠	PV×100/(100-VH)	75.3(67～92.4)	¹³¹I	39.4(35.1～48.4)	—	—	—
兔	PV+EV	55.6(44～70)	T-1824	38.8(27.8～51.4)	³²P	16.8(13.7～25.5)	—
兔	PV×100/(0.858VH-0.2)	57.3(47.8～69.5)	—	—	³²P	17.5(13.4～22.8)	35.2(28.6～41.0)
犬	PV+EV	94.1(76.5～107.3)	T-1824	55.2(43.7～73)	³²P	39(28～55)	44(35～54)
猕猴	PV+EV	54.1(44.3～66.6)	T-1824	36.4(30.0～48.4)	³²P	17.7(14.3～20.0)	39.6(35.6～42.8)

附表17 实验动物红细胞总数、压积、体积、大小和血红蛋白浓度

种类	红细胞总数 (×10¹²/L)	红细胞压积 (×10mL/L)	单个红细胞(μm³)	单个红细胞大小 (μm)(涂片法)	血红蛋白浓度		单个红细胞 Hb(×10³pg) (ng)
					血 (×10 g/L)	红细胞 (×10 g/L)	
小鼠	9.3(7.7～12.5)	41.5	49(48～51)	6.0	11.3(11.0～11.5)	36(33～39)	16(15.0～16.5)
大鼠	8.9(8.15～9.75)	46.0(39～53)	55.0(52～58)	7.0(6.0～7.5)	14.6(13.0～15.8)	32(30～35)	17(15～19)
豚鼠	5.6(4.5～7.0)	42.0(37～47)	77.0(71～83)	7.4(7.0～7.5)	14.4(11.0～16.5)	34(33～35)	26(24.0～27.5)
金黄地鼠	6.96(3.96～9.96)	49(39～59)	70.0	5.6(5.0～5.8)	16.6(12.0～30.0)	32.0	23.0
兔	5.7(4.5～7.0)	41.5(33～50)	61.0(60～68)	7.5(6.0～7.5)	11.9(8～15)	29(27～31)	21(19～23)
犬	6.3(4.5～8.0)	45.5(38～53)	66.0(59～68)	7.0(6.2～8.0)	14.8(11～18)	33(30～35)	23(21～25)
猕猴	5.2(3.6～6.8)	42.0(32～52)	—	—	12.6(10～16)	30.0	—

附表18 实验动物红细胞总数、比容、血红蛋白浓度

种类	红细胞总数(×10¹²/L)	红细胞比容	血红蛋白浓度(g/L)
小鼠	9.30(7.70～12.50)	0.42	148 (120～175)
大鼠	8.90(7.20～12.50)	0.46(0.39～0.53)	148(120～175)
豚鼠	5.60(4.50～7.00)	0.42(0.37～0.47)	144(110～165)
金黄地鼠	6.96(3.96～9.96)	0.49(0.39～0.59)	166(120～300)
兔	5.70(4.50～7.00)	0.42(0.33～0.50)	119(80～150)
犬	6.30(4.50～8.00)	0.46(0.38～0.53)	148(110～180)
猕猴	5.20(3.60～6.80)	0.42(0.32～0.52)	126(100～160)

附表19　实验动物血容量、心率、心输出量

种类	平均体重(kg)	血容量 (占体重的%)	心跳频率 (次/min)	心排出量 (L/min)	心排出量 [L/(kg·min)]
小鼠	—	8.3	600(328～780)	—	—
大鼠	0.18	7.4	328(216～600)	0.047	0.26
豚鼠	—	6.4	280(260～400)	—	—
兔	2.6	8.7(7～10)	205(123～304)	0.28	0.11
犬	19.3	5.6～8.3	120(100～130)	2.3	0.12

附表20　实验动物呼吸频率、潮气量、通气、耗氧量

动物种类	动物性别与 体重(kg)	呼吸频率 (次/min)	潮气量(mL)	通气量(L/min)	耗气量 (mm³/g活体重)
小鼠	0.020(0.012～0.026)	163(84～230)	0.15(0.09～0.23)	0.024(0.011～0.036)	1 530
大鼠	0.113(0.063～0.152)	85.5(66～114)	0.86(0.6～1.25)	0.073(0.05～0.101)	2 000
豚鼠	0.466(0.27～0.94)	90(69～104)	1.8(1.0～3.9)	0.16(0.10～0.38)	816
金黄地鼠	0.092(0.065～0.134)	74(33～127)	0.8(0.42～1.2)	0.06(0.033～0.083)	2 900
兔	—	51(38～60)	21.0(19.3～24.6)	1.07(0.80～1.14)	640～850
犬	16.4～30.5	18(11～37)	320(251～432)	5.21(3.3～7.4)	580
猕猴	2.68(2.05～3.08)	40(31～52)	21.0(9.8～29.0)	0.86(0.31～1.41)	—

附表21　实验动物血中糖代谢产物含量

化合物名称	动物种类	血标本种类	数值
枸橼酸	大鼠	B	1.3
	兔	S	10.0
	犬	S	3.3
酮戊二酸	大鼠	B	0.58 ± 0.03
草酰乙酸	大鼠	B	0.91 ± 0.23
	豚鼠	P	2.3
	兔	P	1.9
	犬	B	2.2
乳酸	大鼠	B	9.2 ± 3
	犬	B	19
丙酮	犬	B	1.3 ± 0.4
酮醋酸	小鼠	B	4.6
	大鼠	B	3.3 ± 0.8
	豚鼠	B	1.7 ± 0.4
丙酮总值	犬	B	2.7 ± 0.9

附表22　实验动物血中蛋白质代谢产物含量

化合物名称及单位	动物种类	血标本种类	数值
尿囊素(Allantion)(mg/100 mL)	犬	P	2.2 ± 0.8
	大鼠	B	2.1 ± 0.5
胆红素(Bilirubin)(mg/100 mL)	犬	P	0.1
瓜氨酸(Citrulline) (mg/100 mL)	犬	P	1.07 ± 0.36
肌酸酐(Creatinine) (mg/100 mL)	犬	P	1.0 ± 0.1

化合物名称及单位	动物种类	血标本种类	数值
谷氨酰胺(Glutnmine) (mg/100 mL)	兔	S	4.3
组胺(Histamine) (μg/100 mL)	犬	B	2 (0~4)
	兔	B	300(100~500)
	豚鼠	B	43(6~80)
血清素(Serotonin) (μg/100 mL)	犬	B	25
	兔	B	400
	豚鼠	B	15
	大鼠	B	20

附表23　实验动物血清脂蛋白及其成分

实验动物	脂蛋白(mg/100 mL)	蛋白含量(%)	总脂质的质量百分比(%)			
			游离胆固醇	胆固醇脂	甘油三酯	磷脂
大鼠	β 74	18	2	5	13	6
	α_2 106	33	3	11	0	15
	α_1 234	52	2	17	4	22
兔	β 99	17	3	8	16	10
	α_2 59	42	1	3	3	8
	α_1 277	62	3	11	8	26
犬	β 86	24	1	2	6	3
	α_2 99	35	1	3	2	7
	α_1 758	50	4	23	8	40

附表24 实验动物正常血压数值

种类	动物数量与性别	麻醉情况	血压(Pa)	
			收缩压	舒张压
小鼠	9	氨基甲酸乙酯或乙醚	15 065(12 666~16 665)	10 799(9 933~11 999)
	青年19	不麻醉	14 799(12 666~18 398)	—
大鼠	124	戊巴比妥钠	17 199(11 732~24 531)	12 132(7 733~19 332)
	100	不麻醉	13 066(10 932~15 999)	—
豚鼠	8	乙醚、戊巴比妥	10 266(3 733~18 665)	6 266(2 133~11 999)
金黄地鼠	—	戊巴比妥钠	(15 999~22 665)	
兔	32	不麻醉	14 665(12 666~17 332)	10 666(7 999~11 999)
	13	不麻醉	14 932(12 666~18 132)	7 466(5 733~8 799)
犬	22	戊巴比妥钠	19 865(14 399~25 199)	13 332(9 999~16 265)
	67♂	巴比妥钠	17 865(11 332~25 331)	
	87♀	巴比妥钠	16 665(7 999~22 665)	
猴	14	不麻醉	21 198(18 265~25 065)	16 932(14 932~20 265)

* 1 mmHg≈0.133 kPa

附表25 4种实验动物心电图正常参考数值(间期)

波形	大鼠 (91例)	豚鼠 (37例)	兔 (10例)	猴 (107例)
P波 (s)	0.015 ± 0.003 (0.010~0.030)	0.022 (0.015~0.028)	0.031	0.037 ± 0.0014
P–R 间期(s)	0.049 ± 0.007 (0.035~0.070)	0.050 (0.044~0.068)	0.068	0.078 ± 0.002
QRS综合波(s)	0.015 ± 0.0015 (0.0125~0.020)	0.038 (0.033~0.048)	0.042	0.037 ± 0.0014
Q–T 间期(s)	0.0787 ± 0.013 (0.0125~0.115)	0.116	0.140	0.200 ± 0.006

波形	大鼠 (91例)	豚鼠 (37例)	兔 (10例)	猴 (107例)
S–T间期(s)		0.078 (0.066~0.098)		
T波(s)	0.0638 ± 0.0134 (0.030~0.100)	0.044 (0.035~0.060)	0.065	0.037 ± 0.014
心率(次/min)	358 ± 47 (240~444)	261 (214~311)	247 (214~272)	215 ± 6 (150~300)

附表26　3种实验动物心电图正常参考数值
（波幅电压：毫伏）

波形	导联		大鼠(91例)	兔(10例)	猴(107例)
P波	标准导联	向上	0.015 ± 0.0037	0.075	0.12 ± 0.010
		向下		0.135	
	加压肢导联	向上	0.014 ± 0.0031	0.096	0.10
		向下		0.090	0.08
QRS综合波	标准导联	Q	0.030 ± 0.017	0.120	
		R	0.775 ± 0.226	0.160	0.061 ± 0.07
		S	0.255 ± 0.147	0.130	0.25 ± 0.07
	加压肢导联	Q	0.135 ± 0.096	0.110	0.41
		R	0.350 ± 0.178	0.110	0.41
		S	0.155 ± 0.117	0.100	0.41
	胸导联	V_1 R			0.48
		V_1 S			0.97
		V_2 R			0.92
		V_2 S			0.56
		V_3 R			0.90
		V_3 S			0.20

续附表26

波形	导联		大鼠(91例)	兔(10例)	猴(107例)
T波	标准导联	向上	0.145 ± 0.055	0.210	0.17 ± 0.02
		向下		0.180	
	加压肢导联	向上	0.045 ± 0.075	0.170	0.14
		向下		0.250	0.13
	胸导联	向上			0.35
		向下			0.11

附表27 实验动物正常心率时心脏周期情况

指标	测定单位	小鼠	大鼠	豚鼠
动物数		400	280	50
体重	g	15~30	180~350	400~700
心脏收缩数	min	625(470~780)	475(370~580)	280(200~360)
心房传导性P	ms	——	17(12~20)	20(16~24)
房室传导性P-Q	ms	34(30~40)	48(40~54)	63(60~70)
室间传导性QRS	ms	10(10~15)	13(10~16)	13(12~14)
电收缩持续性Q-T	ms	55(45~60)	74(62~85)	130(120~140)
房室收缩关系	ms	0.60(0.56~0.61)	0.58(0.51~0.65)	0.58(0.55~0.62)
应力时间Q-I音	ms	——	14(10~19)	18(16~20)
机械收缩持续性 I-II音	ms	46(40~50)	62(52~72)	110(100~120)
收缩指数		0.47(0.48~0.51)	0.49(0.41~0.56)	0.51(0.48~0.56)
峰值电压P-	mV	0.1(0.0~0.2)	0.1(0.0~0.2)	0.1(0.0~0.2)
R	mV	0.4(0.2~0.6)	0.5(0.3~0.8)	0.7(0.3~1.2)
T	mV	0.2(0.0~0.5)	0.2(0.1~0.4)	0.2(0.0~0.5)

附表28　实验动物血液中葡萄糖、果糖含量

种类		葡萄糖(mg/100 mL)		果糖(mg/100 mL)
小鼠	B	155(147~171)		
	P	175(168~185)		
大鼠	B	103(91~124)	B	0.1
	P	99(81~126)		
豚鼠	B	128(95~151)	B	0.7
	P	155(116~179)		
兔	B	132(112~156)	B	1.7
	P	156(137~192)		
犬	B	93(82~100)	B	1.1
	P	85(64~100)		
猴	C	119		
	S	148		

附表29　实验动物血液温度、酸碱度、黏稠度、相对密度和体温数据

种类	血液温度(℃)	血液pH	血液黏稠度	血液相对密度			体温(直肠 ℃)
				全血	血浆	血球	
大鼠	38.2	7.35(7.26~7.44)	—	—	—	—	39.0(38.5~39.5)
豚鼠	38.6	7.35(7.17~7.55)	—	1.060			38.6(37.8~39.5)
金黄地鼠	38.0	7.39(7.37~7.44)	—	—	—	—	38.0(37.0~39.0)
兔	39.4	7.35(7.21~7.57)	4.0(3.5~4.5)	1.050		1.090	39.0(38.5~39.5)
犬	38.9	7.36(7.31~7.42)	4.6(3.8~5.5)	1.059	1.029~1.034	1.090	39.0(38.5~39.5)

附表30 实验动物临床生理正常指标值表

种类	体温(℃)	呼吸数 (1 min)	脉数 (1 min)	血压 (mmHg)	红细胞数(百万)	血红蛋白数 (g/100 mL)	血细胞容量值 (%)	红细胞直径(μm)
小鼠	38.0 (37.7~38.7)	128.6 (118~139)	485 (422~549)	147 (133~160)	9.3 (92~118)	12~16	54.6	5.5
大鼠	38.2 (37.8~38.7)	85.5	344 (324~341)	107 (92~118)	8.9 (7.2~9.6)	15.6	50	6.6
豚鼠	38.5 (38.2~38.9)	92.7 (66~120)	287 (297~350)	75~90	5.6 (4.5~7.0)	11~15	33~44	7.0
地鼠	37.0 (颊囊) 直肠低1~2 夏天38.7±0.3	74(33~127)	450 (300~600)	90~100	7.4	17.6	47.9	6.2~7.0
家兔	39.0 (38.5~39.5)	51~38	205 (123~304)	89.3 (59~119)	5.7 (4.5~7.0)	10.4~15.6	33~44	7.0
犬	38.5 (37.5~39.0)	10~30	70~120	155	6.3 (6.0~9.5)	8.0~13.8	40.8	6.0
猕猴	37~40	39~60	175~253	140~176	5.4~6.1	13~15	44(41~47)	6.7

附表31 实验动物蛋白正常指标值表

种类	血沉 1 h(mm)	血清蛋白量	白蛋白(%)	α蛋白(%)	β蛋白(%)	γ蛋白(%)	寿命(年)
小鼠		7.3(6.1~8.3)	48.0 ± 3.97	18.5 ± 7.5	19.0 ± 7.5	14.5 ± 10.8	1~2
大鼠	♂0.70 ♀1.8	6.3	41.03~57.65 40.2	α1 7.94~15.89 α2 5.82~12.26 α1 6.1 α2 9.0	16.07~27.46 18.2	7.65~17.69 5	2~3

种类	血沉 1 h(mm)	血清蛋白量	白蛋白(%)	α蛋白(%)	β蛋白(%)	γ蛋白(%)	寿命(年)
豚鼠	1.5	5.5(5.0~6.1)	54.5 55.3	22.8 α1 6.4 α2 18.9	8.1 8.0	14.6 11.4	4~5
金黄地鼠	1.2	4.1(2.4~5.7)	48.2 ± 5.3	α1 8.4 ± 1.9 α2 220.3 ± 7.5	11.9 ± 4.6	11.2 ± 3.4	2~3
家兔	1~2	5.6(4.3~7.0)	66.8 ± 7.9 62.5 59.0~62.8	6.7 ± 2.3 10.7 α1 2.9~5.4 α2 6.3~7.6	9.6 ± 3.2 14.8 14.1~19.1	8 ± 6.8 12.0 10.2~11.7	5~6
犬	2.0	6.4(5.3~7.3)	43.0 51.1 49.3	3 11.3 12.0	25.4 17.7 22.3	15.3 19.9 4	15
猕猴		7.2	61.1	14.5	38.6	21.8	20

　　白蛋白、α蛋白、β蛋白、γ蛋白的测定方法有三种：Antweiler法、滤纸电泳和Tiselius法，所以有的数值是三组

附表32　实验动物血浆总蛋白、白蛋白、球蛋白、纤维蛋白原含量

实验动物	血浆总蛋白(g/L)	白蛋白(g/L)	球蛋白(g/L)	纤维蛋白原(g/L)	白蛋白/球蛋白比例
小鼠	55(52~57)	17(16~17)	38(35~41)	—	4.4(4~4.8)
大鼠	72(69~76)	31(26~35)	40(33~50)	—	8(5~10.6)
豚鼠	54(50~56)	32(28~39)	22(18~25)	—	14.7(11.1~23)
犬	71(63~81)	40(34~45)	30(20~37)	58	13.4(10.6~184)

附表33　实验动物血中氧与CO_2含量、CO_2压力、钠、氯离子浓度、水及蛋白质含量

动物种类	血氧含量 (mL/100 mL)	血浆					
		CO_2含量 (mmol/L)	CO_2压力 (kPa)	Na^+ (mmol/L)	Cl^- (mmol/L)	H_2O (g/L)	蛋白质 (g/L)
大鼠	18.6	24.0(20~28)	55.86	144(135~155)	104(99~112)	946	60

续附表33

动物种类	血氧含量 (mL/100 mL)	血 浆					
		CO$_2$含量 (mmol/L)	CO$_2$压力 (kPa)	Na$^+$ (mmol/L)	Cl$^-$ (mmol/L)	H$_2$O (g/L)	蛋白质 (g/L)
豚鼠	—	22.0(16~26)	53.2	141(138~144)	104(100~108)	954	47
金黄地鼠	—	37.3(35~39)	78.47	144(140~151)	106(103~108)	945	
兔	15.6	22.8(13~33)	53.2	140(139~142)	102(99~105)	944	
犬		21.4(17~24)	50.54	147(140~154)	114(108~119)	941	67

附表34 实验动物血及器官中5-羟色胺含量

动物种类	体重(g)	动物数(只)	血(μg/mL)	肝(μg/g)	脑(μg/g)	心(μg/g)
大鼠	150~200	10	—	—	0.32 ± 0.01	—
大鼠	180~200	25			—	—
大鼠	110~160	10			0.40 ± 0.14	0.27 ± 0.06
大鼠	200~300	10		3.01 ± 0.76	0.45 ± 0.02	
大鼠		7	0.99 ± 0.09		0.49 ± 0.02	
小鼠	20~30	12	0.50 ± 0.14		0.77 ± 0.02	
小鼠	18~22	10			0.80 ± 0.06	
小鼠		65			0.86 ± 0.03	
兔	2 500~3 000	10		4.8 ± 0.22		6.1 ± 0.28
兔	1 800~2 000	10		—	0.33 ± 0.02	

附表35　实验动物血清与器官中乳酸脱氢酶同工酶的活性(%)

动物种类	性别	体重 (g)	动物数 (只)	器官	乳酸脱氢酶				
					1	2	3	4	5
大鼠	—	180~350	23	肝	1.7 ± 0.3	2.6 ± 0.4	3.0 ± 0.3	8.9 ± 1.3	83.8 ± 1.9
大鼠	—	160~170	12	肝	10 ± 2.0	12 ± 1.1	15 ± 2.0	—	62 ± 0.4
大鼠	—	10~12周龄	—	肌	21.2 ± 1.0	16.2 ± 1.1	15.4 ± 1.5	77 ± 1.9	29.4 ± 3.2
大鼠	—	24~26周龄	—	肌	12.8 ± 1.5	15.3 ± 1.4	11.2 ± 1.5	11.1 ± 1.0	49.5 ± 3.2
大鼠	—	—	—	心	26.6 ± 1.1	27.1 ± 1.1	20.8 ± 1.0	16.5 ± 0.8	9.1 ± 1.6
大鼠	—	—	—	心	33.7 ± 1.8	33.5 ± 0.7	19.2 ± 1.1	7.5 ± 1.7	6.0 ± 2.6
大鼠	—	160~170	12	肾	10 ± 3.0	60 ± 4.0	12 ± 2.7	8.0 ± 2.2	8.0 ± 1.8
大鼠	♂	200~250	10	肾	33.2 ± 2.8	22.8 ± 2.2	13.1 ± 1.4	14.7 ± 2.3	16.3 ± 1.3
大鼠	♂	200~250	10	血清	15.4 ± 1.2	3.8 ± 0.5	5.8 ± 0.8	12.5 ± 1.3	61.9 ± 1.8
大鼠	♂	180~350	26	血清	23.8 ± 2.3	15.0 ± 1.7	2.7 ± 0.3	2.4 ± 0.2	56 ± 3.8
大鼠	♂	150~250	10	血清	21 ± 2.3	6 ± 1.3	4 ± 1.3	4 ± 0.9	65 ± 0.9
大鼠	♂	160~220	30	血清	18.8 ± 2.0	8.2 ± 0.2	8.0 ± 0.2	12.0 ± 1.6	53.0 ± 1.4
豚鼠	♂	400~500	18	血清	32.1 ± 3.4	34.9 ± 5.9	17.9 ± 1.2	11.0 ± 3.9	1.3 ± 0.7
豚鼠	♂	400~500	18	肝	2.1 ± 1.0	11.5 ± 1.5	24.9 ± 1.4	31.3 ± 1.9	29.4 ± 2.5
豚鼠	♂	—	18	心	31.4 ± 3.2	30.6 ± 1.8	23.2 ± 1.9	10.0 ± 1.6	0.95 ± 0.5
兔	♂	—	8	肝	22 ± 1.9	30 ± 2.5	27 ± 3.4		20 ± 1.7

附表36　实验动物血及器官中碱性和酸性磷酸酶活性

动物种类	性别	体重(g)	动物数(只)	测定单位	研究材料	碱性磷酸酶	酸性磷酸酶
大鼠	♂	180~280	15	mg/100 mL	肝	153 ± 25	—
大鼠	♂	180~280	38	μg/mg	肝	0.8 ± 0.3	2.2 ± 0.5
大鼠	♂	180~280	38	μg/mg	脾	1.5 ± 0.2	2.3 ± 0.3
大鼠	♂	180~280	38	μg/mg	肾	1.7 ± 0.4	1.3 ± 0.1
大鼠	♂	180~280	15	mg/100 mL	血清	21.7 ± 1.4	—
大鼠	♂	180~280	38	mg/100 mL	血清	18.5 ± 2.4	—
大鼠	♂	180~200	20	MIE	血清	85.5 ± 8.0	8.1 ± 1.8
大鼠	♂	180~200	12	布氏单位	血清	15.9 ± 1.1	—
兔	—	3000~3 500	15	mg/100 mL	血	6.54 ± 0.2	2.86 ± 0.14
兔	—	1700~2 200	5	mg/100 mL	血清	2.15 ± 0.5	—
兔	—	—	15	mg/g	肝	2.2 ± 0.2	—
兔	♂	—	24	μg/mg	肝	1.4 ± 0.4	1.2 ± 0.1
兔	♂	—	24	μg/mg	肾	2.7 ± 0.7	2.1 ± 0.6
兔	♂	—	24	μg/mg	脾	2.6 ± 0.5	2.5 ± 0.3

附表37　实验动物血液中胆碱酯酶活性

动物种类	性别	体重(g)	动物数(只)	测定单位	全血	血清	红细胞
大鼠	♂	180~230	15	mg/(mL·30min)	—	3.2 ± 0.3	—
大鼠	♂	110~130	11	μg/(mL·min)	128 ± 301	—	—
大鼠	♂	140~180	51	μg/(mL·min)	108 ± 17.5	73 ± 8.9	84 ± 6.0
大鼠	♂	150~200	90	mmol/mL	2.1 ± 0.08	0.79 ± 0.04	—
大鼠	♂	120~160	15	mmol/mL	0.82 ± 0.02	—	—

动物种类	性别	体重(g)	动物数(只)	测定单位	全血	血清	红细胞
大鼠	♂	—	—	mmol/mL	0.66 ± 0.02	—	—
大鼠	♂	200～250	10	mmol/mL	0.9 ± 0.03	—	—
大鼠	—	—	40	μg/(0.05 mL·40 min)	192 ± 9.7	—	—
兔	♂	—	80	μg/(0.05 mL·40 min)	224 ± 14.3	—	—
兔	♂	—	6	μg/(0.05 mL·40 min)	53 ± 2.8	—	—
兔	♂	—	65	mmol/(mL·h)	—	51.7 ± 1.2	94.8 ± 2.1
兔	♂	—	9	μg/(mL·min)	—	—	—
兔	♂	2 500～3 000	—	mmol/(mg·h)	—	0.24 ± 0.03	—
兔	—	—	14	mmol/mL	0.98 ± 0.2	0.44 ± 0.77	1.49 ± 0.2

附表 38　实验动物生化指标综合参考值

项目名称	单位	小鼠	大鼠	家兔	犬	猴
血清钾	mmol/L	—	4.7(3.8～5.4)	4.1(2.7～5.1)	4.3(3.7～5.0)	4.7*(3.5～5.8)
血清钠	mmol/L	—	134(126～155)	158(155～165)	134(129～149)	145*(130～155)
血清钙	mmol/L	—	2.0(1.6～2.6)	3.5(2.8～4.0)	2.6(1.9～3.2)	5.1(4.2～6.1)
血清氯	mmol/L	—	104(94～110)	105(92～112)	110(104～117)	107*(96～114)
血浆二氧化碳结合力	mmol/L	—	23.3 ± 0.4	—	25.0(20～32)	22.0*(17～27)
血浆非蛋白氮	g/L	0.52～	0.20～0.40	0.31～0.47	0.20～0.40	0.40～0.45
血液酸碱度	pH 值	—	7.46 ± 0.01	—	—	—
血液碳酸氢根	mmol/L	—	22.3 ± 0.4	—	—	—
血液二氧化碳分压	kPa	—	4.35 ± 0.1	—	—	—
血浆尿素	μmol/L	3 391(2 435～7 495)	2558(1 547～3 569)	1368	1 785(892～2 617)	1 785*(1 011～2 498)

续附表38

项目名称			单位	小鼠	大鼠	家兔	犬	猴
血葡萄糖			mmol/L	8.83	6.72(4.77～8.27)	7.05(6.11～7.99)	5.27(4.55～5.88)	5.55*(3.50～7.44)
总蛋白			g/L	73	62(54～69)	64	55(48～70)	70*(60～86)
血清蛋白电泳测定	白蛋白		%	42.9	45.1(39.7～52.5)	73.3(58.8～78.7)	62.7(61.4～63.6)	52.9*(41.5～68.3)
	球蛋白	α₁	%	20.6	13.5(10.3～16.5)	6.5(3.5～12.0)	5.5(3.4～6.8)	4.3*(1.3～5.7)
		α₂	%		9.0(6.1～10.5)	4.5(1.3～8.7)	11.4(11.0～11.6)	11.4*(7.1～15.7)
		β	%	20.2	16.4(14.0～18.7)	6.3(2.4～13.1)	6.3(4.0～10.1)	15.7*(11.4～19.9)
		γ	%	16.3	16.0(11.3～18.4)	9.5(4.2～21.7)	14.2(11.0～15.8)	15.7*(8.5～21.4)
血清谷丙转氨酶			%	16～42	30～52	71(30～110)	25(12～38)	33*(23～45)
血清谷草转氨酶活力			%	—	132(96～200)	—	33(19～41)	47*(20～70)
血清胆红素			μmol/L	—	2.57(1.71～5.13)	<1.71	2.57(1.71～5.13)	3.42*(1.71～5.13)
血清胆固醇			μmol/L	2.51	3.31(2.33～3.88)	1.29(0.96～2.25)	4.16(2.33～5.02)	3.05～4.06
血清胆固醇酯			mg/100mL	—	31 ± 10	27～65		140.6
胆固醇脂/总胆固醇			%	61～81	—	50～80		
血清甘油三酯			μmol/L	—	1.28～1.59	—		
血清碱性磷酸酶			—	5～12	61(40～95)	—	17(14～28)	17.3*(7.5～30.0)
血清异枸橼酸脱氢酶				—	13(6～29)		16(10～25)	15*(9～25)
全血胆碱酯酶活力(比色法)				—	8.6～11.7	26～38	—	
血液谷胱甘肽(还原型)			mg/100 mL	—	—	17.4～51.2	—	
血浆胆碱酯酶活力(Michel改良法)			pH/h	—	雄0.66(0.4～0.9) 雌1.53(1.0～2.3)	0.76 ± 0.03 (0.48～1.2)	1.8 ± 0.06 (1.7～1.9)	—

项目名称	单位	小鼠	大鼠	家兔	犬	猴
血浆胆碱酯酶活力(滴定法)	μmol/(mL·min)	—	雄 0.66(0.45～1.00) 雌 1.44(1.00～2.50)			1.56(0.93～2.84)
红细胞胆碱酯酶活力(Michel改良法)	pH/h	—	1.7 ± 0.07(1.0～2.8)	2.1 ± 0.18(0.5～2.8)	1.7 ± 0.1(1.5～1.8)	—
红细胞胆碱酯酶活力(滴定法)	μmol/(mL·min)		1.50(1.00～2.50)	—	1.96(1.30～2.50)	—

附表39　实验动物血中非蛋白氮、尿素、尿酸含量

动物种类	非蛋白氮(PNP)(g/L)	尿素(mmol/L)		尿酸(μmol/L)
		次溴酸盐测定法	氧蒽醇法测定	
小鼠	0.59(0.36～0.89)	53.98(28.65～93.31)	33.32(13.99～61.98)	356.90(196.3～654.3)
大鼠	0.34(0.31～0.38)	33.32(27.99～42.65)	15.12(13.33～23.32)	148.71(107.1～178.4)
豚鼠	0.39(0.30～0.51)	37.99(22.66～57.98)	26.66(11.33～39.32)	148.71(133.11～177.30)
家兔	0.40(0.28～0.51)	38.65(23.99～48.65)	22.66(8.66～39.32)	154.66(59.5～255.78)
犬	0.38(0.32～0.44)	37.32(29.32～43.32)	25.99(19.99～29.99)	101.12(41.6～154.66)

附表40　实验动物血液中钾、钠、钙、氯、镁含量

动物种类	钾(K) mg/100 mL	钠(Na) mg/100 mL	钙(Ca) mg/100 mL	氯(Cl) mg/100 mL		镁(Mg) mg/100 mL	
小鼠	30.5(30~31)	352(335~370)	10(9.8~10.6)	C	224(209~248)	B	10.3
				P	408(394~426)	P	7.6
						C	14.5
大鼠	23(20~26)	343(330~359)	10(9.4~10.7)	C	228(202~248)	B	5.5 ± 0.39
				P	382(365~408)	P	3.2 ± 0.53
						C	8.7 ± 1.70
豚鼠	29(26~35)	331(325~343)	11.5 (10.5~12.6)	C	201(170~230)	—	—
				P	366(340~397)		
家兔	16(11~20)	363(350~375)	14(11~16)	C	196(171~255)	B	5.4 ± 0.74
				P	365(333~402)	P	3.2 ± 0.59
						C	9.4 ± 2.63
犬	18(15~19)	360(340~380)	11(9.5~12)	C	207(203~213)	S	2.1 ± 0.3
				P	394(372~408)		

附表41　实验动物脏器质量值表(脏器均为%)

种类	平均体重	心脏	肝脏	脾脏	肺脏	肾脏	胰脏	脑	甲状腺	肾上腺	下垂体	眼球	睾丸
小鼠♂	20 g	0.5	5.18	0.38	0.74	0.88	0.34	1.42	0.01	0.0168	0.0074		0.5980
大鼠	201~300 g	0.38	4.07	0.43	0.79	0.74	0.39	0.29	0.0097	♀0.023 ♂0.015	0.0041 0.0025	0.12	0.87
豚鼠	361.5 g	0.37	4.48	0.15	0.67	0.86		0.92	0.0161	0.0512	0.0026		0.5255
金黄地鼠	120 g	0.47	5.16	0.46	0.61	0.53		0.88	0.006	0.02	0.003	0.18	0.81

种类		平均体重	心脏	肝脏	脾脏	肺脏	肾脏	胰脏	脑	甲状腺	肾上腺	下垂体	眼球	睾丸
家兔	♀	2975 g	0.29	2.52	0.30	0.43	0.25	0.106~0.171	0.35	0.0202	0.0089	0.0010	0.171	0.174
	♂	2900 g	0.27	2.09	0.31	0.60	0.25		0.39	0.0310	0.011	0.0017	0.210	
犬		13 kg	0.85	2.94	0.54	0.94	0.30	0.2	0.59	0.02	0.01	♀ 0.0008 ♂ 0.0007	0.10	0.2
猕猴	♀	3.6 kg	0.29	3.19	0.29	0.79	0.70	—	2.57	0.001	0.03	0.0014		0.5422
	♂	3.3 kg	0.34	2.66		0.53	0.61		2.78		0.02			

附表42　实验动物和人胃肠道各段质量和大小肠道长度值表

胃肠道各段名称	参数	小鼠	大鼠	犬	人
胃	P	1.1(1.0~1.2)	0.6(0.55~0.65)	0.9(0.75~1.05)	300
	D	0.6(0.5~0.7)	1.2(1.1~1.3)	6(5~7)	9
	L	1.6(1.4~1.8)	3.6(3.4~3.8)	14(12~16)	30
	S	3.0	13.6	264	850
	ρ	73	90	340	350
小肠	P	5.0(4.8~5.2)	2.0(1.9~2.1)	2.2(1.9~2.5)	800
	D	0.18(0.14~0.22)	0.32(0.30~0.34)	1.8(1.6~2.0)	3
	L	47(43~51)	114(102~126)	330(300~370)	600(±15%)
	S	25	114.5	1 700	5 600
	ρ	40	37	130	140
盲肠	P	0.5(0.4~0.6)	0.4(0.37~0.43)	0.07(0.055~0.085)	100
	D	0.45(0.35~0.55)	1.05(0.95~1.15)	2.5(2~3)	7
	L	2.2(1.8~2.6)	4.1(3.7~4.5)	5.5(5~6)	7
	S	3.1	13.5	43.3	150
	ρ	32	65	160	670

续附表42

胃肠道各段名称	参数	小鼠	大鼠	犬	人
大肠 (不含盲肠)	P	1.2(1.15~1.25)	0.6(0.56~0.64)	0.4(0.35~0.45)	500
	D	0.22(0.18~0.26)	0.4(0.3~0.5)	2.3(2.0~2.6)	5
	L	10.4(9.3~11.5)	18.8(17.8~19.8)	29(27~31)	150
	S	7.2	23.6	210	2 350
	ρ	40	60	190	210

P：胃肠道各段质量，人用g表示，动物用占有体重百分比（%）表示；D：直径（cm）；L：长度（cm）；S：面积（cm^2）；ρ：比密度（m/cm^2）

附表43　几种常用实验动物的基本生物学参数(1)

生理参数		小鼠	大鼠	豚鼠	地鼠	兔	犬	猴	小型猪
体重	初生	0.5~1.5 g	5.5~10 g	50~150 g	1.5~2.5 g	50 g左右	200~500 g	0.4~0.55k g	900~1600 g
	断乳	10 g左右	40~50 g	180~240 g	25~28 g	0.5~1.2k g	1.5~4k g	0.8~1.2k g	6~8k g
	成年♀	18~35 g	180~250 g	400~700 g	100 g左右	2~2.5k g	12~16k g	4~5k g	25k g左右
	成年♂	20~40 g	200~350 g	500~750 g	120 g左右	2.5~3k g	13~18k g	4.5~5.5k g	
寿命(年)		2~3	3~5	5~8	2.5~3	5~12	15~22	15~25	平均16
心率(次/min)		470~780	370~580	200~360	400左右	123~304	80~120	140~200	55~60
呼吸频率(次/min)		84~230	66~114	69~104	33~127	38~60	11~37	31~52	12~18
体温(℃)		37~39	37.8~38.7	38.9~39.7	38.7±0.3	38.0~39.6	38.5~39.5	38.3~38.9	38~40
染色体数(2n)		40	42	64	22或44	44	78	42	38
饮水量[mL/(只·d)]		4~7	20~45	85~150	15~20	60~140	250~300	200~950	3.8~5.7L
采食量[g/(只·d)]		2.8~7.0	9.3~18.7	14.2~24.8	10~15	28.4~85.1	300~500	113~907	1.8~2.6k g

生理参数		小鼠	大鼠	豚鼠	地鼠	兔	犬	猴	小型猪
性成熟	♀	35~45 d	60 d	30~45 d	1月龄	5~6月龄	6~10月龄	3.5岁	3~4月龄
	♂	45~60 d	70~75 d	70d左右	2.5月龄	7~8月龄	6~10月龄	4.5岁	
体成熟	♀	65~75 d	80日龄后	约5月龄		6~7月龄	—	—	—
	♂	70~80 d	90日龄后	约5月龄		8~9月龄			
繁殖季节		全年	全年	全年	全年	全年	春、秋	全年	全年
繁殖使用期		1年	90~300 d	1~1.5年	1~5年	2~3年	1年	—	—
适配年龄		65~90 d	♀90 d ♂80 d	5月龄左右	♀1.5月龄 ♂2月龄	♀5~9月龄	♀1~1.5岁 ♂1.5~2岁	♀3.5岁 ♂4.5岁	—
发情周期(d)		4~5	4~5	13~20	3~7	8~15	180	21~28	16~30
发情持续期		1~7 h	6~8 h	1~18h	10h左右	3~5d	8~14d	—	1~4d
妊娠期(d)		19~21	19~23	65~70	14~17	29~36	55~65	约165	109~120
窝产仔数(只)		6~15	8~13	1~8	5~10	4~10	1~14	1~2	2~12
胎数(年)		6~10	7~10	4~5	7~8	7~11		1	1~2
哺乳期(d)		20~22	20~25	2~3周	20~25	40~45	45~60	3个月	60左右
乳头对数		5	6	1	6~7	8~12	4~5	1	5~7

441

附表44 几种常用实验动物的基本生物学参数(2)

血参数		小鼠	大鼠	豚鼠	地鼠	兔	犬	猴	小型猪
血浆pH		7.2～7.4	7.26～7.44	7.26～7.44	—	7.21～7.57	7.31～7.42	—	7.36～7.79
白细胞	总数 (10^3/mm³)	5.1～11.6	8.7～18.0	8.7～18.0	7.20～8.48	5.5～12.5	14.79±3.48	5.5～12.0	7.53～16.82
	中性粒细胞 (%)	6.7～37.2	9～34	9～34	20.2～60.6	38～54	62～80	21～47	*11.67～32.99
	嗜酸性粒细胞(%)	3.5	0～6	0～6	0～2.2	0.5～3.5	2～14	0～6	*0～7.72
	嗜碱性粒细胞(%)	0～1.5	0～1.5	0～1.5	0～0.1	2.5～7.5	0～2	0～2	*0.15～0.61
	淋巴细胞(%)	63～75	65～84	65～84	25.7～56.5	28～50	10～28	47～65	*55.78～80.90
	单核细胞(%)	0.7～2.6	0～5	0～5	0～2.9	4～12	3～9	0.1～1.5	*4.21～9.54
全血容量 (mL/100 g)		5.85	5.75～6.99	5.75～6.99	80	4.78～6.95	7.65～10.70	4.43～6.66	7.4
血小板 (10^3/μL)		100～1000	787～967	787～767	670	304～656	280～402	388±93	240
血红蛋白量 (g/100 mL)		12.2～16.2	12.0～17.5	12.0～17.5	14.85～16.20	8～15	11～18	30.0	13.2～14.2
红细胞总数 (10^6/mm³)		7.7～12.5	7.2～9.6	7.2～9.6	5.9～8.3	4.5～7.0	5.5～8.5	3.6～6.8	5～7
红细胞压积 (体积百分比)		42%～44%	39%～53%	39%～53%	36%～60%	28.6%～41.0%	35%～54%	32%～52%	41%
血糖(mg/100 mL)		133～256	86～149	86～149	60～150	78～155	64～100	60～160	60～90
血浆尿素氮 (mg/100 mL)		9.6～27.5	26～60	26～60	10～20	13.1～29.5	15～44	12～28	5～10
血浆总蛋白 (g/100 mL)		4.14～6.22	6.9～7.6	6.9～7.6	**2.4～5.7	6.0～8.3	6.3～8.1	7.2～7.5	7.9～10.3

血参数	小鼠	大鼠	豚鼠	地鼠	兔	犬	猴	小型猪
血钾(mg/100mL)	20～38	20～26	20～26	**22～28	11～20	15～19		4.2～5.0
血钠(mg/100mL)	265～439	330～359	330～359	**332～349	350～375	340～380		134～140
血钙(mg/100mL)	8.3～12.5	9.4～10.7	9.4～10.7	**4.5～4.7	11～16	9.5～12.0	9.9～11.9	9.5～10.6
碱性磷酸酶(IU/L)	45～199	40～95	40～95	**40.7～98.0	4.1～16.2	14～28	7.5～30.0	
谷丙转氨酶(IU/L)	25～74	30～52	30～52	**18.6～51.4	48.5～78.9	12～38	23～45	
血清胆固醇(mg/100 mL)	3.3mmol/L	90～150	27～37	**25～135	27～63	90～194	116～157	60～110
收缩压(kPa)	12.67～18.40	10.93～15.99	10.67～12.53	**12.12～17.77	12.66～17.33	12.66～18.15	18.6～23.4	14.54～18.68
舒张压(kPa)	8.93～11.99	7.99～6.99	7.33～1.73	**7.99～12.12	8.0～12.0	6.39～9.59	12.2～14.5	9.90～12.12

*西藏小型猪；**金黄地鼠

附表45　几种常用实验动物的基本生物学参数(3)

尿生化参数	小鼠	大鼠	豚鼠	兔	犬	猴	猪
尿量 [mL/(kg·d)]	0.5～1.0	150～350	15.0～75.0	20.0～35.0	3.8～23.8	70.0～80.0	5.00～30.00
相对密度	1.038～1.078	1.040～1.076	—	1.003～1.036	1.033～1.037	1.015～1.065	0.010～1.050
pH	7.30～8.50	7.30～8.50	—	7.60～8.80	5.40～7.30	5.50～7.40	6.25～7.55
总蛋白 [mg/(kg·d)]	1.10～3.00	1.20～6.20	0.20～0.50	0.74～1.86	38.0～88.0	0.87～2.48	0.33～1.49
尿素氮 [g/(kg·d)]	0.80～1.10	1.00～1.60	—	1.20～1.50	0.30～0.50	0.20～0.70	0.28～0.58

续附表45

尿生化参数	小鼠	大鼠	豚鼠	兔	犬	小猴	猪
尿酸 [mg/(kg·d)]	1.10～3.00	8.00～12.00	—	4.00～6.00	3.10～6.00	1.00～2.00	1.00～2.00
肌酸酐 [mg/(kg·d)]	28.5～33.5	24.0～40.0		20.0～80.0	15.0～80.0	20.0～60.0	20.0～90.0
Ca [mg/(kg·d)]	—	3.00～9.00		12.1～19.0	1.0～3.0	10.0～20.0	—
Cl [mg/(kg·d)]	216～230	50.0～75.0	—	190～300	5.00～15.0	80.0～120	—
Mg [mg/(kg·d)]	—	0.20～1.90	—	0.65～4.20	1.70～3.00	3.20～7.10	—
P [mg/(kg·d)]	—	20.0～40.0	—	10.0～60.0	20.0～50.0	9.00～20.6	—
K [mg/(kg·d)]	—	50.0～60.0		40.0～55.0	40.0～100	160～245	
Na [mg/(kg·d)]	—	90.4～110	—	50.0～70.0	2.00～18.9	—	
肌酸 [%m)]	2.1～2.5	0～0.40		1.8～3.6	3.0～6.5	4.0～6.0	3.0～8.0